W0054070

Schubert Fachkunde für Arzthelferinnen

Schubert

Fachkunde für Arzthelferinnen

Cornelsen

Für den Gebrauch an Schulen

(erschienen 1988 im Cornelsen Verlag Schwann-Girardet, Düsseldorf)

Bestellnummer 825782
1. Auflage
Druck 9 8 7 / 96 95 94
Alle Drucke derselben Auflage sind im Unterricht parallel verwendbar.

Titelfoto: Fred Burrell, Bildarchiv Okapia KG, Frankfurt/Main
Satz: Rademacher, Mülheim (Ruhr)
Druck: Cornelsen Druck, Berlin
Bindearbeiten: Fritzsche-Ludwig, Berlin

ISBN 3-590-82578-2

Vorwort

*Lernen ist wie Rudern gegen den Strom;
sobald man aufhört, treibt man zurück!
(Lao-tse, chinesischer Philosoph)*

Seit dem 1. August 1986 gilt die „Verordnung über die Berufsausbildung zum Arzthelfer/zur Arzthelferin (Arzthelfer-Ausbildungsordnung)". Mit dieser Verordnung hat der Gesetzgeber die Ausbildung der Arzthelferin den modernen Erfordernissen angepaßt und bundeseinheitlich festgelegt. Aufgrund der gestiegenen beruflichen Anforderungen erfolgte dabei eine Verlängerung der Ausbildungsdauer auf drei Jahre. Der Rahmenlehrplan wurde auf der Basis dieser Verordnung neu gestaltet und am 24. Januar 1986 von der Kultusministerkonferenz verabschiedet.

Dieses Buch baut auf den Rahmenlehrplan der Kultusministerkonferenz und – soweit möglich – auf Länderlehrplänen auf. Es deckt als Lehr- und Nachschlagewerk alle im Bundesrahmenplan vorgesehenen Inhalte der medizinischen Fachkunde ab. Es wurde dabei bewußt darauf verzichtet, ein älteres Buch lediglich zu erneuern. Um den modernen Anforderungen gerecht zu werden, wurde statt dessen ein von Grund auf neues Buch geschrieben.

Der angehenden Arzthelferin werden alle im Rahmenlehrplan geforderten Inhalte der medizinischen Fachkunde in allgemeinverständlicher Form erläutert. Ein ausführliches Stichwortverzeichnis macht dieses Buch zusätzlich zu einem verläßlichen Nachschlagewerk auch für die fertige Arzthelferin.

Zentrale medizinische Themenbereiche werden besonders ausführlich behandelt. Dabei wird versucht, auch für schwierige medizinische Zusammenhänge Verständnis zu schaffen. Stichwortartige Ergänzungen, Übersichten, Schaubilder und Tabellen heben das Wesentliche hervor. Das Faktenwissen wird dabei in straffer Form dargestellt. Aufbau und Ausführung entsprechen den zeitgemäßen Anforderungen an ein modernes Lehrbuch.

Meinen Freunden Dr. Reinhard Bruckwilder, Susanne Hedtfeld, Dr. Karl-Peter Müller, Dr. Christian Raulin, Dr. Sabine Reinert, Dr. Siegmar Reinert und Dr. Stefanie Rösing danke ich herzlich für wertvolle Hinweise und Anregungen. Besonderen Dank auch an meine Familie für ausdauernde Geduld und stete Unterstützung!

Dem Cornelsen Verlag danke ich für die hervorragende Ausführung und redaktionelle Betreuung.

Düsseldorf, im Juli 1988
Dr. Fred Schubert

Inhaltsverzeichnis

Internationale Einheiten im Meßwesen (SI-Einheiten) 10

1 Gesundheitswesen

1.1 Arbeitsfelder des Gesundheitswesens 13
1.1.1 Ambulante Versorgung 13
1.1.2 Stationäre Versorgung 13
1.1.3 Öffentlicher Gesundheitsdienst 14

1.2 Berufe des Gesundheitswesens 15
1.2.1 Arzt 15
1.2.2 Zahnarzt, Tierarzt, Apotheker 18
1.2.3 Helferinnenberufe 18
1.2.4 Pflegeberufe 19
1.2.5 Diagnostisch-technische Berufe 19
1.2.6 Therapeutisch-rehabilitative Berufe 19
1.2.7 Hebamme, Rettungssanitäter, Heilpraktiker 20

1.3 Praxis eines niedergelassenen Arztes 20
1.3.1 Ausstattung und Arbeitsabläufe 20
1.3.2 Zusammenarbeit mehrerer Ärzte 22

2 Hygiene

2.1 Erhaltung der Gesundheit 23
2.1.1 Grundbegriffe 23
2.1.2 Grundsätze der Prävention (Vorbeugung) 23
2.1.3 Persönliche Hygiene 24
2.1.4 Vorsorgeuntersuchungen 26
2.1.5 Früherkennungsuntersuchungen 28
2.1.6 Schutzimpfungen 30
2.1.7 Unfallverhütung im Arbeitsbereich 32

2.2 Wiedererlangung der Gesundheit 35

2.3 Medizinische Mikrobiologie 35
2.3.1 Grundbegriffe 35
2.3.2 Bakterien 36
2.3.3 Viren 39
2.3.4 Pilze 39
2.3.5 Protozoen 40

2.4 Maßnahmen gegen Infektionen in der Praxis 40
2.4.1 Infektionsquellen 40
2.4.2 Infektionswege 40
2.4.3 Desinfektion 41
2.4.4 Sterilisation 44

3 Anatomie und Physiologie

3.1 Arbeitsgebiete der Anatomie und Physiologie 48

3.2 Aufbau des Körpers 48
3.2.1 Morphologischer Aufbau des Körpers 48
3.2.2 Funktionelle Systeme des Körpers 49

3.3 Körperregionen, Lage- und Richtungsbezeichnungen 49

3.4 Zellehre 53
3.4.1 Allgemeine Zellehre 53
3.4.2 Aufbau der Zelle 53
3.4.3 Physiologie der Zelle 56

3.5 Gewebelehre 58
3.5.1 Epithelgewebe 58
3.5.2 Binde- und Stützgewebe 60
3.5.3 Muskelgewebe 64
3.5.4 Nervengewebe 66

3.6 Halte- und Bewegungsapparat 67
3.6.1 Passiver Bewegungsapparat 67
3.6.2 Aktiver Bewegungsapparat 71
3.6.3 Kopf 72
3.6.4 Rumpf 75
3.6.5 Obere Gliedmaßen 79
3.6.6 Untere Gliedmaßen 82

3.7 Blut 86
3.7.1 Aufbau und Aufgaben 86
3.7.2 Blutzellen 86
3.7.3 Blutplasma 89
3.7.4 Blutstillung 90
3.7.5 Körpereigenes Abwehrsystem (Immunsystem) 91
3.7.6 Blutgruppen 92

3.8 Herz und Kreislauf 95
3.8.1 Anatomie des Herzens 95
3.8.2 Funktion des Herzens 97
3.8.3 Blutgefäße 99
3.8.4 Blutkreislauf 101
3.8.5 Puls und Blutdruck 103
3.8.6 Lymphsystem 104

3.9 Atmungsorgane 107
3.9.1 Atmung 107
3.9.2 Aufgaben und Gliederung der Atmungsorgane 107
3.9.3 Obere Luftwege 109
3.9.4 Untere Luftwege 111
3.9.5 Lunge 113
3.9.6 Atemmechanik 114

3.10 Verdauungsorgane . . . 116
3.10.1 Inhaltsstoffe der Nahrung und ihre Aufgaben . . . 116
3.10.2 Energieumsatz . . . 120
3.10.3 Gliederung und Aufgaben der Verdauungsorgane . . . 121
3.10.4 Mundhöhle und Rachen . . . 122
3.10.5 Speiseröhre und Magen . . . 125
3.10.6 Dünndarm . . . 127
3.10.7 Dickdarm (Colon) . . . 129
3.10.8 Leber und Bauchspeicheldrüse . . . 131
3.10.9 Bauchfell (Peritoneum) . . . 133

3.11 Harnorgane . . . 135
3.11.1 Niere (Ren, Nephros) . . . 136
3.11.2 Ableitende Harnwege . . . 138

3.12 Haut . . . 139
3.12.1 Aufgaben und Bau der Haut . . . 139
3.12.2 Hautanhangsgebilde . . . 140
3.12.3 Schleimhaut . . . 141
3.12.4 Wärmeregulation . . . 141

3.13 Nervensystem . . . 142
3.13.1 Aufgaben und Gliederung . . . 142
3.13.2 Zentralnervensystem (ZNS) . . . 142
3.13.3 Peripheres Nervensystem . . . 149
3.13.4 Vegetatives Nervensystem . . . 151

3.14 Hormonsystem . . . 152

3.15 Sinnesorgane . . . 155
3.15.1 Gesichtssinn (Auge) . . . 155
3.15.2 Hör- und Gleichgewichtssinn (Ohr) . . . 159
3.15.3 Geschmackssinn (Zunge) . . . 162
3.15.4 Geruchssinn (Nase) . . . 162
3.15.5 Sensibilitätsorgane der Haut . . . 162

3.16 Geschlechtsorgane . . . 163
3.16.1 Männliche Geschlechtsorgane . . . 163
3.16.2 Weibliche Geschlechtsorgane . . . 165

4 Pathologie

4.1 Arbeitsgebiet der Pathologie . . . 171

4.2 Einführung in die allgemeine Krankheitslehre . . . 171
4.2.1 Krankheitsursachen . . . 171
4.2.2 Krankheitszeichen und Krankheitsverlauf . . . 173

4.3 Grundlagen verschiedener Krankheitsformen . . . 174
4.3.1 Fehl- und Mißbildungen . . . 174
4.3.2 Entzündungen . . . 174
4.3.3 Tumoren . . . 176
4.3.4 Wunden . . . 177

4.4 Krankheiten des Halte- und Bewegungsapparates . . . 179
4.4.1 Verletzungen (Traumen) . . . 179
4.4.2 Weitere Erkrankungen des Halte- und Bewegungsapparates . . . 181
4.4.3 Rheumatismus . . . 182

4.5 Krankheiten des Blutes und der blutbildenden Organe . . . 183
4.5.1 Erkrankungen der roten Blutkörperchen . . . 184
Anämien – Polyglobulie . . . 185
4.5.2 Erkrankungen der weißen Blutkörperchen und der blutbildenden Organe . . . 185
4.5.3 Störungen der Blutstillung (hämorrhagische Diathesen) . . . 185

4.6 Überempfindlichkeitsreaktionen . . . 185

4.7 Krankheiten von Herz und Kreislauf . . . 186
4.7.1 Krankheiten des Herzens . . . 186
4.7.2 Krankheiten des Kreislaufes . . . 189
4.7.3 Krankheiten der Gefäße . . . 191

4.8 Krankheiten der Atmungsorgane . . . 194
4.8.1 Krankheiten der Luftwege im Kopf- und Halsbereich . . . 194
4.8.2 Krankheiten der Lunge . . . 195

4.9 Krankheiten der Verdauungsorgane . . . 198
4.9.1 Krankheiten im Mundhöhlenbereich . . . 198
4.9.2 Krankheiten der Speiseröhre . . . 199
4.9.3 Krankheiten des Magens . . . 200
4.9.4 Krankheiten im Darmbereich . . . 201
4.9.5 Krankheiten von Leber, Gallenblase und ableitenden Gallenwegen . . . 202
4.9.6 Krankheiten der Bauchspeicheldrüse . . . 204

4.10 Stoffwechselkrankheiten . . . 204
4.10.1 Diabetes mellitus (Zuckerkrankheit) . . . 204
4.10.2 Hypoglykämien (Unterzuckerungen) . . . 206
4.10.3 Hyperlipoproteinämien (Blutfetterhöhungen) . . . 207
4.10.4 Adipositas (Fettsucht) . . . 207
4.10.5 Gicht . . . 207

4.11 Krankheiten der Harnorgane . . . 208
4.11.1 Pyelonephritis . . . 208
4.11.2 Glomerulonephritis . . . 208
4.11.3 Nephrolithiasis (Nierensteinkrankheit) . . . 208
4.11.4 Zystitis (Harnblasenentzündung) . . . 209

4.12 Hautkrankheiten . . . 209
4.12.1 Eitrige Infektionen der Haut . . . 210
4.12.2 Viruskrankheiten der Haut . . . 210
4.12.3 Pilzinfektionen (Mykosen) der Haut . . . 211
4.12.4 Hautkrankheiten durch tierische Erreger . . . 212
4.12.5 Neubildungen der Haut . . . 212
4.12.6 Weitere Hautkrankheiten . . . 213

4.13 Krankheiten des Nervensystems . . . 213
4.13.1 Krankheiten des Zentralnervensystems (ZNS) . . . 213
4.13.2 Krankheiten des peripheren Nervensystems . . . 218

4.14 Krankheiten des Hormonsystems . . . 218

4.15 Krankheiten der Sinnesorgane . . . 220
4.15.1 Augenkrankheiten . . . 220
4.15.2 Ohrenkrankheiten . . . 223

4.16 Krankheiten der Geschlechtsorgane . . . 224
4.16.1 Geschlechtskrankheiten . . . 224
4.16.2 Krankheiten der männlichen Geschlechtsorgane . . . 225
4.16.3 Krankheiten der weiblichen Geschlechtsorgane . . . 226
4.16.4 Krankheiten der weiblichen Brust . . . 228
4.16.5 Krankheiten während und nach der Schwangerschaft . . . 228

4.17 Infektionskrankheiten . . . 230
4.17.1 Grundlagen . . . 230
4.17.2 Bakterielle Infektionskrankheiten . . . 231
4.17.3 Viruskrankheiten . . . 234
4.17.4 Pilzkrankheiten (Mykosen) . . . 239
4.17.5 Erkrankungen durch Protozoen . . . 239
4.17.6 Wurmkrankheiten . . . 239

5 Diagnose und Therapie- Patientenbetreuung

5.1 Anamnese . . . 240

5.2 Untersuchung . . . 240
5.2.1 Allgemeinuntersuchung . . . 240
5.2.2 Elektrokardiographie (EKG) . . . 249
5.2.3 Sonographie (Ultraschalldiagnostik) . . . 253
5.2.4 Endoskopie . . . 254
5.2.5 Röntgendiagnostik . . . 256
5.2.6 Sonstige technische Untersuchungen . . . 261

5.3 Behandlung . . . 262
5.3.1 Instrumente . . . 262
5.3.2 Injektionen . . . 269
5.3.3 Assistenz bei ärztlichen Untersuchungen und Behandlungen . . . 272
5.3.4 Verbandlehre . . . 278
5.3.5 Physikalische Therapie . . . 287

5.4 Hilfeleistung bei Notfällen in der Praxis . . . 297
5.4.1 Lebensrettende Sofortmaßnahmen . . . 297
5.4.2 Erste Maßnahmen bei Notfällen in Abwesenheit des Arztes . . . 307

5.5 Patientenbetreuung . . . 309
5.5.1 Grundlagen . . . 309
5.5.2 Umgang mit Patienten . . . 310

6 Arzneimittel, Heil- und Hilfsmittel

6.1 Arzneimittelbegriff . . . 312

6.2 Arzneimittelformen . . . 312

6.3 Arzneimittelapplikation . . . 313
6.3.1 Lokale Applikation . . . 313
6.3.2 Systemische Applikation . . . 314

6.4 Arzneimittelgruppen . . . 315

6.5 Arzneimittelnebenwirkungen . . . 315

6.6 Arzneimittelumgang . . . 317
6.6.1 Arzneimittelzugang . . . 317
6.6.2 Arzneimittelkennzeichnung . . . 317
6.6.3 Packungsbeilage . . . 317
6.6.4 Arzneimittelaufbewahrung . . . 318

6.7 Arzneimittelverschreibung . . . 318
6.7.1 Ärztliches Rezept . . . 318
6.7.2 Betäubungsmittelrezept . . . 320

6.8 Heil- und Hilfsmittel . . . 320
6.8.1 Heilmittel . . . 320
6.8.2 Hilfsmittel . . . 321

Medizinische Fachsprache . . . 322
Stichwortverzeichnis . . . 325
Bildquellennachweis . . . 349

Internationale Einheiten im Meßwesen

Im Meßwesen wurde ein international einheitliches System eingeführt, das Système International d'Unités (SI). Es beruht auf sieben SI-Basiseinheiten und einer Fülle davon abgeleiteter Einheiten.

SI-Basiseinheiten

Meßgröße	Einheit	Zeichen	weitere Einheiten	Umrechnung	
Länge	Meter	m	Zentimeter	1 cm	= 0,01 m
			Millimeter	1 mm	= 0,001 m
Masse	Kilogramm	kg	Gramm	1 g	= 0,001 kg
			Milligramm	1 mg	= 0,001 g
Zeit	Sekunde	s	Minute	1 min	= 60 s
			Stunde	1 h	= 60 min
			Tag	1 d	= 24 h
elektrische Stromstärke	Ampere	A	Milliampere	1 mA	= 0,001 A
Temperatur	Kelvin	K	Grad Celsius	1 °C	= (1 + 273,15) K
Lichtstärke	Candela	cd			
Stoffmenge	Mol	mol	Millimol	1 mmol	= 0,001 mol

Abgeleitete Einheiten (Auswahl)

Meßgröße	Einheit	Zeichen	weitere Einheiten	Umrechnung	
Fläche	Quadratmeter	m^2	Quadratzentimeter	1 cm^2	= 0,0001 m^2
Volumen	Kubikmeter	m^3	Kubikzentimeter	1 cm^3	= 0,000001 m^3
Frequenz	Hertz	Hz		1 Hz	= 1/s
Geschwindigkeit	Meter/Sekunde	m/s	Kilometer/Stunde	1 m/s	= 3,6 km/h
Kraft	Newton	N	Kilopond*	1 kp	= 9,81 N
Druck	Pascal	Pa	Bar*	1 bar	= 100000 Pa
			Millibar*	1 mbar	= 100 Pa
Energie, Arbeit	Joule	J	Kilojoule	1 kJ	= 1000 J
			Kalorie*	1 cal	= 4,187 J
			Kilokalorie*	1 kcal	= 4,187 kJ
Leistung	Watt	W	Kilowatt	1 kW	= 1000 W
elektrische Spannung	Volt	V	Kilovolt	1 kV	= 1000 V
			Millivolt	1 mV	= 0,001 V
elektrischer Widerstand	Ohm	Ω	Kiloohm	1 kΩ	= 1000 Ω
Aktivität einer radioaktiven Substanz	Becquerel	Bq	Curie*	1 Bq	= 1 Zerfall pro Sekunde
Energiedosis einer ionisierenden Strahlung	Gray	Gy	Rad*	1 Gy	= 1 J/kg = 100 rd (Rad)
Äquivalentdosis einer ionisierenden Strahlung	Sievert	Sv	Rem*	1 Sv	= 1 J/kg = 100 rem

* nicht mehr zugelassene Einheiten

Dezimale Vielfache und Bruchteile von Einheiten

Vorsilbe	Zeichen	Faktor	Zehnerpotenz	Beispiele für das Meter
Tera	T	1 000 000 000 000	10^{12}	
Giga	G	1 000 000 000	10^{9}	
Mega	M	1 000 000	10^{6}	
Kilo	k	1 000	10^{3}	km Kilometer
Hekto	h	100	10^{2}	
Deka	da	10	10	
Dezi	d	0,1	10^{-1}	dm Dezimeter
Zenti	c	0,01	10^{-2}	cm Zentimeter
Milli	m	0,001	10^{-3}	mm Millimeter
Mikro	µ	0,000 001	10^{-6}	µm Mikrometer
Nano	n	0,000 000 001	10^{-9}	nm Nanometer
Piko	p	0,000 000 000 001	10^{-12}	

1 Gesundheitswesen

1.1 Arbeitsfelder des Gesundheitswesens

Zum Gesundheitswesen gehören alle Institutionen, die bei der Erhaltung oder Wiedererlangung der Gesundheit von einzelnen Personen oder ganzen Bevölkerungsgruppen mitwirken. Die Arbeitsfelder des Gesundheitswesens gliedern sich in drei Bereiche:

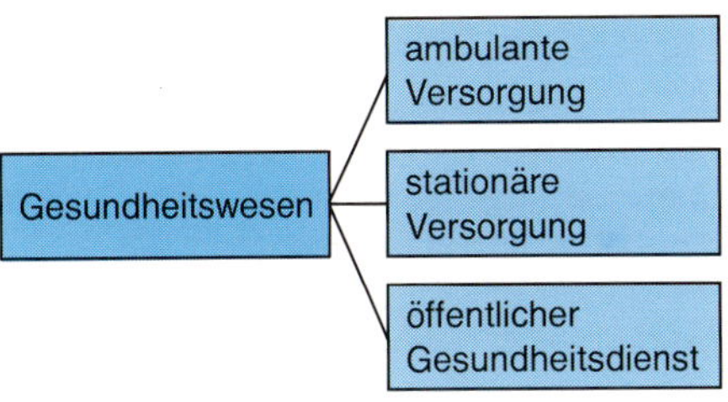

Der Ausbau des Gesundheitswesens wurde erst durch ein umfassendes System der sozialen Sicherung möglich. Träger der sozialen Sicherung sind:
- Krankenversicherung
- Rentenversicherung
- Unfallversicherung
- Arbeitslosenversicherung.

1.1.1 Ambulante Versorgung

Die ambulante Versorgung erfolgt in erster Linie durch den niedergelassenen Arzt. Man unterscheidet dabei den Allgemeinmediziner vom spezialisierten Gebietsarzt, der früher auch als Facharzt bezeichnet wurde.

Das Aufgabengebiet des **Allgemeinmediziners** ist die ambulante ärztliche Behandlung sowie die gesundheitliche Betreuung und Beratung von Kranken und Gesunden. Der Allgemeinmediziner berücksichtigt dabei neben der Gesamtpersönlichkeit des Patienten auch dessen Familie und seine soziale Umwelt.

Der spezialisierte **Gebietsarzt** hat besondere Kenntnisse und Erfahrungen auf seinem Fachgebiet. Er unterstützt und ergänzt den Allgemeinmediziner in diagnostischen und therapeutischen Fragen.

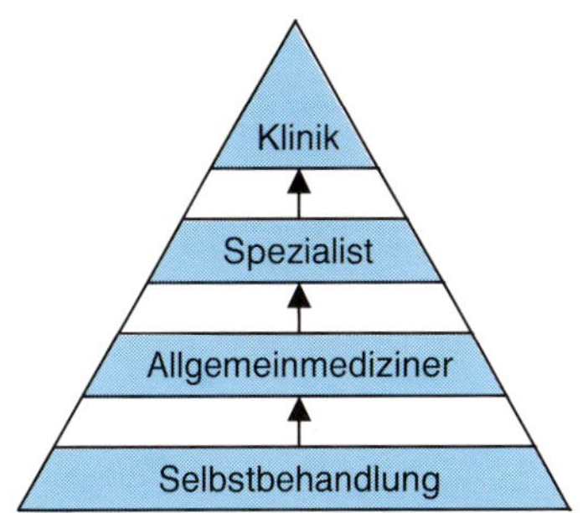

Abb 1.1: Möglicher Behandlungsweg des Patienten

1.1.2 Stationäre Versorgung

Im Krankenhaus werden die Patienten untersucht, behandelt und gepflegt, deren Krankheit eine ambulante Behandlung nicht mehr zuläßt. Man unterscheidet:
- Allgemeine Krankenhäuser (Akutkrankenhäuser)
  Krankenhäuser der Grund- und Regelversorung
  Schwerpunktkrankenhäuser
  Zentralkrankenhäuser
- Sonderkrankenhäuser.

Krankenhäuser der Grund- und Regelversorgung Diese Krankenhäuser verfügen im allgemeinen über Abteilungen der Hauptdisziplinen Innere Medizin, Chirurgie, Gynäkologie/Geburtshilfe und Anästhesie. Hinzu kommt ein Laboratorium für klinisch-chemische Untersuchungen, eine Röntgenabteilung und eine Abteilung für physikalische Therapiemaßnahmen. Zusätzlich können Belegabteilungen von niedergelassenen Ärzten (z. B. für die Fächer Hals-Nasen-Ohrenheilkunde und Augenheilkunde) vorhanden sein. Ein Belegarzt hat neben seiner Praxis für die ambulanten Behandlungen noch Betten im Krankenhaus auf vertraglich geregelter Basis.

Schwerpunktkrankenhäuser Hier sind neben den Hauptdisziplinen weitere Krankenhausabteilungen vertreten, wie z. B. Kinderheilkunde, Urologie oder

Orthopädie. Zusätzlich haben diese Krankenhäuser weitergehende Untersuchungsmöglichkeiten im Laboratoriums- und Röntgenbereich.

Zentralkrankenhäuser Sie verfügen in der Regel über ein breit gestreutes Feld hauptamtlich geleiteter Fachabteilungen. Dadurch können hier auch Patienten mit selten vorkommenden oder besonders schwer behandelbaren Erkrankungen aufgenommen werden. Die großen Fachgebiete, wie Innere Medizin und Chirurgie, sind oft noch in weitere Spezialgebiete untergliedert.
Die größten Kliniken stellen die **Universitätskliniken** dar. Sie enthalten in der Regel sämliche Fachgebiete und erfüllen die Aufgabe von Zentralkrankenhäusern. Gleichzeitig sind Universitäten auch Zentren von Forschung und Lehre.

Sonderkrankenhäuser Diese Krankenhäuser dienen nur der Behandlung bestimmter Personengruppen oder Krankheiten. Typische Beispiele sind Kliniken und Krankenhäuser, in denen Rehabilitationsmaßnahmen durchgeführt werden, sowie psychiatrische Krankenhäuser.

Nach den Krankenhausträgern, also den Betreibern der Krankenhäuser, unterscheidet man:

- öffentliche Krankenhäuser (des Bundes, der Länder, der Gemeinden)
- freigemeinnützige Krankenhäuser (der kirchlichen Einrichtungen, Stiftungen)
- private Krankenhäuser.

1.1.3 Öffentlicher Gesundheitsdienst

Der öffentliche Gesundheitsdienst ist für die Erfüllung und Überwachung der gesetzlichen Gesundheitsvorschriften zuständig. Seine Aufgabe ist also nicht die Behandlung von Patienten, sondern der **Gesundheitsschutz** (u. a. Seuchenbekämpfung, Impfwesen, Überwachung der allgemeinen Hygiene, Umweltschutz), die **Gesundheitshilfe** (u. a. Gesundheitshilfe für Mutter und Kind, Jugendgesundheitshilfe) und die **Gesundheitserziehung.**

Einrichtungen des Bundes

Oberste Gesundheitsbehörde ist das **Bundesministerium für Jugend, Familie, Frauen und Gesundheit.** Dem Bundesministerium sind das **Bundesgesundheitsamt** in Berlin und die **Bundeszentrale für gesundheitliche Aufklärung** in Köln nachgeordnet.
Aufgaben des Bundesgesundheitsamtes sind unter anderem:

- Forschung und Gutachten auf dem Gebiet der öffentlichen Gesundheitspflege
- Erhebungen zur Aufstellung medizinischer Statistiken
- Aufsicht beim Verkehr mit Betäubungs- und Arzneimitteln (Bundesopiumstelle)
- Forschung auf dem Gebiet der Gesundheitsvorsorge
- Wasser-, Boden- und Lufthygiene.

Der aus ca. 80 Mitgliedern bestehende **Bundesgesundheitsrat** steht dem Bundesministerium mit zahlreichen Fachausschüssen zusätzlich zur Beratung und Vorbereitung von Gesetzesvorlagen zur Verfügung.

Einrichtungen der Länder

Auf Länderebene werden die Aufgaben des öffentlichen Gesundheitsdienstes im wesentlichen von Gesundheitsabteilungen wahrgenommen, die dem jeweiligen **Innenministerium** oder dem **Ministerium für Arbeit, Soziales und Gesundheit** eingegliedert sein können. Sie üben die Fachaufsicht über den öffentlichen Gesundheitsdienst in ihrem Land aus. Den Länderministerien sind die Gesundheitsämter, die Medizinaluntersuchungsämter und die Landesimpfanstalten nachgeordnet.

Gesundheitsämter

In jedem Kreis und in jeder kreisfreien Stadt ist ein Gesundheitsamt zur einheitlichen Durchführung des öffentlichen Gesundheitsdienstes eingerichtet. Leiter der Gesundheitsämter sind Amtsärzte.
Die Gesundheitsämter erfüllen folgende Aufgaben:

- Erfassung und Aufsicht medizinischer Berufe
- Mitwirkung bei der Bedarfsermittlung und Planung von Krankenhäusern, Sozialstationen, Alten- und Pflegeheimen
- Überwachung des Verkehrs mit Arzneimitteln und Giften
- Verhütung und Bekämpfung übertragbarer Krankheiten
- Organisation und Durchführung öffentlicher Impftermine
- Überwachung der Hygiene in öffentlichen Einrichtungen (soweit hierfür nicht spezielle staatliche Behörden, wie etwa der staatliche Gewerbearzt, zuständig sind)
- Gesundheitshilfe für Mutter und Kind
- Schulgesundheitspflege
- Hilfe bei psychischen Erkrankungen
- Fürsorge für Tuberkulosekranke, Geschlechtskranke, körperlich Behinderte, Suchtkranke
- gesundheitliche Volksbelehrung
- Erstellung von amtsärztlichen Zeugnissen.

Weltgesundheitsorganisation (WHO)

Die Weltgesundheitsorganisation (**W**orld **H**ealth **O**rganization = WHO) ist eine Organisation der Vereinten Nationen (UNO) mit Sitz in Genf. Sie bearbeitet internationale Fragen des Gesundheitswesens und fördert die Zusammenarbeit, insbesondere bei der Bekämpfung von Volkskrankheiten und Seuchenkatastrophen. Weiterhin bemüht sie sich um die internationale Standardisierung von Heilmitteln und führt internationale Gesundheitsprogramme durch.

1.2 Berufe des Gesundheitswesens

1.2.1 Arzt

Aufgabe des Arztes ist die Erkennung, Behandlung und Verhütung von Krankheiten und Leiden des Menschen.

Ausbildung

Zur ärztlichen Ausbildung gehört ein Studium von sechs Jahren an einer wissenschaftlichen Hochschule. Die ersten zwei Jahre werden dem Studium des gesunden Menschen und der naturwissenschaftlichen Grundlagen gewidmet. Darauf folgen vier Jahre des Studiums von Diagnostik, Therapie und Vorbeugung der Krankheiten des Menschen, wobei das letzte Jahr zur praktischen Ausbildung in Universitäts- oder Lehrkrankenhäusern genutzt wird.
Während des Studiums verrichtet der Medizinstudent einen Krankenpflegedienst und sammelt erste Grundkenntnisse der Praxis seines späteren Berufes durch sogenannte Famulaturen.
Die ärztliche Prüfung (Staatsexamen) erfolgt in drei Abschnitten nach dem dritten, fünften und sechsten Studienjahr.

Abb. 1.2:
Die ärztliche Ausbildung bis zur Approbation (Die Zahlen 1–12 geben die Studienhalbjahre = Semester an)

Jahre	Semester		
1	1		
	2		Krankenpflegedienst (2 Monate)
2	3		
	4	Ärztliche Vorprüfung (Physikum)	
3	5		
	6	1. Staatsexamen	Famulaturen (4 Monate)
4	7		
	8		
5	9		
	10	2. Staatsexamen	
6	11	Praktisches Jahr	
	12	3. Staatsexamen	
7		Arzt im Praktikum	
8		Approbation	

Seit dem 1. 7. 1988 ist nach dem dritten Staatsexamen eine achtzehnmonatige (später zweijährige) zusätzliche Ausbildungsphase als sogenannter **Arzt im Praktikum (AiP)** zu absolvieren. Danach erhält der Mediziner seine **Approbation** (approbatio lat. – Zustimmung, Anerkennung) als Arzt. Erst die Approbation erlaubt die eigenverantwortliche, selbständige Ausübung des ärztlichen Berufs.
Um den Doktortitel (Dr. med. = doctor medicinae) führen zu dürfen, muß der Arzt neben seinem Studium wissenschaftlich tätig gewesen sein. Studium und Approbation allein reichen dazu nicht aus. Die Erlangung des Doktorgrades wird als **Promotion** (promotio lat. — Beförderung) bezeichnet.

Weiterbildung

Nach der Approbation als Arzt streben die meisten Ärzte eine Weiterbildung an, die in der Regel vier bis sechs Jahre dauert und größtenteils am Krankenhaus absolviert wird. Am Ende der Weiterbildungszeit erhält der Arzt nach bestandener Prüfung eine **Gebietsbezeichnung** (früher Facharzt) für das erlernte Fach. Der Arzt kann sich anschließend mit der Gebietsbezeichnung niederlassen oder weiter am Krankenhaus tätig sein.
Jeder Arzt hat aber auch die Möglichkeit, sich ohne spezielle Weiterbildung als **praktischer Arzt** niederzulassen. Für die kassenärztliche Zulassung ist derzeit eine achtzehnmonatige Vorbereitungszeit erforderlich.
In einigen Fachgebieten hat der Arzt ergänzend die Möglichkeit, sich in einzelnen Schwerpunkten weiterzubilden. Er kann zusätzlich zur Facharztbezeichnung eine **Schwerpunktbezeichnung** führen. Die Weiterbildungszeit für eine Schwerpunktbezeichnung beträgt durchschnittlich zwei Jahre. Neben den Gebiets- und Schwerpunktbezeichnungen gibt es noch **Zusatzbezeichnungen.** Die Zusatzbezeichnungen dürfen nur zusammen mit der Berufsbezeichnung (Arzt) oder einer Gebietsbezeichnung (z.B. Chirurg oder Internist) geführt werden.

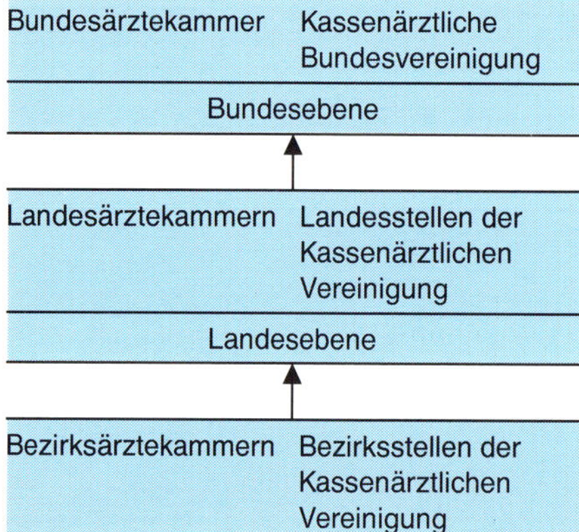

Abb. 1.3
Aufbau der Ärztekammern und Kassenärztlichen Vereinigungen

Berufsorganisation

Es ist grundsätzlich zwischen der Standesvertretung aller Ärzte (Ärztekammer) und der wirtschaftlichen Vereinigung der Kassenärzte (KV = Kassenärztliche Vereinigung) zu unterscheiden. Die Ärztekammern und Kassenärztlichen Vereinigungen sind dabei auf Bezirks-, Landes- und Bundesebene organisiert.
Die **Ärztekammern** nehmen unter anderem die Interessen der Ärzteschaft nach außen hin wahr, überwachen die ärztlichen Berufspflichten, regeln die ärztliche Weiterbildung, fördern die Fortbildung, erstellen eine Berufsordnung, unterhalten eine ärztliche Altersversorgung und sorgen für die Arzthelferinnenausbildung.
Die **Kassenärztliche Vereinigung (KV)** regelt und überwacht die kassenärztliche Tätigkeit und stellt die Versorgung der sozialversicherten Bevölkerung sicher. Die Kassenärztliche Vereinigung führt auch die Abrechnung durch. Gewöhnlich ist dafür die Bezirksstelle der KV zuständig. Die Landesstelle der KV gibt die Abrechnungsrichtlinien heraus und erteilt auch die Zulassung zur Kassenarzttätigkeit.

Tab. 1.1: Bezeichnungen nach der Weiterbildungsordnung der Bundesärztekammer von 1992

Gebiets- und Schwerpunktbezeichnungen

1 Allgemeinmedizin
2 Anästhesiologie
3 Anatomie
4 Arbeitsmedizin
5 Augenheilkunde
6 Biochemie
7 Chirurgie
  7.1 Gefäßchirurgie
  7.2 Thoraxchirurgie
  7.3 Unfallchirurgie
  7.4 Visceralchirurgie
8 Diagnostische Radiologie
  8.1 Kinderradiologie
  8.2 Neuroradiologie
9 Frauenheilkunde und Geburtshilfe
10 Hals-Nasen-Ohrenheilkunde
11 Haut- und Geschlechtskrankheiten
12 Herzchirurgie
  Schwerpunkt:
  12.1 Thoraxchirurgie
13 Humangenetik
14 Hygiene und Umweltmedizin
15 Innere Medizin
  15.1 Angiologie
  15.2 Endokrinologie
  15.3 Gastroenterologie
  15.4 Hämatologie und Internistische Onkologie
  15.5 Kardiologie
  15.6 Nephrologie
  15.7 Pneumologie
  15.8 Rheumatologie
16 Kinderchirurgie
17 Kinderheilkunde
  17.1 Kinderkardiologie
  17.2 Neonatologie
18 Kinder- und Jugendpsychiatrie und -psychotherapie
19 Klinische Pharmakologie
20 Laboratoriumsmedizin
21 Mikrobiologie und Infektionsepidemiologie
22 Mund-Kiefer-Gesichtschirurgie
23 Nervenheilkunde
24 Neurochirurgie
25 Neurologie
26 Neuropathologie
27 Nuklearmedizin
28 Öffentliches Gesundheitswesen
29 Orthopädie
  Schwerpunkt:
  29.1 Rheumatologie
30 Pathologie
31 Pharmakologie und Toxikologie
32 Phoniatrie und Pädaudiologie
33 Physikalische und Rehabilitative Medizin
34 Physiologie
35 Plastische Chirurgie
36 Psychiatrie und Psychotherapie
37 Psychotherapeutische Medizin
38 Rechtsmedizin
39 Strahlentherapie
40 Transfusionsmedizin
41 Urologie

Zusatzbezeichnungen

1 Allergologie
2 Balneologie und Medizinische Klimatologie
3 Betriebsmedizin
4 Bluttransfusionswesen
5 Chirotherapie
6 Flugmedizin
7 Handchirurgie
8 Homöopathie
9 Medizinische Genetik
10 Medizinische Informatik
11 Naturheilverfahren
12 Phlebologie
13 Physikalische Therapie
14 Plastische Operationen
15 Psychoanalyse
16 Psychotherapie
17 Rehabilitationswesen
18 Sozialmedizin
19 Sportmedizin
20 Stimm- und Sprachstörungen
21 Tropenmedizin
22 Umweltmedizin

1.2.2 Zahnarzt, Tierarzt, Apotheker

Zahnarzt

Aufgabe des Zahnarztes ist die Erkennung, Behandlung und Vorbeugung von Krankheiten des Zahn-, Mund- und Kieferbereiches. Hauptarbeitsfelder sind die konservierende Zahnheilkunde (Zahnerhaltungskunde), Prothetik (Zahnersatzkunde), zahnärztliche Chirurgie und Kieferorthopädie (Kieferregulierung).
Das Studium der Zahnheilkunde dauert fünf Jahre. Es beinhaltet neben Grundlagen der Medizin und Zahnmedizin auch einen umfangreichen praktischen Ausbildungsteil. Nach bestandener zahnärztlicher Prüfung wird auf Antrag die Approbation als Zahnarzt erteilt. Durch wissenschaftliche Tätigkeit kann der Titel Dr. med. dent. (doctor medicinae dentariae) erlangt werden.

Tierarzt

Aufgabe des Tierarztes ist die Vorbeugung, Linderung und Heilung von Krankheiten der Tiere. Weiterhin soll er der Erhaltung eines leistungsfähigen Tierbestandes dienen und den Menschen vor Gefahren durch Tierkrankheiten oder tierische Lebensmittel schützen. Nach bestandener Prüfung wird auch hier die Approbation beantragt. Durch wissenschaftliche Tätigkeit kann der Titel Dr. med. vet. (doctor medicinae veterinariae) erlangt werden.

Apotheker

Aufgabe des Apothekers (Pharmazeuten; pharmakeuein gr. — Heilmittel anwenden) ist die Herstellung und Abgabe von Arzneimitteln sowie deren Untersuchung auf einwandfreie Beschaffenheit.
Die Ausbildung zum Apotheker umfaßt ein Studium der Pharmazie von mindestens dreieinhalb Jahren an einer wissenschaftlichen Hochschule und eine anschließende einjährige praktische Ausbildung in einer Apotheke. Nach bestandener Prüfung wird die Approbation beantragt. Durch wissenschaftliche Tätigkeit kann der Titel Dr. pharm. (doctor pharmaciae) erlangt werden.

1.2.3 Helferinnenberufe

Für die Arbeitsbereiche der Ärzte, Zahn- und Tierärzte sowie Apotheker gibt es jeweils einen Helferinnenberuf:

Arzthelfer(in) **Tierarzthelfer(in)**
Zahnarzthelfer(in) **Apothekenhelfer(in)**

Auf der Grundlage des Berufsbildungsgesetzes erfolgt die Ausbildung in der Arztpraxis bzw. Apotheke, begleitet vom Unterricht in der Berufsschule. Die Inhalte der Ausbildung sind durch die bundesweit geltende Ausbildungsordnung und einen Rahmenlehrplan der Kultusministerkonferenz sowie Lehrpläne der Länder festgelegt.
Die Aufgaben der Arzthelferin sind äußerst vielgestaltig. Ihre Arbeitsbereiche lassen sich aufteilen in:

- Betreuung der Patienten vor, während und nach der Sprechstunde
- Hilfeleistungen bei der Feststellung der Diagnose (z. B. Durchführung von Laboruntersuchungen)
- Assistenz bei ärztlichen Eingriffen
- Hilfeleistungen bei der Therapie (z. B. Verabreichung von Bestrahlungen)
- Pflege von Praxisräumen, Geräten und Instrumentarien
- Verwaltungstätigkeiten (z. B. Führen der Patientenkartei, Organisation der Sprechstundentermine, Schriftverkehr, kassenärztliche Abrechnung und Privatliquidation).

Durch verschiedene Berufsorganisationen werden die Arzthelferinnen vertreten:

- Berufsverband der Arzt-, Zahnarzt- und Tierarzthelferinnen,
  Hoher Wall 21, 4600 Dortmund 1
- Deutsche Angestellten-Gewerkschaft (DAG),
  Karl-Muck-Platz 1, 2000 Hamburg 1
- Verband der Weiblichen Angestellten (VWA),
  Rheinweg 31, 5300 Bonn 1.

1.2.4 Pflegeberufe

Krankenschwester/-pfleger Aufgabe der Krankenschwestern/-pfleger ist die sachkundige Pflege von Patienten, die gewissenhafte Vorbereitung, Assistenz und Nachbereitung bei diagnostischen und therapeutischen Maßnahmen, die Krankenbeobachtung, die selbständige Einleitung lebensnotwendiger Sofortmaßnahmen bis zum Eintreffen des Arztes und die Erledigung von Verwaltungsarbeiten im Zusammenhang mit den Pflegemaßnahmen. Zunehmend werden die Krankenschwestern/-pfleger auch im Bereich der ambulanten Versorgung (z. B. Sozialstationen) eingesetzt.
Die dreijährige Ausbildung schließt mit einer staatlichen Prüfung ab. Weiterbildungsmöglichkeiten bestehen zu Fachkrankenschwestern/-pflegern in Anästhesie und Intensivpflege, im Operationsbereich, in der Psychiatrie, in der Gemeindepflege, zu leitenden Pflegekräften und für Unterrichtsaufgaben.

Kinderkrankenschwester/-pfleger Dieser Ausbildungsgang wurde speziell für den Pflegebereich bei Kindern geschaffen. Die Ausbildung entspricht in Gliederung und Aufbau der für Krankenschwestern/-pfleger. Inhaltlich werden hier aber die besonderen Probleme der Kinderkrankenpflege in Theorie und Praxis vermittelt. Es bestehen Weiterbildungsmöglichkeiten zur/zum Fachkinderkrankenschwester/-pfleger.

Krankenpflegehelfer(in) Die Ausbildung dauert ein Jahr und schließt mit einer staatlichen Prüfung ab. Es werden Kenntnisse und Fertigkeiten der Krankenversorgung und der damit verbundenen Assistenzaufgaben vermittelt.

1.2.5 Diagnostisch-technische Berufe

Eine wichtige Rolle in den technischen Bereichen der Medizin spielen die Berufe der Medizinisch-technischen Assistenten (MTA) und der Pharmazeutisch-technischen Assistenten (PTA). Bei den Medizinisch-technischen Assistenten unterscheidet man dabei weiter in Laboratoriums- und Radiologieassistenten. Nach einem zweijährigen Lehrgang (PTA: zweieinhalb Jahre) schließt die Ausbildung mit einer praktischen Prüfung ab.

Aufgaben der Assistenzberufe:

Medizinisch-technische Laboratoriumsassistenten Hilfeleistung bei feingeweblichen und zytologischen Untersuchungen und Arbeiten auf dem Gebiet der klinischen Chemie, Hämatologie und Mikrobiologie.

Medizinisch-technische Radiologieassistenten Hilfeleistungen in der Radiologie und Strahlentherapie.

Pharmazeutisch-technische Assistenten Hilfeleistungen bei Herstellung und Abgabe von Arzneimitteln.

1.2.6 Therapeutisch-rehabilitative Berufe

Masseure/Masseure und medizinische Bademeister Diese Berufe unterstützen die Therapie des Arztes durch Massagen und Bäderbehandlungen. Sie führen insbesondere Nachbehandlungen im Rahmen der Chirurgie und Orthopädie und unterstützende Bäderanwendungen bei inneren Erkrankungen durch. Die Ausbildung besteht aus einem einjährigen Lehrgang und einem anschließenden ein- bis eineinhalbjährigen Praktikum.

Aufgaben der weiteren therapeutisch-rehabilitativen Berufe:

Krankengymnasten Durchführung von aktiven Bewegungsübungen, z. B. Mobilisation versteifter Gelenke, Korrektur von Haltungsanomalien, Schwangeren- und Wöchnerinnengymnastik.

Beschäftigungs- und Arbeitstherapeuten Besserung des körperlichen und geistigen Befindens von Kranken und Behinderten durch handwerkliche Betätigung und geistige bzw. seelische Aktivierung.

Logopäden Unterstützung des Hals-Nasen-Ohrenarztes bei der Behandlung von Stimm- und Sprachstörungen durch gezielte Übungen.

Orthoptisten Unterstützung des Augenarztes bei der Behandlung von Sehstörungen, vor allem bei der Schielbehandlung.

Diätassistenten Aufstellung von Diätplänen nach Anordnung des Arztes und Hilfe bei der Diätberatung.

1.2.7 Hebamme, Rettungssanitäter, Heilpraktiker

Hebamme Aufgabe der Hebamme ist die Geburtshilfe, d. h. die Überwachung des Geburtsvorganges vom Beginn der Wehen an, die Hilfe bei der Geburt und die Überwachung des Wochenbettverlaufs. Weiterhin berät die Hebamme die Schwangere bereits während der Schwangerschaft. Die Ausbildung dauert drei Jahre. Neuerdings steht der Beruf der Hebamme auch Männern unter der Bezeichnung des Entbindungspflegers offen.

Rettungssanitäter Im Laufe der beträchtlichen Ausweitung des Rettungswesens hat sich der spezielle Beruf des Rettungssanitäters herausgebildet. Seine Aufgaben sind die Unterstützung des Notarztes, häufig aber auch die selbständige Einleitung lebensrettender Maßnahmen bis zum Eintreffen des Arztes und der schnelle, sichere Transport in ein geeignetes Krankenhaus. Eine bundeseinheitliche, verbindliche Ausbildungsordnung gibt es bisher noch nicht.

Heilpraktiker Für den Beruf des Heilpraktikers gibt es weder einen staatlich geregelten Ausbildungsgang noch eine festgelegte Ausbildungszeit. Als Heilpraktiker darf sich jeder betätigen, der das 25. Lebensjahr vollendet hat, eine abgeschlossene Volksschulbildung vorweisen kann und die sittliche und gesundheitliche Eignung aufweist. Weiterhin muß er in einer Überprüfung durch das Gesundheitsamt nachgewiesen haben, daß seine Ausübung der Heilkunde keine Gefahr für die Volksgesundheit bedeutet. Ein Heilpraktiker hat nur eine beschränkte Heilerlaubnis. Er darf z. B. keine Zahnheilkunde ausüben, keine Geburtshilfe betreiben, keine Totenscheine ausstellen und keine verschreibungspflichtigen Medikamente verordnen.

1.3 Praxis eines niedergelassenen Arztes

1.3.1 Ausstattung und Arbeitsabläufe

Die Ausstattung einer Arztpraxis hängt erheblich von der Fachrichtung und der individuellen Arbeitsweise des niedergelassenen Arztes ab. Im Rahmen dieses Buches können nur die grundsätzlichen Ausstattungsmerkmale und Arbeitsabläufe geschildert werden.

Es ist von Vorteil, wenn einige der Funktionsräume zweifach vorhanden sind. So kann ein zweites Sprechzimmer oder ein zweiter Untersuchungsraum eine erhebliche Zeitersparnis bringen. Andererseits kommt mancher Arzt auch mit deutlich weniger Räumen zurecht. Er kann z. B. seine Laboruntersuchungen von einem Zentrallaboratorium durchführen lassen, so daß kein Praxislabor erforderlich ist.

Praxisräume

Anmeldung Der Anmeldebereich bestimmt den ersten Eindruck, den der Patient von der Praxis erhält. Entsprechend ist auf eine freundliche Gestaltung Wert

Man kann folgende Funktionsbereiche unterscheiden:

Annahme der Patienten	Anmeldung
Warten der Patienten	Warteraum
Sprechen mit dem Arzt	Sprechzimmer
Untersuchung durch den Arzt	Untersuchungsraum
Durchführung von Behandlungen	Behandlungsraum
Durchführung von physikalisch-therapeutischen Maßnahmen	Bestrahlungsraum
Durchführung von Laboruntersuchungen	Labor
Erledigung der Schreibarbeiten	Schreibraum

Dazu kommen noch ein Sozialraum für das Personal und sanitäre Einrichtungen.

zu legen. Seiner Funktion nach ist dieser Bereich ein Büroraum. Hier werden Schreibarbeiten durchgeführt, wie das Führen der Patientenkartei oder die Vergabe von Terminen. Schreibtische und Karteischränke bilden das Inventar. Sinnvoll ist eine Aufteilung in einen Patientenbereich und einen Personalabschnitt etwa durch einen Tresen.

Warteraum Der Warteraum sollte möglichst freundlich und beruhigend gestaltet sein. Dies kann durch entsprechende Farbauswahl und zusätzliche Ausstattungselemente wie Blumen, Bilder oder ein Aquarium erreicht werden. Durch gedämpfte Musik, Zeitschriften und Spielzeug für Kinder in einer Spielecke kann das Warten erleichtert werden.

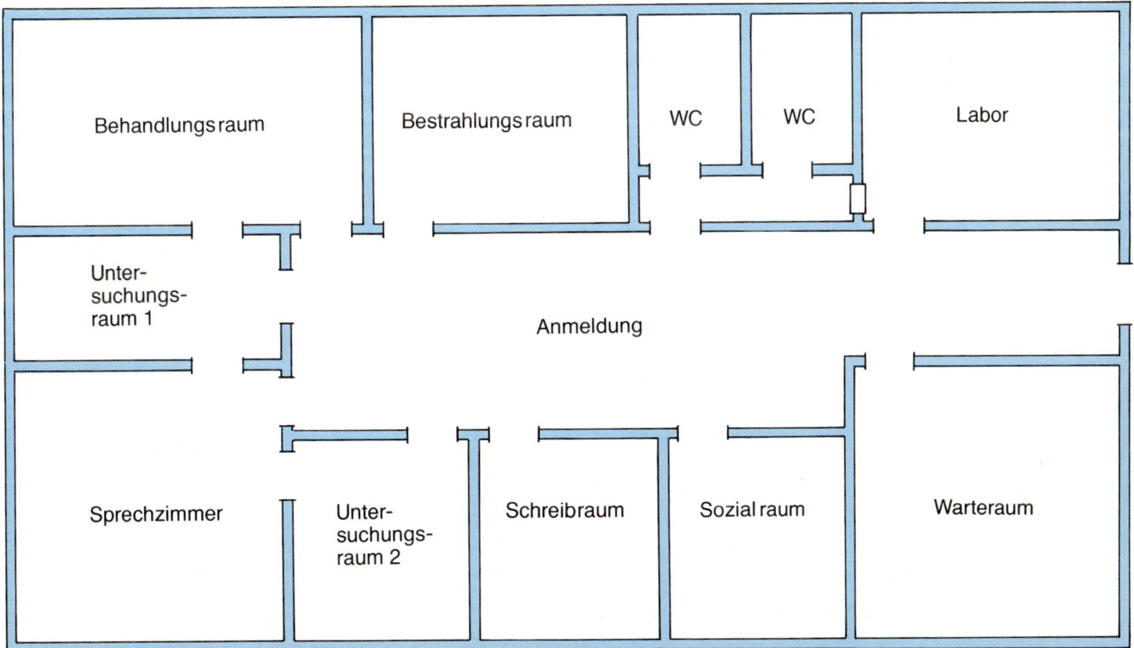

Abb. 1.4: Beispiel für den Grundriß einer Arztpraxis

Sprechzimmer Im Sprechzimmer sollten ein ausreichend großer Schreibtisch, Sessel für Arzt und Patient, eine Untersuchungsliege sowie ein Instrumenten- und Medikamentenschrank vorhanden sein. Zusätzlich können noch ein Bücherschrank und ein Röntgenschaukasten nützlich sein. Aus hygienischen Gründen sind offene Schränke nicht ratsam, da Regale schnell verstauben können.

Untersuchungsraum Für bestimmte Untersuchungen, wie eine Endoskopie oder eine gynäkologische Untersuchung, ist ein spezieller Untersuchungsraum empfehlenswert.

Behandlungsraum Ein Behandlungsraum kann für Verbandswechsel, Spritzen und kleinere chirurgische Eingriffe genutzt werden. Es sind also eine Liege, ein Verbandstisch und Schränke zur Aufbewahrung von Verbandsmaterialien und Instrumenten erforderlich. Ein fahrbarer Instrumententisch, eine fahrbare Leuchte und ein kleiner Schreibtisch ergänzen die Ausstattung. Fußboden und Wände sollten einfach zu reinigende Oberflächen aufweisen.

Bestrahlungsraum Der Bestrahlungsraum kann in Kabinen aufgeteilt sein und enthält die Geräte zur physikalischen Therapie, wie Kurzwellenbestrahlungsapparate, Rotlichtbestrahlungslampen und eine Höhensonne. Zusätzlich können Aerosolgeräte für Inhalationen vorhanden sein.

Labor Im Labor muß ein Tisch mit abwaschbarer, chemikalienbeständiger Oberfläche stehen. Zusätzlich sind Spüle, Kühlschrank und Wandschränke erforderlich. Die Ausstattung mit Geräten richtet sich danach, welche Untersuchungen selbst durchgeführt und welche an ein spezialisiertes Labor weitergegeben werden. Zur Geräteausstattung gehören z. B. Mikroskop, Zentrifuge und ein Bunsenbrenner als Wärmequelle. Aus hygienischen Gründen ist es sinnvoll, eine Durchreiche vom Vorraum der Patiententoilette zum Labor zu schaffen, damit Urinproben von den Patienten direkt abgegeben werden können und nicht erst durch die Praxis getragen werden müssen.

1.3.2 Zusammenarbeit mehrerer Ärzte

Die überwiegende Mehrheit der niedergelassenen Ärzte übt ihren Beruf in Einzelpraxen aus. In den letzten Jahren zeigt sich jedoch verstärkt eine Tendenz zur gemeinsamen Tätigkeit niedergelassener Ärzte. Im wesentlichen gibt es folgende Organisationsformen:

Praxisgemeinschaft Mehrere Ärzte gleicher Fachrichtung nutzen Einrichtungen und Apparate gemeinsam und beschäftigen auch zusammen das Personal. Der einzelne Arzt ist jedoch wirtschaftlich unabhängig. Die Patienten bleiben jeweils in der Behandlung eines Arztes.

Gemeinschaftspraxis Hier werden von mehreren Ärzten nicht nur die Einrichtungen und das Personal gemeinsam unterhalten, sondern auch die Erträge und Unkosten werden gemeinsam abgerechnet. Die Patienten können so von allen zusammengeschlossenen Ärzten gemeinschaftlich betreut werden.

Apparategemeinschaft Mehrere Ärzte gleicher oder verschiedener Fachgebiete üben ihre Praxen getrennt aus, nutzen aber technische Einrichtungen zur Diagnostik oder Therapie gemeinsam.

2 Hygiene

2.1 Erhaltung der Gesundheit

2.1.1 Grundbegriffe

Gesundheit ist nach der Definition der Weltgesundheitsorganisation (WHO) der Zustand des völligen körperlichen, geistig-seelischen und sozialen Wohlbefindens.

Gesundheit wird demnach nicht nur auf das körperliche Wohlbefinden beschränkt. Vielmehr wird mit dieser Definition auch auf die Bedeutung des seelischen Gleichgewichts und des sozialen Umfelds für die Gesundheit hingewiesen. Gesundheit ist also ein komplexer Begriff. Der Idealzustand des völligen körperlichen, seelischen und sozialen Wohlbefindens ist dabei in der Wirklichkeit kaum zu erreichen.
Krankheit ist nicht einfach das Gegenteil von Gesundheit. Unter Krankheit versteht man vielmehr Störungen der normalen Lebensvorgänge in Organen oder Organsystemen durch einen krankmachenden Reiz und die Reaktion des Körpers auf diesen Reiz. Diese Störungen setzen die Leistungsfähigkeit herab und sind meist an bestimmten Symptomen erkennbar.

Hygiene (hygieinos gr. – gesund) ist die Lehre von der Erhaltung und Förderung der Gesundheit.

Hygiene ist somit der Fachbereich der Medizin, der sich vor allem mit der **Vorbeugung** von Krankheiten beschäftigt. Wichtige Teilgebiete sind die Umwelthygiene, die Sozialhygiene und die Psychohygiene.
Die **Umwelthygiene** beschäftigt sich mit dem Einfluß der Umwelt auf die Gesundheit des Menschen. Untersucht werden dabei die Einflüsse von Wasser, Luft, Klima, Boden, Kleidung, Nahrung, Wohnung und vieles mehr. Der Umweltschutz steht in engem Zusammenhang mit der Umwelthygiene. Entscheidend ist nämlich nicht nur der Schutz des Menschen vor Schädigungen aus der Umwelt, sondern auch der Schutz der Umwelt vor Schädigungen durch den Menschen. Themen der Umwelthygiene sind z. B. Bedarf, Vorkommen und Hygiene des Trinkwassers sowie die Abwasserbeseitigung und deren ökologische Folgen.
Die **Sozialhygiene** befaßt sich mit den gesellschaftlichen Einflüssen auf die Gesundheit. Untersucht werden die gesellschaftlichen Beziehungen und Lebensgewohnheiten als Ursachen von Krankheiten sowie Möglichkeiten der Gesundheitserziehung, Gesundheitshilfe und Gesundheitspflege.
Die **Psychohygiene** (psyche gr. – Seele) dient der Pflege der geistig-seelischen Gesundheit. Psychische Ursachen für Erkrankungen können z. B. übertriebener Ehrgeiz, Prestigedenken oder Kränkungen sein.

2.1.2 Grundsätze der Prävention (Vorbeugung)

Unter dem Begriff Prävention werden vorbeugende Maßnahmen zur Verhütung von Krankheiten zusammengefaßt (praevenire lat. – zuvorkommen). Gleichbedeutend wird die griechische Bezeichnung Prophylaxe verwendet.

Zur Prävention gehört vor allem eine **gesunde Lebensweise,** in der gesundheitsschädliche Einflüsse ausgeschaltet werden, bevor sie zu Erkrankungen führen. Große Bedeutung haben dabei die sogenannten **Risikofaktoren.** Dies sind gesundheitsschädigende Faktoren, die mit einem erhöhten Risiko für eine spätere Erkrankung verbunden sind. So ist z. B. das Risiko für eine chronische Herz-Kreislauf-Erkrankung erhöht, wenn die Risikofaktoren Bluthochdruck, Erhöhung der Blutfette, Zuckerkrankheit, Rauchen, Übergewicht oder Bewegungsmangel vorliegen. Die Vorsorgemedizin (Präventivmedizin) versucht Krankheiten zu verhindern, indem sie solche Risikofaktoren

ausschaltet. Hierzu gehören daher auch Hinweise für eine vollwertige Ernährung sowie Empfehlungen für eine ausgeglichene Lebensweise.
Zur Prävention gehören weiterhin regelmäßige **Vorsorgeuntersuchungen** zur Krankheitsverhütung (Mutterschaftsvorsorge, arbeitsmedizinische Vorsorge), **Früherkennungsuntersuchungen** zur Sicherstellung einer möglichst frühzeitigen Erkennung und Behandlung von Krankheiten (z. B. Krebsfrüherkennung) und **Schutzimpfungen** zur Vorbeugung von Infektionskrankheiten.

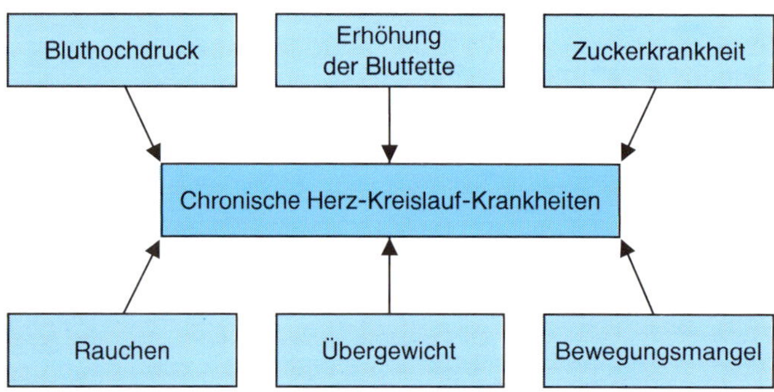

Abb. 2.1: Risikofaktoren für chronische Herz-Kreislauf-Krankheiten

2.1.3 Persönliche Hygiene

Ziel der persönlichen Hygiene ist es, die Gesundheit zu erhalten, Erkrankungen vorzubeugen und das Wohlbefinden zu fördern.

Hautpflege

Täglich stößt die Haut ca. 10 g der oberflächlichen Hornschicht ab. Durch die Sekrete der Talg- und Schweißdrüsen verschmieren diese abgestorbenen Hautzellen und werden insbesondere in Körperbereichen mit feuchter Wärme (z. B. Achselhöhle, Zehenzwischenräume) bakteriell zersetzt, wodurch es zu Körpergeruch kommt. Bei ungenügender Pflege können Infektionen mit teilweise schweren Beeinträchtigungen der Gesundheit entstehen.

Daraus ergibt sich die Notwendigkeit einer regelmäßigen Körperreinigung. In erster Linie werden dabei Wasser und Seife verwendet. Mit Hilfe der Seife werden die Verschmutzungen gelöst, um anschließend mit dem Wasser abgespült zu werden. Man wäscht sich besser unter fließendem als in stehendem Wasser, damit sich der Schmutz nicht wieder auf der gereinigten Haut absetzt. Der Seifenschaum hat eine zusätzliche mechanische Reinigungskraft.
Übermäßiger Gebrauch von Seife kann jedoch auch von Nachteil sein. So zerstört Seife bei zu häufigem Waschen den natürlichen Schutz der Haut, der aufgrund des leicht sauren pH-Wertes der Hautoberfläche auch als **Säureschutz** der Haut bezeichnet wird. Die Haut wird dann rauh und anfällig gegenüber Erkrankungen. Wichtig sind deshalb pH-Wert regulierende Hautpflegemittel.
Die Reinigung der Hände vor jedem Essen und nach Aufsuchen der Toilette sollte selbstverständlich sein. Auch innerhalb einer Familie muß jedes Mitglied eigene Handtücher und Waschlappen haben.
Zur Körperpflege gehört auch eine regelmäßige Nagelpflege. Nagelbürsten sollten keine zu harten Borsten haben, damit Nagelfalzverletzungen, die bereits Eintrittspforten für Krankheitserreger sein können, vermieden werden. Bei den Fußnägeln ist zu beachten, daß diese erst rundgeschnitten werden, wenn sie in voller Breite aus dem Nagelbett gewachsen sind. Es können sonst Nägel in die Zehenhaut einwachsen und dort Nagelbettentzündungen hervorrufen. Insbesondere bei Zuckerkranken, bei denen eine gestörte Wundheilung vorliegt, hat diese Pflege große Bedeutung.

Zahnpflege

Regelmäßiges, systematisches Zähneputzen soll die Zähne vor Karies schützen und Erkrankungen des Zahnhalteapparates vorbeugen.
Eine gute **Zahnbürste** hat ein kurzes Bürstenfeld und besteht aus abgerundeten

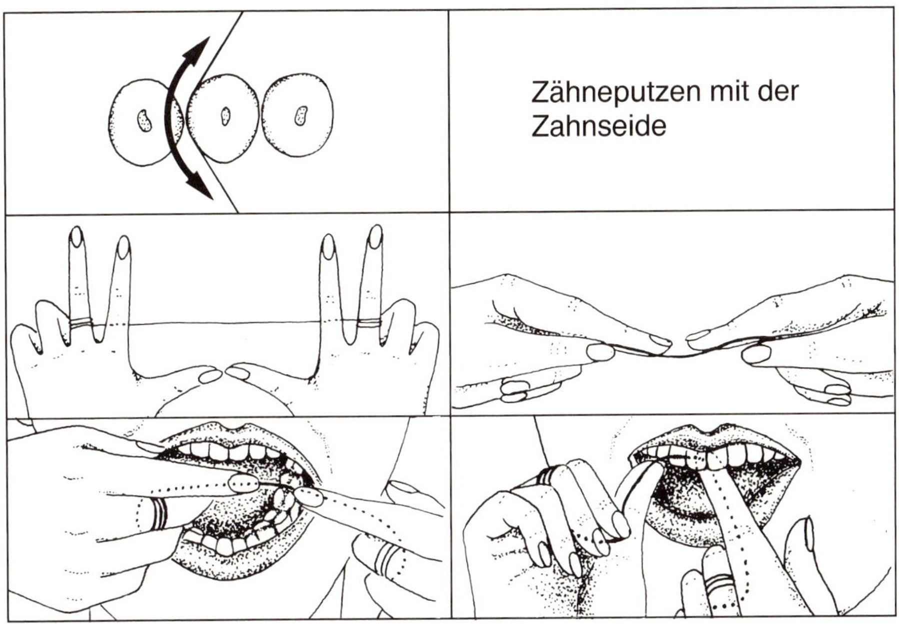

Abb. 2.2: Die richtige Anwendung von Zahnseide

Kunststoffborsten, die büschelweise angeordnet sind. Nur ein kurzer Bürstenkopf ermöglicht auch eine gute Zahnreinigung innerhalb des Zahnbogens. Kunststoffborsten sind Naturborsten aus hygienischen Gründen vorzuziehen, da deren Markkanäle Krankheitserregern Unterschlupf bieten können. Das Abrunden der Borsten vermeidet Beschädigung der Zähne und des Zahnfleisches beim Zähneputzen. Die Borsten sollen mittelhart sein. Plane Borstenfelder sind V-förmigen Borstenprofilen vorzuziehen. Die Zähne sollten nach jeder Mahlzeit geputzt werden. Anschließend wird die Zahnbürste unter fließendem Wasser gesäubert und so aufbewahrt, daß die Borsten schnell und gut trocknen können.
Wichtiger als die richtige Zahnbürste ist aber noch die richtige Putztechnik.

Grundsätzlich sollen die Zähne stets von Rot nach Weiß geputzt werden, d. h. vom Zahnfleisch zum Zahn.

Es ist darauf zu achten, daß nicht nur die Zahnaußenflächen, sondern auch die Zahnzwischenräume gesäubert werden. Hierzu eignet sich besonders gut **Zahnseide.** Die Anwendung der Zahnseide fällt anfangs recht schwer; mit einiger Übung und der richtigen Technik läßt sie sich aber einfach und sicher handhaben.

Bekleidung

Die Kleidung hat wesentlichen Einfluß auf das persönliche Wohlbefinden. Sie ist nicht allein modischen Bedürfnissen zu unterwerfen. Vielmehr müssen auch gesundheitliche Bedingungen beachtet werden.
Die Bekleidung soll durch ihre isolierende Wirkung vor übermäßigen Wärmeverlusten schützen. Gleichzeitig muß die Kleidung luftdurchlässig sein, damit Feuchtigkeit abgegeben werden kann und eine Wärmestauung verhindert wird.

Arbeit und Freizeit

Körperliche und geistige Leistungsfähigkeit unterliegen ausgeprägten Tagesschwankungen. Die höchste Leistungsfähigkeit besteht in den Vormittagsstunden gegen 09.00 Uhr. Bis zum frühen

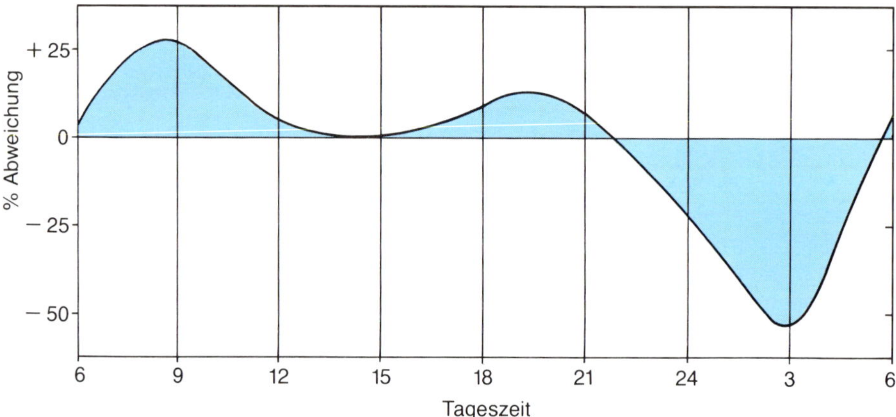

Abb. 2.3: Abhängigkeit der durchschnittlichen Leistungsfähigkeit von der Tageszeit: Durch den Kurvenverlauf wird die Abweichung vom Tagesdurchschnitt in Prozent angegeben.

Nachmittag fällt die Leistungsfähigkeit bis ca. 14.00 Uhr ab. Es folgt ein zweites Leistungshoch am Nachmittag. Abends gegen 19.00 Uhr läßt die Leistungsfähigkeit wieder nach und erlangt einen deutlichen Tiefstand gegen 03.00 Uhr morgens.

Eine sinnvolle Arbeitszeitgestaltung versucht diese typischen Tagesschwankungen zu berücksichtigen. Vormittags sollte deshalb der größte Arbeitsanteil liegen. Nach einer Mittagspause sollte dann ein zweiter, etwas kürzerer Arbeitszeitraum folgen.

Während der Arbeitszeit sind kleinere Pausen von jeweils nur 5 Minuten Dauer zur Erhaltung der Leistungs- und Konzentrationsfähigkeit empfehlenswert. Nach 5minütigen Pausen ist im Gegensatz zu Pausen von 15 Minuten Dauer in der Regel keine erneute Eingewöhnung an den Arbeitsrhythmus erforderlich.

Zur Erhaltung der Gesundheit ist ferner ein vernünftiges Freizeit- und Urlaubsverhalten wichtig. Die Freizeit sollte stets einen Ausgleich zur Arbeitszeit bilden. Nach anstrengender Arbeit ist eine geruhsame Freizeitentspannung sinnvoller als hektische Freizeitbelastungen. Andererseits kann Bewegungsmangel während der Arbeit durch Sport in der Freizeit ausgeglichen werden.

2.1.4 Vorsorgeuntersuchungen

Mutterschaftsvorsorge

Die Mutterschaftsvorsorge (= Schwangerenvorsorge) umfaßt die Beratung der Schwangeren und die Überwachung der Schwangerschaft durch Arzt und Hebamme. Es sollen dadurch Abweichungen vom normalen Schwangerschaftsverlauf frühzeitig erkannt und Schäden für Mutter und Kind verhindert werden.
Zur ärztlichen Mutterschaftsvorsorge gehören eine Erstuntersuchung und nachfolgende Kontrolluntersuchungen. Jede Untersuchung beinhaltet dabei eine Reihe von Mindestmaßnahmen, die in den Mutterschaftsrichtlinien des Bundesausschusses der Ärzte und Krankenkassen festgelegt worden sind. Abhängig vom Gesundheitszustand können weitere Untersuchungen ergänzend durchgeführt werden.
Die **Erstuntersuchung** dient der Feststellung der Schwangerschaft. Es wird eine Anamnese erhoben (allgemein: Krankenvorgeschichte, hier: Schwangerenvorgeschichte). Zusätzlich werden eine Allgemeinuntersuchung sowie eine gynäkologische Untersuchung durchgeführt.
Zur Allgemeinuntersuchung gehören:

- Bestimmung des Körpergewichts
- Blutdruckmessung
- Urinuntersuchung (Eiweiß, Zucker, Sediment)

- Hämoglobinbestimmung (Blutfarbstoffbestimmung)
- Blutgruppenbestimmung einschließlich des Rhesusfaktors
- Lues-Suchreaktion (Serumuntersuchung zur Feststellung der Geschlechtskrankheit Lues = Syphilis)
- Rötelnantikörper-Suchtest (Serumuntersuchung, ob ein ausreichender Schutz gegen Röteln durch Antikörper im Blutserum besteht)
- Falls erforderlich, werden noch weitere Serumuntersuchungen durchgeführt, z. B. zur Ermittlung einer Toxoplasmose oder Hepatitis B. Zum Ausschluß einer Infektion mit dem AIDS-Virus besteht auf freiwilliger Basis zusätzlich die Möglichkeit einer entsprechenden Serumuntersuchung (AIDS-Test).

Bei komplikationslosem Schwangerschaftsverlauf erfolgen die **Kontrolluntersuchungen** zunächst in Abständen von vier Wochen, in den letzten beiden Schwangerschaftsmonaten in 14tägigem Abstand.
Die Kontrolluntersuchungen umfassen:

- Bestimmung des Körpergewichts
- Blutdruckmessung
- Urinuntersuchung (Eiweiß, Zucker, Sediment)
- Hämoglobinbestimmung
- Kontrolle des kindlichen Wachstums und der kindlichen Herztöne
- Feststellung der Kindslage.

Zwei Ultraschalluntersuchungen werden ergänzend in der 16.–20. und 32.–36. Schwangerschaftswoche (abgekürzt: SSW) durchgeführt.
Alle Untersuchungsergebnisse werden in den **Mutterpaß** eingetragen. Dies ist ein Heft, das jede schwangere Frau von ihrem Arzt ausgestellt bekommt und in ihrem Besitz verbleibt.

Arbeitsmedizinische Vorsorge

Arbeitsmedizinische Vorsorgeuntersuchungen dienen der Gesunderhaltung der arbeitenden Bevölkerung.

Für das Gesundheitswesen werden von der Berufsgenossenschaft für Gesundheitsdienst und Wohlfahrtspflege (BGW) arbeitsmedizinische Vorsorgeuntersuchungen für Unternehmen vorgeschrieben, in denen

- Menschen stationär medizinisch untersucht, behandelt oder gepflegt werden,
- Menschen ambulant medizinisch untersucht oder behandelt werden,
- Körpergewebe, -flüssigkeiten und -ausscheidungen von Menschen oder Tieren untersucht oder Arbeiten mit Krankheitserregern ausgeführt werden,
- infektiöse oder infektionsverdächtige Gegenstände und Stoffe desinfiziert werden,
- Tiere veterinärmedizinisch untersucht oder behandelt werden,
- Rettungs- und Krankentransporte ausgeführt werden,
- Hauskrankenpflege durchgeführt wird.

Für Personen, die in diesen Bereichen arbeiten, werden eine **Erstuntersuchung** vor Aufnahme der Beschäftigung und **Nachuntersuchungen** während der Beschäftigung verlangt. Die höchstens zulässigen Fristen für die Nachuntersuchungen betragen nach der Unfallverhütungsvorschrift „Gesundheitsdienst“ 12–36 Monate. Der Umfang der Untersuchungen richtet sich dabei nach der Gefährdung durch die jeweilige Arbeit.
Ausnahmen bestehen für Personen, die nur in geringem Umfang häusliche Krankenpflege ausüben oder im Krankenhaus Kranke betreuen und dabei nur in geringem Umfang pflegerisch tätig sind.

Diese arbeitsmedizinischen Vorsorgeuntersuchungen sind in der Unfallverhütungsvorschrift „Allgemeine Vorschriften“ (VBG 1) und „Gesundheitsdienst“ (VBG 103) der Berufsgenossenschaft für Gesundheitsdienst und Wohlfahrtspflege (Anschrift: Schäferkampsallee 24, 2000 Hamburg 6) festgelegt worden.
Für die anderen Wirtschaftsbereiche haben die jeweiligen fachlich zuständigen Berufsgenossenschaften entsprechende Richtlinien erlassen.

Vorsorgeuntersuchungen nach dem Jugendarbeitsschutzgesetz

Das Jugendarbeitsschutzgesetz verlangt Vorsorgeuntersuchungen für die Beschäftigung von Personen, die noch nicht 18 Jahre alt sind (JArbSchG in der Fassung vom 12. April 1976, BGBl. I S. 965, geändert am 15. Oktober 1984, BGBl. I S. 1272).

Danach darf ein Jugendlicher, der in das Berufsleben eintritt, nur beschäftigt werden, wenn er innerhalb der letzten 14 Monate vor Beginn der Beschäftigung von einem Arzt untersucht worden ist **(Erstuntersuchung)** und dem Arbeitgeber eine von diesem Arzt ausgestellte Bescheinigung vorliegt.

Ein Jahr nach Aufnahme der ersten Beschäftigung erfolgt die **erste Nachuntersuchung.** Hierüber hat sich der Arbeitgeber von dem Jugendlichen eine ärztliche Bescheinigung vorlegen zu lassen. Der Arbeitgeber soll den Jugendlichen 9 Monate nach Aufnahme der ersten Beschäftigung nachdrücklich auf den Zeitpunkt, bis zu dem der Jugendliche ihm die ärztliche Bescheinigung vorzulegen hat, hinweisen und ihn auffordern, die Nachuntersuchung bis dahin durchführen zu lassen.

Legt der Jugendliche die Bescheinigung nicht nach Ablauf eines Jahres vor, hat ihn der Arbeitgeber innerhalb eines Monats unter Hinweis auf ein Beschäftigungsverbot bei Fehlen dieser Bescheinigung schriftlich aufzufordern, sie ihm vorzulegen. Je eine Durchschrift des Aufforderungsschreibens hat der Arbeitgeber dem Personensorgeberechtigten, dem Betriebs- oder Personalrat und der Aufsichtsbehörde zuzusenden.

Der Jugendliche darf nach Ablauf von 14 Monaten nach Aufnahme der ersten Beschäftigung nicht weiterbeschäftigt werden, solange er die Bescheinigung nicht vorgelegt hat!

Nach Ablauf jedes weiteren Jahres **kann** sich der Jugendliche erneut zu **weiteren Nachuntersuchungen** melden. Die ärztlichen Untersuchungen erstrecken sich auf den Gesundheits- und Entwicklungsstand, die Nachuntersuchungen außerdem auf die Auswirkungen der Beschäftigung auf die Gesundheit des Jugendlichen. Die Kosten der Untersuchungen trägt das Land.

2.1.5 Früherkennungsuntersuchungen

Früherkennungsuntersuchungen dienen der möglichst frühzeitigen Erkennung vorhandener Krankheiten oder Entwicklungsstörungen. Es gibt die Kinderfrüherkennungsuntersuchungen und die Krebsfrüherkennungsuntersuchungen.

Kinderfrüherkennungsuntersuchungen

Für Kinder bis zur Vollendung des 6. Lebensjahres sind routinemäßig Untersuchungen zur Früherkennung von Störungen der körperlichen und geistigen Entwicklung vorgesehen.

Es werden 9 Früherkennungsuntersuchungen durchgeführt (kurz U1—U9):

U1 Neugeborenen-Erstuntersuchung
U2 Neugeborenen-Basisuntersuchung am 3.—10. Lebenstag
U3 4.— 6. Lebenswoche
U4 3.— 4. Lebensmonat
U5 6.— 7. Lebensmonat
U6 10.—12. Lebensmonat
U7 21.—24. Lebensmonat
U8 43.—48. Lebensmonat
U9 60.—64. Lebensmonat

Die **Neugeborenen-Erstuntersuchung** soll unmittelbar nach der Geburt durchgeführt werden. Das Kind wird auf äußerlich erkennbare Mißbildungen, Verletzungen und auf seine Vitalität untersucht. Die Untersuchung stützt sich dabei auf das APGAR-Schema (**A**tmung, **P**uls, **G**rundtonus, **A**ussehen, **R**eflexe). Bei diesem Schema werden 5 Beurteilungsmerkmale mit 0—2 Punkten bewertet. 10 Punkte ist die erreichbare Höchstpunktzahl. Die Bewertung soll 1 Minute nach der Entbindung erfolgen und nach 5 und 10 Minuten wiederholt werden.

Tab. 2.1: APGAR-Schema

Beurteilungsmerkmal	Bewertung 0 Punkte	1 Punkt	2 Punkte
Atembewegungen	keine	flach, unregelmäßig	gut, schreien
Puls	nicht wahrnehmbar	langsam (unter 100)	über 100
Grundtonus (Muskelspannung)	schlaff	wenige Beugungen der Gliedmaßen	aktive Bewegung
Aussehen (Kolorit)	blau, blaß	Körper rosa, Gliedmaßen blau	vollständig rosa
Reflexerregbarkeit	keine Reaktion	Schrei	kräftiger Schrei

Die Neugeborenen-Basisuntersuchung am 3.–10. Lebenstag dient der ersten eingehenden Untersuchung des Kindes. Sie ist mit der Durchführung von Suchtests verbunden. Es können dadurch Stoffwechselstörungen wie die Phenylketonurie, die Mukoviszidose und eine Schilddrüsenunterfunktion rechtzeitig erkannt und Behandlungen eingeleitet werden. Bei erhöhter Ansteckungsgefahr für Tuberkulose erfolgt eine Schutzimpfung (BCG-Impfung).

Phenylketonurie: Erbliche Erkrankung des Eiweißstoffwechsels, bei der die Verwertung der Aminosäure Phenylalanin gestört ist. Unbehandelt führt die Erkrankung zu Schwachsinn. Die Früherkennung und phenylalaninarme Diät ermöglichen eine normale geistige Entwicklung.

Mukoviszidose (zystische Fibrose): Erbliche Stoffwechselstörung mit besonders zähflüssigem Schleim im Atmungs- und Verdauungstrakt sowie salzigem Schweiß. Es kommt zu Veränderungen besonders in der Bauchspeicheldrüse und der Lunge. Eine ursächliche Therapie gibt es nicht. Die Behandlung richtet sich gegen die einzelnen Symptome.

Schilddrüsenunterfunktion (Hypothyreose): Sie führt unbehandelt zu bleibenden Schäden, die durch Gabe von Schilddrüsenhormonpräparaten verhindert werden können.

BCG: **B**acillus-**C**almette-**G**uérin; Impfstoff gegen Tuberkulose

Durch weitere Untersuchungen (U3–U9) ist die kontinuierliche ärztliche Überwachung der kindlichen Entwicklung bis zum vollendeten 6. Lebensjahr gewährleistet. Entwicklungsstörungen können dadurch frühzeitig erkannt und behandelt werden.

Zusätzlich werden Schutzimpfungen zur Vorbeugung von Infektionskrankheiten nach einem Impfplan (vgl. Tab. 2.2) durchgeführt. Durch Gabe von Vitamin D erfolgt eine Rachitisprophylaxe. Sie kann mit einer Kariesprophylaxe mit Fluor kombiniert werden. Alle erhobenen Befunde der Früherkennungsuntersuchungen werden im **Kinderuntersuchungsheft** eingetragen. Ein Durchschlag der Befunde wird der zuständigen Kassenärztlichen Vereinigung zugeführt, so daß eine spätere statistische Auswertung möglich ist. Das Untersuchungsheft bleibt wie der Mutterpaß im Besitz der Mutter.

Krebsfrüherkennungsuntersuchungen

Krebs ist eine Sammelbezeichnung für bösartige Gewebsneubildungen. Die teilweise recht unterschiedlichen Heilungsaussichten werden durch Krebsfrüherkennungsuntersuchungen verbessert. Anzeichen für eine Krebserkrankung können unter anderem sein:

- jede nicht heilende Wunde (jedes Geschwür)
- Knoten im Bereich der Brust, der Brustdrüsen und der Lymphknoten
- Veränderungen an einem bestehenden Muttermal, Leberfleck oder einer Warze
- ungewöhnliche Absonderungen aus einer Körperöffnung
- unregelmäßige Monatsblutungen; Blutabsonderungen nach Aufhören der Monatsblutungen in den Wechseljahren

— anhaltende Heiserkeit
— hartnäckiger Husten und Auswurf
— beständige Schluckbeschwerden
— anhaltende Magen- und Darmbeschwerden, Erbrechen, Durchfall,
— fortwährende Beschwerden beim Wasserlassen
— ungewollter Gewichtsverlust.

Versicherte **Frauen** haben ab dem 20. Lebensjahr Anspruch auf jährliche Untersuchungen zur Krebsfrüherkennung. Bis zum 29. Lebensjahr wird eine gynäkologische Untersuchung des Genitals mit zytologischer Diagnostik (Zelluntersuchungen) durchgeführt. Ab dem 30. Lebensjahr wird zusätzlich die Brust mit den zugehörigen Lymphabflußgebieten im Bereich der Achselhöhle und über den Schlüsselbeinen auf tastbare Knoten untersucht. Die Haut wird auf sichtbare Veränderungen überprüft. Zur Früherkennung von Darmkrebs kommen ab dem 45. Lebensjahr eine Austastung des Mastdarms und eine Untersuchung auf okkultes (occultus lat. = verborgen) Blut im Stuhl mit speziellen Teststreifen hinzu.
Bei **Männern** besteht jährlich ab dem 45. Lebensjahr Anspruch auf eine Untersuchung des äußeren Genitals, der Leistenlymphknoten und der Haut. Zusätzlich wird der Mastdarm ausgetastet, die Prostata (Vorsteherdrüse) beurteilt und eine Untersuchung auf okkultes Blut im Stuhl durchgeführt.

	Alter	Untersuchung
Frauen	ab 20. Lebensjahr	Genitale
	ab 30. Lebensjahr	Genitale, Brust, Haut
	ab 45. Lebensjahr	Genitale, Brust, Haut und Mastdarm
Männer	ab 45. Lebensjahr	Genitale, Haut und Mastdarm

2.1.6 Schutzimpfungen

Nach bestimmten Infektionskrankheiten (z. B. Masern, Röteln) haben die Patienten anschließend einen langdauernden Schutz gegen ein erneutes Auftreten der Erkrankung. Man spricht dann von einer Immunität (immunitas lat. — frei sein) gegenüber dem Krankheitserreger.

Immunität — Widerstandsfähigkeit des Körpers gegenüber Krankheitserregern oder deren Giftstoffen

Bei einer Schutzimpfung wird eine Immunität künstlich erzeugt. Eine Erkrankung kann dadurch verhindert oder in ihrem Verlauf zumindest deutlich gemildert werden.

Schutzimpfung — künstliche Erzeugung einer Immunität

Schutzimpfungen werden sowohl im Kindesalter als auch im Erwachsenenalter bei besonderer persönlicher Gefährdung durchgeführt. So gibt es z. B. im internationalen Reiseverkehr gesonderte Impfvorschriften. Für die Beschäftigten im Gesundheitswesen hat insbesondere die Schutzimpfung gegen Hepatitis B große Bedeutung.
Man unterscheidet drei Arten der Schutzimpfung:

— aktive Schutzimpfung
— passive Schutzimpfung
— Simultanimpfung (simultan = gleichzeitig).

Aktive Schutzimpfung

Bei der aktiven Schutzimpfung werden dem Impfling abgeschwächte Krankheitserreger, abgetötete Krankheitserreger oder Gifte (Toxine) in einer unschädlichen Form (Toxoid) zugeführt. Der Körper des Impflings entwickelt gegen diese Krankheitserreger bzw. Gifte daraufhin Abwehrstoffe, sogenannte **Antikörper** (siehe Kap. 3.7.5). Sie richten sich spezifisch gegen diesen Impfstoff und führen damit zu einer Immunität gegen die mit diesem Erreger oder Gift verbundene Erkrankung.

Da die Antikörper bei der aktiven Schutzimpfung erst vom Körper gebildet werden müssen, besteht der Impfschutz erst einige Zeit nach der Impfung. Viele Impfungen bieten sogar erst nach mehrmaliger Gabe einen ausreichenden Impfschutz. Sie werden deshalb nach einem festen Schema wiederholt (siehe Impfkalender, Tab. 2.2). Dieser Vorgang wird als **Grundimmunisierung** bezeichnet. Wenn der Impfschutz nach einiger Zeit wieder nachläßt, sind spätere **Auffrischungsimpfungen** bei Infektionsgefahr erforderlich.

In der Kindheit erfolgen die verschiedenen Einzelimpfungen planmäßig nach einem Impfkalender. Mehrere Impfungen werden dabei häufig zu einer **Mehrfachimpfung** zusammengefaßt. Dadurch besteht für das Kind gleichzeitig Schutz vor mehreren Infektionskrankheiten.

Tab. 2.2: Impfkalender für Kinder

Lebensalter	Impfung gegen	Personenkreis
1. Lebenswoche	Tuberkulose	Neugeborene bei erhöhter Tuberkuloseansteckungsgefahr (weiterhin auch tuberkuloseansteckungsgefährdete, tuberkulinnegative Personen in jedem Lebensalter)
ab 3. Lebensmonat	Diphtherie-Tetanus (DT) 2 x im Abstand von mindestens 6 Wochen oder Diphtherie-Pertussis-Tetanus (DPT) 3 x im Abstand von 4 Wochen (Beginn nicht nach vollendetem 1. Lebensjahr)	alle Säuglinge in Gemeinschaftseinrichtungen, unter ungünstigen sozialen Verhältnissen oder bei denen Keuchhusten eine besondere Gefährdung darstellt
	Poliomyelitis 2 x trivalente Schluckimpfung im Abstand von mindestens 6 Wochen (ggf. in Kombination mit der 1. und 2. DT-Impfung oder der 1. und 3. DPT-Impfung oder Teilnahme an Impfaktionen der Gesundheitsämter im folgenden Winter, November/Januar)	alle
2. Lebensjahr (ab 15. Lebensmonat)	Masern, Mumps, Röteln	alle
	3. Diphtherie-Tetanus (DT) oder 4. Diphtherie-Pertussis-Tetanus (DPT) (Abschluß der Grundimmunisierung)	alle
	Poliomyelitis (3. trivalente Schluckimpfung)	alle
6./7. Lebensjahr	Diphtherie (Auffrischung)	alle
	Nachholimpfungen bisher versäumter Impfungen (außer gegen Pertussis)	
10. Lebensjahr	Poliomyelitis (Auffrischung)	alle
	Tetanus (Auffrischung)	alle
11.-15. Lebensjahr	Röteln	alle Mädchen, auch wenn im Kleinkindesalter bereits gegen Röteln geimpft wurde

Es handelt sich hierbei ausschließlich um aktive Impfungen (Tetanus = Wundstarrkrampf; Pertussis = Keuchhusten; Poliomyelitis = Kinderlähmung)

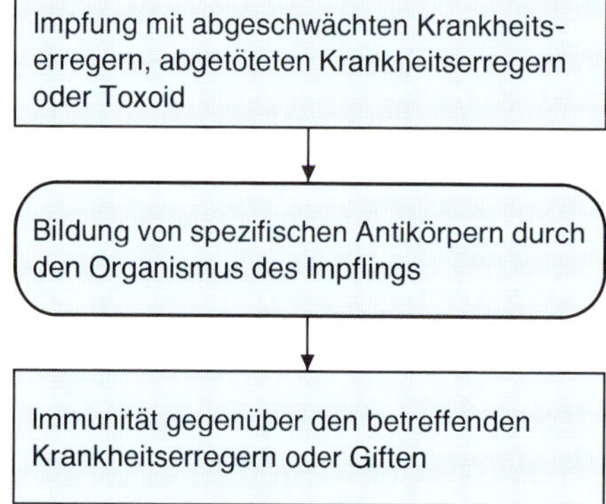

Abb. 2.4: Prinzip der aktiven Schutzimpfung

Passive Schutzimpfung

Während bei der aktiven Schutzimpfung der Organismus selbst (aktiv) die Antikörper bilden muß, werden bei der passiven Schutzimpfung körperfremde Antikörper verabreicht. Dadurch besteht innerhalb weniger Stunden ein Schutz, der jedoch auf 3–4 Wochen begrenzt ist. Eine Infektionskrankheit kann dadurch in ihrem Verlauf günstig beeinflußt werden. Man verwendet heutzutage vor allem aus menschlichen Blutseren gewonnene Antikörper.

Simultanimpfung

Eine Simultanimpfung ist die gleichzeitige (simultane) Durchführung einer aktiven und einer passiven Impfung. Man verbindet damit die Vorteile der passiven Impfung (schnell einsetzender Schutz) und der aktiven Impfung (lang anhaltende Wirkung). Eine Simultanimpfung wird zum Beispiel zur Vorbeugung von Wundstarrkrampf (Tetanus) bei verletzten Personen durchgeführt, bei denen kein Tetanusschutz besteht.

2.1.7 Unfallverhütung im Arbeitsbereich

Die Unfallverhütung liegt im Interesse eines jeden einzelnen. Im Arbeitsbereich gibt es dazu eine Reihe von gesetzlichen Vorschriften.

Für das Gesundheitswesen gelten die Unfallverhütungsvorschriften der Berufsgenossenschaft für Gesundheitsdienst und Wohlfahrtspflege (BGW). Neben Anweisungen für arbeitsmedizinische Vorsorgeuntersuchungen (siehe 2.1.4) werden dort eine Reihe von speziellen Unfallverhütungsvorschriften am Arbeitsplatz angegeben.

Unfallverhütungsvorschrift „Allgemeine Vorschriften" (VBG 1) und „Gesundheitsdienst" (VBG 103) zu beziehen bei der Berufsgenossenschaft für Gesundheitsdienst und Wohlfahrtspflege, Schäferkampsallee 24, 2000 Hamburg 6.

Behandlungsgeräte

Medizinische Geräte, die bei ihrer Anwendung zur Gefährdung von Beschäftigten oder Patienten führen können, dürfen nur von Personen benutzt werden, die in der Bedienung des jeweiligen Gerätes unterwiesen und über die dabei möglichen Gefahren und deren Anwendung ausreichend unterrichtet sind. Die Betriebsanleitungen für die Geräte müssen jederzeit von den Beschäftigten eingesehen werden können.
Durch die **Medizingeräteverordnung** (MedGV) werden zusätzlich alle Geräte, die bei der Untersuchung oder Behandlung von Menschen verwendet werden, in 4 Gruppen eingeteilt (Verordnung über die Sicherheit medizinisch-technischer Geräte vom 14. Januar 1985, gültig ab 1. Januar 1986, BGBl. I S. 93). Es werden dort Verpflichtungen für Hersteller und Anwender der medizinisch-technischen Geräte angegeben. Große Bedeutung kommt dabei der Aus- und Weiterbildung am Gerät zu. Vor der Anwendung eines medizinisch-technischen Gerätes hat man sich von der Funktionssicherheit und dem ordnungsgemäßen Zustand des Gerätes zu überzeugen.
Alle in der Arztpraxis vorhandenen medizinisch-technischen Geräte der Gruppen 1 und 3 müssen nach der Medizingeräteverordnung in ein **Bestandsverzeichnis**

eingetragen werden. In das Bestandsverzeichnis sind für jedes einzelne Gerät folgende Angaben einzutragen:

- Name oder Firma des Herstellers
- Typ, Fabriknummer und Anschaffungsjahr
- Gerätegruppe (siehe Tab. 2.3)
- Standort in der Praxis.

Für medizinisch-technische Geräte der Gruppe 1 ist zusätzlich ein **Gerätebuch** mit weitergehenden Angaben zu führen.

Gruppe 1 Energetisch, d. h. mit Hilfe einer Energiequelle, betriebene medizinisch-technische Geräte, die in Tab. 2.4 aufgeführt sind.
Gruppe 2 Implantierbare Herzschrittmacher und sonstige energetisch betriebene medizinisch-technische Implantate.
Gruppe 3 Energetisch betriebene medizinisch-technische Geräte, die nicht der Gruppe 1 oder 2 zuzuordnen sind (z. B. Röntgengeräte, EKG- und EEG-Geräte, Laborgeräte, Sterilisatoren)
Gruppe 4 Alle sonstigen medizinisch-technischen Geräte (z. B. handbetriebene Blutdruckmeßgeräte, Beatmungsbeutel)

Tab. 2.3: Einteilung der medizinisch-technischen Geräte nach der Medizingeräteverordnung

1. Elektro- und Phonokardiographen, intrakardial
2. Blutdruckmesser, intrakardial
3. Blutflußmesser, magnetisch
4. Defibrillatoren
5. Geräte zur Stimulation von Nerven und Muskeln für Diagnose und Therapie
6. Geräte zur Elektrokrampfbehandlung
7. Hochfrequenz-Chirurgiegeräte
8. Impulsgeräte zur Lithotripsie
9. Photo- und Laserkoagulatoren
10. Hochdruck-Injektionsspritzen
11. Kryochirurgiegeräte (Heizteil)
12. Infusionspumpen
13. Infusionsspritzenpumpen
14. Perfusionspumpen
15. Beatmungsgeräte (nicht manuell)
16. Inhalations-Narkosegeräte
17. Inkubatoren, stationär und transportabel
18. Druckkammern für hyperbare Therapie
19. Dialysegeräte
20. Hypothermiegeräte (Steuerung)
21. Herz-Lungen-Maschine
22. Laser-Chirurgie-Geräte
23. Blutfiltrationsgeräte
24. Externe Herzschrittmacher
25. Kernspintomographen

Tab. 2.4: Medizinisch-technische Geräte der Gruppe 1 nach der Medizingeräteverordnung

Schutzimpfung

Die Beschäftigten im Gesundheitswesen müssen über die für sie in Frage kommenden Maßnahmen zur Immunisierung (Schutzimpfung) bei Aufnahme der Tätigkeit und bei gegebener Veranlassung unterrichtet werden. Die im Einzelfall gebotenen Schutzimpfungen sind im Einvernehmen mit dem Arzt, der die arbeitsmedizinischen Vorsorgeuntersuchungen durchführt, festzulegen. Die Schutzimpfung ist für die Beschäftigten kostenlos zu ermöglichen.
Es ist hierbei vor allem an die **aktive Impfung gegen Hepatitis B** (siehe 4.9.5) zu denken, die seit 1982 möglich ist. Die Hepatitis B ist die bedeutendste Berufskrankheit im Gesundheitswesen. Daher empfiehlt die Berufsgenossenschaft den gefährdeten Beschäftigten im Gesundheitsdienst dringend, von der Möglichkeit der für sie freiwilligen aktiven Schutzimpfung gegen Hepatitis B Gebrauch zu machen. Gefährdet sind alle Beschäftigten, die bei ihrer Arbeit Kontakt mit Blut, Plasma, Serum, Speichel oder anderem infektiösen Material haben. Dies kann etwa beim Blutabnehmen, beim Verbandwechsel oder bei Arbeiten im medizinischen Labor sein.

Händedesinfektion

Zum Schutz vor Infektionen ist eine regelmäßige, sorgfältige Händedesinfektion erforderlich. Ein hygienisch einwandfreier Händewaschplatz hat fließendes warmes und kaltes Wasser, Direktspender mit hautschonenden Waschmitteln und Händedesinfektionsmitteln, geeignete Hautpflegemittel sowie Handtücher zum einmaligen Gebrauch (Technik der Händedesinfektion siehe 2.4.3).

Schutzkleidung

Falls die Kleidung mit Krankheitskeimen verschmutzt werden kann, muß Schutzkleidung in ausreichender Stückzahl zum Wechseln zur Verfügung stehen. Im allgemeinen ist aus Gründen der besseren Reinigung und Desinfektion der Hände und Unterarme kurzärmelige Schutzkleidung zweckmäßig. Wenn die Hände mit Blut, Ausscheidungen, Eiter oder hautschädigenden Stoffen in Berührung kommen können, müssen dünnwandige, flüssigkeitsdichte Handschuhe zur Verfügung stehen. Zur Desinfektion und Reinigung benutzter Instrumente und Geräte sowie von Flächen müssen feste, flüssigkeitsdichte Handschuhe vorhanden sein.

Pipettieren

Flüssigkeiten dürfen nicht mit dem Mund pipettiert werden! Zum Pipettieren sind vielmehr geeignete Pipettierhilfen zu benutzen (Pipette = Saugrohr zur Abmessung kleiner Flüssigkeitsmengen).
Auch das Aufziehen von Blut in Blutsenkungsröhrchen mit dem Mund ist verboten. Stattdessen sind Blutsenkungsapparate zu verwenden, bei denen das Blut mit der Entnahmespritze hineingedrückt wird.

Hygieneplan

Für die einzelnen Arbeitsbereiche ist entsprechend der Infektionsgefährdung ein Hygieneplan zu erstellen. In diesem Plan sind die Maßnahmen zur Desinfektion, Reinigung und Sterilisation sowie zur Ver- und Entsorgung schriftlich festzulegen.
Es sind staubbindende Reinigungsverfahren anzuwenden. Ist dies nicht möglich, muß vor der Reinigung desinfiziert werden.
Ferner müssen benutzte Instrumente und Laborgeräte vor einer Reinigung desinfiziert werden, wenn bei der Reinigung die Gefahr von Verletzungen besteht. Oberflächen von Geräten und Geräteteilen, die nicht nur einmal eingesetzt werden, müssen desinfiziert werden.

Geeignete Desinfektionsmittel und -verfahren werden zum Beispiel vom Bundesgesundheitsamt und von der Deutschen Gesellschaft für Hygiene und Mikrobiologie angegeben.

Spritzen, Kanülen und Ampullen

Nach dem Ansägen einer Glasampulle wird die Ampullenspitze zur Vermeidung von Verletzungen mit einem Alkoholtupfer angefaßt und abgebrochen. Die Medikamentenlösung wird danach mit einer Spritze aufgezogen. Um Verwechslungen von Medikamenten vorzubeugen, wird die leere Ampulle anschließend über die Kanüle gestülpt, falls das Medikament nicht sofort verabreicht wird. Dadurch kann sich der Arzt vor der Injektion (Einspritzung) nochmals vom Inhalt überzeugen.
Die mit dem Medikament in die Spritze aufgezogene Luft darf nach dem Aufziehen nicht frei in den Raum ausgespritzt werden, da nicht auszuschließen ist, daß dabei auch Anteile des Medikaments verspritzt werden. Die in der Regel hochwirksamen Medikamente können dann durch Mund- oder Nasenschleimhaut aufgenommen werden oder mit den Augen in Kontakt kommen. Bereits geringe Medikamentenmengen können den Körper beeinflussen und z. B. Überempfindlichkeitsreaktionen verursachen. Durch langsames Ausspritzen in einen sterilen Tupfer, der anschließend in den Abfalleimer kommt, vermeidet man diese Gefahr.
Ist auf die Spritze eine Kanüle ohne Schutzhülse aufgesetzt, so besteht bei unvorsichtiger Handhabe besondere Verletzungsgefahr. Eine Spritze mit aufgesteckter Kanüle wird deshalb senkrecht nach unten gehalten.

Abfall

Spitze, scharfe und zerbrechliche Gegenstände (z. B. Spritzen, Kanülen, Ampullen) dürfen nur in geschlossenen Behältern, deren Wände von Spitzen nicht durchstochen werden können, in den Abfall gegeben werden.
Infektiöser Abfall (z. B. Kulturen von Krankheitskeimen, Sputum (Auswurf) von

Tuberkulosekranken oder infizierte Körperflüssigkeiten) ist vor dem Abtransport zu desinfizieren oder sicher zu umschließen und deutlich zu kennzeichnen. Sicher umschlossen ist das infektiöse Gut z. B. in Kunststoffsäcken mit einer Wandstärke von mindestens 0,15 mm oder in mindestens dreischichtigen, bituminierten Papiersäcken (Bitumen = teerartige Abdichtungs- und Isoliermasse).

2.2 Wiedererlangung der Gesundheit

Zur Wiedererlangung der Gesundheit gehört die entsprechende Krankheitsbehandlung und die anschließende Wiedereingliederung in das Berufs- und Alltagsleben.

Kurative Medizin

Alle Maßnahmen der Medizin, die zur Heilung von Erkrankungen durchgeführt werden, gehören zum Bereich der kurativen Medizin (curare lat. — pflegen, heilen).

> Kurative Medizin — auf Heilung ausgerichtete Medizin

Rehabilitation

Die Wiedereingliederung von Personen in die Gesellschaft, die durch Unfall oder Krankheit andauernde körperliche oder geistige Behinderung erfahren haben, bezeichnet man in der Medizin als Rehabilitation.
Es werden medizinische, berufliche und soziale Wiedereingliederung unterschieden.
Der **medizinischen** Wiedereingliederung dienen neben der ärztlichen Behandlung unter anderem auch Heil- und Hilfsmittel (z. B. Prothesen, Stützkorsett, Inhaliergeräte, Sprechgeräte), Krankengymnastik, Bewegungs-, Sprach- und Beschäftigungstherapien sowie Kuraufenthalte und häusliche Pflegemaßnahmen.
Zur **beruflichen** Wiedereingliederung gehört die Möglichkeit von Arbeits- und Berufsförderungsmaßnahmen, die der Ausbildung, Fortbildung und auch Umschulung dienen können.
Typische Hilfen zur **sozialen** Wiedereingliederung sind Fahrdienste (z. B. Behindertentaxis), Behindertensport, Wäscherei- und Reinigungsdienste sowie Essen auf Rädern. Zur sozialen Wiedereingliederung können weiterhin Selbsthilfegruppen dienen. Dort treffen sich Patienten mit gleicher Erkrankung zur Aussprache und Beratung ihrer oft ähnlichen Probleme.

> Rehabilitation — medizinische, berufliche und soziale Wiedereingliederung

Die Kosten der Rehabilitationsmaßnahmen werden nicht von einem einheitlichen Träger übernommen, sondern individuell verschieden von einem oder mehreren der folgenden Sozialleistungsträger gewährt:

- Gesetzliche Krankenversicherung
- Gesetzliche Unfallversicherung
- Gesetzliche Rentenversicherung
- Kriegsopferversorgung und -fürsorge
- Bundesanstalt für Arbeit
- Sozialhilfe.

2.3 Medizinische Mikrobiologie

2.3.1 Grundbegriffe

Die **Mikrobiologie** (mikros gr. — klein; bios gr. — Leben) ist die Lehre von den Kleinlebewesen (Mikroorganismen). Die **Mikroorganismen** (Einzahl: Mikroorganismus) unterteilt man in

- Bakterien
- Viren
- Pilze
- Protozoen (tierische Einzeller).

Im allgemeinen werden die Mikroorganismen erst im Mikroskop sichtbar, Viren sogar erst im Elektronenmikroskop.

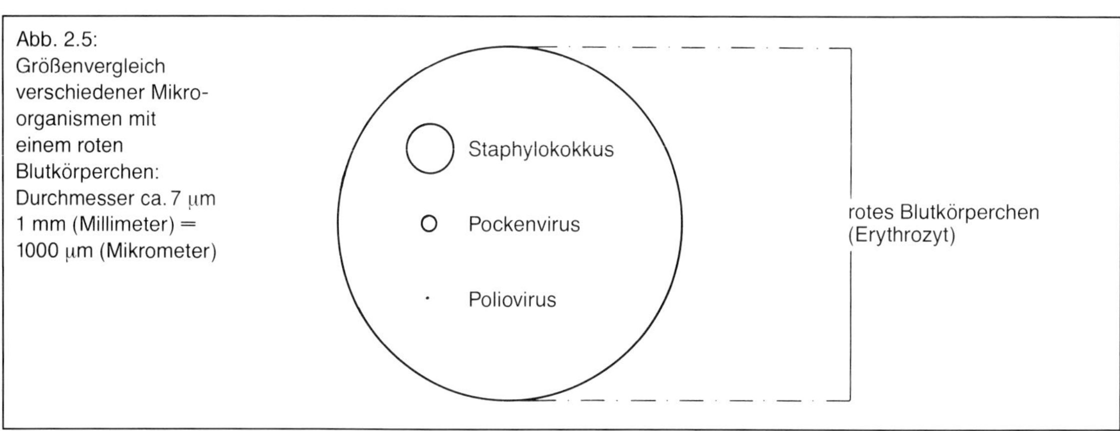

Abb. 2.5: Größenvergleich verschiedener Mikroorganismen mit einem roten Blutkörperchen: Durchmesser ca. 7 µm
1 mm (Millimeter) = 1000 µm (Mikrometer)

Mikroorganismen sind in der Natur weit verbreitet. Einige Bakterien bevölkern auch die inneren und äußeren Oberflächen des menschlichen Körpers (z. B. Darmschleimhaut und äußere Haut). Es handelt sich bei diesen Bakterien um **apathogene** (pathos gr. — Leiden) Mikroorganismen, d. h. sie rufen keine Erkrankungen hervor. Die Bakterien des Dünn- und Dickdarms sind sogar nützliche Verdauungshilfen. Sie bilden unter anderem das für die Blutgerinnung wichtige Vitamin K.

Eine solche Lebensgemeinschaft zweier Lebewesen (hier: Mensch — Bakterium) wird als **Symbiose** bezeichnet. Demgegenüber unterscheidet man Mikroorganismen, die krankheitserregend wirken, die somit **pathogen** sind. Hierzu gehören z. B. die Erreger der bakteriellen Infektionskrankheiten und der Viruskrankheiten.

Lebewesen, die auf Kosten eines anderen Organismus leben, nennt man **Parasiten** (parasitos gr. — Mitesser, Schmarotzer). Zu ihnen zählen nicht nur Bakterien, Viren, Pilze und Protozoen, sondern auch mehrzellige tierische Lebewesen (Gliederfüßer und Würmer).

2.3.2 Bakterien

Bakterien werden weder zum Pflanzen- noch zum Tierreich gezählt. Sie sind einzellige Lebewesen, die sich durch Querteilung vermehren und einen eigenen Stoffwechsel besitzen. Ihr Erbmaterial ist nicht wie bei pflanzlichen und tierischen Zellen in einem Zellkern geordnet, sondern liegt ohne Abgrenzung kettenförmig in der Zelle vor.

Man teilt Bakterien nach Form, Größe, Beweglichkeit, Stoffwechseleigenschaften, Verhalten beim Färben und Wachstum auf künstlichen Nährböden ein.

Form Nach ihrer Form unterscheidet man:

- Kugelbakterien (Kokken), die je nach ihrer Anordnung nochmals unterteilt werden in
  Staphylokokken (Traubenkokken)
  Streptokokken (Kettenkokken)
  Diplokokken (Doppelkokken)
- stäbchenförmige Bakterien
- spiralförmige Bakterien (Spirochäten).

Verhalten gegenüber Sauerstoff Bakterien, die Sauerstoff zum Leben benötigen, werden **aerob** (aer gr. — Luft) genannt; Bakterien, die ohne Sauerstoff leben, sind **anaerob.** Unter den anaeroben Bakterien gibt es solche, die dabei streng auf die Abwesenheit von Sauerstoff angewiesen sind. Sie werden als **obligat anaerob** bezeichnet (obligatio lat. — Verpflichtung). Dagegen können die **fakultativ anaeroben** Bakterien (facultas lat. — Fähigkeit, Möglichkeit) sowohl mit als auch ohne Sauerstoff wachsen.

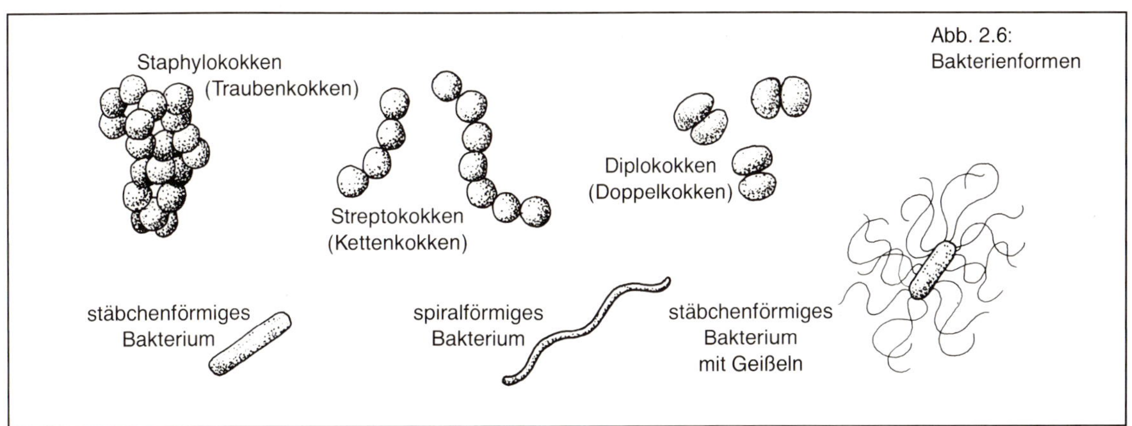

Abb. 2.6: Bakterienformen

Verhalten beim Färben Je nach ihrem Zellwandaufbau lassen sich die Bakterien unter anderem bei der Färbung nach **Gram** (dänischer Arzt, 1853–1938) verschieden anfärben.

Grampositive Bakterien werden blau, gramnegative Bakterien dagegen rot gefärbt.

In der folgenden Übersicht werden für die Medizin wichtige Bakterien mit den von ihnen verursachten Erkrankungen vorgestellt.

Grampositive Kokken

Staphylokokken (staphyle gr. – Weintraube) Staphylokokken sind traubenförmig angeordnet. Der wichtigste Vertreter ist Staphylococcus aureus. Neben Wundeiterungen kann er unter anderem folgende Krankheiten verursachen:

- Furunkel (eitrige Entzündung eines Haarbalgs und seiner Talgdrüse)
- Panaritium (eitrige Fingerentzündung)
- Mastitis (Brustdrüsenentzündung)
- Osteomyelitis (Knochenmarkentzündung).

Streptokokken (streptos gr. – Kette) Der Name weist auf die kettenförmige Anordnung dieser Bakterien hin. Einige Streptokokken gehören zur normalen Bakterienbesiedlung der Mundhöhle und des Darms. Durch Streptokokken können jedoch unter anderem auch folgende Krankheiten verursacht werden:

- Scharlach
- Tonsillitis (Mandelentzündung)
- Erysipel (Wundrose).

Gramnegative Kokken

Gonokokken (gone gr. – Geschlecht)

- Erreger der Geschlechtskrankheit Gonorrhoe (= Tripper).

Meningokokken (meninx gr. – Hirn- und Rückenmarkshaut)

- Erreger z. B. einer eitrigen Meningitis (Hirnhautentzündung).

Gonokokken und Meningokokken sind Diplokokken in Semmelform.

Grampositive Stäbchen

Corynebacterium diphtheriae (koryne gr. – Keule) Der Name des Bakteriums weist auf dessen keulenförmige Verdikkungen an den Enden hin.

- Erreger der Diphtherie.

Bazillen (bacillus lat. — Stöckchen, Stäbchen) Bazillen können widerstandsfähige Dauerformen gegen ungünstige Umweltbedingungen (z. B. Kälte, Hitze, Austrocknung) bilden, sogenannte Sporen. Da Bazillen aerob wachsen, bezeichnet man sie auch als **aerobe Sporenbildner.** Sporen sind nur schwer durch Desinfektionsmaßnahmen angreifbar.

- Für den Menschen hat vor allem der Milzbrandbazillus als Krankheitserreger Bedeutung.

Clostridien (kloster gr. — Spindel) Clostridien sind **anaerobe Sporenbildner.** Unter den Clostridien befinden sich die Erreger von

- Tetanus (Wundstarrkrampf)
- Gasbrand
- Botulismus (gefährliche Lebensmittelvergiftung).

Mykobakterien Kennzeichen der Mykobakterien ist ihre Widerstandsfähigkeit gegenüber Säure. Zu den Mykobakterien gehören unter anderem die Erreger von

- Tuberkulose und
- Lepra.

Gramnegative Stäbchen

Eine große Anzahl verschiedener Krankheitserreger gehört zur Gruppe der gramnegativen Stäbchen. Es sollen hier nur einige wenige herausgegriffen werden.

Escherichia coli Dieses Bakterium gehört zur normalen Bakterienbesiedlung des Dickdarms (colon = Dickdarm). Wird jedoch z. B. eine Wunde mit diesem Bakterium verunreinigt, so kann es zu einer Entzündung kommen.

- Häufig Beteiligung an Harnwegs- und Nierenbeckenentzündungen.

Salmonellen Erreger von

- Typhus
- Paratyphus
- Salmonellosen (Lebensmittelvergiftungen).

Shigellen

- Erreger der Bakterienruhr.

Proteus, Klebsiella, Enterobacter, Serratia und **Pseudomonas** In der Klinik sind diese gramnegativen Stäbchen gefürchtet, da sie hartnäckige Infektionskrankheiten verursachen können.

Spirochäten

Spirochäten sind spiralförmige Mikroorganismen. Zu ihnen gehört z. B. das **Treponema pallidum**

- Erreger der Geschlechtskrankheit Syphilis (= Lues).

Mykoplasmen

Mykoplasmen unterscheiden sich von anderen Bakterien durch ihren Wandaufbau. Sie besitzen keine feste Zellwand, sondern nur eine dreischichtige Außenmembran. Dadurch haben sie keine starre Form und lassen sich auch nicht mit Medikamenten behandeln, die nur auf die festen Bakterienzellwände wirken.

- Mykoplasmen können z. B. Lungenentzündungen verursachen.

Rickettsien und Chlamydien

Beide Erreger können sich nur **innerhalb** von fremden Zellen vermehren. Man bezeichnet sie deshalb auch als **Zellparasiten.**

Rickettsien Sie werden von Läusen, Zecken, Milben und teilweise sogar durch Staub übertragen.
Erkrankungen sind z. B.

- Fleckfieber und
- Q-Fieber.

Chlamydien Hierzu gehören die Erreger der

- Papageienkrankheit (durch Papageien übertragene Infektionskrankheit) und des
- Trachoms, einer in warmen Ländern weit verbreiteten Augenkrankheit.

2.3.3 Viren

Viren (Einzahl: das Virus) sind Erreger von Infektionskrankheiten bei Menschen, Tieren, Pflanzen und auch bei Bakterien. Sie unterscheiden sich durch mehrere Merkmale erheblich von anderen Organismen:

- Viren sind keine Zellen. Sie bestehen lediglich aus einem Eiweißmantel (Kapsid) und Nukleinsäuren, die die Erbinformation enthalten. Der Eiweißmantel bestimmt die Gestalt. Er kann bei einigen Viren noch von einer weiteren Hülle umgeben sein.
- Viren besitzen keinen eigenen Stoffwechsel und zeigen auch kein Wachstum.
- Viren können sich nur innerhalb lebender Zellen vermehren. Sie dringen dazu in Zellen ein und programmieren den Stoffwechsel der befallenen Zellen um, so daß diese neue Viren bilden. Viren sind somit **Zellparasiten.** Die infizierten Zellen werden als Wirtszellen bezeichnet. Sie gehen in der Regel zugrunde.
- Viren beinhalten stets nur eine der beiden Nukleinsäuren, entweder DNS oder RNS (siehe 3.4.2).
- Viren sind mit einer Größe zwischen 8 nm und 300 nm (nm = Nanometer = 1/100 000 mm) noch erheblich kleiner als Bakterien und deshalb nur im Elektronenmikroskop erkennbar.

Viren werden nach dem Typ der vorhandenen Nukleinsäure in zwei große Gruppen eingeteilt, die **DNS-Viren** und die **RNS-Viren.** Weitere Unterscheidungen erfolgen z. B. nach Größe, Gestalt und den Wirtszellen. Viren, deren Wirtszellen Bakterien sind, werden dabei als **Bakteriophagen** bezeichnet (phagein gr. – fressen).

2.3.4 Pilze

Neben Bakterien und Viren können auch Pilze beim Menschen Krankheiten verursachen. Die Pilzerkrankungen werden als **Mykosen** bezeichnet.

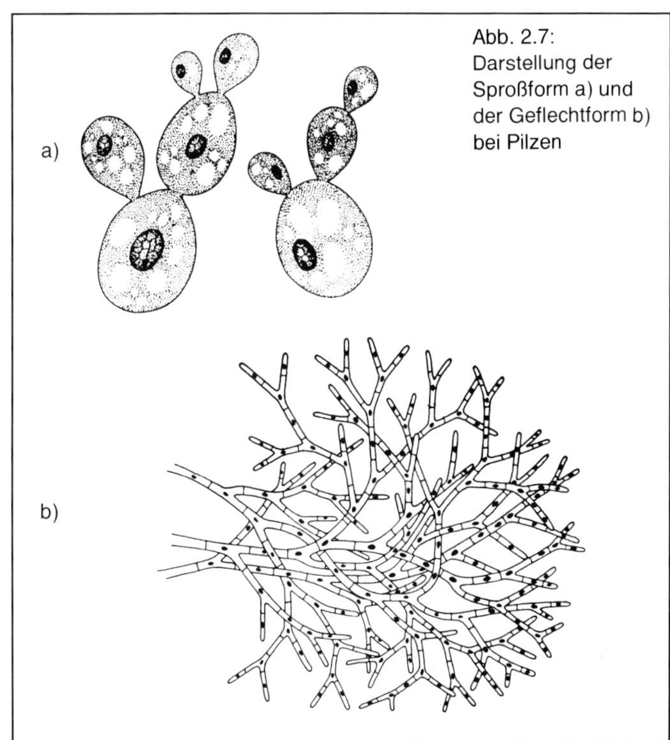

Abb. 2.7: Darstellung der Sproßform a) und der Geflechtform b) bei Pilzen

Pilze sind pflanzenähnliche Mikroorganismen, die im Gegensatz zu den Pflanzen nicht zur Photosynthese befähigt sind. Von den Tieren unterscheiden sie sich durch ihre dicken, den Pflanzenzellen ähnlichen Zellwände, von den Bakterien durch das Vorhandensein einer Kernmembran.

Pilze wachsen durch Zellteilungen entweder als Einzelzellen durch Sprossung mit Abschnürung der jeweiligen Tochterzellen (Hefen) oder als vielzellige, fadenförmige Strukturen mit Bildung eines Geflechts (z. B. Schimmelpilze). Zwischen der reinen Sproßform und der Geflechtform gibt es dabei fließende Übergänge.

Von den über 100 000 verschiedenen Pilzarten auf der Erde können nur ca. 100 Arten Krankheiten beim Menschen verursachen. Pilzinfektionen treten dabei häufig erst bei einer Abwehrschwäche des Patienten oder im Rahmen einer Grunderkrankung auf.

2.3.5 Protozoen

Protozoen (Einzahl: das Protozoon; protos gr. — der Erste; zoon gr. — Lebewesen) sind tierische Einzeller, die einen deutlich abgrenzbaren Zellkern aufweisen.
Einige Protozoen sind Erreger von überwiegend tropischen Krankheiten. Häufig vollziehen sie dabei einen komplizierten Entwicklungsweg über einen Zwischenwirt, der selbst nicht erkrankt, bis zum Endwirt, der deutliche Krankheitszeichen aufweist. Ein Beispiel hierfür ist der Erreger der **Malaria,** der über Stechmücken (Zwischenwirt) auf den Menschen (Endwirt) übertragen wird.
Weitere Erkrankungen durch Protozoen sind zum Beispiel die durch die Tse-Tse-Fliege übertragene **Schlafkrankheit** und die mit Durchfällen einhergehende **Amöbenruhr.** Die **Toxoplasmose** ist eine gefürchtete Infektion in der Schwangerschaft, die zu Tot- oder Mißgeburt führen kann. **Trichomonaden** können Harnröhren- und Scheidenentzündungen verursachen.

2.4 Maßnahmen gegen Infektionen in der Praxis

Unter einer Infektion (inficere lat. — hineintun, anstecken) versteht man das Eindringen und Vermehren von Erregern (Bakterien, Viren, Pilze, Protozoen) in einem Organismus (Mensch, Tier, Pflanze). Will man Infektionen verhüten, so muß man Infektionsquellen und -wege aufdekken und durch geeignete Maßnahmen bekämpfen.

2.4.1 Infektionsquellen

In der Praxis kann es grundsätzlich eine Vielzahl von Infektionsquellen geben.
Infektionen können leicht von einer **Person** auf eine andere übertragen werden, z. B. über die Hände des Behandlers oder seiner Assistenz von einem Patienten zum nächsten Patienten. Daher hat die regelmäßige Händereinigung und Händedesinfektion eines jeden einzelnen in der Praxis besonders große Bedeutung. Sie hat nach jeder Untersuchung zu erfolgen.
Die Krankheitskeime können sich aber nicht nur auf der Haut, sondern auch auf der **Kleidung** befinden. Gerade bei langen Ärmeln besteht eine große Gefahr der Keimbeladung, da sie leicht über verschmutzte Stellen streichen können. Der unbekleidete Unterarm ist dagegen hygienisch unkomplizierter, da er weit weniger berührt wird und auch einfacher zu reinigen und zu desinfizieren ist.
Ein besonders hohes Infektionsrisiko besteht durch **menschliches Untersuchungsmaterial,** wie z. B. Blut, Urin, Stuhl, Sputum (Auswurf), Abstriche und Gewebeproben. Direkter Kontakt mit diesen Materialien ist deshalb zu vermeiden!
Verschmutzte **Geräte** und **Instrumente** können ebenfalls zu Überträgern von Krankheitskeimen werden. Neben einer einfachen Reinigung der Geräte und Instrumente muß deshalb auch immer eine Desinfektion bzw. Sterilisation erfolgen (siehe 2.4.3 und 2.4.4).
Krankheitskeime können sich auch auf **Fußböden** und **Wänden** absetzen. Hier sind vor allem die Ecken und Fugen als Infektionsquellen anzusehen, da sie schlechter zu reinigen und zu desinfizieren sind als glatte Flächen.
Abfälle und **Ausscheidungen** sind grundsätzlich als infektiös anzusehen. Spitze, scharfe und zerbrechliche Gegenstände gehören deshalb zur Ausschaltung von Verletzungsgefahren nur sicher umschlossen in den Abfall.

2.4.2 Infektionswege

Voraussetzung für eine Infektion ist die Übertragung von Krankheitserregern, die
— von Mensch zu Mensch,
— vom Tier auf den Menschen,
— aus der Umwelt auf den Menschen
erfolgen kann.

Nach der Übertragungsweise der Krankheitserreger unterscheidet man verschiedene Infektionswege. Sie sind in der nachfolgenden Übersicht dargestellt.

Infektionswege mit typischen Beispielen dabei übertragener Krankheiten

Infektion	Infektionsweg	Beispiele
Tröpfcheninfektion	Beim Sprechen, Husten oder Niesen geraten Krankheitskeime als schwebende Tröpfchen in die Luft und werden beim Einatmen übertragen. Solche Schwebstoffe der Luft mit einer Teilchengröße von etwa 1 μm bis 1 nm werden als **Aerosole** bezeichnet (aer gr. — Luft; solutio lat. — Lösung). Neben Tröpfchen kann auch keimbeladener, aufgewirbelter Staub auf dem Luftweg übertragen werden.	Diphtherie Scharlach Masern Windpocken Pocken Keuchhusten Grippe Tuberkulose
Schmierinfektion	Durch Verschmieren von keimbeladenem Material (z. B. Sputum, Eiter, Kot) gelangen Krankheitskeime in den Körper.	fäkal-oraler Infektionsweg: mit dem Stuhl ausgeschiedene Erreger werden verschmiert und über den Mund wieder aufgenommen.
Wasser- und Nahrungsmittelinfektion	Mit der Aufnahme von keimbeladenem Wasser und Nahrungsmitteln gelangen Krankheitserreger in den Verdauungstrakt.	Typhus Cholera Ruhr
Perkutane Infektion	Durch Bisse und Stiche von Tieren sowie durch Injektionen werden Krankheitserreger durch die Haut übertragen (percutan: per lat. — durch; cutis lat. — Haut).	Malaria-Übertragung durch Mückenstich; Hepatitis B: z. B. Übertragung durch infizierte Injektionskanüle

2.4.3 Desinfektion

Begriffsbestimmung

Um die Übertragung von Krankheitserregern so gering wie möglich zu halten, werden in der Praxis verschiedene Verfahren der Desinfektion und Sterilisation angewendet. Bei der Desinfektion werden **alle Krankheitserreger** unschädlich gemacht. Nicht krankheitserregende Keime können dagegen bestehen bleiben. Desinfizierte Gegenstände müssen also nicht keimfrei sein. Bei der Sterilisation müssen dagegen **alle Keime** abgetötet werden.

Desinfektion — Maßnahme, durch die alle Krankheitserreger unschädlich gemacht werden.
Sterilisation — Maßnahme, die eine völlige Keimfreiheit bezweckt.

Geschichtlicher Rückblick Die Geschichte der Hygiene ist in der Medizin eng mit den Namen Semmelweis, Lister und Pasteur verbunden.
Sie beginnt mit einer Entdeckung des Geburtshelfers Ignaz Semmelweis

(1818–1865) in Wien. Er erkannte 1847 die Schmierinfektion als Ursache des Wochenbettfiebers und veranlaßte die Waschung der Hände in einer Chlorlösung vor der Untersuchung einer Gebärenden. Der Erfolg war ein deutlicher Rückgang der Todesfälle durch Wochenbettfieber. Der engliche Chirurg Lister (1827–1912) griff die Entdeckung des französischen Chemikers und Biologen Pasteur (1822–1895) auf, daß Bakterien überall in der Luft vorhanden sind. Er wendete Pasteurs Entdeckung 1867 praktisch an und besprengte bei Operationen Instrumente, Wunden und Chirurg mit Karbolsäure (Phenol). Damit führte er die **Antisepsis** (anti gr. – gegen; sepsis gr. – Fäulnis) in die Wundbehandlung ein.
Im Laufe der Zeit wurde die Antisepsis durch die **Asepsis** ersetzt. Hierbei tötet man die Keime nicht erst im Bereich des Operationsfeldes, sondern strebt von vornherein Keimfreiheit aller Gegenstände an, die mit der Wunde in Berührung kommen. Die durch Sterilisation erreichte Keimfreiheit ist Voraussetzung für jede moderne Operationstechnik und hat erst die Entwicklung der Chirurgie bis zum heutigen Standard ermöglicht.

Asepsis	– Keimfreiheit aller Gegenstände, die mit der Wunde in Berührung kommen. Asepsis wird durch Sterilisation erreicht.
Antisepsis	– Wundbehandlung, um von außen kommende Krankheitserreger durch chemische Mittel zu hemmen oder zu vernichten.

Desinfektionsverfahren

Man unterscheidet physikalische und chemische Desinfektionsverfahren. Ihre Wirksamkeit hängt ab von
– Dosierung
– Temperatur
– Einwirkungszeit.

Je nachdem, welche Keime abgetötet werden, sind folgende Bezeichnungen üblich:

bakterizid	– bakterienabtötend
viruzid	– virenabtötend
fungizid	– pilzabtötend (fungus lat. – Pilz)
tuberkulozid	– Tuberkulosebakterien abtötend

Eine Liste geprüfter und anerkannter Desinfektionsmittel und -verfahren ist beim Bundesgesundheitsamt (BGA) zu erhalten (Anschrift: Robert-Koch-Institut, Nordufer 20, 1000 Berlin 65).

Desinfektion mit physikalischen Mitteln

Strahlen UV-Licht (UV = ultraviolett) zur Desinfektion von Raumluft in Operationsräumen und Laboratorien.

Hitze Auskochen: 20 Minuten in siedendem Wasser mit 2 % Sodagehalt. Soda dient dabei als Korrosionsschutz, zur Siedepunkterhöhung und zur Lösung von Schmutzteilchen.

Strömender Dampf Pasteurisieren: Nach Louis Pasteur (1822–1895) benanntes Erhitzungsverfahren zur Haltbarmachung von Lebensmitteln mit Temperaturen unter 100 °C. Das Pasteurisieren wird z. B. bei Milch und Fruchtsäften angewendet.

Desinfektion mit chemischen Mitteln

Alkohole z. B. Äthanol = Weingeist (in verdünnter Form als Spiritus dilutus bezeichnet; 70 %ig), n-Propanol, Isopropanol

Aldehyde z. B. Formaldehyd (in wäßriger Form auch als Formalin bezeichnet)

Phenol und Phenolabkömmlinge z. B. Kresol

Halogene z. B. Chlor, Jod, Brom

Oxidationsmittel z. B. Kaliumpermanganat, Wasserstoffperoxid, Ozon

Metalle z. B. Silber, Quecksilber

Laugen z. B. Kalkmilch

Säuren z. B. Peressigsäure

Oberflächenaktive Verbindungen z. B. Ammoniumverbindungen (Tenside)

Dosierung der Desinfektionsmittel

Desinfektionsmittel werden von der Industrie in der Regel in konzentrierter Form angeboten. Zur Desinfektion müssen sie deshalb erst verdünnt werden. Man nimmt dazu die vom Hersteller angegebene Menge Desinfektionsmittel und löst sie in der entsprechenden Wassermenge. Im allgemeinen kann man dafür beiliegende Meßbecher verwenden. Fehlen diese, so kann man Desinfektionslösungen entsprechend den Angaben in der folgenden Tabelle ansetzen.

Lösung	Desinfektionsmittel	Wasser
0,5 %	5 ml	995 ml
1,0 %	10 ml	990 ml
1,5 %	15 ml	985 ml
2,0 %	20 ml	980 ml
3,0 %	30 ml	970 ml
4,0 %	40 ml	960 ml
5,0 %	50 ml	950 ml

(Angenähert kann man in der Praxis jeweils 1 Liter Wasser nehmen.)

Keinesfalls darf man die Dosierungen eigenmächtig ändern. Sowohl Über- als auch Unterdosierung können die Wirkung vermindern. Überdosierung schadet dabei häufig dem zu desinfizierenden Material.

Händedesinfektion

Die Hand ist der häufigste Keimüberträger! Deshalb ist eine gründliche und regelmäßige Händedesinfektion erforderlich. Wir unterscheiden dabei eine hygienische und eine chirurgische Händedesinfektion.

Die **hygienische Händedesinfektion** soll verhindern, daß Arzt oder Arzthelferin im täglichen Arbeitsablauf Keime von Patient zu Patient übertragen oder sich selbst infizieren.

Die trockenen Hände und Unterarme werden dazu mit einer Desinfektionslösung eingerieben. Die Desinfektionsmittel sollen einem Wandspender entnommen werden, der durch Fuß- oder Ellenbogendruck zu betätigen ist.

In der Regel reicht eine Einwirkungszeit auf der Haut von **30 Sekunden** aus. Einige Desinfektionsmittel benötigen allerdings eine längere Einwirkungszeit (bis zwei Minuten). Es ist also stets die Gebrauchsanweisung zu beachten.

Die hygienische Händedesinfektion hat vor und nach Patientenbehandlungen zu erfolgen. Gerade nach Eiterkontakt müssen die Hände gründlich desinfiziert werden!

Die **chirurgische Händedesinfektion** wird vor Operationen angewendet. Angestrebt wird dabei eine **möglichst weitreichende Keimarmut** der Hände und Unterarme. Keimfreiheit ist dagegen auf der Haut nicht zu erreichen.

Die chirurgische Händedesinfektion wird meist nach folgendem Schema durchgeführt:

- Vorwaschen der Hände und Unterarme mit Wasser und Seife und gleichzeitige Nagelreinigung.
- Abtrocknen mit einem Einmalhandtuch
- Einreiben der Hände und Unterarme drei Minuten lang mit einem Desinfektionsmittel aus einem Wandspender.
- Abschließend Einreiben nur der Hände für weitere zwei Minuten.

Selbstverständlich gibt es auch hier Unterschiede zwischen den einzelnen Desinfektionsmitteln, so daß jeweils die Gebrauchsanweisung zu beachten ist. Es werden vor allem alkoholische Desinfektionsmittel angewendet.

Instrumentendesinfektion

Alle gebrauchten Instrumente können keimbeladen sein. Deshalb hat vor einer Reinigung von Instrumenten, bei denen eine Verletzungsgefahr besteht, eine Desinfektion zu erfolgen. Für diese Instrumente gilt also die Reihenfolge:

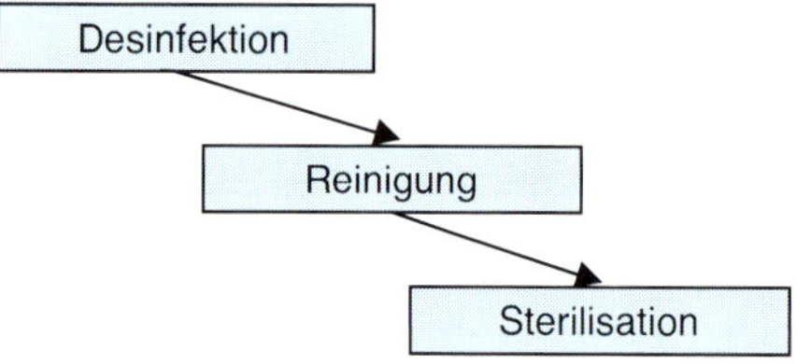

Die Desinfektion der Instrumente sollte unmittelbar nach Gebrauch vorgenommen werden. Es kann dazu ein **Desinfektionsbad** mit einem handelsüblichen Instrumentendesinfektionsmittel verwendet werden. Zur anschließenden Reinigung werden die Instrumente dann mit Einmalhandschuhen aus dem Desinfektionsbad genommen. Damit wird einer Schädigung der Haut oder einer eventuellen Keimbesiedlung der Hand vorgebeugt.
Durch die nachfolgende Reinigung sollen Blutreste und andere Rückstände entfernt werden. Dann erst kann eine ordnungsgemäße Sterilisation erfolgen.
Neben der Desinfektion mit chemischen Desinfektionsbädern gibt es auch die Möglichkeit einer **Thermodesinfektion und -reinigung.** Hierbei werden in der Regel Dampfdesinfektionsverfahren angewendet.

Flächendesinfektion

Die Desinfektion von Wänden, Schränken und Fußböden hat nach einem festgelegten Hygieneplan zu erfolgen.
Kleinere Flächen, wie Geräteoberflächen oder Schubladen- und Lampengriffe, können mit einem **Sprühgerät** desinfiziert werden. Insgesamt ist die Spray- und Sprühdesinfektion jedoch möglichst wenig anzuwenden, da ihre Wirkung relativ unsicher ist. Geeigneter ist eine **Wischdesinfektion** mit einem Tuch und Einmalhandschuhen.
Vorsicht ist bei elektrischen Geräten geboten. Zur eigenen Sicherheit muß dort erst der Stecker aus der Steckdose gezogen werden.
Fußböden werden nach dem Wischverfahren desinfiziert. Man wendet dabei am besten die sogenannte 2-Eimer-Methode an. Mit einem Aufnehmer wird dazu die in einem Eimer befindliche Desinfektionslösung verteilt, anschließend wieder aufgenommen und in einem zweiten Eimer ausgepreßt. Verwendet werden vor allem Aldehyde und Phenolpräparate.

Desinfektion von Ausscheidungen

Stuhl und Urin müssen im allgemeinen nicht desinfiziert werden. Ausscheidungen, von denen die Gefahr einer Verschleppung von Krankheitskeimen ausgeht, dürfen dagegen nicht einfach in die Toilette geschüttet werden. Sie müssen erst desinfiziert werden.
Bei Urin erfolgt die Desinfektion am einfachsten durch Zugabe eines flüssigen Desinfektionsmittels. Die Dosierung hat sich dabei nach Angaben des Herstellers zu richten. Stuhl kann durch Zugabe von phenolhaltigen Mitteln desinfiziert werden. Handelt es sich nicht um Ausscheidungen von Tuberkulosekranken, kann auch Kalkmilch verwendet werden.
Für Sputum ist die Verbrennung in Einmalbehältern unter entsprechenden Vorsichtsmaßnahmen günstig.
Es ist selbstverständlich, daß keimbeladenes Material niemals mit bloßen Händen berührt werden darf!

2.4.4 Sterilisation

Im Gegensatz zur Desinfektion, die lediglich alle Krankheitserreger ausschalten soll, wird von einer Sterilisation die Abtötung oder Entfernung **aller Mikroorganismen** verlangt (siehe 2.4.3).

> Sterilisation – Maßnahme, die eine völlige Keimfreiheit bezweckt.

Man unterscheidet im wesentlichen folgende Sterilisationsverfahren:

- Dampfsterilisation
- Heißluftsterilisation
- Gassterilisation
- Strahlensterilisation
- Sterilfiltration
- Verbrennung.

Dampfsterilisation

Physikalisches Prinzip Wird Wasser in einem offenen Gefäß erhitzt, so siedet es bei normalem Luftdruck in Meereshöhe (= 1013 hPa) bei einer Temperatur von 100 °C. (Die gesetzliche Einheit für Druck lautet Pa = Pascal. 1 hPa = 1 Hektopascal entspricht 100 Pa.)
Erhitzt man nun aber Wasser in einem geschlossenen Gefäß, so daß der entstehende Wasserdampf nicht ausströmen kann, so entwickelt der Dampf Druck auf die Gefäßwände. Man spricht dann von **gespanntem Dampf.**
Mit dem zunehmenden Druck steigt auch der Siedepunkt des Wassers. Während die Siedetemperatur für Wasser bei normalem Luftdruck (= 1013 hPa) 100 °C beträgt, siedet Wasser unter doppeltem Druck (= 2026 hPa) erst bei ca. 121 °C und unter dreifachem Druck sogar erst bei ca. 134 °C! Entsprechend hat auch der Wasserdampf dann nicht eine Temperatur von 100 °C sondern von 121 °C bzw. 134 °C.

Druck	Siedepunkt von Wasser
1013 hPa	100 °C
2026 hPa	ca. 121 °C
3039 hPa	ca. 134 °C

Diesen Effekt nutzt man bei der Dampfsterilisation aus, da gespannter und somit wärmerer Dampf eine deutlich bessere keimabtötende Wirkung als Dampf mit 100 °C hat.

Durchführung der Sterilisation Die Dampfsterilisation erfolgt in sogenannten Autoklaven (autos gr. – selbst, clavis lat. – Riegel).

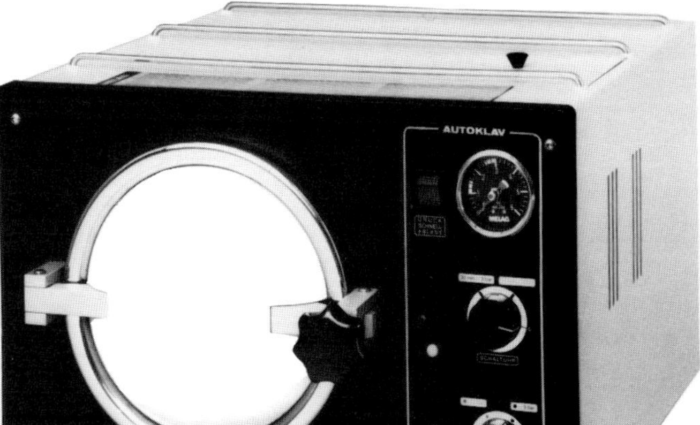

Abb. 2.8: Autoklav

Ein Autoklav ist ein Druckkessel, der zur Sterilisation mit Dampf gefüllt werden kann. Der Dampf wird dabei entweder im Gerät selbst aus einem Wasserreservoir erzeugt oder von außen zugeführt.

Für eine einwandfreie Sterilisation ist eine vollständige Füllung des Druckkessels mit Dampf ohne Restluft erforderlich. Man spricht dann von gesättigtem Dampf. Die vor Inbetriebnahme im Gerät enthaltene Luft wird dazu entweder mit einer Vakuumpumpe abgesogen oder über ein Auslaßventil durch den Dampf ausgetrieben. Sobald Dampf an dem Auslaßventil erscheint, ist dies ein Zeichen dafür, daß die gesamte Luft aus dem Gerät entwichen ist. Das Auslaßventil kann dann geschlossen werden. Schließt man dieses Ventil dagegen früher, so läßt die Sterilisierleistung durch den Restluftgehalt deutlich nach.
Für eine einwandfreie Sterilisierleistung ist weiterhin darauf zu achten, daß stets genügend Wasser im dafür vorgesehenen Reservoir vorhanden ist. Bei einer zu geringen Wassermenge entsteht ungesättigter Wasserdampf, der gegenüber dem gesättigten Wasserdampf eine deutlich geringere Sterilisierleistung hat.

Eine einwandfreie Sterilisation ist nur gegeben, wenn gesättigter Dampf ohne Restluft auf das Sterilisiergut einwirkt!

Der zeitliche Ablauf der Sterilisation gliedert sich im wesentlichen in folgende Abschnitte:

Anheizzeit: Zeitspanne vom Beginn der Wärmezufuhr bis zum Erreichen der Siedetemperatur von 100 °C.
Entlüftungszeit: Zeitspanne bis zum vollständigen Austritt der Luft aus dem Gerät.
Steigzeit: Zeitspanne vom Ende der Entlüftung bis zum Erreichen der Betriebstemperatur von 121 °C bzw. 134 °C.
Ausgleichszeit: Zeitspanne vom Erreichen der Betriebstemperatur bis zum Ausgleich der Temperatur an allen Stellen des Sterilisierguts. Sie ist abhängig von Art und Ausmaß der Beladung sowie vom Gerätetyp. Bei Metallinstrumenten, die durch den Dampf leicht erreicht werden, ist die Ausgleichszeit kurz, bei Textilien dagegen relativ lang.

Abb. 2.9:
Heißluftsterilisator

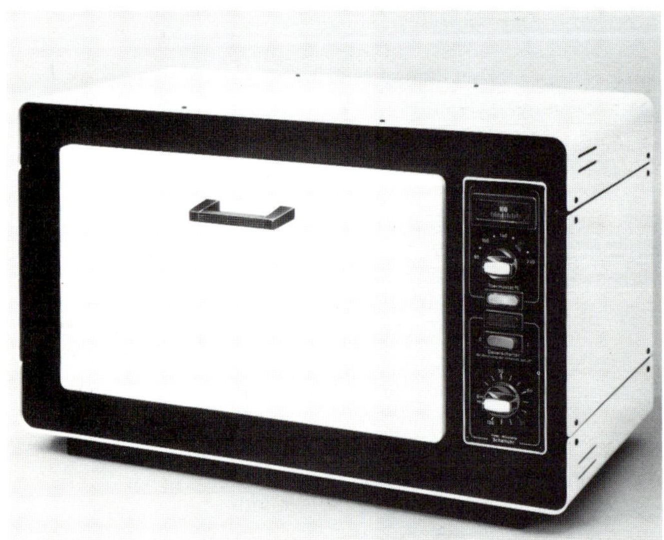

Abtötungszeit: Zeitspanne, in der die Sterilisation durch Abtöten aller Keime erfolgt. In der Praxis angewendete Abtötungszeiten unter Berücksichtigung eines Sicherheitszuschlags sind
– ca. 20 Minuten bei 121 °C
– ca. 5 Minuten bei 134 °C.
Abkühlzeit: Zeitspanne vom Ende der Abtötungszeit bis zum Abfall der Temperatur auf 80 °C.

Für den Praxisbetrieb gibt es zur Arbeitserleichterung eine Reihe von vollautomatisch arbeitenden Autoklaven.
Keinesfalls darf ein Gerät während der Sterilisation geöffnet werden, da der Dampf dann explosionsartig entweichen kann und die Gefahr schwerer Verbrühungen besteht!

Sterilisiergut Im Autoklaven können außer Metallinstrumenten, Glassachen und Porzellan auch Textilien, Flüssigkeiten, Gummi sowie Watte und Zellstoff sterilisiert werden. Die Instrumente und Materialien müssen aber vor der Sterilisation sorgfältig gereinigt werden, da die Keime durch Verschmutzungen vor Abtötung geschützt sein können!

Heißluftsterilisation

Da viele Mikroorganismen in trockenem Zustand sehr hitzebeständig sind, wird eine Heißluftsterilisation mit Temperaturen ab 180 °C durchgeführt. Um eine gleichmäßige Verteilung der erhitzten Luft zu erreichen, arbeiten die meisten Heißluftsterilisatoren mit einer Vorrichtung zur Luftbewegung.
Man unterscheidet im zeitlichen Ablauf vier Abschnitte:

Anheizzeit: Zeitspanne vom Beginn der Wärmezufuhr bis zum Erreichen der Betriebstemperatur. Gebräuchlich sind 180 °C und 200 °C.
Ausgleichszeit: Zeitspanne vom Erreichen der Sterilisiertemperatur bis zum Ausgleich der Temperatur an allen Stellen des Sterilisierguts. Die Ausgleichszeit hängt vom Sterilisiergut und dem Geräte-

typ ab. Entscheidend ist dabei die Art und Weise der Luftbewegung. Durch eine zu dichte Packung des Sterilisierguts wird der Temperaturausgleich behindert!

Abtötungszeit: Zeitspanne, in der alle Keime abgetötet werden. Die in der Praxis angewendeten Sterilisationszeiten unter Berücksichtigung eines Sicherheitszuschlags sind

– ca. 30 Minuten bei 180 °C
– ca. 10 Minuten bei 200 °C.

Abkühlzeit: Zeitspanne vom Ende der Sterilisationszeit bis zum Abfall der Temperatur auf 80 °C.

Zur Arbeitserleichterung werden von der Industrie automatisch arbeitende Heißluftsterilisatoren angeboten, bei denen nur Temperatur und Zeit vorgegeben werden müssen. Das Gerät schaltet sich am Ende der Sterilisationszeit von selbst aus. Im Heißluftsterilisator können alle Instrumente aus Metall sterilisiert werden. Scheren und Skalpelle werden jedoch bei wiederholter Sterilisation stumpf. Glassachen und Porzellan dürfen mit Heißluft nur sterilisiert werden, wenn sie entsprechend hitzebeständig sind. Ungeeignet ist die Heißluftsterilisation dagegen im allgemeinen für Verbandmaterialien, Textilien, Gummi, Papier und Seide, da diese Materialien nicht hitzebeständig sind.

Gassterilisation

Die Gassterilisation erfolgt in der Regel mit **Äthylenoxid.** Dies ist ein sehr reaktionsfähiges, keimabtötendes Gas, das mit Luft explosible Gemische bildet. Man arbeitet deshalb aus Sicherheitsgründen mit einem explosionshemmenden Schutzgas (meistens Kohlendioxid = CO_2).

Da nur bei niedrigen Temperaturen (ca. 55 °C) gearbeitet wird, spricht man hierbei von einer **Kaltsterilisation.** Die Gassterilisation eignet sich somit besonders für alle hitzeempfindlichen Materialien. Deshalb erfolgt vor allem die Sterilisation optischer und elektrischer Geräte mit dieser Methode.

Ein wesentlicher Vorteil der Äthylenoxidsterilisation ist die Möglichkeit, das Sterilisationsgut in entsprechende äthylenoxiddurchlässige Kunststoffolien einzuschweißen. Ohne Beeinträchtigung der Sterilisation sind die Materialien anschließend durch die Folienversiegelung vor erneuter Keimbeladung geschützt.

Da Äthylenoxid bereits in geringer Dosierung unter anderem schwere Haut- und Schleimhautreizungen verursachen kann, muß das Sterilisationsgut nach erfolgter Sterilisation entsprechend entgast werden. Für Gummi beträgt die Entgasungszeit z. B. 24 Stunden!

Strahlensterilisation

Energiereiche Strahlen (z. B. Gammastrahlen beim Atomkernzerfall, Elektronenstrahlen) führen rasch zur Sterilisation. Die Industrie wendet die Strahlensterilisation vor allem bei hitzeempfindlichen Einmalartikeln wie OP-Handschuhen, Kunststoffspritzen, Kathetern und anderen Kunststoffartikeln an. Eine Bestrahlung von Arzneimitteln ist dagegen nach dem Arzneimittelgesetz verboten.

Sterilfiltration

Bei der Sterilfiltration bleiben die Keime im Filter zurück. Nach der Porengröße der Filter unterscheidet man die größeren Bakterienfilter, die Viren passieren lassen, und Ultrafilter, die auch Viren abtrennen.

Die Sterilfiltration wird zur Entkeimung von Flüssigkeiten und Gasen hauptsächlich bei der Arzneimittelherstellung und bei Klimaanlagen in Krankenhäusern angewendet.

Verbrennen

Verbrennen ist die einfachste Maßnahme zur Sterilisation wertloser, brennbarer Gegenstände, wie Papier oder Textilien.

3 Anatomie und Physiologie

3.1 Arbeitsgebiete der Anatomie und Physiologie

Die **Anatomie** ist die Lehre vom Bau des Körpers. Das Wort stammt aus dem Griechischen und bezeichnet das wissenschaftliche Verfahren des Aufschneidens und Zergliederns (anatemnein gr. – aufschneiden), mit dessen Hilfe man wichtige Erkenntnisse über den Bau des menschlichen Körpers gewinnt.

Es kommt in der Anatomie zunächst darauf an, alle Einzelheiten zu erkennen und die Lage der einzelnen Gebilde zueinander zu erfassen **(topographische Anatomie;** topos gr. – Ort). Jedoch erschöpft sich die Anatomie nicht in der reinen Beschreibung des menschlichen Körpers. Vielmehr ist man bemüht, den Zusammenhang zwischen funktionell miteinander verknüpften Teilen herauszufinden. Das Ergebnis ist die Zusammenfassung zu Systemen **(systematische Anatomie).**

Im menschlichen Organismus besteht ein Ordnungsprinzip, nach dem jeweils die einzelnen Teile zu Einheiten höherer Ordnung zusammengefaßt sind. Dies beginnt beim einzelnen Molekül und führt über die Zelle zu Geweben, Organen, Organsystemen und schließlich zum Körper als Ganzes.

Strukturen, die ohne optische Hilfsmittel mit den bloßen Augen zu erkennen sind, gehören zum Fachgebiet der **makroskopischen Anatomie** (makros gr. – groß). Strukturen, die nicht mehr ohne Hilfsmittel erkennbar sind, werden unter dem Begriff der **mikroskopischen Anatomie** (mikros gr. – klein) zusammengefaßt.

Spezialgebiete der Anatomie sind die **Histologie** (Gewebelehre), **Zytologie** (Zellehre) und **Embryologie** (Entwicklungsgeschichte). Die Embryologie beschäftigt sich mit der Leibesfrucht in der Zeit der Organentwicklung. Dies sind beim Menschen die ersten drei Schwangerschaftsmonate.

Während die Anatomie vor allem Formen und Strukturen erfaßt, beschäftigt sich die **Physiologie** mit den normalen Lebensvorgängen. Sie beschreibt und erklärt den Stoffwechsel, das Wachstum, die Regulationsmechanismen und die Fortpflanzung. Unterstützt wird die Physiologie von der **Biochemie,** die den stofflichen Aufbau und die Stoffumsätze behandelt.

Anatomie	– Lehre vom Bau des Körpers
Histologie	– Gewebelehre
Zytologie	– Zellehre
Embryologie	– Entwicklungsgeschichte
Physiologie	– Lehre von der Funktion des Körpers
Biochemie	– Lehre von den chemischen Vorgängen im Körper

3.2 Aufbau des Körpers

Der Körper kann nach verschiedenen Gesichtspunkten eingeteilt werden. Man kann ihn nach seinem morphologischen Aufbau (morphe gr. – Form) unterscheiden, d. h. nach seinen Formen und Strukturen. Er kann aber auch nach funktionellen Systemen unterteilt werden, d. h. nach Körperteilen, die jeweils die gleiche Aufgabe erfüllen.

3.2.1 Morphologischer Aufbau des Körpers

Die Morphologie (Formen- und Strukturlehre) gliedert den menschlichen Körper in folgende Hauptabschnitte:

– Kopf
– Rumpf
– Gliedmaßen.

An diesen Hauptteilen werden unterschieden:

Gesicht	— Facies
Hals	— Collum oder Cervix
Rücken	— Dorsum Der Rücken setzt sich am Hals in den Nacken — Nucha fort.
Brust	— Pectus Der Fachausdruck für Brustkorb lautet Thorax.
Bauch	— Abdomen oder Venter
Gliedmaßen	— Extremitäten

Der menschliche Körper wird von der Haut (Cutis) bedeckt, die unter anderem als Schutzschicht, Ausscheidungsorgan (Hautdrüsen) und Empfänger für äußere Reize dient.
Während die Gliedmaßen vor allem der Stütze und Bewegung dienen, enthalten Rumpf und Kopf die Stoffwechsel-, Steuerungs- und Fortpflanzungsorgane.

3.2.2 Funktionelle Systeme des Körpers

Nach ihren unterschiedlichen Funktionen unterteilt man folgende Hauptsysteme:

- System zur Stütze und Bewegung:
  Skelettsystem
  Muskelsystem
- Stoffwechselsysteme:
  Blut und Blutkreislauf
  Atmungssystem
  Verdauungssystem
  Harnsystem
  Haut
- Steuerungssysteme:
  Nervensystem
  Sinnesorgane
  Hormonsystem
- Fortpflanzungsorgane

3.3 Körperregionen, Lage- und Richtungsbezeichnungen

Körperregionen

Um genau angeben zu können, an welcher Stelle des Körpers eine Erkrankung oder Verletzung aufgetreten ist, gibt es eine Fülle von Bezeichnungen für die einzelnen Körperregionen (siehe Abb. 3.1).

Lage- und Richtungsbezeichnungen

Allgemeine Lage- und Richtungsbezeichnungen am Körper	
dexter	— rechts
sinister	— links
anterior	— vorne
posterior	— hinten
ventral	— zum Bauch hin (vorne)
dorsal	— zum Rücken hin (hinten)
superior	— höher gelegen, oben
inferior	— tiefer gelegen, unten
kranial	— kopfwärts
kaudal	— abwärts
externus	— außen
internus	— innen
superficial	— oberflächlich
profundus	— tiefliegend
medial	— zur Mitte hin
lateral	— zur Seite hin
Spezielle Lage- und Richtungsbezeichnungen an den Extremitäten	
proximal	— zum Rumpf hin
distal	— vom Rumpf weg
radial	— daumenwärts (radius — Speiche)
ulnar	— kleinfingerwärts (ulna — Elle)
palmar oder volar	— auf der Handinnenfläche
plantar	— auf der Fußsohle

Die Begriffe rechts und links sind stets vom Patienten aus zu sehen. Das Herz liegt also im linken Brustraum, der Blinddarm im rechten Unterbauch.

Abb. 3.1:
Körperregionen der Vorder- und Rückseite

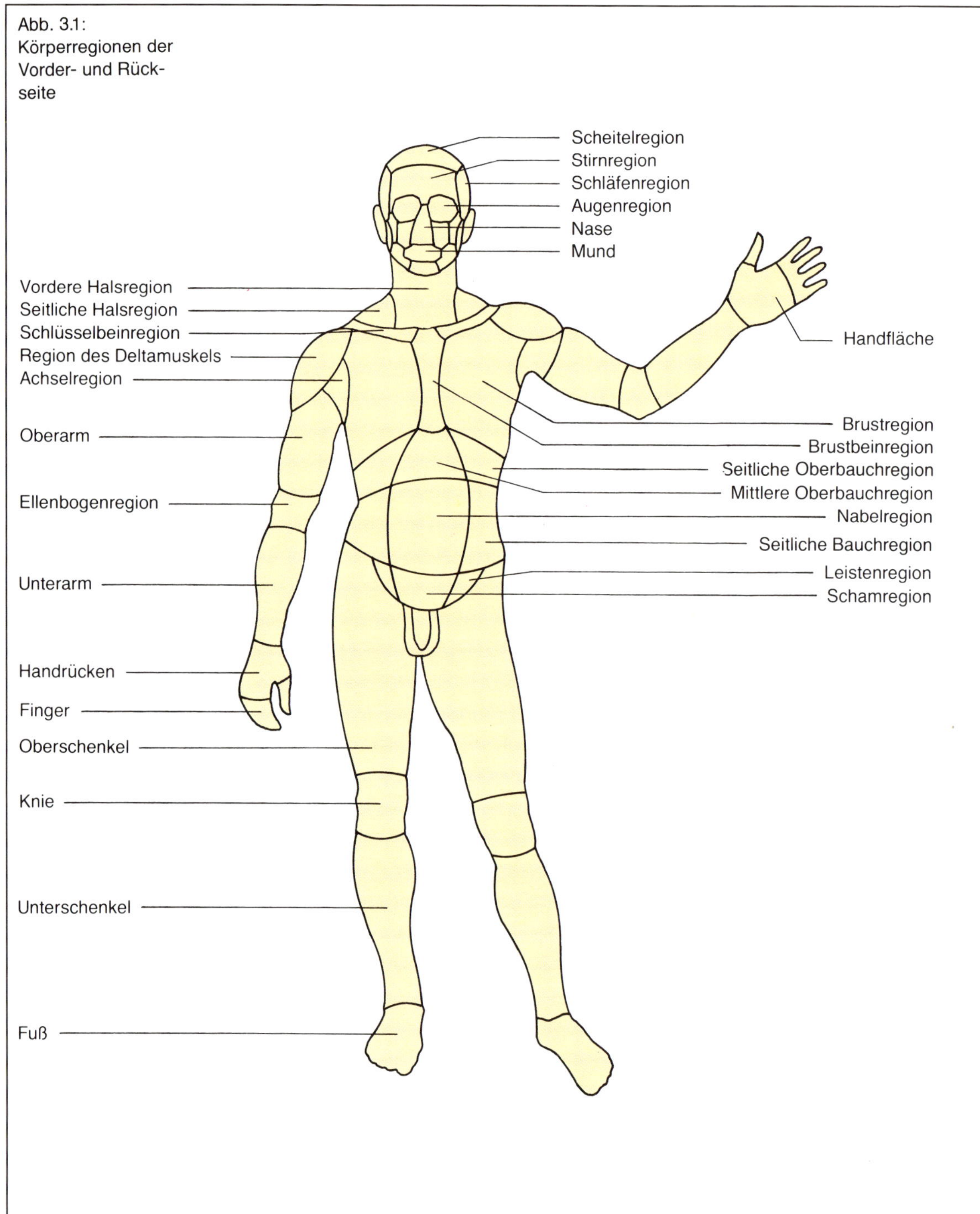

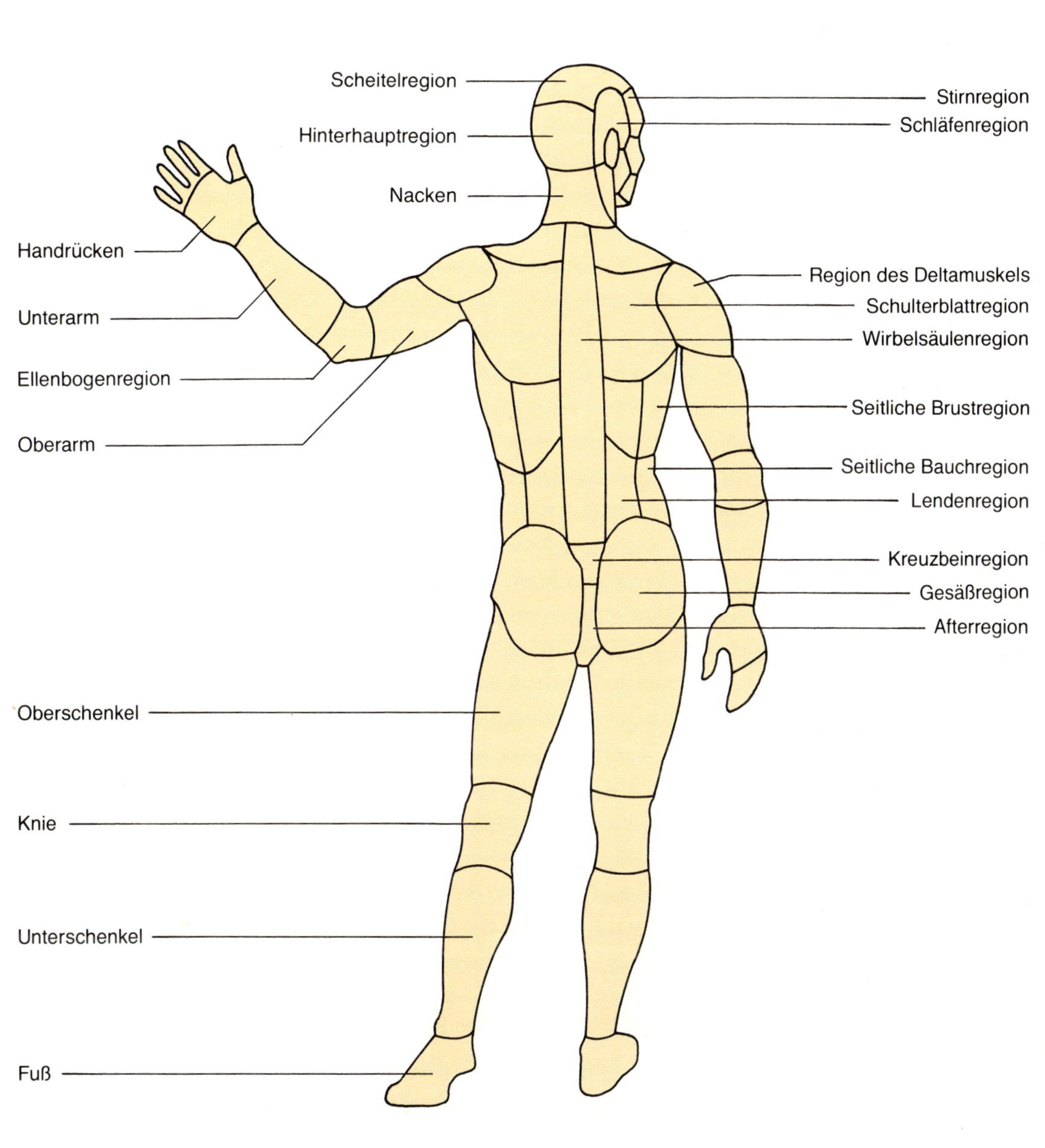
Scheitelregion
Hinterhauptregion
Nacken
Handrücken
Unterarm
Ellenbogenregion
Oberarm
Stirnregion
Schläfenregion
Region des Deltamuskels
Schulterblattregion
Wirbelsäulenregion
Seitliche Brustregion
Seitliche Bauchregion
Lendenregion
Kreuzbeinregion
Gesäßregion
Afterregion
Oberschenkel
Knie
Unterschenkel
Fuß

Abb. 3.2:
Achsen und Ebenen, Bewegungsrichtungen

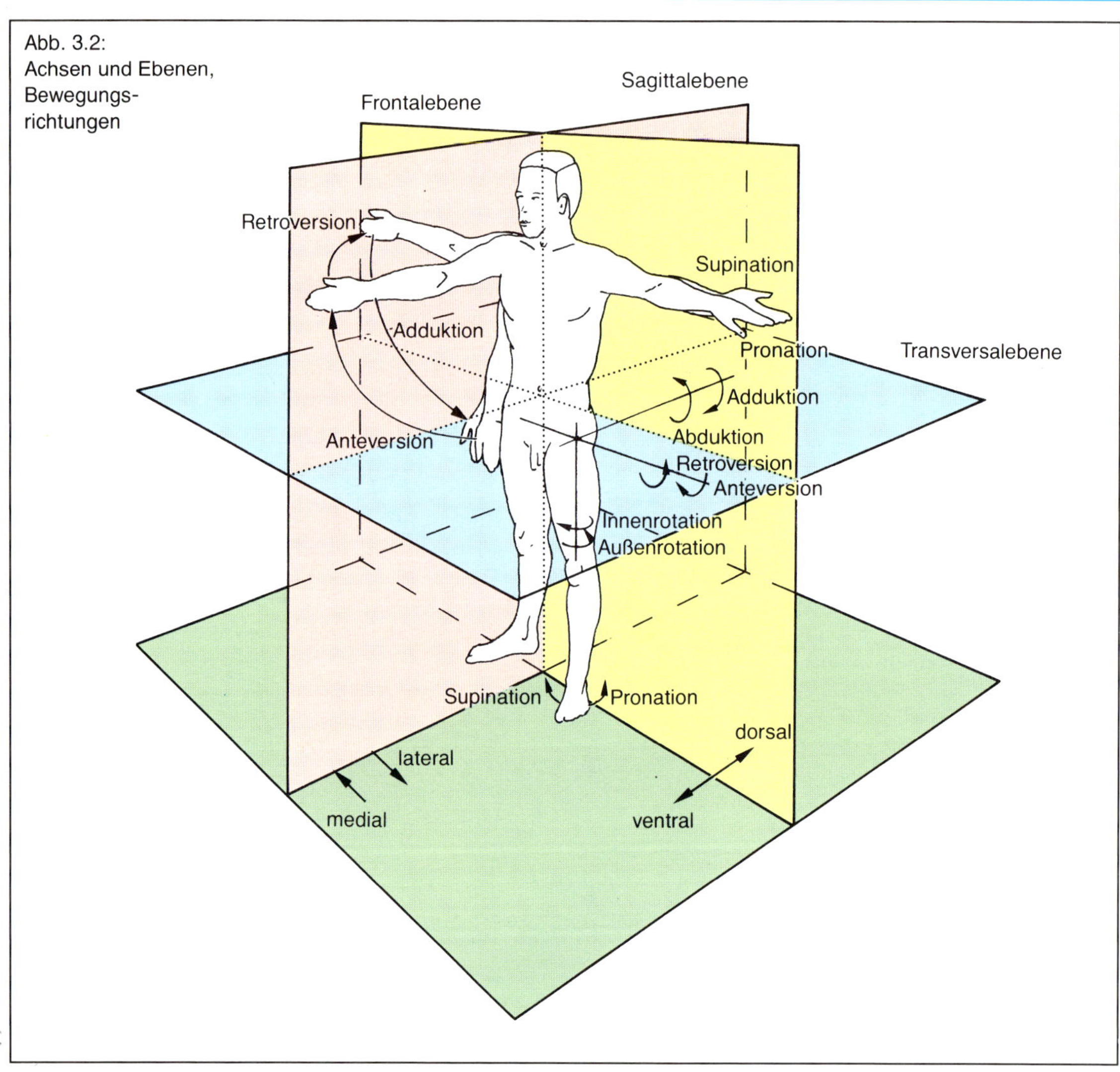

Wichtige Ebenen und Achsen	
Vertikalachse	– Längsachse des Körpers vom Scheitel zur Fußsohle
Transversalachse	– Querachse von links nach rechts
Sagittalachse	– von der Vorder- zur Hinterfläche des Körpers
Frontalebene	– Stirnebene
Transversalebene	– Horizontalebene
Sagittalebene	– Körperhalbierende oder dazu parallele Ebene. (Die mittlere Sagittalebene trennt den Körper in zwei symmetrische Hälften.)

Bewegungsrichtungen	
Flexion	— Beugung
Extension	— Streckung
Abduktion	— Abspreizen (Bewegung der Extremitäten zur Seite)
Adduktion	— Anlegen (Bewegung der Extremitäten zur Mitte)
Rotation	— Drehung um die Längsachse
Anteversion	— Bewegung der Extremitäten nach vorne
Retroversion	— Bewegung der Extremitäten nach hinten
Pronation	— Neigung der Handflächen nach unten bzw. der Fußsohle nach außen
Supination	— Drehung der Handflächen nach oben bzw. der Fußsohle nach innen

3.4 Zellehre

3.4.1 Allgemeine Zellehre

Die **Zytologie** (kytos gr. — Zelle; lat. cella) beschäftigt sich mit dem Aufbau und den Eigenschaften der Zellen. Zellen sind die **kleinsten selbständigen Funktionseinheiten** innerhalb des Organismus. Sie haben einen eigenen Stoffwechsel, d. h. sie nehmen Stoffe auf, verarbeiten sie und geben Endprodukte wieder ab. Sie können sich vermehren, sie können wachsen, sie sind in der Lage, Reize aufzunehmen und zu verarbeiten, und sie können sich bewegen.
Voraussetzungen für diese Zelleistungen sind eine weitgehend gleichbleibende Umgebung und die Versorgung der Zellen mit Nährstoffen und Sauerstoff sowie der Abtransport von Stoffwechselendprodukten.

Zelle — kleinste selbständige Funktionseinheit des Körpers mit allen Zeichen des Lebens.

Grundlegende Leistungen der Zelle:
- Stoffwechsel
- Wachstum
- Reizaufnahme und -verarbeitung
- Bewegung
- Fortpflanzung.

Die wesentlichen Bestandteile und Leistungen sind bei allen Zellen des Körpers gleich. Die Zellen können jedoch auf verschiedene Aufgaben spezialisiert sein. So verrichten Muskelzellen z. B. mechanische Arbeit, während Drüsenzellen Stoffe produzieren und absondern. Dabei weisen die Zellen in Größe, Form und Feinbau Unterschiede auf.

Größe einiger Körperzellen	
Eizelle	ca. 0,15 mm
rotes Blutkörperchen	ca. 0,007 mm
mittlerer Zelldurchmesser	ca. 0,005 mm bis 0,020 mm
Nervenzelle mit Nervenfortsätzen	bis über 1 m

3.4.2 Aufbau der Zelle

Alle Zellen bestehen aus einem **Zelleib (Zytoplasma)** und einem **Zellkern (Nukleus).** Zytoplasma und Zellkern bilden eine Einheit, die zur vollen Funktionsfähigkeit der Zelle erforderlich ist. Fehlt der Zellkern, wie etwa in den roten Blutkörperchen, so kann sich die Zelle nicht mehr vermehren.

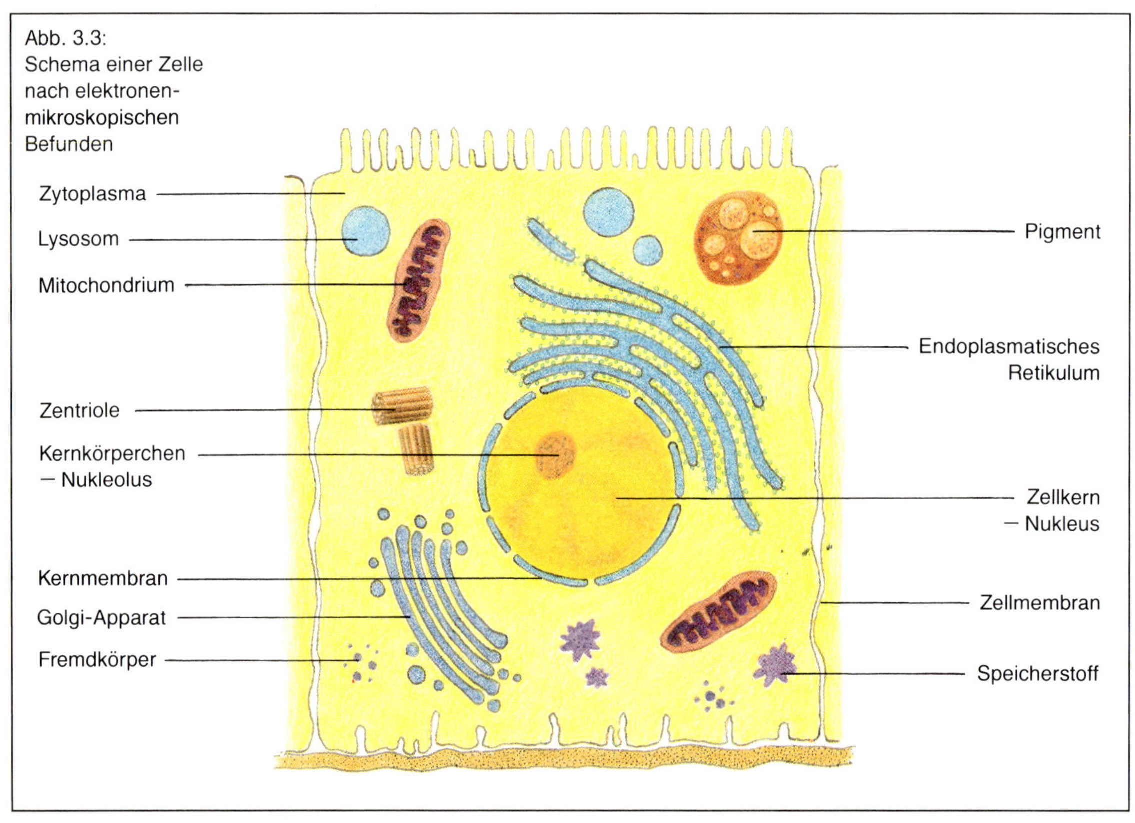

Abb. 3.3:
Schema einer Zelle nach elektronenmikroskopischen Befunden

Zytoplasma

Das Zytoplasma macht die Hauptmasse der meisten Zellen aus. Es ist von der **Zellmembran** umgeben, die den Stoffaustausch mit der Umgebung reguliert, so daß die Stoffkonzentrationen in der Zelle konstant bleiben. Im Zytoplasma kann man neben dem **Grundplasma** verschiedene **Zellorganellen** unterscheiden, die als kleine Zellorgane spezielle Aufgaben erfüllen. Zusätzlich enthalten manche Zellen noch **Metaplasma** und **Paraplasma.**

Zellorganellen Zu den Zellorganellen gehören Mitochondrien, endoplasmatisches Retikulum, Ribosomen, Lysosomen, Zentriolen und Golgi-Apparat.

Die **Mitochondrien** sorgen als Kraftwerke der Zelle für die Energiegewinnung. Auf dem Blutweg herantransportierte Nährstoffe werden in den Mitochondrien unter Sauerstoffverbrauch zu Kohlendioxid (CO_2) und Wasser (H_2O) abgebaut, wobei Energie für den Zellstoffwechsel freigesetzt wird. Die freiwerdende Energie wird in Form der chemischen Substanz Adenosintriphosphat (ATP) der Zelle für energieabhängige Prozesse zur Verfügung gestellt. Solch ein energieabhängiger Prozeß ist z. B. die Muskelarbeit. In Muskelzellen findet man deshalb besonders viele Mitochondrien.

Das **endoplasmatische Retikulum** (reticulum lat. — kleines Netz) ist ein netzartiges System von kleinen Röhren und Kanälen im Plasma. Es unterteilt das Zellinnere und dient dem Stofftransport.

Auf den Außenflächen der Röhren kann man oft kleine Körnchen erkennen. Dies sind **Ribosomen.** Sie enthalten Ribonukleinsäuren (RNS) und sind für den Eiweißaufbau in der Zelle verantwortlich.

Der nach dem Anatomen Golgi (1844–1926) benannte **Golgi-Apparat** besteht aus einem Lamellensystem, in dem Stoffe gespeichert werden können und von dem aus Stoffe aus der Zelle herausgeschleust werden. Der Golgi-Apparat enthält **Sekrete** (secernere lat. – absondern). Man findet ihn daher gehäuft in den Drüsenzellen des Körpers.

Die bläschenartigen **Lysosomen** (lysis gr. – auflösen) stellen eine Art Verdauungssystem der Zelle dar. Sie enthalten auflösende Enzyme, um aufgenommene Fremdpartikel, Zellbruchstücke oder zelleigene Abfallprodukte abzubauen.

Die **Zentriolen** (Polkörperchen, Zentrosomen, Zentralkörperchen) sind Strukturen im Zytoplasma, die bei der Zellteilung eine Rolle spielen, indem sie bei der Trennung der Chromosomen mitwirken.

Metaplasma Unter dem Begriff Metaplasma (meta gr. – zwischen) werden Myofibrillen, Neurofibrillen und Tonofibrillen zusammengefaßt. **Myofibrillen** sind verkürzbare Faserelemente in den Muskelzellen, die das Zusammenziehen des Muskels ermöglichen. **Neurofibrillen** dienen in den Nervenzellen der Erregungsleitung und **Tonofibrillen** sorgen als Faserelemente in Epithelzellen (siehe 3.5.1) für deren Zusammenhalt.

Paraplasma Leblose Zelleinschlüsse im Zytoplasma bilden das Paraplasma. Es kann sich dabei um Nährstoffe (z. B. Fetttropfen im Fettgewebe), Pigmente oder Fremdkörper (z. B. Tätowierungsstoffe) handeln.

Zellkern

Der Zellkern enthält die Erbinformationen der Zelle.
Durch die **Kernmembran** wird der Zellkern vom Zytoplasma getrennt. Poren in der Kernmembran dienen dem Stofftransport zwischen Kern und Zytoplasma.
Das **Chromatin** ist der mit basischen Farbstoffen färbbare Anteil des Kerns (chromos gr. – Farbe). Aus der Chromatinsubstanz gehen bei der Zellteilung die **Chromosomen** als fadenförmige Gebilde hervor. Die Chromosomen sind die Träger der Erbanlagen (Gene). Sie bestehen größtenteils aus **Desoxyribonukleinsäure (DNS).**
Der **Nukleolus** (Kernkörperchen) ist ein homogen aussehender runder Körper im Zellkern. Er stellt ein Stoffwechselzentrum dar und übt eine Schlüsselfunktion bei der Proteinsynthese aus. Im Nukleolus findet man vor allem **Ribonukleinsäure (RNS).**

Abb. 3.4: Übersicht der wichtigsten Zellstrukturen

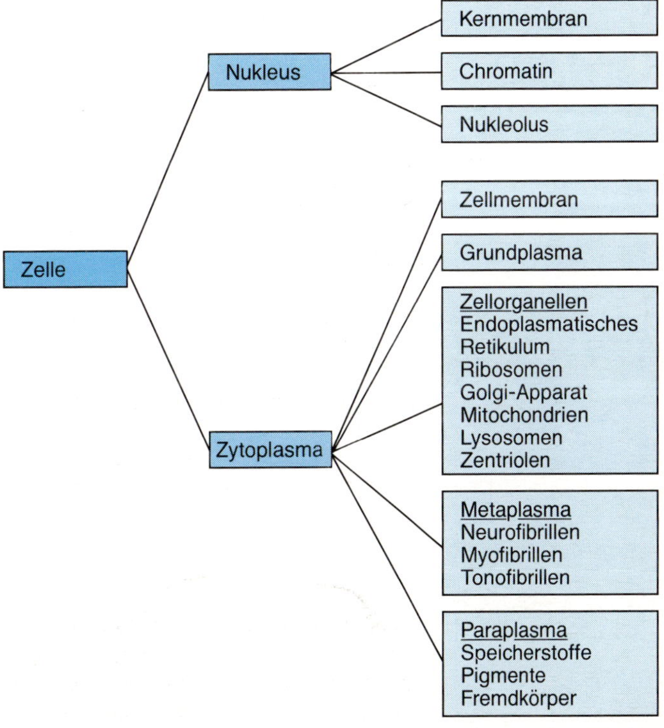

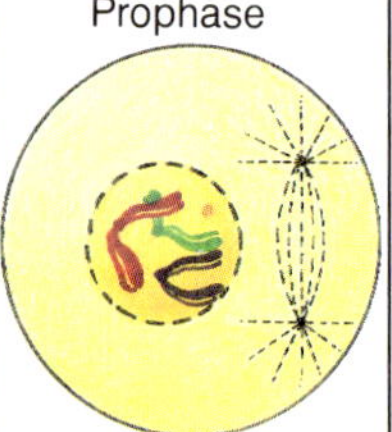
Prophase

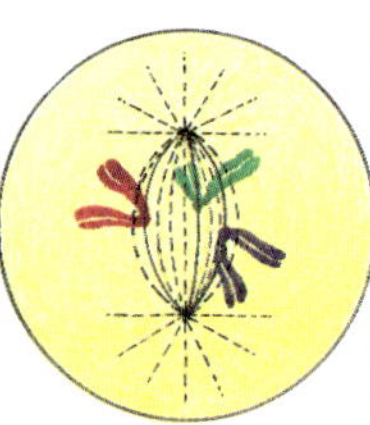

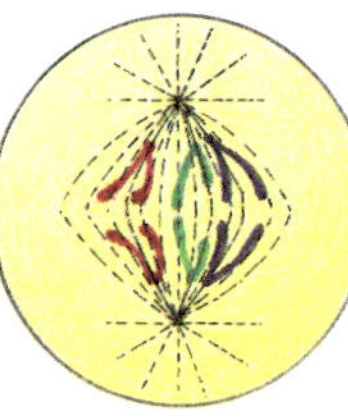
Metaphase

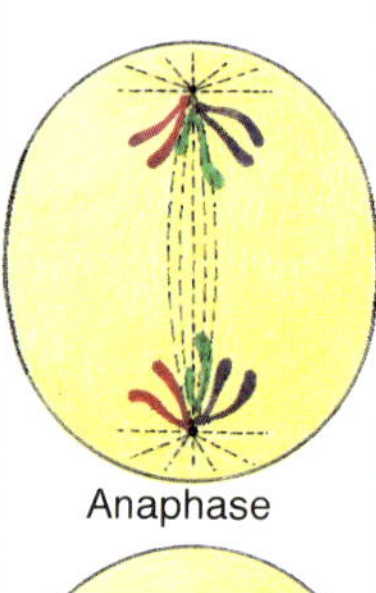
Anaphase

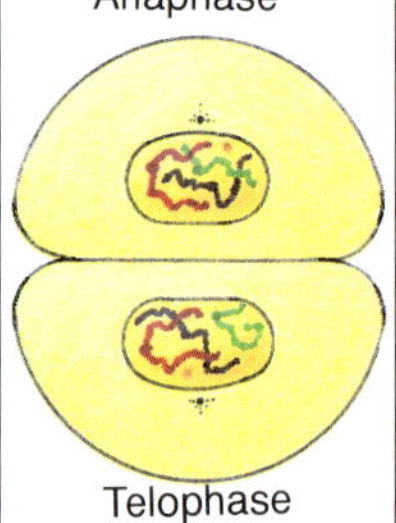
Telophase

3.4.3 Physiologie der Zelle

Zellteilung

Jede neue Zelle entsteht durch Teilung einer schon bestehenden Zelle. Die Teilung aller Zellen, mit Ausnahme der Ei- und Samenzellen bei der Reduktionsteilung (s. u.), wird **Mitose** genannt (mitos gr. – Faden), da die Chromosomen während der Zellteilung als fadenförmige Gebilde erkennbar werden. Dabei wird der Genbestand verdoppelt und dann gleichmäßig auf die Tochterzellen verteilt, so daß jede Tochterzelle den gleichen Genbestand wie die Mutterzelle hat.
Der Genbestand ist beim Menschen auf 46 Chromosomen verteilt, 2 Geschlechtschromosomen und 22 jeweils doppelt angelegten übrigen Chromosomen. Die Geschlechtschromosomen tragen die Bezeichnung X und Y. Das weibliche Geschlecht hat die Chromosomen XX und das männliche die Chromosomen XY.

Die Mitose verläuft in vier Phasen:

Prophase (pro gr. – vor) Die Kernmembran löst sich auf, der Nukleolus ist nicht mehr erkennbar. Dagegen werden die Chromosomen sichtbar. Sie sind der Länge nach gespalten, d. h. die Verdopplung der Erbanlagen hat bereits stattgefunden. Die doppelt angelegten Zentriolen trennen sich und wandern jeweils an entgegengesetzte Zellpole.

Metaphase (meta gr. – zwischen) Die Chromosomen ordnen sich in der Mitte sternförmig an. Von den Zentriolen ziehen Spindelfasern zu den einzelnen Chromosomen.

Anaphase (ana gr. – voneinander) Die jeweils gegenüberliegenden Chromosomen trennen sich und wandern zu den entgegengesetzten Zellpolen.

Telophase (telos gr. – Ende) Der Zellleib schnürt sich in der Mitte durch. Kernmembran und Nukleolus erscheinen wieder.

Ei- und Samenzellen führen eine andere Art der Teilung durch. Der normale doppelte Chromosomensatz mit 22 Chromosomenpaaren und 2 Geschlechtschromosomen (insgesamt 46 Chromosomen) wird halbiert. Jede Keimzelle erhält somit nur einen einfachen Chromosomensatz (insgesamt 23 Chromosomen). Man nennt dies eine **Reduktionsteilung** (reducere lat. – zurückführen, verringern) oder **Meiose** (meiosis gr. – Verringerung). Bei der Befruchtung entsteht durch Verschmelzung der zwei einfachen Chromosomensätze von Ei- und Samenzelle wieder ein doppelter Satz.

Bewegung

Zellbewegungen sind auf drei Arten möglich.
Die **amöboide Bewegung** dient der Fortbewegung einzelner Zellen. Sie ist z. B. für die aktive Ortsveränderung der weißen Blutkörperchen typisch. Sie wandern, indem sie ihre Zellform durch Zytoplasmaausstülpungen verändern. Die Zellen können dadurch aus dem Blutkreislauf in das Gewebe gelangen und sich dort fortbewegen.
Eine weitere Bewegungsart ist die **Flimmerbewegung** der Flimmerhaare, die sich z. B. als dichter Zellüberzug im Flimmerepithel der Luftwege befinden. Durch synchrone Bewegungen der Flimmerhaare können kleinere Fremdkörper aus dem Atemtrakt herausbefördert werden.
Die dritte Bewegungsart ist die **Bewegung der Muskelzellen.** Sie ermöglicht die Körperbewegungen durch die Muskulatur.
Allen drei Bewegungsarten liegt derselbe Mechanismus zugrunde. In den Zellen befinden sich **Myofibrillen,** die sich durch Zusammenziehen verkürzen können und so die Bewegungen durchführen.

Stoffwechsel

Die vielfältigen Stoffwechselleistungen der Zelle lassen sich in einen Baustoffwechsel und einen Betriebsstoffwechsel unterteilen.
Durch den Verdauungsvorgang im Körper wird die aufgenommene Nahrung in ihre Bestandteile zerlegt und über den Blutweg zu den einzelnen Körperzellen transportiert.
Im **Baustoffwechsel** der Zellen werden die Nährstoffe dann zum Aufbau körpereigener Produkte wie z. B. Zellbausteine verwendet. Die für diese Prozesse benötigte Energie wird im **Betriebsstoffwechsel** gewonnen, indem Nährstoffe und nicht mehr benötigte körpereigene Stoffe zu den Endprodukten Kohlendioxid (CO_2) und Wasser (H_2O) abgebaut werden.
Für die meisten Stoffwechselvorgänge werden **Enzyme** benötigt. Dies sind Eiweiße, die den Ablauf chemischer Reaktionen beschleunigen.

Stoffaufnahme und -abgabe

Die Aufnahme fester ungelöster Partikel durch die Zelle wird **Phagozytose** genannt. Die Zelle umfließt den Fremdkörper und bildet eine Zellmembrantasche, die dann abgeschnürt als **Vakuole** im Zellinnern liegt. Der Fremdkörper kann in der Zelle gespeichert oder abgebaut werden.
Sekretion ist die Bildung und Abgabe zellspezifischer, eigens zur Ausscheidung vorgesehener Stoffe. Während der Proteinanteil der Sekrete in den Ribosomen gebildet wird, dient der Golgi-Apparat der weiteren Zubereitung, Speicherung und Abgabe der Sekrete.

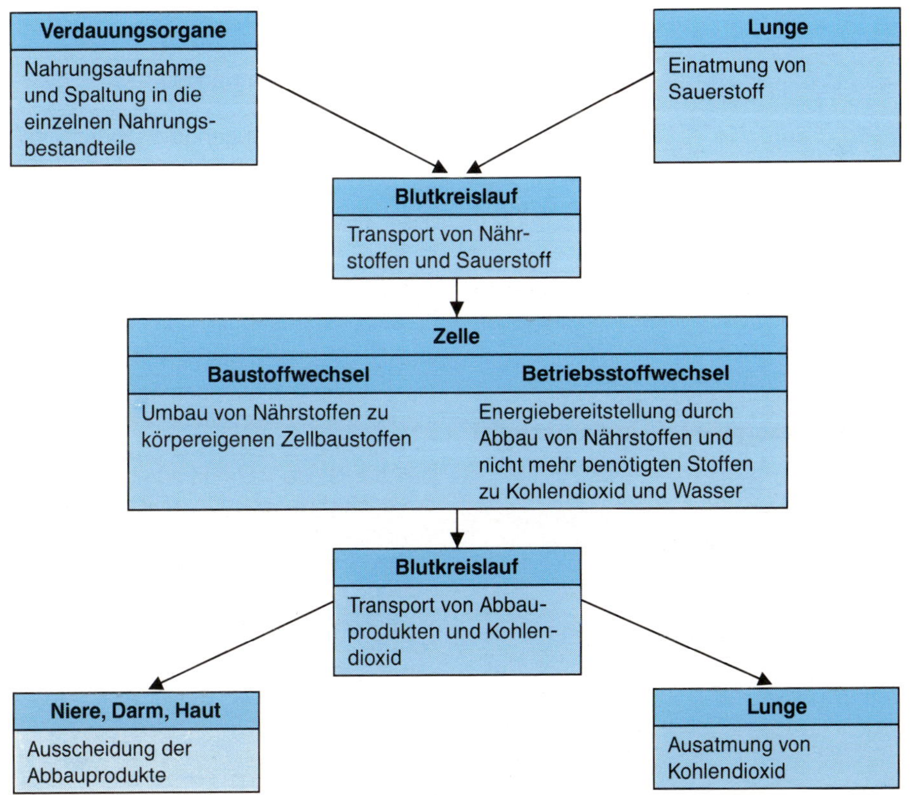

Abb. 3.5: Zentrale Stellung des Zellstoffwechsels im Gesamtstoffwechsel

3.5 Gewebelehre

Die Zellen sind im menschlichen Organismus zu übergeordneten Einheiten zusammengeschlossen, den Geweben.

> Gewebe – Verband gleichartig aufgebauter Zellen mit gleichen Funktionen.

Man unterscheidet folgende vier Grundgewebe:

- Epithelgewebe
- Binde- und Stützgewebe
- Muskelgewebe
- Nervengewebe.

3.5.1 Epithelgewebe

Epithelgewebe (epi gr. – auf; thelos gr. – Hülle) bedeckt innere und äußere Oberflächen. So findet man Epithel auf der Außenhaut (Epidermis), im Magen-Darm-Trakt, in den Harnwegen und als innere Auskleidung der Gefäße (Endothel) und Körperhöhlen.

Aufgaben

Epithelgewebe kann verschiedene Aufgaben erfüllen. So übt es eine **Schutzfunktion,** aus, indem es Körperoberflächen vor Austrocknung bewahrt und das Eindringen von Bakterien und anderen Mikroorganismen in den Körper verhindert.
Weiter ermöglicht das Epithel insbesondere im Darmbereich eine **Stoffaufnahme (Resorption).** Eine **Stoffabgabe (Sekretion)** erfolgt im Drüsengewebe. Drüsen sind Gruppen von Epithelzellen, die für den Körper nützliche Flüssigkeiten (Sekrete) absondern, wie z. B. die Verdauungssäfte.
Das Epithelgewebe kann außerdem Reize aufnehmen. Die **Reizaufnahme** wird durch besondere Sinnesepithelien möglich.

Nach den verschiedenen Aufgaben unterscheidet man drei Arten von Epithelgewebe:

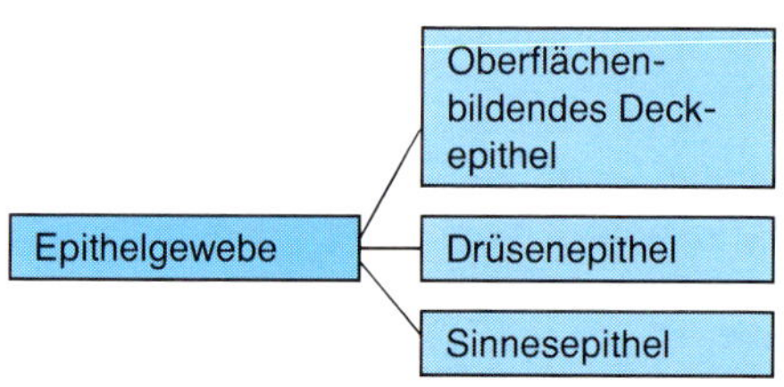

Oberflächenbildendes Deckepithel

Das oberflächenbildende Deckepithel teilt man nach **Form, Anordnung** und **Oberflächengestaltung** der einzelnen Zellen ein.
Nach der Form unterscheidet man Plattenepithel, kubisches Epithel (cubus lat. – Würfel) und Zylinderepithel. Die einzelnen Zellen sind einschichtig, mehrschichtig oder mehrreihig angeordnet. Zusätzlich unterscheidet man noch die besondere Anordnung im Übergangsepithel. Die Zelloberflächen können durch feine Vorstülpungen **(Mikrovilli)** vergrößert oder durch bewegliche Flimmerhaare funktionell umgeformt sein.

Formen, Anordnungen und Oberflächengestaltungen von Epithelzellen

Einschichtiges Plattenepithel

Gut durchlässig für Gase (Lunge) und lösliche Stoffe (Blutgefäße), dient der Auskleidung innerer Oberflächen.
Vorkommen: z. B. Alveolarepithel der Lunge, Endothel der Blut- und Lymphgefäße, Auskleidung des Bauchfells, Brustfells, Herzbeutels und der Gelenkhöhlen

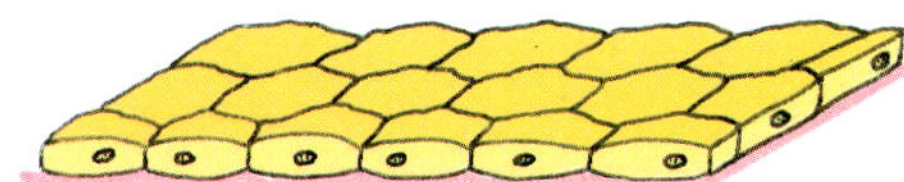

Kubisches Epithel

Würfelartige Zellen, z. B. in den Harnkanälchen der Nieren

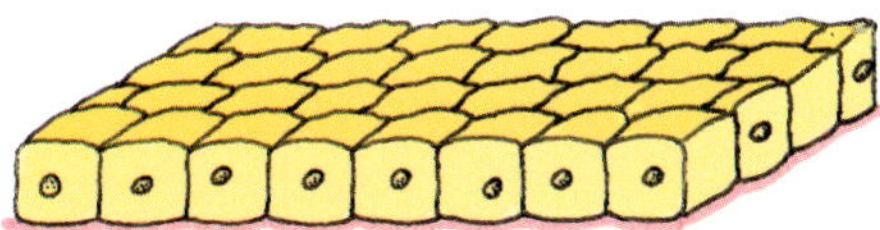

Einschichtiges Zylinderepithel

Dient der Resorption oder Sekretion.
Vorkommen: Darm, Gallenblase und Atemwege

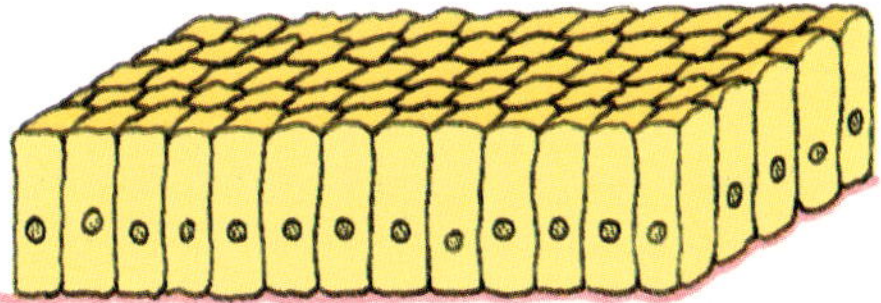

Mehrreihiges Epithel

Alle Zellen sitzen auf einer gemeinsamen bindegewebigen Basalmembran, aber nicht jede Zelle erreicht die Oberfläche. Die untere Zellreihe stellt die Ersatzzellen (Regeneration).
Vorkommen: z. B. Flimmerepithel der Atemwege

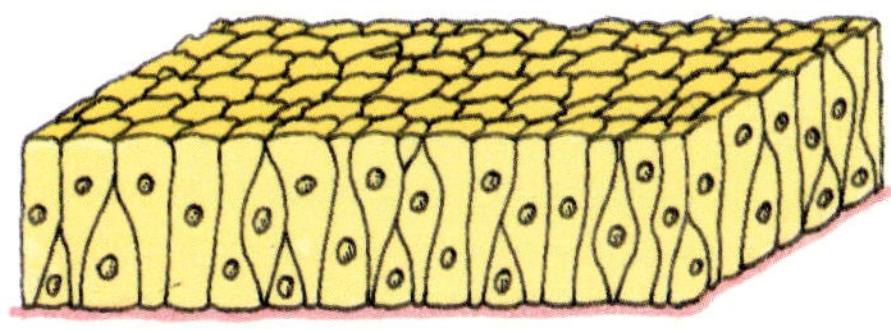

Übergangsepithel

Die oberste Zellage besteht aus großen, zum Teil mehrkernigen Deckzellen. Das Übergangsepithel findet sich in Organen mit erheblichen Volumenschwankungen.
Vorkommen: Harnwege

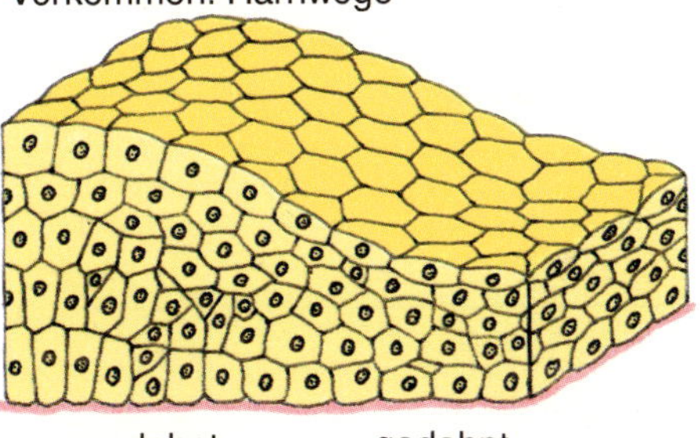

ungedehnt gedehnt

Verhorntes mehrschichtiges Plattenepithel

Die unteren Zellen dienen der ständigen Erneuerung. Die neugebildeten Zellen wandern zur Oberfläche, sterben dort ab, verlieren ihren Kern und werden schließlich als Hornschuppen abgestoßen.
Vorkommen: von wenigen Schleimhautstellen abgesehen nur in der **äußeren Haut**

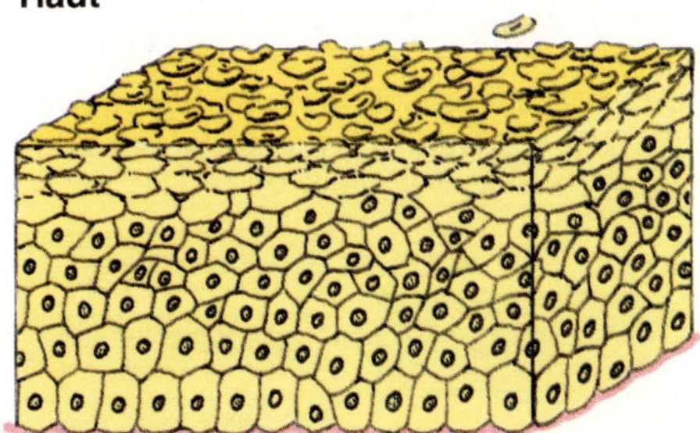

Unverhorntes mehrschichtiges Plattenepithel

Die Zellkerne sind im Gegensatz zum verhornten Plattenepithel bis in die obersten Schichten erhalten, d. h. auch die Zellen an der Oberfläche sind noch vital.
Vorkommen: **Schleimhäute** der Mundhöhle, Speiseröhre, Scheide u. a.

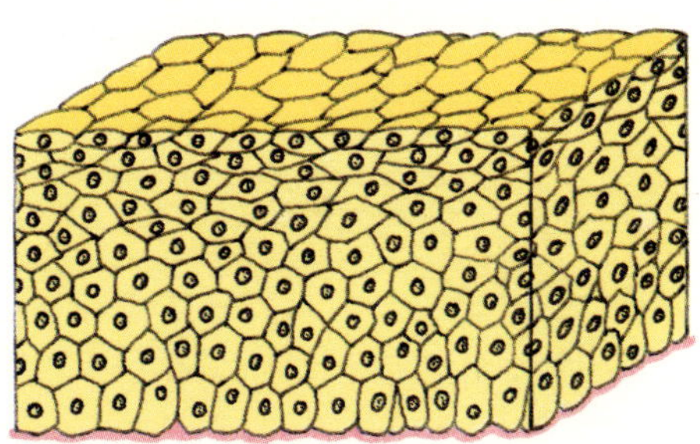

Mikrovilli

Feine Vorstülpungen, die der Oberflächenvergrößerung dienen und dadurch die Stoffaufnahme (Resorption) erleichtern.
Vorkommen: Darmepithel, Harnkanälchen in den Nieren

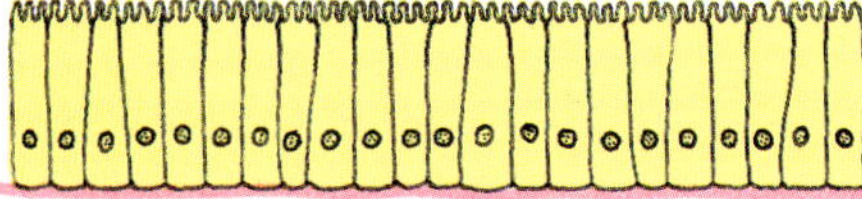

Flimmerhaare

Die Flimmerhaare sind zur aktiven Bewegung fähig und können einen Flüssigkeitsstrom erzeugen.
Vorkommen: z. B. Atemwege, Eileiter

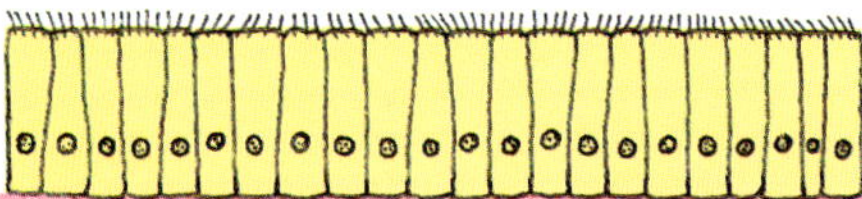

Abb. 3.6: Schleimbildende Becherzellen im Zylinderepithel

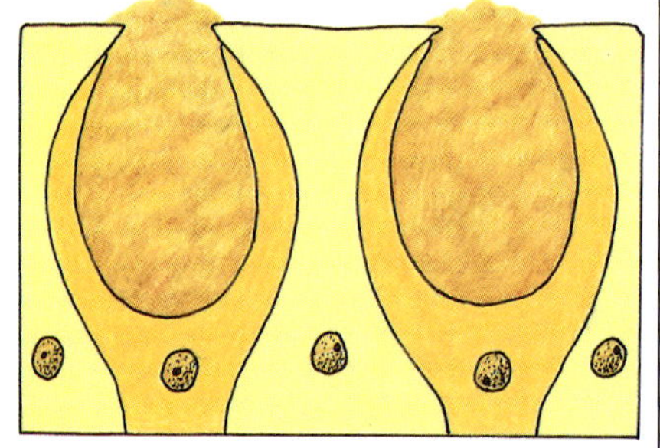

Abb. 3.7: Schematischer Aufbau einer exokrinen Drüse

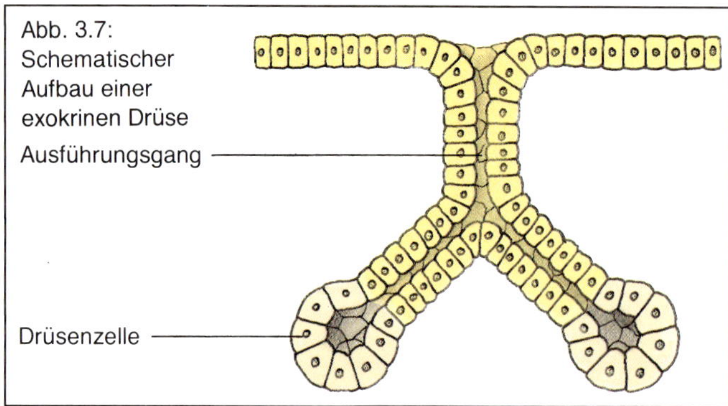

Drüsenepithel

Drüsen sind Organe mit spezialisierten Epithelzellen. Sie bilden vom Körper benötigte Flüssigkeiten, die sogenannten **Sekrete.**
Einfaches Beispiel für sekretbildende Zellen sind die schleimbildenden **Becherzellen,** wie man sie im Zylinderepithel des Darms und im Flimmerepithel der Atemwege findet. Die Drüsenzelle sitzt zwischen den anderen Epithelzellen.
Bei den aus mehreren Zellen zusammengesetzten Drüsen unterscheidet man nach dem Transportweg, auf dem die Drüsenprodukte in den Körper gelangen, exokrine und endokrine Drüsen.
Exokrine Drüsen haben einen Ausführungsgang, über den ihr Sekret auf innere und äußere Körperoberflächen gelangt. Beispiele hierfür sind die Schweiß-, Duft- und Talgdrüsen der äußeren Haut, die Tränendrüsen und die Drüsen des Magen-Darm-Traktes, Atemtraktes und Genitaltraktes.

Endokrine Drüsen haben keinen Ausführungsgang. Ihre Produkte (Hormone) gelangen über den Blutkreislauf in den ganzen Körper. Wichtige endokrine Drüsen sind die Hirnanhangsdrüse (Hypophyse), die Schilddrüse, der Inselzellapparat der Bauchspeicheldrüse (wichtig für den Blutzuckerspiegel), die Nebennieren und die Keimdrüsen. Alle endokrinen Drüsen zusammen bilden das Hormonsystem, das auch als endokrines System bezeichnet wird.

3.5.2 Binde- und Stützgewebe

Unter dem Begriff Binde- und Stützgewebe faßt man drei Gewebearten zusammen.

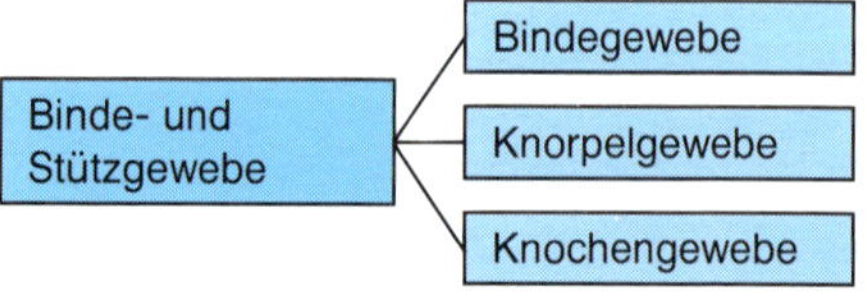

Aufgaben

Das Binde- und Stützgewebe erfüllt **mechanische Aufgaben** als Organkapsel und Bindegewebegerüst in den Organen, als Verbindungselement (Sehne) zwischen Muskeln und Knochen und schließlich als Stützgewebe in Form von Knorpel, Knochen oder Zahnbein.

In den Spalträumen des lockeren Bindegewebes sind große Mengen Wasser gespeichert. Somit wird der **Wasserhaushalt** in starkem Maß durch das lockere Bindegewebe beeinflußt.

Im Fettgewebe erfolgt die **Speicherung** von energiereichen Einlagerungen.

Das Bindegewebe dient ferner der **körpereigenen Abwehr** und erfüllt wichtige Aufgaben bei der **Wundheilung** (z. B. Narbenbildung).

Aufbau

Binde- und Stützgewebe kann man nach den Zellen und der umgebenden Zwischenzellsubstanz (Interzellularsubstanz) unterscheiden.

Es gibt nicht bewegliche, also ortsständige Zellen und frei bewegliche Zellen. Ortsständige Zellen sind zum Beispiel die Knorpel- und Knochenzellen. Die frei beweglichen Zellen dienen der körpereigenen Abwehr.

Die Zwischenzellsubstanz enthält Fasern in einer Grundsubstanz, die dem Stoffaustausch zwischen Zellen und Blut dient. Die Fasern können netzartig verflochten sein, um z. B. eine Basalmembran für Epithelgewebe zu bilden, oder sie können zu reißfesten Strängen gebündelt sein, wie etwa bei Sehnen.

Bindegewebe

Embryonales Bindegewebe (Mesenchym)

Grundgewebe, aus dem die Zellen der Binde- und Stützgewebe hervorgehen.

Retikuläres Bindegewebe (reticulum lat. – Netz)

Dieses netzartig verknüpfte Gewebe bildet unter anderem das Grundgerüst von Milz, Lymphknoten, Tonsillen und Knochenmark. Aufgaben sind körpereigene Abwehr und Blutbildung. Retikulumzellen können durch **Phagozytose** Stoffe aufnehmen und speichern. Außerdem können sie sich selbständig machen und als freie Zellen in den Blut- und Lymphstrom einwandern. Die Retikulumzellen und die Endothelzellen (Wandzellen) von Milz, Lymphknoten, Knochenmark und den Leberkapillaren bilden zusammen das **Retikulo-endotheliale System (RES).** Damit wird die gemeinsame Funktion dieser Zellen zur Stoffspeicherung, Phagozytose und Bildung von Abwehrstoffen hervorgehoben.

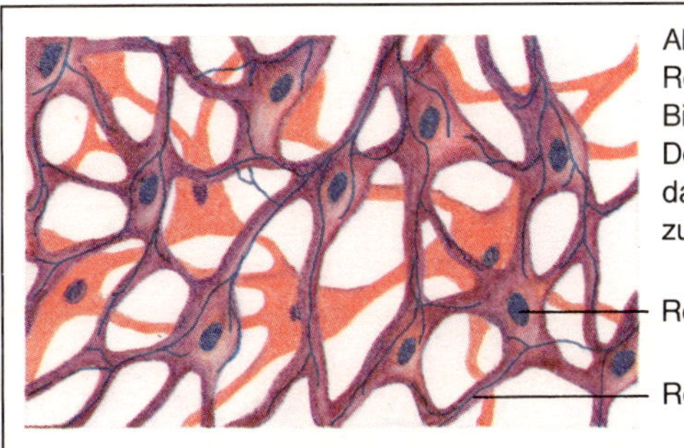

Abb. 3.8: Retikuläres Bindegewebe: Deutlich ist das Raumgitter zu erkennen

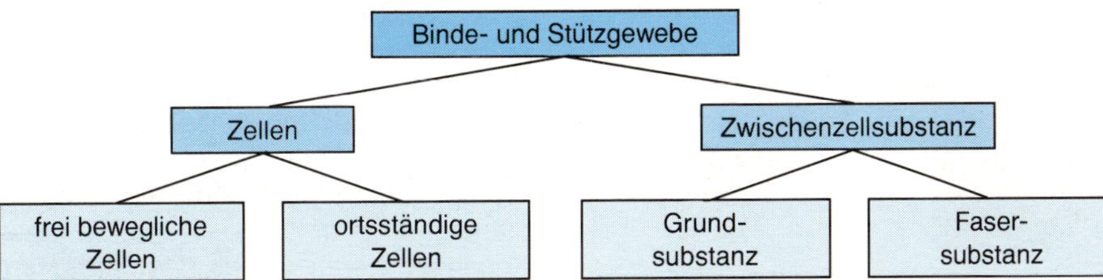

Fettgewebe

Sonderform des retikulären Bindegewebes mit hohem Fettgehalt. Das Fettgewebe dient in Form von **Speicherfett** als Energievorrat und in Form von **Baufett** als druckelastisches Polster (z. B. schützende Fettkapsel der Nieren, Druckpolster der Fußsohlen). Durch die guten Isoliereigenschaften bietet Fettgewebe einen guten **Wärmeschutz.**

Abb. 3.9: Fettgewebe: Der Fettanteil ist weiß dargestellt

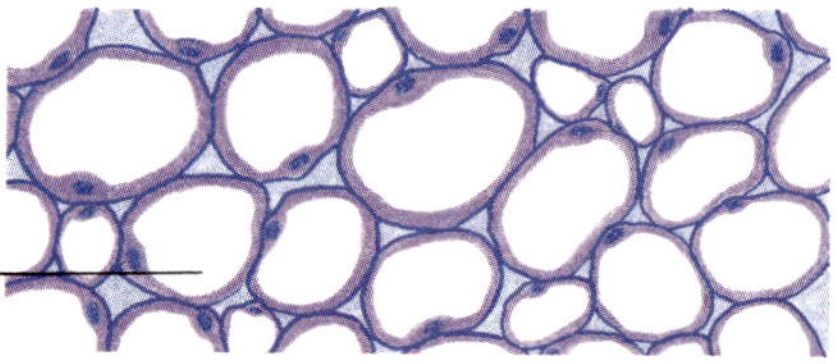

Einzelne Fettzelle

Lockeres Bindegewebe

Im Körper stark verbreitetes Gewebe, das als lockere, faserige Füllsubstanz die Organe miteinander verbindet und eine Verschiebbarkeit der einzelnen Bestandteile ermöglicht.

Straffes Bindegewebe

Durch einen hohen Faseranteil besonders zugfestes Gewebe. Man findet es daher in Sehnen, Bändern, Organkapseln und Muskelscheiden (Muskelfaszien).

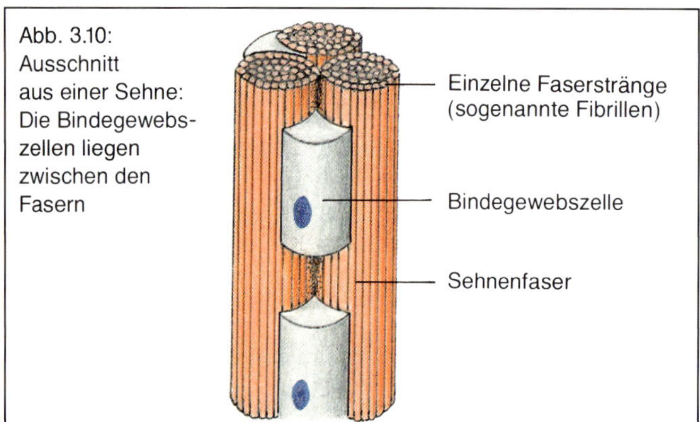

Abb. 3.10: Ausschnitt aus einer Sehne: Die Bindegewebszellen liegen zwischen den Fasern

Knorpelgewebe

Knorpelgewebe ist druck- und biegungselastisch. Daher findet man es an Stellen hoher mechanischer Beanspruchung. Die Knorpelzellen werden als **Chondrozyten** bezeichnet. Nach der Gestaltung der Zwischenzellsubstanz lassen sich hyaliner Knorpel, elastischer Knorpel und Faserknorpel unterscheiden.

Hyaliner Knorpel Die Fasern des hyalinen Knorpels sind so in die Grundsubstanz eingelagert, daß ein glasartiges Aussehen entsteht (hyalos gr. — Glas).
Hyaliner Knorpel kommt häufig vor. Er sorgt im Gelenkbereich für ein fast reibungsloses Gleiten der Knochenenden, ermöglicht im Rippenbereich die zum Atmen erforderliche Beweglichkeit des Brustkorbs und gibt Nase sowie Luftröhre die notwendige Form für einen ungehinderten Luftstrom bei der Atmung.

Elastischer Knorpel Hier sind zahlreiche elastische Fasern enthalten, so daß dieser Knorpel besonders biegsam ist. Man findet ihn in der Ohrmuschel und im Kehldeckel.

Faserknorpel Er enthält weniger Zellen als die beiden anderen Knorpelarten, dafür aber zahlreiche Faserbündel. Dadurch ist dieser Knorpel besonders druckbeständig. Er befindet sich z. B. in den besonders druckbelasteten Zwischenwirbelscheiben der Wirbelsäule und in den Knorpeln (Menisken) des Kniegelenkes.

Knochengewebe

Knochengewebe ist neben Zahnbein und Zahnschmelz die härteste Körpersubstanz. Es besteht aus organischen Anteilen (Zellen und Fasern), in die anorganische Bestandteile (z. B. Calcium, Phosphat, Magnesium) eingelagert sind. Dadurch erhält der Knochen seine Festigkeit gegen Zug, Druck, Biegung und Verdrehung. Der Knochen befindet sich in ständigem Auf-, Ab- und Umbau. Knochenbildende Zellen **(Osteoblasten;**

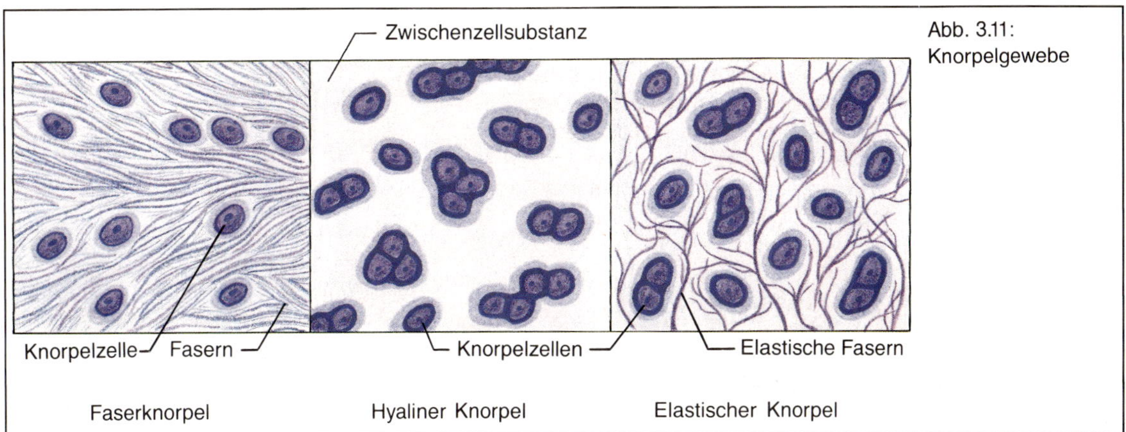

Abb. 3.11: Knorpelgewebe

blastein gr. – hervorbringen) produzieren Knochengrundsubstanz. In fertig ausgebildeter Knochengrundsubstanz entwikkeln sich die Osteoblasten zu nicht mehr teilungsfähigen **Osteozyten**. Zum Umbau des Knochens sind zusätzlich knochenabbauende Zellen erforderlich, die **Osteoklasten.**

Aufbau Knochengewebe des erwachsenen Menschen zeigt im Mikroskop ein geordnetes, lamellenartiges Strukturbild und wird deshalb als **Lamellenknochen** bezeichnet. Der Lamellenknochen besitzt als kleinste Baueinheit das **Osteon** (osteon gr. – Knochen).

Ein **Osteon** oder **Havers'sches System** besteht aus einem zentralen kleinen Blutgefäß (Havers'sches Gefäß) und kreisförmig geschichteten Knochenlamellen.

Die sogenannten **Volkmann'schen Kanäle** verbinden die Gefäßkanäle der Osteone miteinander. Insgesamt ist der Lamellenknochen aus einer Vielzahl von Osteonen aufgebaut.

An den langen **Röhrenknochen** der Gliedmaßen unterscheidet man den Schaft (**Diaphyse**) und die Gelenkenden (**Epiphysen**). Die im Wachstumsalter zwischen Epiphyse und Diaphyse gelegene Längenwachstumszone heißt **Metaphyse.**

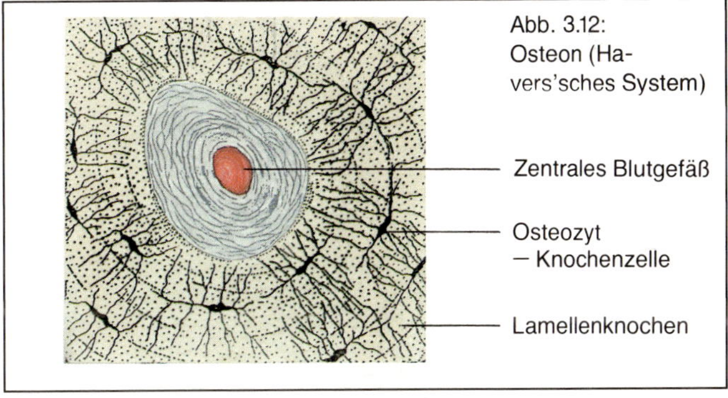

Abb. 3.12: Osteon (Havers'sches System)

Die Oberfläche des Knochens ist von einem umhüllenden derben Bindegewebe bedeckt, dem **Periost** (peri gr. – um, herum; os lat. – Knochen). Vom Periost erfolgt die Neubildung von Knochensubstanz und die Ernährung des Knochens. Zusätzlich enden im Periost Schmerzfasern.

Die Wand des Knochens besteht im Schaftbereich aus einer dichten Knochenmasse, die als **Kompakta** oder **Kortikalis** bezeichnet wird (cortex lat. – Rinde). Im Innern des Knochens ist die **Markhöhle.** Sie enthält das Knochenmark. An den Gelenkenden ist das Innere des Knochens mit einem feinen Gitterwerk von Knochenbälkchen ausgefüllt, das im Aussehen einem Schwamm ähnelt und deshalb als **Spongiosa** bezeichnet wird (spoggia gr. – Schwamm). Die einzelnen, fachwerkähnlich zusammengesetzten Spongiosabälkchen fangen die auf ein Gelenk wirkenden Druck- und Zugkräfte auf und leiten sie auf die feste Wand der Kompakta ab. Durch diese Konstruktion erhält der Knochen bei geringem Gewicht ein Höchstmaß an mechanischer Festigkeit.

Abb. 3.13: Längsschnitt durch den Röhrenknochen eines Erwachsenen

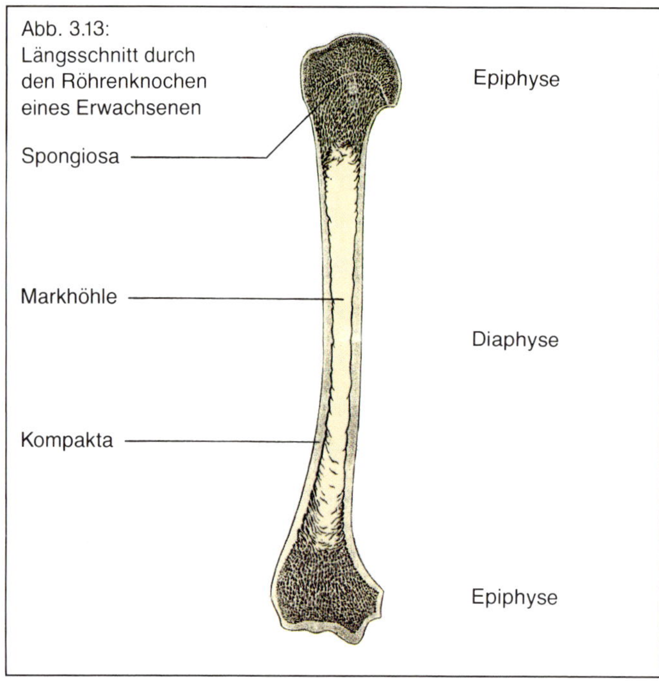

Abb. 3.14: Darstellung der Spongiosa im Oberschenkelknochen

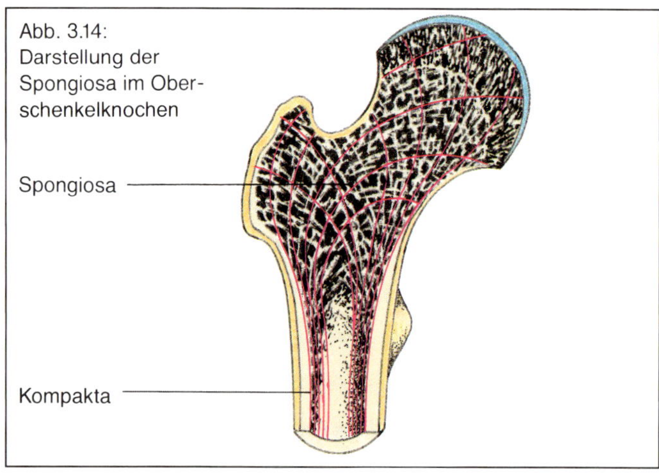

3.5.3 Muskelgewebe

Muskeln (musculus lat. – kleine Maus) bestehen aus einzelnen Muskelzellen, die sich zusammenziehen (kontrahieren) können. Dadurch werden Bewegungen z. B. des Skeletts und der Eingeweide möglich.
Nach feingeweblichem Aufbau und Funktion unterscheidet man quergestreifte Muskulatur, glatte Muskulatur und Herzmuskulatur.

Quergestreifte Muskulatur Sie bildet den aktiven Teil des Bewegungsapparates und wird auch als **Skelettmuskulatur** bezeichnet. Die kleinste Baueinheit der quergestreiften Muskulatur ist die **Muskelfaser.** Dies ist eine vielkernige Zelle. Die Kerne liegen am Rand, den Zellleib füllen Myofibrillen aus. Die Myofibrillen führen die Kontraktion (contrahere lat. – zusammenziehen) durch, indem ihre Eiweißmoleküle Aktin und Myosin ineinandergleiten. Durch die parallele Anordnung der Eiweißmoleküle entsteht die charakteristische, im Mikroskop erkennbare Querstreifung.
Die Muskelfasern werden durch Bindegewebe zu Bündeln zusammengefaßt. Mehrere Muskelfaserbündel bilden einen Muskel.
Die quergestreifte Muskulatur arbeitet rasch und ist sehr leistungsfähig. Sie ist dem Willen unterworfen und wird deshalb auch als willkürliche Muskulatur bezeichnet.

Glatte Muskulatur Bei glatter Muskulatur ist keine Querstreifung sichtbar. Sie befindet sich überall dort, wo es nicht auf eine schnelle Kontraktion, sondern auf eine langandauernde Muskelarbeit ankommt. So kommen glatte Muskeln unter anderem im Verdauungstrakt, in den harnableitenden Wegen, den Blutgefäßen, den tiefen Atemwegen sowie an Haaren und Drüsen vor. Die Bewegungen des glatten Muskelgewebes unterliegen nicht dem Willen, sondern unterstehen dem unwillkürlichen vegetativen Nervensystem.

Herzmuskulatur Diese Muskulatur nimmt eine Sonderstellung ein. Sie ist quergestreift, unterliegt aber nicht dem Willen. Die Zellen sind zu einem Netzwerk verbunden, und die Zellkerne liegen jeweils in der Zellmitte.

Abb. 3.15: Schema der quergestreiften Muskulatur, links gedehnt, rechts zusammengezogen.

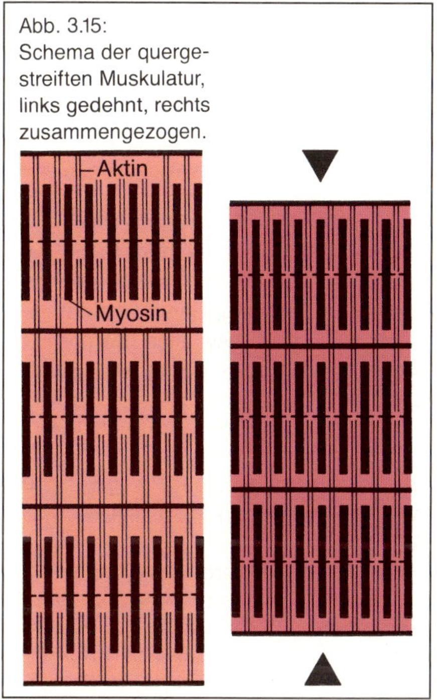

Abb. 3.16: Aufbau eines Muskels

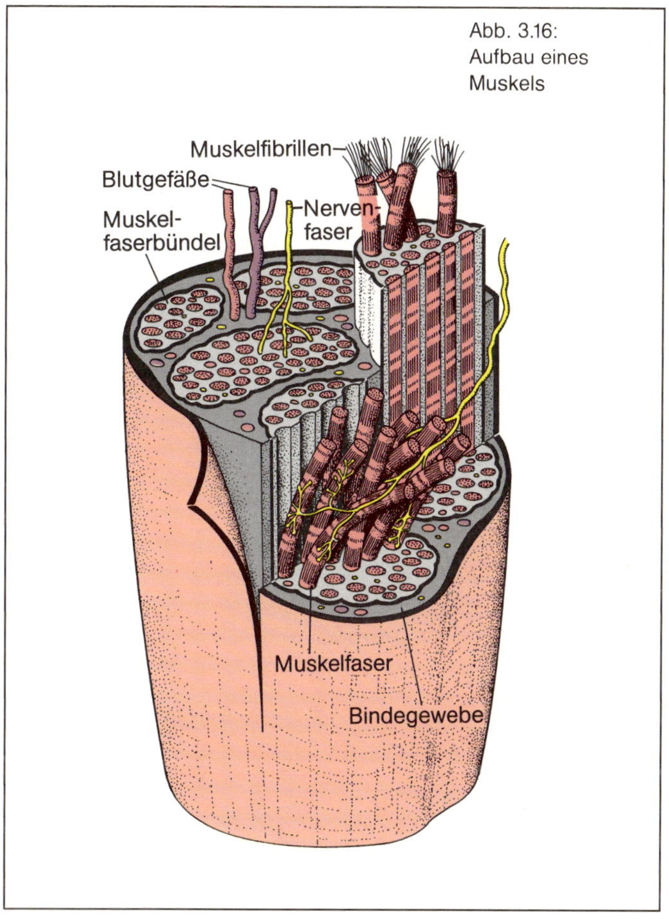

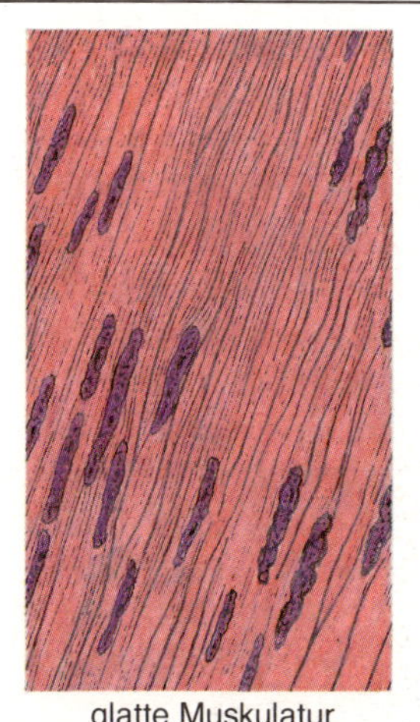

glatte Muskulatur

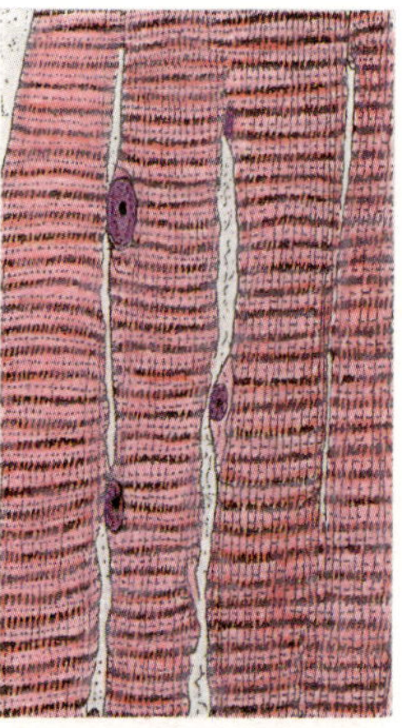

quergestreifte Muskulatur

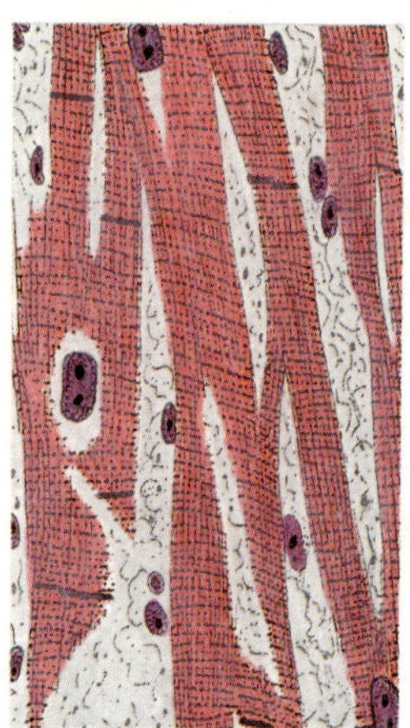

Herzmuskulatur

Abb. 3.17: Übersicht der verschiedenen Muskelgewebearten

3.5.4 Nervengewebe

Das Nervengewebe dient der Nachrichtenübermittlung im Körper. Es ist zur Reizaufnahme und anschließenden Weiterleitung und Verarbeitung befähigt.

Es besteht aus Nervenzellen **(Neurozyten)** sowie Stütz- und Hüllzellen, den sogenannten **Neurogliazellen** (neuron gr. – Nerv; glia gr. Leim). Nervenzellen können Erregungen mit ihren Fortsätzen über eine weite Strecke leiten. Die Erregungsaufnahme erfolgt entweder durch einen oder mehrere **Dendriten.** Der bildliche Name Dendrit (dendron gr. – Baum) ist eine plastische Bezeichnung dieser manchmal baumartig verzweigten kurzen Fortsätze. Die Erregungsweiterleitung erfolgt im **Neuriten,** der aufgrund seines geradlinigen Aussehens auch als **Axon** bezeichnet wird (axon gr. – Achse). Jede Zelle hat stets nur einen Neuriten. Die Neuriten werden von Hüllzellen umgeben, den sogenannten **Schwann'schen Zellen.** Zwischen den Schwann'schen Zellen bestehen Einschnürungen, die als **Ranvier'sche Schnürringe** bezeichnet werden.

Abb. 3.18: Aufbau einer Nervenzelle (Neuron)

Eine Nervenzelle stellt mit ihren Fortsätzen eine anatomische und funktionelle Einheit dar. Diese Einheit wird als **Neuron** bezeichnet. Nervenzellen sind nicht mehr teilungsfähig, so daß eine Vermehrung oder ein Ersatz alter Zellen nicht möglich ist.

Die Neuriten bilden zusammen mit den Hüllzellen die Nervenfasern. Mehrere Fasern werden zu Bündeln zusammengefaßt, mehrere Bündel bilden einen Nerven.

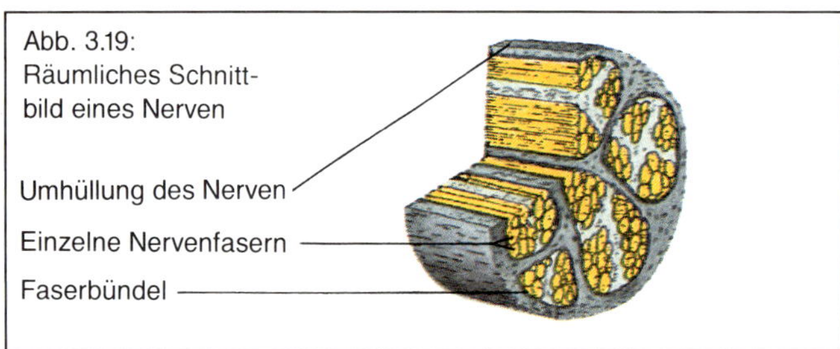

Abb. 3.19: Räumliches Schnittbild eines Nerven

Die Erregungsübertragung von einer Nervenzelle auf eine zweite erfolgt an besonders gestalteten Kontaktstellen, den **Synapsen,** durch chemische Überträgerstoffe, sogenannte Transmitter. Eine Synapse wird vom kolbenförmigen Endstück eines Neuriten, der Zellmembran der Nachbarzelle und dem dazwischenliegenden Spalt gebildet. Die Erregungsübertragung erfolgt nur in einer Richtung vom Neuriten zur Zellmembran der Nachbarzelle.

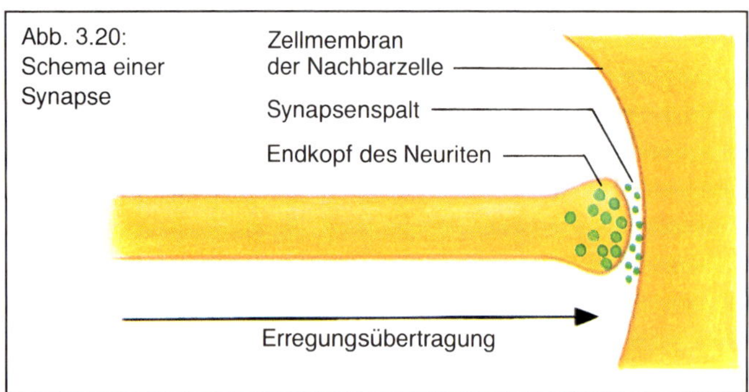

Abb. 3.20: Schema einer Synapse

Aufbau und Funktionen des Nervengewebes

Nervenzellen	Dendriten	Reizaufnahme
	Zellkörper	Stoffwechselzentrum
	Neuriten	Erregungsweiterleitung
Stütz- und Hüllzellen		Schutz, Ernährung, Stützung und Isolierung der Nervenzellen

3.6 Halte- und Bewegungsapparat

Der Halte- und Bewegungsapparat setzt sich aus einem passiven und einem aktiven Anteil zusammen.

Der **passive Bewegungsapparat** besteht aus den Knochen des Skeletts, Knorpelanteilen und Bändern. Die Knochen und Knorpel geben dem Körper seine Form und bilden den Rahmen für die Körperhöhlen, in denen die Eingeweide liegen. Gelenke verbinden die Knochen miteinander.

Der **aktive Bewegungsapparat** umfaßt die gesamte Skelettmuskulatur, die durch Kontraktion die einzelnen Skelettanteile in den Gelenken bewegen kann.

Die Ernährung des Halte- und Bewegungsapparates geschieht durch den Blutkreislauf, während das Nervensystem für die Auslösung und Abstimmung der Muskeltätigkeiten sorgt.

3.6.1 Passiver Bewegungsapparat

Skelett

Das Skelett läßt sich in folgende Abschnitte gliedern:

- Schädel
- Rumpfskelett mit Wirbelsäule, Rippen und Brustbein
- Obere Gliedmaßen mit dem Schultergürtel
- Untere Gliedmaßen mit dem Beckengürtel.

Im **Schädel** liegen Gehirn, Sinnesorgane und Anfangsteile des Atem- und Speiseweges. Man unterscheidet den Hirnschädel, der das Gehirn schützt, und den Gesichtsschädel, der die knöchernen Umrahmungen für Augen-, Mund- und Nasenhöhle bildet.

Der **Rumpf** hat mit der Wirbelsäule eine stützende, verbindende und gleichzeitig bewegliche Achse, an der die Rippen sowie der Schulter- und Beckengürtel befestigt sind. Auf der Wirbelsäule ruht der Kopf, der durch die besondere Gestaltung der oberen beiden Wirbel eine große Beweglichkeit gegenüber dem Rumpf hat. Im Innern der Wirbelsäule liegt das empfindliche Rückenmark gut geschützt.

Im Brustbereich bilden die gelenkig mit den Wirbeln verbundenen Rippen zusammen mit dem Brustbein den Brustkorb (Thorax).

Die **Gliedmaßen (Extremitäten)** sind über den Schulter- und Beckengürtel mit dem Rumpf verbunden.

Die oberen Gliedmaßen dienen vor allem als Tast- und Greifwerkzeuge. Der gut bewegliche Schultergürtel ermöglicht dabei einen großen Bewegungsspielraum.

Die unteren Gliedmaßen dienen der Stütze und Fortbewegung. Der starre Beckengürtel ist stabil mit der Wirbelsäule verbunden und gewährleistet dadurch eine aufrechte Haltung und einen sicheren Stand.

Gliederung der Gliedmaßen

Obere Gliedmaßen	Untere Gliedmaßen
Schultergürtel mit Schulterblatt und Schlüsselbein	Beckengürtel mit Kreuzbein und Hüftbein
Oberarm mit dem Oberarmknochen	Oberschenkel mit dem Oberschenkelknochen
Unterarm mit Elle und Speiche	Unterschenkel mit Schienbein und Wadenbein
Hand mit Handwurzel, Mittelhand und Fingern	Fuß mit Fußwurzel, Mittelfuß und Zehen

Knochenverbindungen

Knochen können durch Bindegewebe, Knorpelgewebe und Knochengewebe miteinander verbunden sein. Weisen die Knochenverbindungen einen mit Gelenkschmiere (Synovia) gefüllten Spalt auf, so spricht man von einem Gelenk.

Abb. 3.21: Skelett des Menschen von vorn und von der Seite: Die Arme sind in der Seitenansicht weggelassen, um die Form der Wirbelsäule zu zeigen.

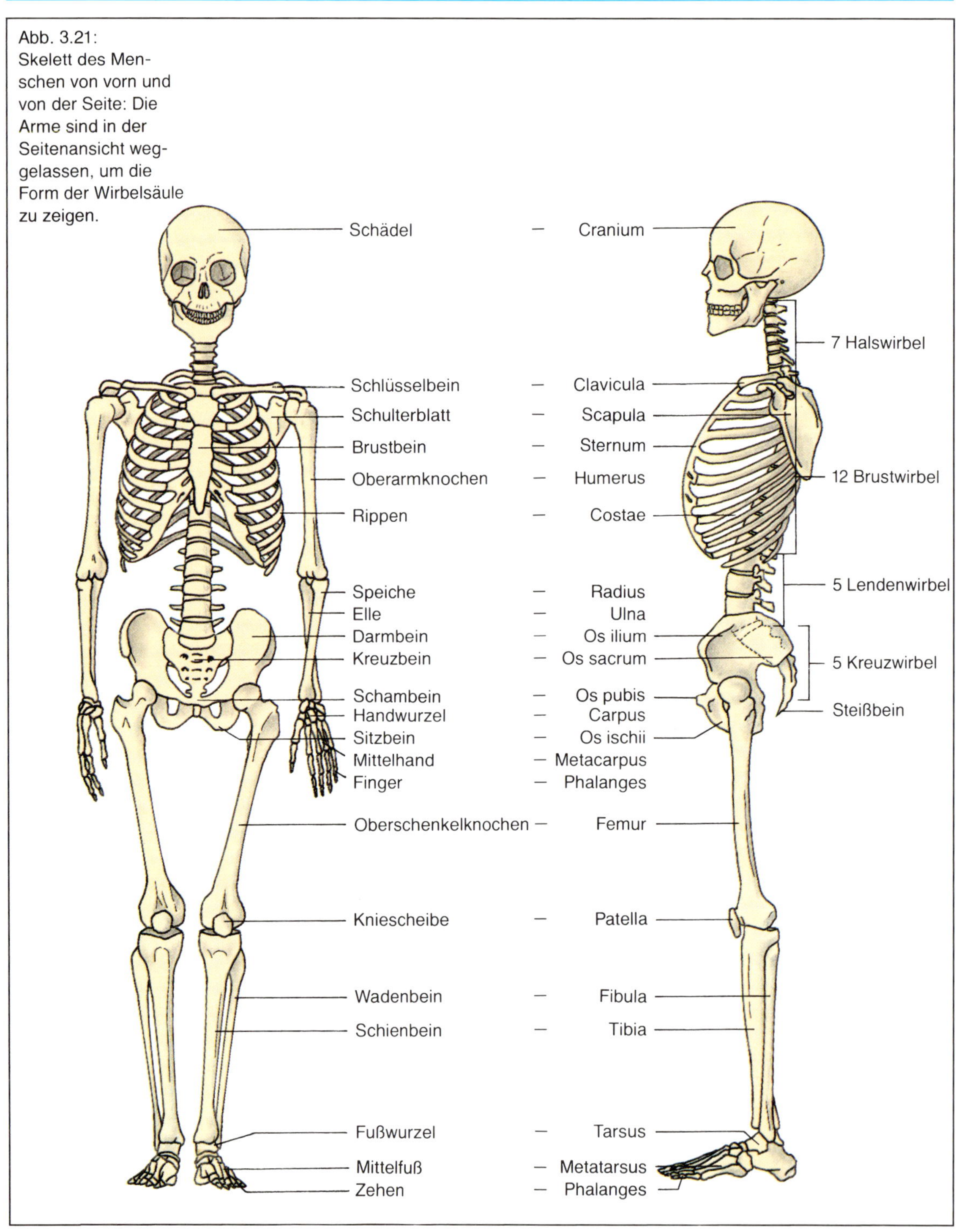

Knochenverbindungen	
ohne Gelenkspalt	mit Gelenkspalt
Gelenkspalt, Gelenkkapsel und Gelenkflächen fehlen. Die Knochenverbindung erfolgt direkt durch Binde-, Knorpel- oder Knochengewebe.	Gelenke zeichnen sich durch einen Gelenkspalt aus. Ferner unterscheidet man — Gelenkflächen — Gelenkschmiere (Synovia) — Gelenkkapsel — Gelenkbänder.

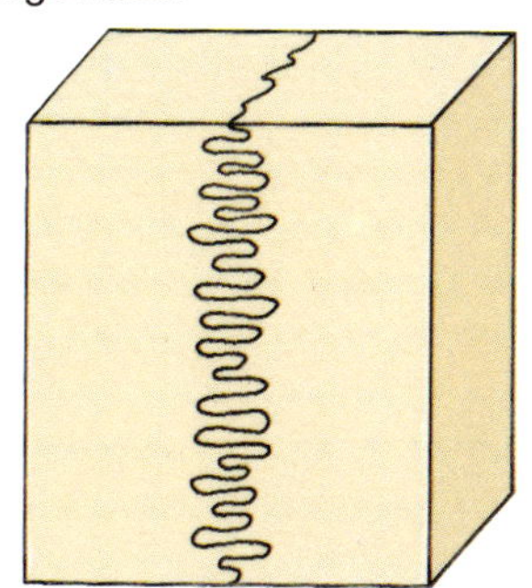

Abb. 3.22: Durch Bindegewebe verbundene Knochenenden (z. B. Schädelnähte)

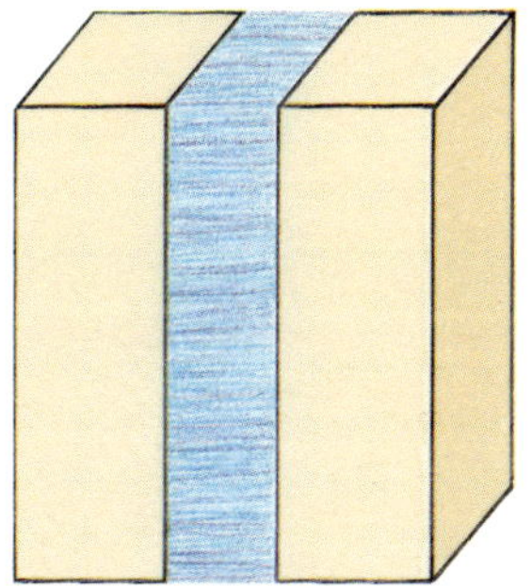

Abb. 3.23: Durch Knorpel verbundene Knochenenden (z. B. Zwischenwirbelscheiben)

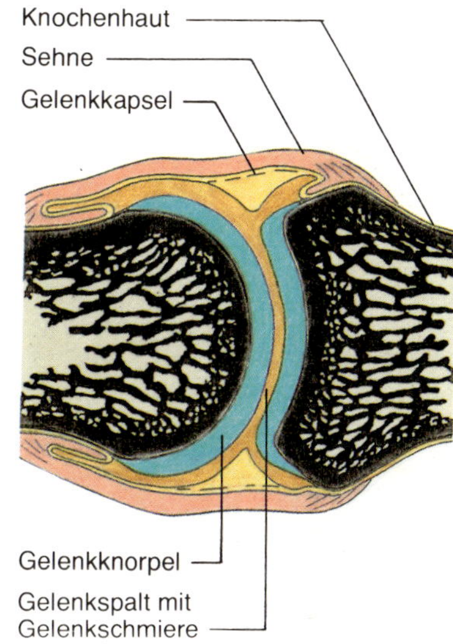

Abb. 3.24: Schnitt durch ein Fingergelenk

Ein Beispiel für eine knöcherne Verbindung ursprünglich getrennter Knochen ist das Hüftbein, das sich aus Darm-, Sitz- und Schambein zusammensetzt.

Die Gelenkflächen sind zur Erhöhung der Gleitfähigkeit mit Knorpel überzogen und bilden oft einen **Gelenkkopf,** der in einer **Gelenkpfanne** eingebettet ist.

Die **Gelenkkapsel,** die in das Periost übergeht, verbindet die durch den **Gelenkspalt** getrennten Knochen. Die innere Kapselschicht sondert die **Gelenkschmiere** ab, die für die Gleitfähigkeit der Gelenkflächen sorgt. Die faserige äußere Kapselschicht verleiht dem Gelenk Halt.

Gelenkbänder sind der Kapsel aufgelagert und bestimmen zusammen mit der Form der Gelenkenden (Knochenführung) und der Muskulatur (Muskelführung) die Gelenkbeweglichkeit.

In Abb. 3.25 sind die wichtigsten Gelenkformen dargestellt. Daneben gibt es auch **Kombinationsformen** und besonders **straffe Gelenke,** die durch einen kräftigen allseitigen Bandapparat nur noch geringe Bewegungen ermöglichen. Beispiele hierfür sind die Gelenke zwischen den Hand- und Fußwurzelknochen, Mittelhand- und Mittelfußknochen sowie die Verbindung zwischen dem Kreuz- und Hüftbein.

Abb. 3.25: Gelenkformen

Kugelgelenk

Ein kugelförmiger Gelenkkopf gewährleistet die freie Beweglichkeit um drei Achsen.
Beispiele: Schultergelenk, Hüftgelenk, Finger- und Zehengrundgelenke

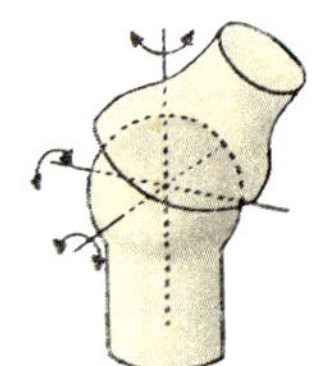

Eigelenk

Der Gelenkkopf hat die Form eines Eies. Dadurch ist keine Drehbewegung (Rotation) möglich. Es können nur Bewegungen um zwei Achsen durchgeführt werden.
Beispiel: Handgelenk zwischen Unterarmknochen und Handwurzelknochen

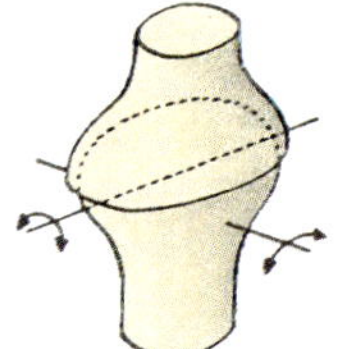

Sattelgelenk

Die Gelenkflächen sind sattelförmig. Es sind Bewegungen um zwei Achsen möglich.
Beispiel: Daumengelenk zwischen Handwurzel und Mittelhand

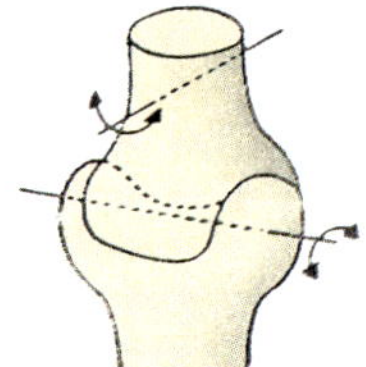

Scharniergelenk

Ein angenähert walzenförmiger Gelenkkopf gestattet ähnlich dem Scharnier einer Tür nur die Bewegung um eine Achse.
Beispiel: Im Ellenbogengelenk zwischen Elle und Oberarmknochen

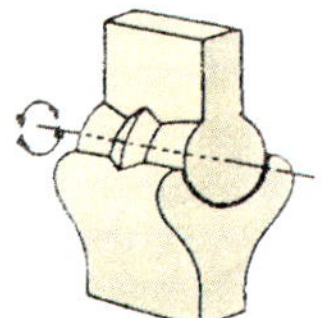

Radgelenk

Ein angenähert walzenförmiger Gelenkkopf dreht sich in einem Ring. Es sind nur Bewegungen um eine Achse möglich.
Beispiel: Im Ellenbogengelenk zwischen Elle und Speiche (hierdurch erfolgt die Umwendbewegung der Hand: Supination und Pronation)

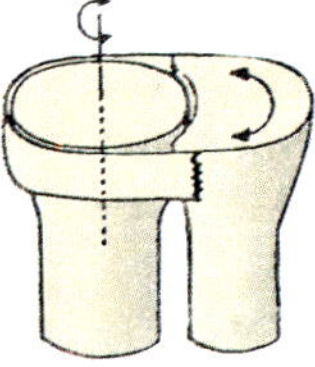

3.6.2 Aktiver Bewegungsapparat

Der passive Bewegungsapparat wird durch die Skelettmuskeln in den Gelenken bewegt. Die Verbindung vom Muskel zum Knochen erfolgt häufig durch **Sehnen,** die zur Reibungsverminderung in **Sehnenscheiden** verlaufen. An Stellen besonderer Druckbelastungen auf Sehnen oder Muskeln können zum Schutz **Schleimbeutel** angeordnet sein.

- Sehnen: z. B. Achillessehne (vom großen Wadenmuskel zum Fersenbein)
- Sehnenscheiden: z. B. im Bereich des Unterarmes
- Schleimbeutel: z. B. im Bereich der Kniescheibe und des Ellenbogens

Muskelarbeit

Ein Muskel vollbringt seine Arbeit, indem er sich zusammenzieht (kontrahiert). Dabei schwillt er an und wird gut sichtbar. Durch Erschlaffung kehrt der Muskel in den Ursprungszustand zurück, wobei er aber keine Arbeit verrichten kann. Um die vom Muskel durchgeführte Bewegung rückgängig zu machen, muß ein entgegengesetzt wirkender Muskel arbeiten, sofern dies nicht durch die Schwerkraft geschieht (z. B. durch Fallenlassen eines hochgehobenen Armes). Entgegengesetzt wirkende Muskeln nennt man **Antagonisten** (Gegenspieler). Typische Antagonisten sind Beuger und Strecker an den Extremitäten. Gleichsinnig wirkende Muskeln werden als **Synergisten** (Mitwirkende) bezeichnet.

Zur Muskelarbeit ist Energie erforderlich. Der Hauptenergielieferant des Muskels ist **Glykogen** (glykys gr. — süß), das die Speicherform von Glukose (Traubenzukker) darstellt. Der Muskel enthält stets einen Vorrat an Glykogen, der auf dem Blutweg mit neuer Glukose aufgefrischt werden kann. Glykogen und Glukose werden unter Sauerstoffverbrauch in der Muskelzelle abgebaut. Die dabei freigesetzte Energie nutzt die Muskelzelle zum Aufbau einer neuen energiereichen Verbindung, dem **Adenosintriphosphat (ATP).** Erst in dieser chemischen Form kann der Muskel die gespeicherte Energie zur Verrichtung der Muskelarbeit nutzen.

Bei den chemischen Vorgängen wird Sauerstoff benötigt, der auf dem Blutweg herbeigeschafft werden muß. Bei schwerer körperlicher Arbeit kann eine ausreichende Blutversorgung des Muskels nur durch eine entsprechende Steigerung der Herztätigkeit erfolgen.

Neben Wärme, die den Körper aufheizt, entstehen bei der Muskelarbeit chemische Abbauprodukte, die vom strömenden Blut abtransportiert werden. Ist der Blutstrom dieser Aufgabe bei großer Belastung nicht mehr gewachsen, so kommt es durch Anhäufung von Stoffwechselendprodukten zur Ermüdung des Muskels. Daher sind bei körperlicher Arbeit Ruhepausen notwendig, um Stoffwechselendprodukte abzutransportieren und neuen Traubenzucker bereitzustellen.

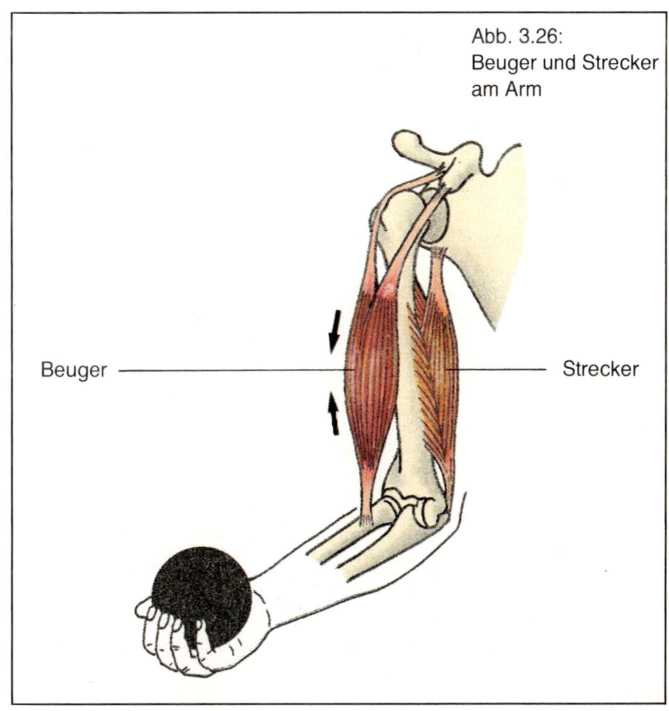

Abb. 3.26: Beuger und Strecker am Arm

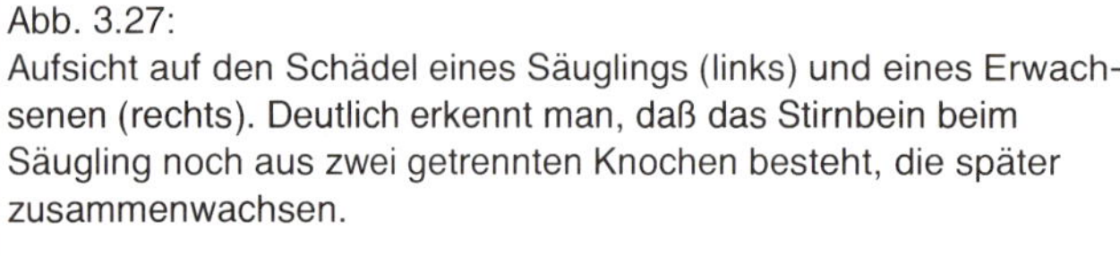

Abb. 3.27:
Aufsicht auf den Schädel eines Säuglings (links) und eines Erwachsenen (rechts). Deutlich erkennt man, daß das Stirnbein beim Säugling noch aus zwei getrennten Knochen besteht, die später zusammenwachsen.

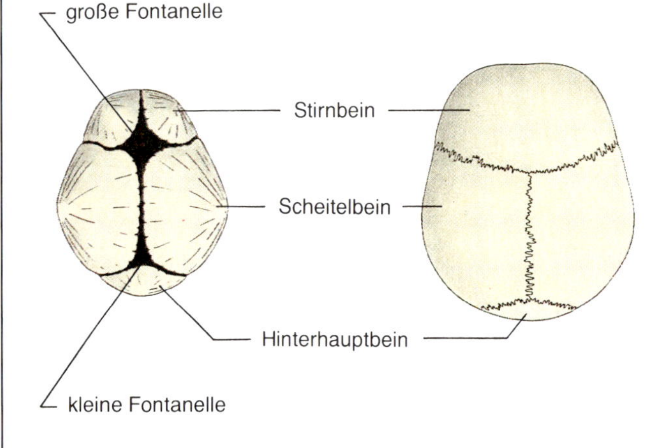

3.6.3 Kopf

Hirnschädel

Der Hirnschädel umhüllt das Gehirn. Die oberen Knochen bilden das **Schädeldach,** die unteren die **Schädelbasis.** In der Schädelbasis sind drei Vertiefungen, die als vordere, mittlere und hintere Schädelgrube bezeichnet werden. Beim Neugeborenen sind die am Schädeldach gelegenen bindegewebigen Schädelnähte noch nicht verschlossen. Die vorhandenen Lücken, aufgrund der tastbaren Pulsationen Fontanellen (fons lat. – Quelle) genannt, verknöchern erst, wenn das Gehirnwachstum abgeschlossen ist.

Hirnschädelknochen		
Stirnbein	– Os frontale	(einzeln)
Scheitelbein	– Os parietale	(paarig)
Hinterhauptbein	– Os occipitale	(einzeln)
Schläfenbein	– Os temporale	(paarig)
Keilbein	– Os sphenoidale	(einzeln)

Durch das **Foramen magnum** (foramen lat. – Loch; magnus lat. – groß) im Hinterhauptbein verläuft die Nervenverbindung zwischen Gehirn und Rückenmark. Im Schläfenbein ist der Hör- und Gleichgewichtsapparat untergebracht. Das Keilbein enthält an der Oberseite eine kleine Mulde zur Aufnahme der wichtigen Hirnanhangsdrüse **(Hypophyse).**

Gesichtsschädel

Der Gesichtsschädel besteht aus unregelmäßig geformten Knochen, die den Rahmen für Augen-, Mund- und Nasenhöhle bilden.

Gesichtsschädelknochen		
Oberkiefer	– Maxilla	(paarig)
Unterkiefer	– Mandibula	(einzeln)
Jochbein	– Os zygomaticum	(paarig)
Gaumenbein	– Os palatinum	(paarig)
Nasenbein	– Os nasale	(paarig)
Tränenbein	– Os lacrimale	(paarig)
Pflugscharbein	– Vomer	(einzeln)
Siebbein	– Os ethmoidale	(einzeln)
Untere Nasenmuschel	– Concha nasalis inferior	(paarig)

Der paarige **Oberkiefer** bildet die knöcherne Begrenzung des Naseneingangs. In ihm befinden sich die beidseits neben der Nase gelegenen **Kieferhöhlen,** die zusammen mit Stirnhöhle, Keilbeinhöhle und den Siebbeinzellen ein System von Nasennebenhöhlen bilden. Diese luftgefüllten Höhlen stehen mit der Nase in Verbindung.

Im zahntragenden Fortsatz des Oberkiefers finden die Wurzeln der oberen Zähne ihren Halt. Der Oberkiefer steht als zentraler Mittelgesichtsknochen zur Seite hin mit dem **Jochbein** und nach oben hin mit dem **Stirnbein,** das zum Hirnschädel gezählt wird, in Verbindung. Der Gaumenfortsatz des Oberkiefers formt zusammen mit dem **Gaumenbein** den harten Gaumen.

Der **Unterkiefer** bildet mit dem Oberkiefer das Gebiß. Die Beweglichkeit des Unterkiefers ist durch das **Kiefergelenk** gewährleistet, das sich aus der Gelenkgrube des Schläfenbeines und dem Gelenkfortsatz des Unterkiefers zusammensetzt.

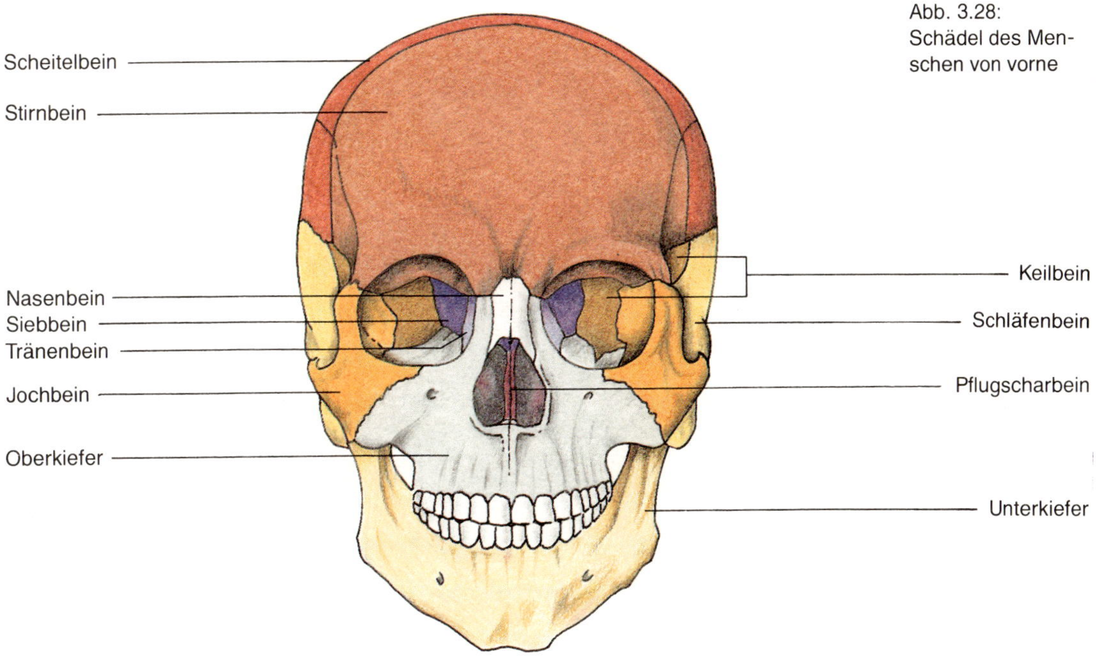

Scheitelbein
Stirnbein
Nasenbein
Siebbein
Tränenbein
Jochbein
Oberkiefer
Keilbein
Schläfenbein
Pflugscharbein
Unterkiefer

Abb. 3.28: Schädel des Menschen von vorne

Stirnbein
Nasenbein
Siebbein
Tränenbein
Jochbein
Oberkiefer
Scheitelbein
Hinterhauptbein
Schläfenbein
Keilbein
Unterkiefer

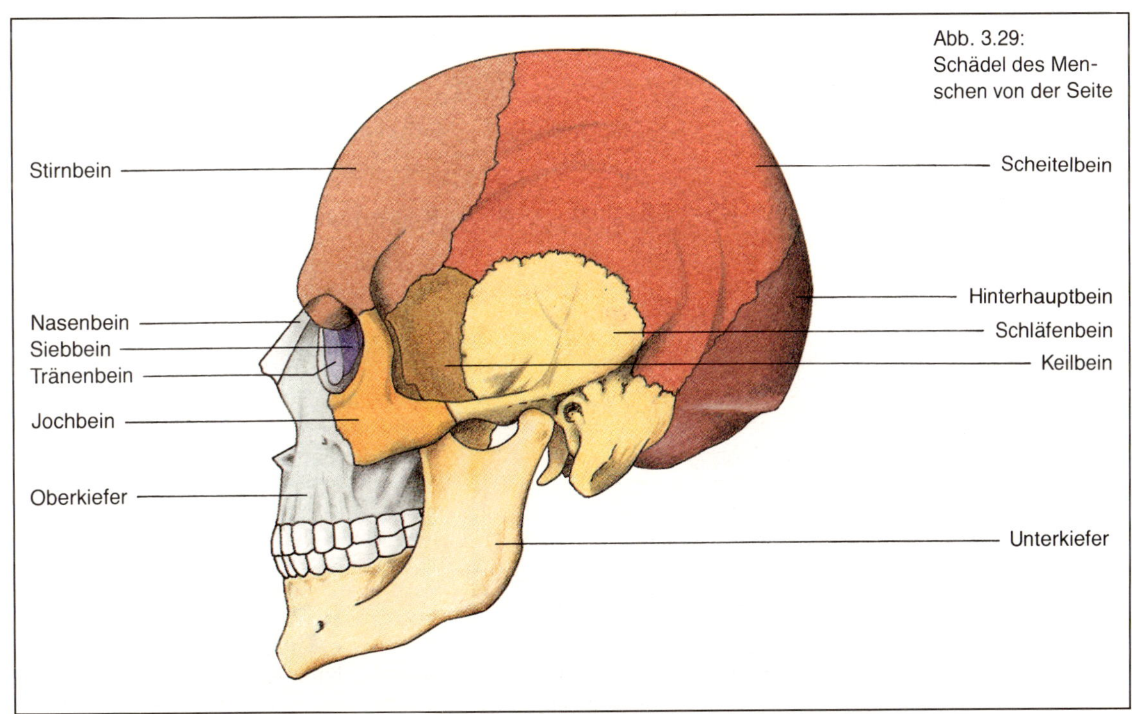

Abb. 3.29: Schädel des Menschen von der Seite

Abb. 3.30:
Schädel des Menschen im Schnitt

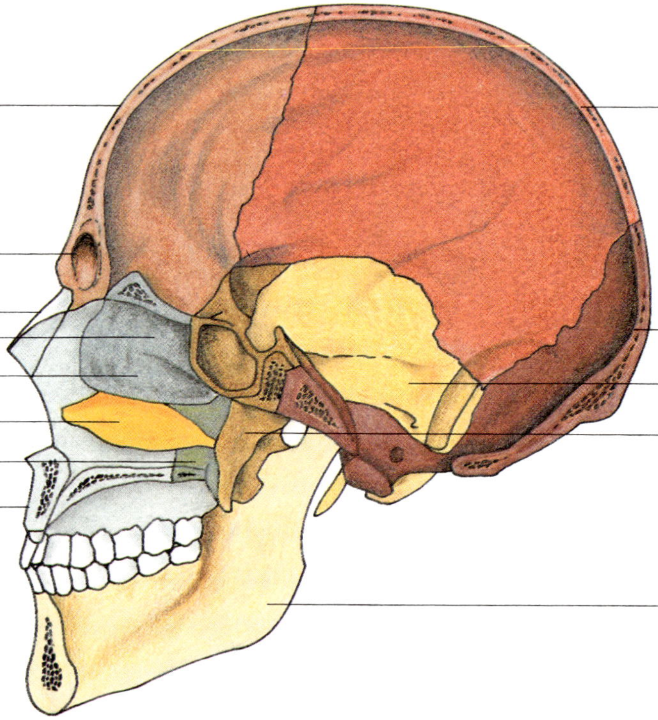

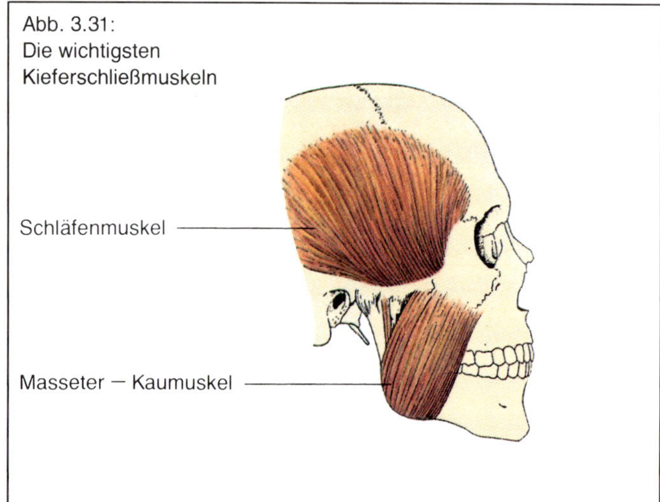

Abb. 3.31:
Die wichtigsten Kieferschließmuskeln

Kopfmuskulatur

Im Bereich des Kopfes unterscheidet man die **Kaumuskulatur** und die **mimische Muskulatur.**
Bei der Kaumuskulatur sind die Mundschließer deutlich stärker ausgeprägt als die Mundöffner, die sich im Mundboden- und Halsbereich befinden. Die wichtigsten Mundschließer sind der **Schläfenmuskel** und der **Masseter (Kaumuskel).**

Die mimische Muskulatur gibt dem Gesicht mit einer Vielzahl von kleinen Muskeln seine Ausdruckskraft. Das Gesicht kann somit ein Spiegelbild des seelischen Befindens werden. Um Mund und Augen ist die mimische Muskulatur ringförmig ausgebildet.

3.6.4 Rumpf

Wirbelsäule

Die Wirbelsäule ist das tragende Element im Rumpfbereich. Sie besteht aus einzelnen Wirbeln, die durch **Zwischenwirbelscheiben (Bandscheiben)** aus Faserknorpel zu einer Gliederkette verbunden sind.

Die S-Form der Wirbelsäule ist durch den aufrechten Gang bedingt. Man nennt die Krümmungen nach vorne im Hals- und Lendenbereich **Lordosen** und die Krümmung nach hinten im Brustbereich eine **Kyphose.**

Durch die natürlichen Krümmungen der Wirbelsäule werden Stöße federnd abgefangen.

Der einzelne Wirbel besteht im vorderen Anteil aus dem **Wirbelkörper,** der durch die beiden **Wirbelbogen** mit dem **Dornfortsatz** verbunden ist. Dadurch wird der **Wirbelkanal** mit dem Rückenmark umschlossen. Von den Wirbelbogen gehen nach oben und unten **Gelenkfortsätze** aus, so daß benachbarte Wirbel nicht nur über die Wirbelkörper sondern auch über die Fortsätze der Wirbelbogen gelenkig miteinander verbunden sind. Zur Seite hin gehen sogenannte **Querfortsätze** von den Wirbelbogen aus, die im Brustbereich gelenkig mit den Rippen verbunden sind.

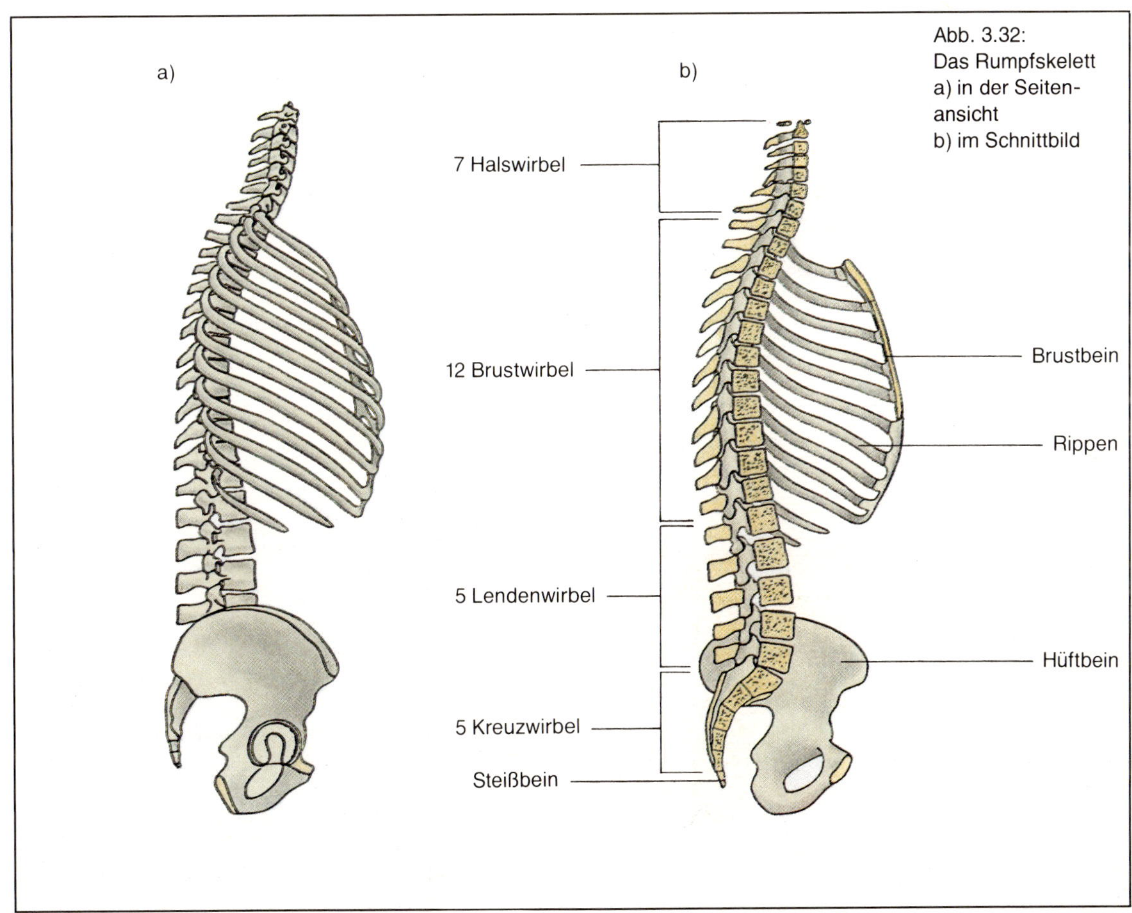

Abb. 3.32: Das Rumpfskelett a) in der Seitenansicht b) im Schnittbild

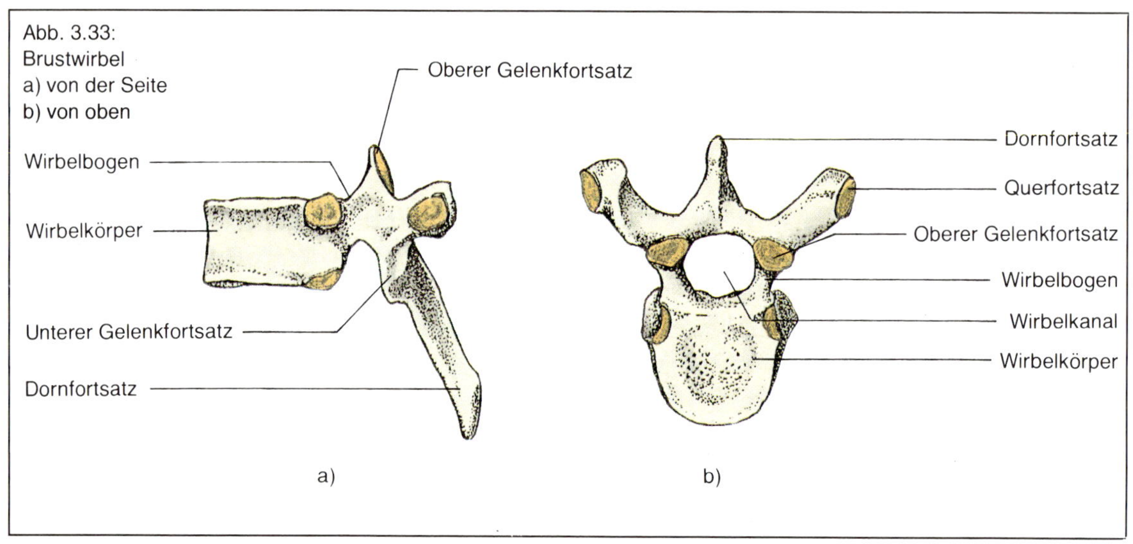

Abb. 3.33: Brustwirbel a) von der Seite b) von oben

Die **Zwischenwirbelscheiben (Bandscheiben)** liegen zwischen den Wirbelkörpern. Sie geben der Wirbelsäule ihre Beweglichkeit und dämpfen dabei durch ihre Elastizität Stöße ab. Im Innern enthalten die Zwischenwirbelscheiben einen weichen **Kern (Nukleus),** der wie ein Wasserkissen wirkt. Dieser Kern wird von einem Faserring umgeben, damit er bei Druckbelastung nicht zur Seite entweicht.

Bei einem **Bandscheibenvorfall** tritt in der Regel nicht die gesamte Bandscheibe sondern lediglich der Kern (Nukleus) hervor. Durch Druck auf das Rückenmark oder einen vom Rückenmark ausgehenden Nerven kann es dabei zu Gefühlsstörungen oder Lähmungen kommen.
Die Wirbel nehmen von oben nach unten an Größe zu, da die unteren Wirbel die meiste Last zu tragen haben.

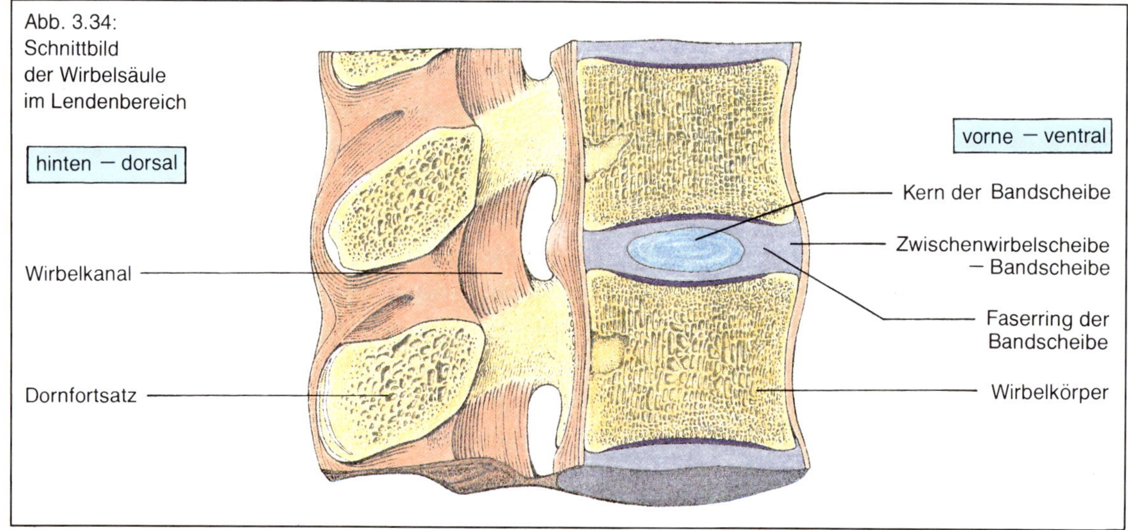

Abb. 3.34: Schnittbild der Wirbelsäule im Lendenbereich

Die 7 Halswirbel sind am wenigsten belastet und deshalb besonders beweglich angeordnet. Die beiden oberen Halswirbel (**Atlas** und **Axis**) unterscheiden sich im Aufbau von den übrigen Halswirbeln. Der oberste Wirbel (atlas gr. – der das Himmelsgewölbe tragende Gott) ist ein einfacher Knochenring und enthält keinen Wirbelkörper. In diesen Ring ragt wie eine Achse ein kräftiger Zapfen des zweiten Halswirbels (axis lat. – Achse).
Den 12 wenig beweglichen Brustwirbeln mit dem Brustkorb folgen 5 gut bewegliche Lendenwirbel, die eine große Beweglichkeit des Rumpfes im Hüftbereich gewährleisten. Die 5 Kreuzbeinwirbel sind zu einem Knochen, dem **Kreuzbein (Os sacrum),** verschmolzen. Das Kreuzbein ist fest in den Beckengürtel integriert. Die unten folgenden, verkümmerten Schwanzwirbel, sind zum Steißbein verschmolzen.

Brustkorb

Der Brustkorb (Thorax) besteht aus 12 Brustwirbeln, 12 mit der Wirbelsäule gelenkig verbundenen Rippenpaaren und dem Brustbein (Sternum). Die 7 oberen (echten) Rippen sind durch Knorpelanteile direkt mit dem Brustbein verbunden. Die 3 folgenden Rippen erreichen das Brustbein nur indirekt über das siebte Rippenpaar. Die elfte und zwölfte Rippe enden frei in der Muskulatur. Zum Einatmen kann der Brustkorb angehoben und zum Ausatmen gesenkt werden. In den Lücken zwischen den Rippen befindet sich die Zwischenrippenmuskulatur.

Bauchwand

Während die Brustwand durch den knöchernen Thorax mit den Zwischenrippenmuskeln gebildet wird, fehlt im Bauchraum eine derartige knöcherne Struktur. Stattdessen formt ein mehrschichtiger Muskelmantel die Bauchhöhle.
Den vorderen Teil dieses Muskelmantels bildet der **gerade Bauchmuskel,** der seitlich durch die beiden **schrägen Bauchmuskeln** und den **queren Bauchmuskel** unterstützt wird.
Durch gleichzeitige Kontraktion der durch Sehnenplatten miteinander verbundenen Bauchmuskeln kann die Bauchhöhle verkleinert werden. Dieser als **Bauchpresse** bezeichnete Vorgang spielt unter anderem eine wichtige Rolle beim Stuhlgang. Ist die Bauchmuskulatur an einer Stelle zu dünn, um den Bauchinhalt in die Bauchhöhle zu drücken, kann es zum Hervortre-

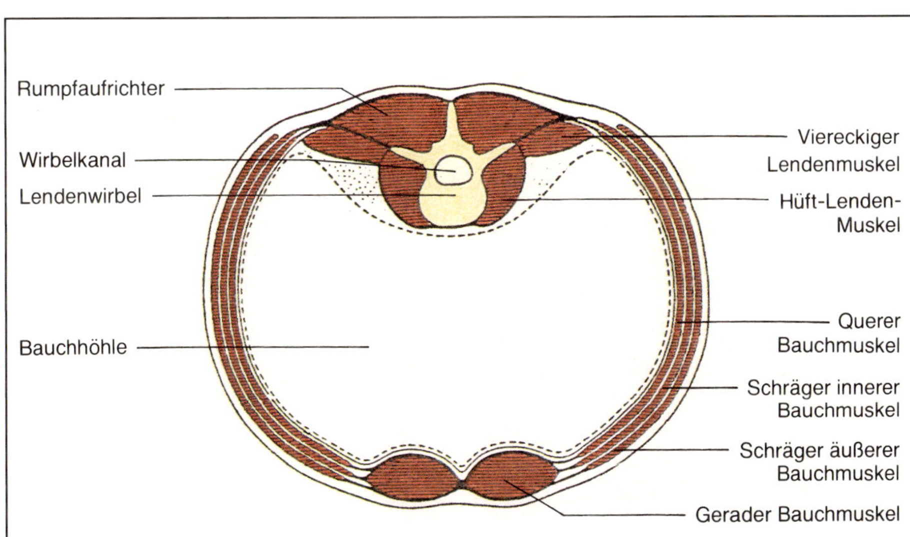

Abb. 3.35: Schnittbild durch den Rumpf im Lendenbereich

Abb. 3.36:
Skelettmuskulatur

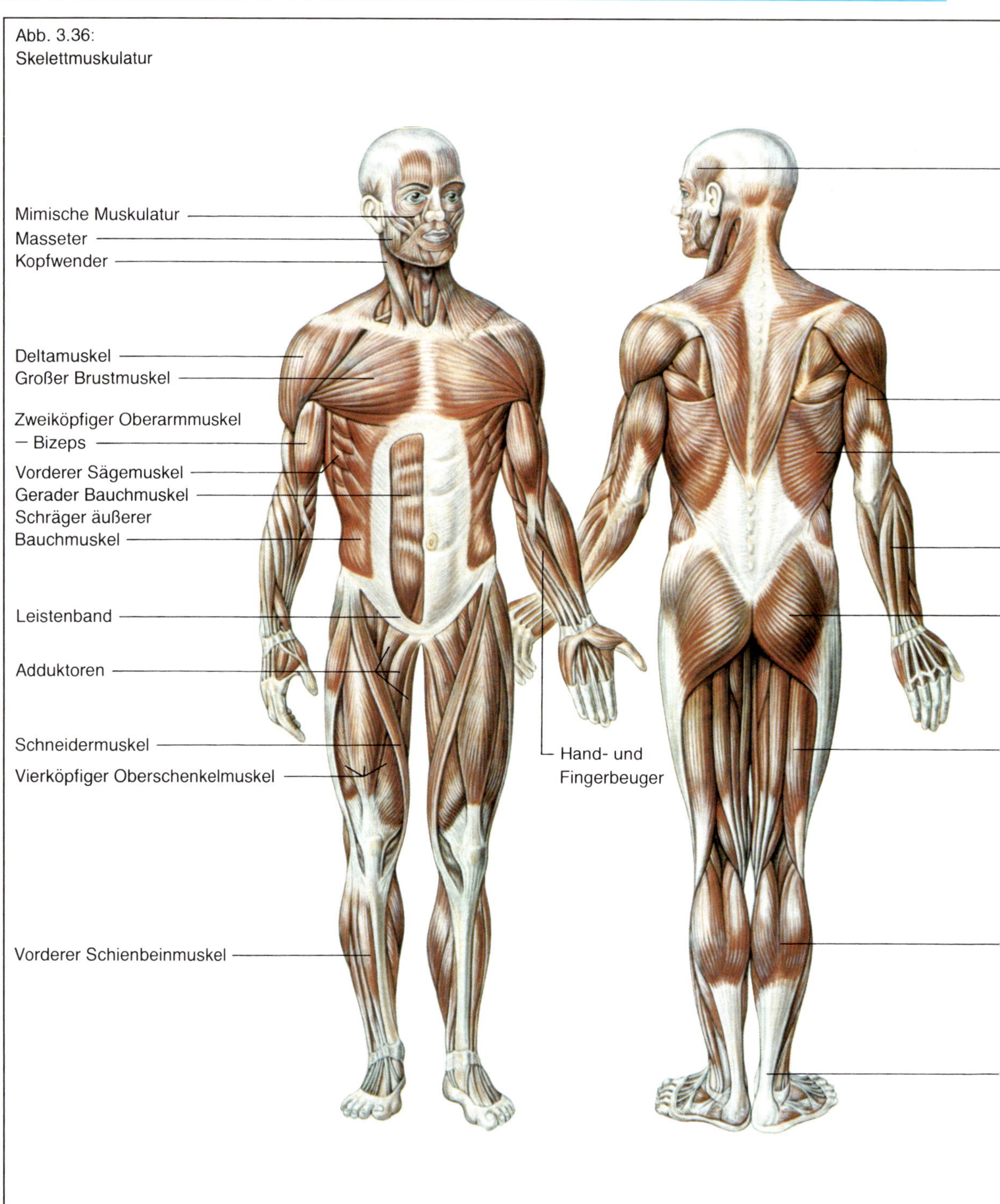

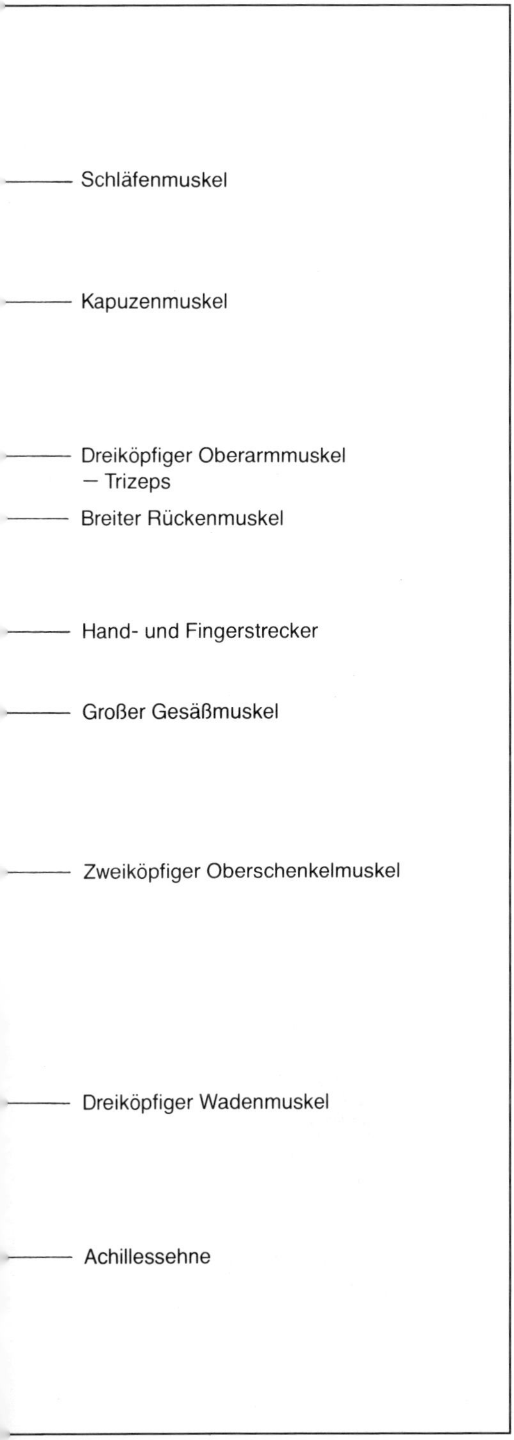

Schläfenmuskel

Kapuzenmuskel

Dreiköpfiger Oberarmmuskel
– Trizeps

Breiter Rückenmuskel

Hand- und Fingerstrecker

Großer Gesäßmuskel

Zweiköpfiger Oberschenkelmuskel

Dreiköpfiger Wadenmuskel

Achillessehne

ten von Eingeweiden kommen. Man nennt dies einen **Bruch (Hernie).** Typische Bruchformen sind der **Leistenbruch** oberhalb des Leistenbandes, der **Schenkelbruch** unterhalb des Leistenbandes und der **Nabelbruch** im Nabelbereich, da hier natürliche Muskellücken bestehen.

Rückenmuskulatur

Zur Sicherung des aufrechten Ganges, zur Bewegung der Wirbelsäule und zur Verbindung mit den Gliedmaßen ist eine kräftige Rückenmuskulatur ausgebildet. Diese Muskeln verbinden verschiedene Wirbel miteinander und setzen an den Wirbelfortsätzen und den Wirbelkörpern an. Auf den Rumpf übergreifende Gliedmaßenmuskulatur wird bei den Gliedmaßen beschrieben.

3.6.5 Obere Gliedmaßen

Schultergürtel

Die oberen Gliedmaßen sind über den Schultergürtel mit dem Brustkorb und der Wirbelsäule verbunden. Die flachen, dem Brustkorb hinten aufliegenden Schulterblätter und die Schlüsselbeine mit ihrer Gelenkverbindung zum Brustbein sichern die gut bewegliche Abstützung der oberen Gliedmaßen am Rumpf.

Schultergelenk

Das Schultergelenk wird von einer flachen Gelenkpfanne im Schulterblatt und dem runden Kopf des Oberarmknochens gebildet. Es ist durch eine schlaffe Gelenkkapsel sehr beweglich und wird vor allem durch Muskulatur gesichert. Aufgrund der großen Beweglichkeit kann es im Schultergelenk leichter als in anderen Gelenken zu **Verrenkungen (Luxationen)** kommen (luxare lat. – verrenken).

Abb. 3.37:
Übersicht der
oberen Gliedmaßen

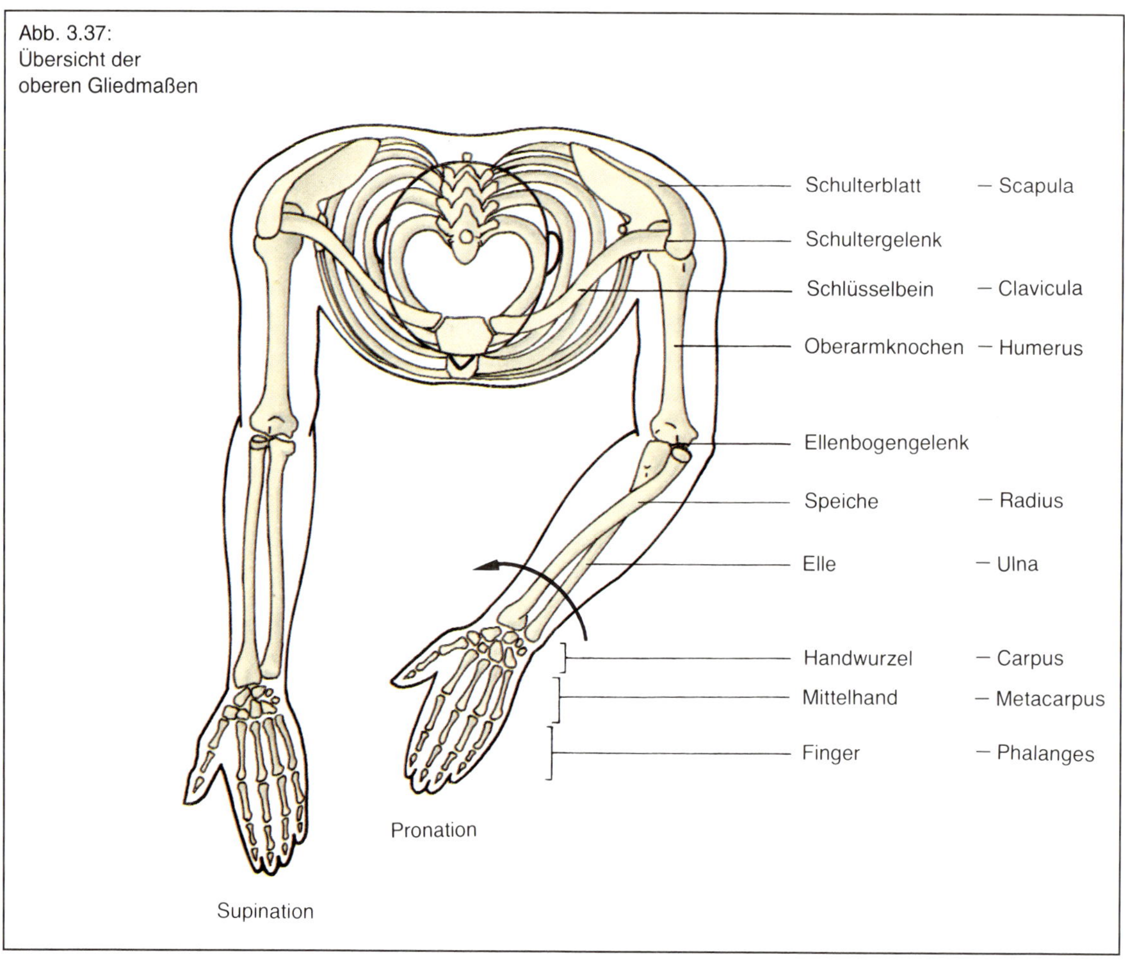

Muskulatur des Schultergürtels

Die Muskulatur des Schultergürtels ist vielfältig gegliedert und greift weit auf den Rumpf über.
Beim trainierten Sportler ist der oberflächlich gelegene **große Brustmuskel** gut sichtbar. Er hat seinen Ursprung an der Vorderseite des Brustkorbs und setzt am Oberarmknochen an. Daher kann er den Arm nach vorn und zur Mitte ziehen und gleichzeitig nach innen drehen. Unter dem großen Brustmuskel liegen der **kleine Brustmuskel** und der **vordere Sägemuskel,** die beide vom Brustkorb zum Schulterblatt ziehen und das Schulterblatt dadurch am Brustkorb fixieren.

Der trapezförmige **Kapuzenmuskel** sorgt für die Bewegung des Schulterblattes. Unterhalb des Kapuzenmuskels liegt der **breite Rückenmuskel,** der am Oberarm ansetzt und die Bewegung des Armes nach hinten und zur Mitte ermöglicht.

Auffällig sind der die Schulter überkappende **Deltamuskel** und der Kopf und Rumpf verbindende **Kopfwender.** Der Deltamuskel ist an allen Schulterbewegungen beteiligt und stellt mit seinen mittleren Fasern einen wichtigen Abspreizer des Armes dar.

Das Ellenbogengelenk

Das Ellenbogengelenk ist aus drei Teilgelenken zusammengesetzt. Es verbindet den einzelnen **Oberarmknochen (Humerus)** mit der **Elle (Ulna)** auf der Kleinfingerseite und der **Speiche (Radius)** auf der Daumenseite.
Der Oberarmknochen bildet mit der Elle ein Scharniergelenk, das Beugen und Strecken des Unterarmes ermöglicht.
Die daumenseitig gelegene Speiche ist durch Gelenkverbindungen mit Elle und Oberarmknochen in der Lage, sich um die Elle zu drehen. Dadurch kann die Handinnenfläche, wie beim Greifen eines Brotes, nach unten **(Pronation)** oder, wie beim Fassen einer Suppenschüssel, nach oben **(Supination)** gedreht werden (siehe Abb. 3.37).

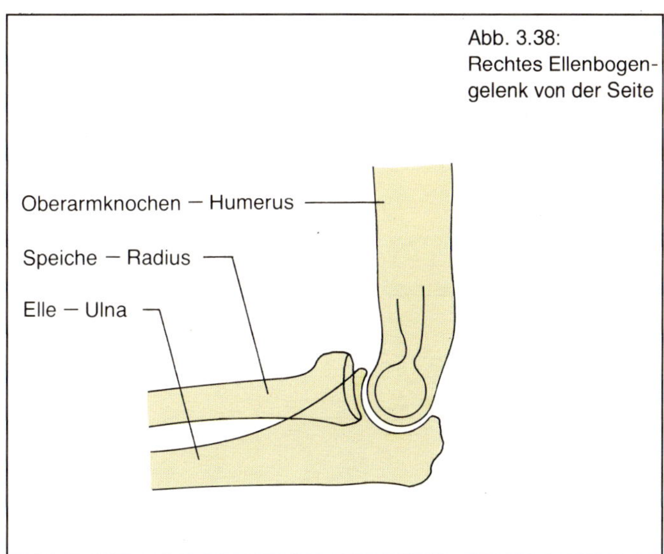

Abb. 3.38: Rechtes Ellenbogengelenk von der Seite

Hand

Hand und Unterarm sind über das Handgelenk miteinander verbunden. Das Handgelenk besteht aus acht kleinen Knochen, die in zwei Reihen angeordnet sind. Mit den Unterarmknochen bilden die Handwurzelknochen ein Eigelenk, so daß eine große Beweglichkeit der Hand gegenüber dem Unterarm gewährleistet ist. Handwurzel- und Mittelhandknochen sind durch einen straffen Bandapparat an der freien Beweglichkeit gehindert. Dadurch werden Handwurzel und Mittelhand zu einem gewölbten und stabilen Widerlager beim Greifen von Gegenständen. Nur das Sattelgelenk des Daumens macht eine Ausnahme. Der Daumen ist zwischen Handwurzel- und Mittelhandknochen frei beweglich und kann den übrigen Fingern gegenübergestellt werden. Dadurch wird die Greiffunktion der Hand erheblich verbessert.

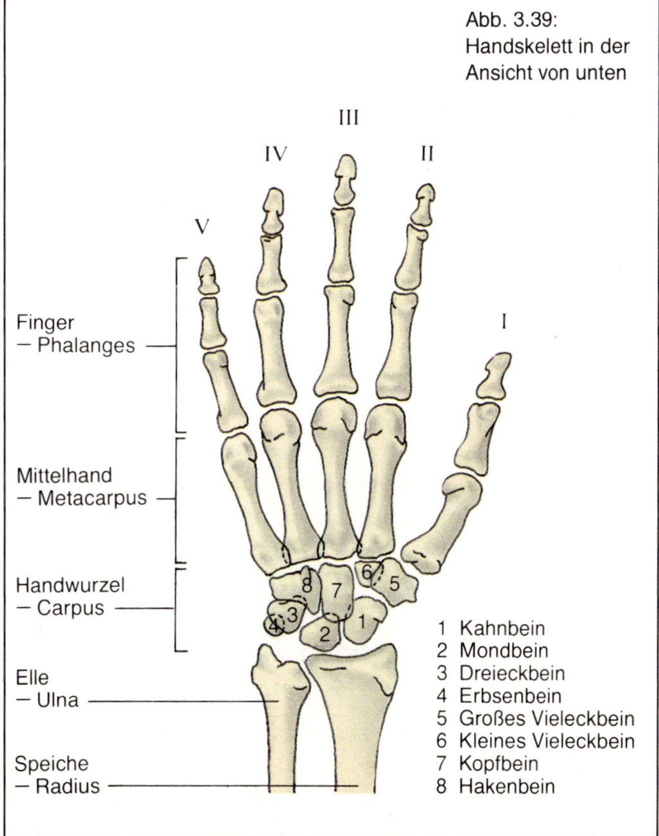

Abb. 3.39: Handskelett in der Ansicht von unten

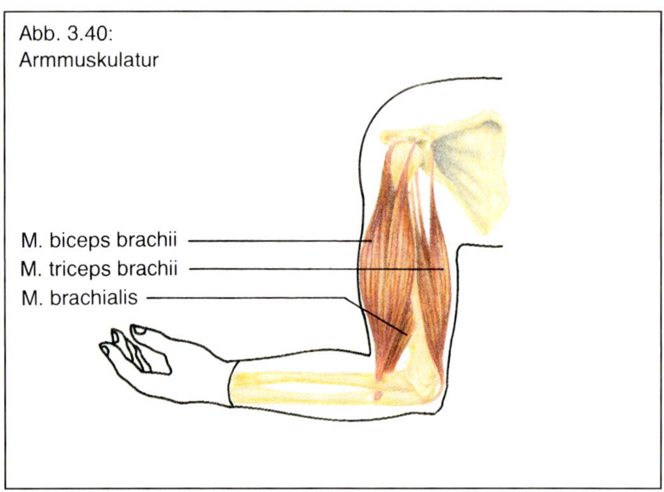

Abb. 3.40: Armmuskulatur

Armmuskulatur

Die wichtigsten Muskeln im Bereich des Oberarmes (Brachium) sind der **zweiköpfige Oberarmmuskel (M. biceps brachii,** kurz Bizeps genannt) und der **dreiköpfige Oberarmmuskel (M. triceps brachii)** (M. = Musculus).
Der M. biceps brachii setzt an der Speiche an und führt im Ellenbogengelenk Beugung und Supination durch. Er ist bei angestrengter Tätigkeit gut als Muskelwulst auf der Vorderseite des Oberarmes sicht- und fühlbar. Durch den tiefer gelegenen **Armbeuger (M. brachialis)** wird der Bizeps beim Beugen unterstützt. Der M. triceps brachii streckt den Arm im Ellenbogengelenk. Er ist deutlich schwächer ausgeprägt als die Beuger.
Im Unterarm liegen die zahlreichen Muskeln zur Beugung der Hand im Handgelenk und zum Beugen und Strecken der Finger. Die Muskeln sind zum Teil recht zierlich und ermöglichen somit besonders feine Bewegungen. In der tiefen Unterarmschicht befinden sich auch Muskeln für die Drehbewegung im Unterarm.
Im Handbereich ermöglichen kleinere Muskeln die Feinbeweglichkeit der Finger. Die großen Fingerbeuger und -strecker befinden sich im Unterarm. Dadurch sind die Finger grazil gestaltet und frei für Greif- und Tastbewegungen.

3.6.6 Untere Gliedmaßen

Beckengürtel

Der Beckengürtel ist sehr viel kräftiger ausgebildet als der Schultergürtel. Er stellt einen geschlossenen, nahezu starren Knochenring dar, der aus dem **Kreuzbein** und den beiden **Hüftbeinen** besteht. Die **Hüftbeine** setzen sich aus je einem Darmbein, Sitzbein und Schambein zusammen, die zu einer knöchernen Einheit verschmolzen sind. Das Darmbein bildet die Beckenschaufel mit dem gut tastbaren Beckenrand und dem vorderen Darmbeinstachel, von dem das **Leistenband** zum Schambein zieht (siehe Abb. 3.44). Die beiden Schambeine sind durch die knorpelige Schambeinfuge (Symphyse) miteinander verbunden. Dadurch schließt sich der Beckenring vorne.

Hüftgelenk und Oberschenkelknochen

Das **Hüftgelenk,** das dem Schultergelenk an den oberen Gliedmaßen entspricht, bildet die Basis für die Bewegungen des Beines. Im Gegensatz zum Schultergelenk, das durch Muskelführung gesichert ist, hat es eine Knochenführung. Die Gelenkpfanne des Hüftgelenkes wird vom Hüftbein gebildet, während der kugelförmige Gelenkkopf vom Oberschenkelknochen (Femur) geformt wird. Eine kräftige Kapsel und starke Bänder sichern das Gelenk.
Der **Oberschenkelknochen (Femur)** ist wesentlich massiger und kräftiger als der Oberarmknochen (Humerus). Der Gelenkkopf des Oberschenkelknochens sitzt nicht geradlinig auf dem Oberschenkelschaft, sondern er ist mit dem Oberschenkelhals vom Oberschenkelschaft abgewinkelt. Am Übergang vom Oberschenkelhals zum Schaft liegt außen der große und innen der kleine Rollhügel (Trochanter).
Vor allem bei älteren Menschen kann es schon bei leichteren Stürzen zu den typischen Schenkelhalsbrüchen kommen.

Bewegung des Hüftgelenkes

Die Vorwärtsbewegung des Beines bedeutet eine Beugung (Flexion) im Hüftgelenk. Diese Beugung erfolgt vor allem durch den **Hüft-Lenden-Muskel,** der seinen Ursprung an den Lendenwirbelkörpern hat (Abb. 3.44), unter dem Leistenband hindurchzieht und am kleinen Rollhügel ansetzt. Er zieht das Bein nach vorne und bestimmt die Schrittgröße.
Sein wichtigster Gegenspieler (Antagonist) ist der **große Gesäßmuskel** (Abb. 3.36), der das Hüftgelenk vor allem streckt (Extension = Streckung), wie es z. B. beim Treppensteigen notwendig ist. Da der Muskel dabei das gesamte Körpergewicht heben muß, ist er besonders kräftig ausgebildet.

Unter dem großen Gesäßmuskel liegen noch der **mittlere** und **kleine Gesäßmuskel,** die das Bein vor allem im Hüftgelenk abspreizen (Abduktion). Die drei Gesäßmuskeln setzen am großen Rollhügel und seiner Umgebung an. Unter ihnen liegen noch kleinere Muskeln im hinteren Bereich des Hüftgelenkes.
Die Antagonisten des mittleren und kleineren Gesäßmuskels sind die **Adduktoren** an der Oberschenkelinnenseite. Dies sind mehrere Muskeln, die vom Sitz- oder Schambein zum Oberschenkelknochen ziehen und ihn an den Körper heranführen.

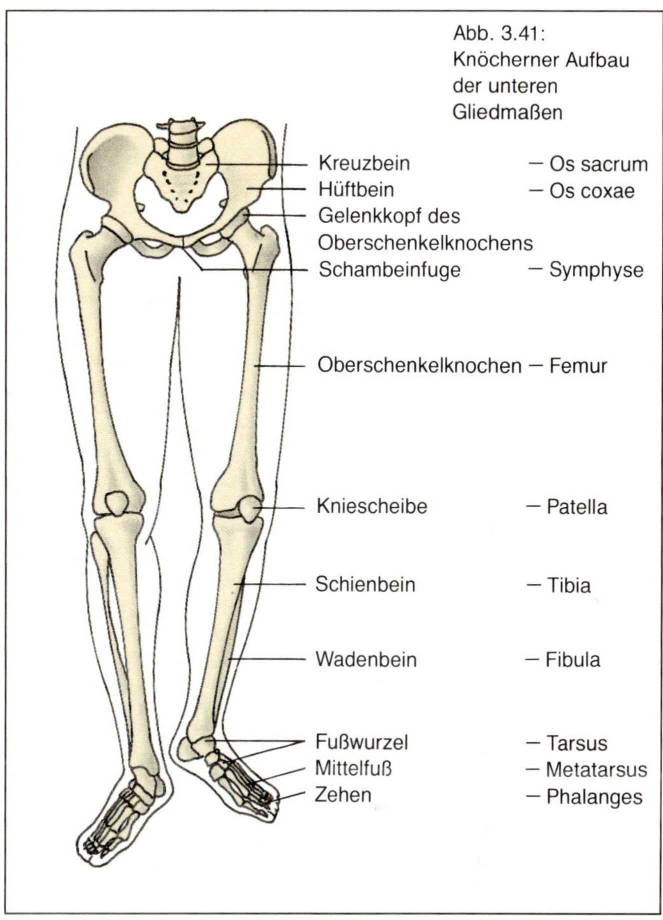

Abb. 3.41: Knöcherner Aufbau der unteren Gliedmaßen

Kniegelenk

Das Kniegelenk ist ein Scharniergelenk zwischen den Gelenkwalzen des **Oberschenkelknochens (Femur)** und dem **Schienbein (Tibia).** Das **Wadenbein (Fibula)** ist nicht am Kniegelenk beteiligt.
Bei gestrecktem Knie lagern die Gelenkwalzen des Oberschenkelknochens breitbasig auf dem Schienbein. Bei gebeugtem Knie ist die Berührungsfläche dagegen relativ klein. Dadurch erhält das Kniegelenk in Beugestellung eine größere Beweglichkeit, während es in Streckstellung mit Hilfe eines kräftigen Bandapparates

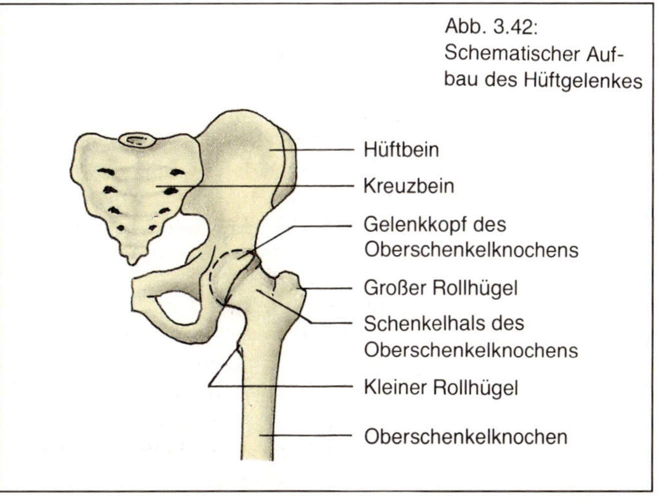

Abb. 3.42: Schematischer Aufbau des Hüftgelenkes

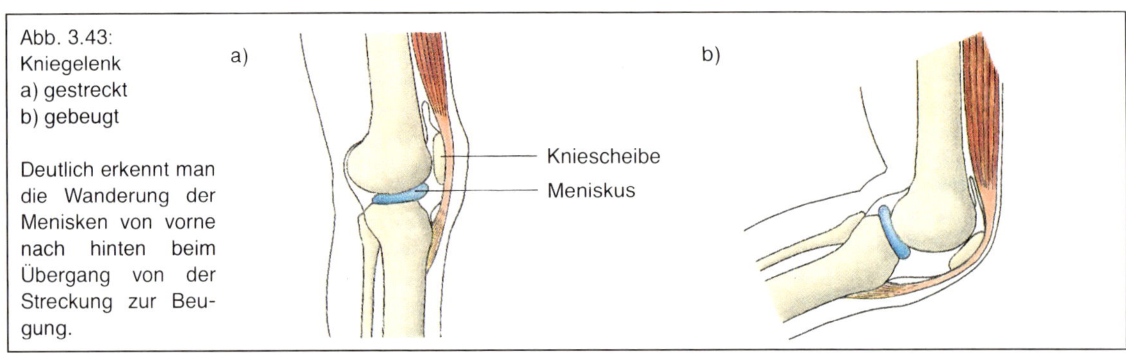

Abb. 3.43:
Kniegelenk
a) gestreckt
b) gebeugt

Deutlich erkennt man die Wanderung der Menisken von vorne nach hinten beim Übergang von der Streckung zur Beugung.

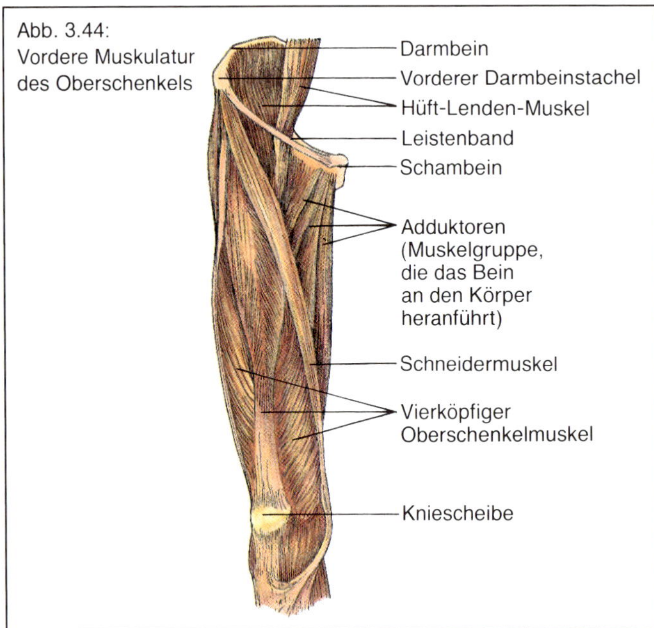

Abb. 3.44:
Vordere Muskulatur des Oberschenkels

Standfestigkeit für die aufrechte Körperhaltung gewinnt. Zwei **halbmondförmige Faserknorpel,** die **Menisken** (Einzahl: Meniskus), gleichen die Gelenkkörper an und fangen Druckbelastungen ab. Durch von hinten in das Kniegelenk einstrahlende **Kreuzbänder** und kräftig ausgebildete **Seitenbänder** wird das Kniegelenk gesichert.

An der Vorderfläche des Kniegelenkes zieht die Sehne des **vierköpfigen Oberschenkelmuskels** zum Schienbein. Die Kniescheibe (Patella) stellt eine Verknöcherung dieser Sehne dar.

Bewegung des Kniegelenkes

Die Vorderseite des Oberschenkels wird vom vierköpfigen Oberschenkelmuskel ausgefüllt, der das Kniegelenk streckt. Ein Kopf dieses kräftigen Muskels entspringt am Darmbein und unterstützt dadurch den **Hüft-Lenden-Muskel** zusätzlich bei der Beugung im Hüftgelenk.

Der **Schneidermuskel** verläuft schräg vom Darmbeinstachel über den Oberschenkel bis zur inneren Schienbeinfläche und beugt sowohl das Hüft- als auch das Kniegelenk.

Die Muskeln auf der Rückseite des Oberschenkels sind die Beuger des Kniegelenkes. Ihr wichtigster Muskel ist der **zweiköpfige Oberschenkelmuskel.** Die Muskeln auf der Rückseite des Oberschenkels beugen aber nicht nur das Kniegelenk, sondern unterstützen auch die Streckung des Hüftgelenkes durch die Gesäßmuskulatur. Ihre zum Unterschenkel ziehenden Sehnen begrenzen die Kniekehle.

Sprunggelenk und Fußknochen

Die Fußknochen bilden ein Gewölbe, welches sich nach hinten zur Ferse und nach vorne zum Fußballen hin abstützt.

Die Spitze dieses Gewölbes nimmt das Sprungbein (Talus) ein, das mit den Unterschenkelknochen das **obere Sprunggelenk** zum Heben und Senken des Vorfußes bildet. Mit dem Fersenbein nach hinten und dem Kahnbein nach vorne formt das Sprungbein zusätzlich das **un-**

tere Sprunggelenk zum Heben (Pronation) und Senken (Supination) der äußeren Fußkante.
Die übrigen Fußwurzel- und Mittelfußknochen sind durch einen straffen Bandapparat federnd miteinander verbunden ohne weitere Bewegungsmöglichkeiten.
Die Zehen entsprechen in ihrem Aufbau den Fingern. Die Zehenknochen sind jedoch nur wenig beweglich und insbesondere an der vierten und fünften Zehe verkümmert.
Das Fußgewölbe wird durch einen straffen Bandapparat an der Fußsohle gesichert. Sinkt das Fußgewölbe zusammen, so kommt es zu einem Plattfuß, der häufig mit einem Knick- oder Spreizfuß kombiniert ist. Durch eine derartige Fehlstellung kann es dann auch zu Fehlbelastungen im Knie- und Hüftgelenk kommen.

Bewegung der Sprung- und Zehengelenke

Die Muskeln zur Bewegung der Sprung- und Zehengelenke liegen im Unterschenkel. Der kräftige **dreiköpfige Wadenmuskel** tritt am stärksten hervor. Er entspringt unter anderem am Oberschenkelknochen, bildet mit seinem Muskelbauch die Wade und setzt mit einem starken Sehnenband, der Achillessehne, am Fersenbein an. Dieser Muskel beugt das Kniegelenk und hebt die Ferse beim Gehen. Durch ihn wird das Stehen auf Zehenspitzen ermöglicht. Da der Muskel dabei das gesamte Körpergewicht anheben muß, ist er sehr kräftig ausgebildet. Sein Hauptantagonist, der **vordere Schienbeinmuskel** an der Vorderseite des Unterschenkels, ist wesentlich graziler. Er ermöglicht neben anderen Bewegungen das Heben des Vorfußes.
Neben dem dreiköpfigen Wadenmuskel und dem vorderen Schienbeinmuskel gibt es noch viele kleinere Muskeln. Die Muskeln zum Strecken der Zehen und Heben der inneren Fußkante befinden sich auf der Vorderseite des Unterschenkels, während die Muskeln zum Heben der äußeren Fußkante seitlich angeordnet sind.

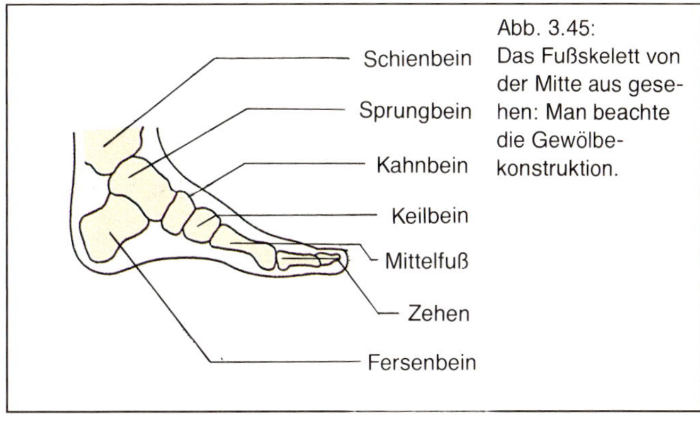

Abb. 3.45: Das Fußskelett von der Mitte aus gesehen: Man beachte die Gewölbekonstruktion.

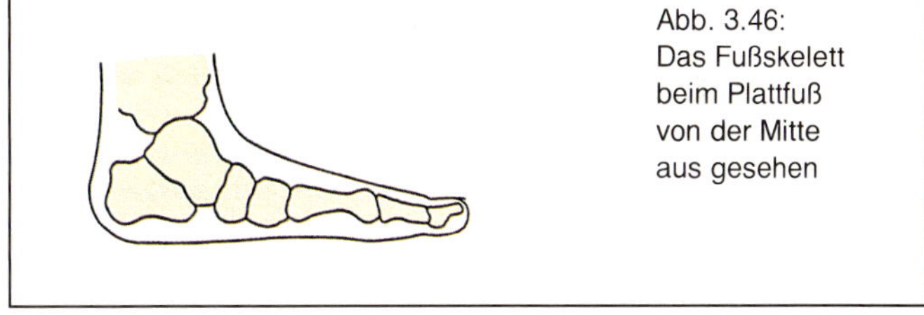
Abb. 3.46: Das Fußskelett beim Plattfuß von der Mitte aus gesehen

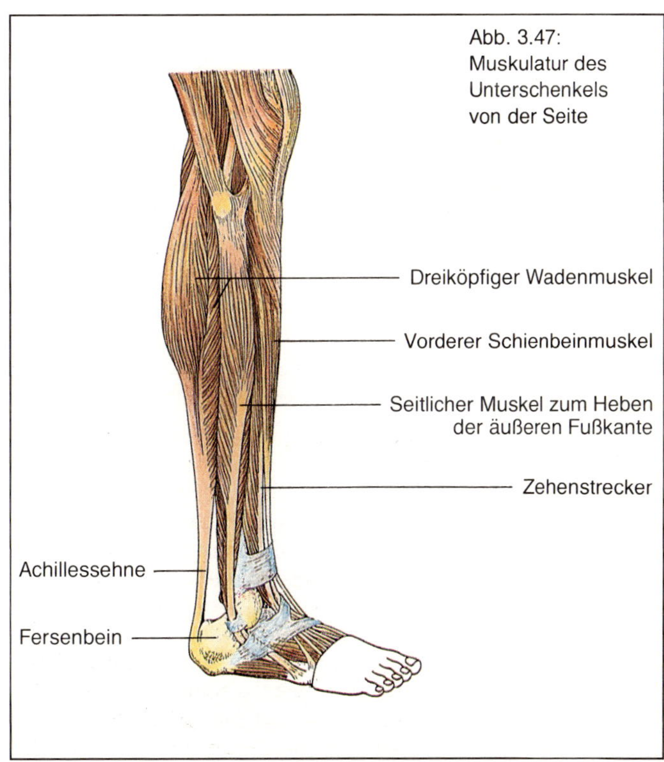

Abb. 3.47: Muskulatur des Unterschenkels von der Seite

3.7 Blut

3.7.1 Aufbau und Aufgaben

Das Blut macht etwa 8 % des Körpergewichts aus. Ein 75 kg schwerer Mensch hat somit ca. 6 l Blut.

Das Blut besteht aus Zellen und einem flüssigen Anteil. Der Zellanteil beträgt etwa 45 % des Blutvolumens und wird **Hämatokrit (HKT)** genannt. Der flüssige Anteil des Blutes, das **Blutplasma,** besteht aus Wasser und darin gelösten Stoffen.

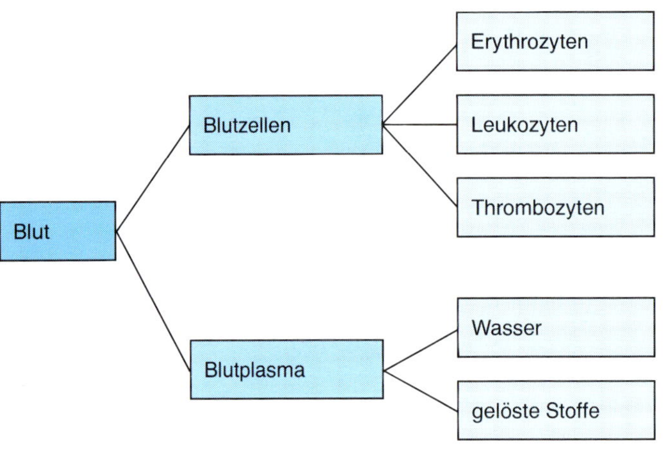

Angetrieben durch das Herz strömt das Blut in den Blutgefäßen durch den gesamten Körper und erfüllt dabei zahlreiche Aufgaben:

Gastransport: Das Blut tauscht die Atemgase zwischen Lunge und Körperzellen aus.
Nährstofftransport: Die mit der Nahrung aufgenommenen Nährstoffe werden zu den einzelnen Organen transportiert.
Transport von Abbaustoffen: Beim Stoffwechsel anfallende Abbauprodukte werden durch das Blut zu den Ausscheidungsorganen (z. B. Nieren) geführt.
Wasser- und Salztransport: Wasser und Salze werden je nach Bedarf den Organen zugeführt oder abgezogen. Dadurch kann ihre Menge in den Zellen konstant gehalten werden, trotz unterschiedlicher Aufnahme durch die Nahrung und wechselndem Verbrauch.
Hormontransport: Als Nachrichtenüberträger verteilt das Blut Hormone von den Drüsen zu den zu beeinflussenden Organen.
Wärmeausgleich: Das Blut verteilt die Körperwärme und sorgt für einen Wärmeausgleich zwischen den verschiedenen Körperabschnitten. Je nach Außentemperatur und Körperaktivität werden die Hautgefäße eng oder weit gestellt, um die Wärmeabgabe über die Haut zu regulieren.
Abwehrfunktion: Krankheitserreger und Fremdstoffe werden durch Leukozyten und Abwehrstoffe im Plasma unschädlich gemacht.
Blutgerinnung: Durch die Fähigkeit zur Blutgerinnung wird der Blutverlust z. B. bei Verletzungen begrenzt.

3.7.2 Blutzellen

Mengenmäßig stellen die roten Blutkörperchen, **Erythrozyten** (erythros gr. – rot), den Hauptanteil. Sie sind für die rote Farbe des Blutes verantwortlich. Ihre Aufgabe ist der Transport der Atemgase.

Die weißen Blutkörperchen, **Leukozyten** (leukos gr. – weiß), sind eine Gruppe unterschiedlicher Zellen zur Abwehr von Krankheitserregern und Fremdstoffen.

Die Blutplättchen, **Thrombozyten** (thrombos gr. – Klumpen), sind an der Blutstillung beteiligt.

Anzahl der Blutzellen pro mm^3 (= µl) Blut		
Erythrozyten	ca. 5.000.000 ca. 4.500.000	beim Mann bei der Frau
Leukozyten	5.000–9.000	bei Mann und Frau
Thrombozyten	150.000 bis 300.000	bei Mann und Frau

Erythrozyten

Die Erythrozyten sind kreisrunde, auf beiden Seiten etwas eingedellte, scheibenförmige Zellen mit einem Durchmesser von etwa 7 µm (µm = Mikrometer). Sie sind elastisch und verformbar, so daß sie durch die engen Haargefäße (Kapillaren) gelangen können.
Die Erythrozyten entstehen aus Stammzellen im Knochenmark. Sie reifen über mehrere Zwischenstadien heran und verlieren ihren Zellkern, bevor sie in die Blutbahn eintreten. Sie sind damit nicht mehr vermehrungsfähig. Nach einer Lebensdauer von ca. 120 Tagen sind die Erythrozyten durch die mechanische Beanspruchung in den Gefäßen verbraucht. Sie werden dann vor allem in Milz, Leber und Knochenmark abgebaut.
Wichtigster Bestandteil der Erythrozyten ist das **Hämoglobin** (Hb). Dieses eisenhaltige Protein kann Sauerstoff binden und von der Lunge zu den Körperzellen transportieren. Das sauerstoffreiche Blut erscheint hellrot.
In den Kapillaren wird der Sauerstoff an die Zellen abgegeben. Das anschließend sauerstoffarme, dunkelrote Blut wird zurück zur Lunge transportiert, wo es neuen Sauerstoff aufnimmt.
Die Menge des Hämoglobins (Hb) beträgt durchschnittlich bei Männern 14—18 g/100 ml Blut, bei Frauen 12—16 g/100 ml Blut.

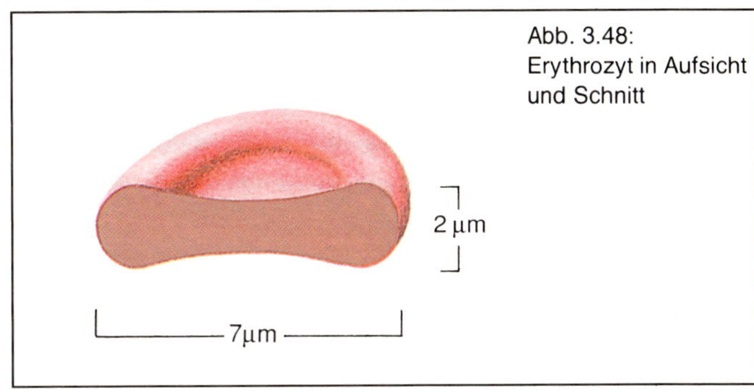

Abb. 3.48: Erythrozyt in Aufsicht und Schnitt

Leukozyten

Die Leukozyten dienen der körpereigenen Abwehr. Man unterscheidet Granulozyten, Lymphozyten und Monozyten.
Leukozyten können die Blutgefäße verlassen, um ihre Aufgaben vorwiegend im Bindegewebe zu erfüllen. Vor allem die Granulozyten und Monozyten sind aktiv (amöboid) beweglich.

Granulozyten In Stammzellen des Knochenmarks werden die Granulozyten (granulum lat. — kleines Korn) mit ihren typischen kleinen Körnchen im Zelleib gebildet. Nach ihrem Verhalten beim Anfärben werden die Granulozyten in drei Gruppen unterteilt:
Den größten Anteil haben die **neutrophilen Granulozyten.** Ihre Kernform gibt Aufschluß über ihr Alter. Junge Neutrophile sind **stabkernig.** Mit zunehmendem Alter wird der Kern immer stärker unterteilt und erscheint **segmentkernig.**
Zur Abwehr von Erkrankungen können die neutrophilen Granulozyten Krankheitserreger in sich aufnehmen und dadurch unschädlich machen. Diese Fähigkeit bezeichnet man als **Phagozytose.** Die neutrophilen Granulozyten werden auch **Mikrophagen** (kleine Freßzellen) genannt. Durch die Phagozytose gehen die neutrophilen Granulozyten selbst zugrunde und werden über die Lymphkapillaren abtransportiert.
Gehen durch eine massive Infektion mehr Mikrophagen zugrunde als abtransportiert werden können, so kommt es zu einer Eiteransammlung.

Eiter besteht aus abgesonderten neutrophilen Granulozyten, eingeschmolzenem Gewebe und Krankheitserregern.

Mengenmäßig wesentlich kleinere Gruppen sind die durch den sauren Farbstoff Eosin anfärbbaren **eosinophilen Granulozyten** und die durch basische Farbstoffe anfärbbaren **basophilen Granulozyten.** Beide Gruppen sind unter anderem an allergischen Reaktionen beteiligt.

Tab. 3.1: Prozentualer Anteil der einzelnen Leukozytenarten an der Gesamtzahl der Leukozyten

Segmentkernige neutrophile Granulozyten	55 – 68 %
Stabkernige neutrophile Granulozyten	2 – 3 %
Eosinophile Granulozyten	2,5 – 3 %
Basophile Granulozyten	0,5 – 1 %
Lymphozyten	36 – 20 %
Monozyten	4 – 5 %
Gesamtzahl der Leukozyten	100 %

Lymphozyten Wie alle Blutzellen entstammen auch die Lymphozyten aus dem Knochenmark. Sie sind jedoch zunächst noch unreif. Ihre Reifung erfolgt z. B. in Thymus, Knochenmark und Milz. Lymphozyten bestehen aus einem großen, runden Kern und einem schmalen Zytoplasmasaum. Im Gegensatz zu den neutrophilen Granulozyten führen die Lymphozyten keine Phagozytose durch. Sie stehen vielmehr im Dienst der spezifischen Körperabwehr (siehe 3.7.5).

Abb. 3.49: Aufteilung der Leukozytenarten (mit mikroskopischen Bildern)

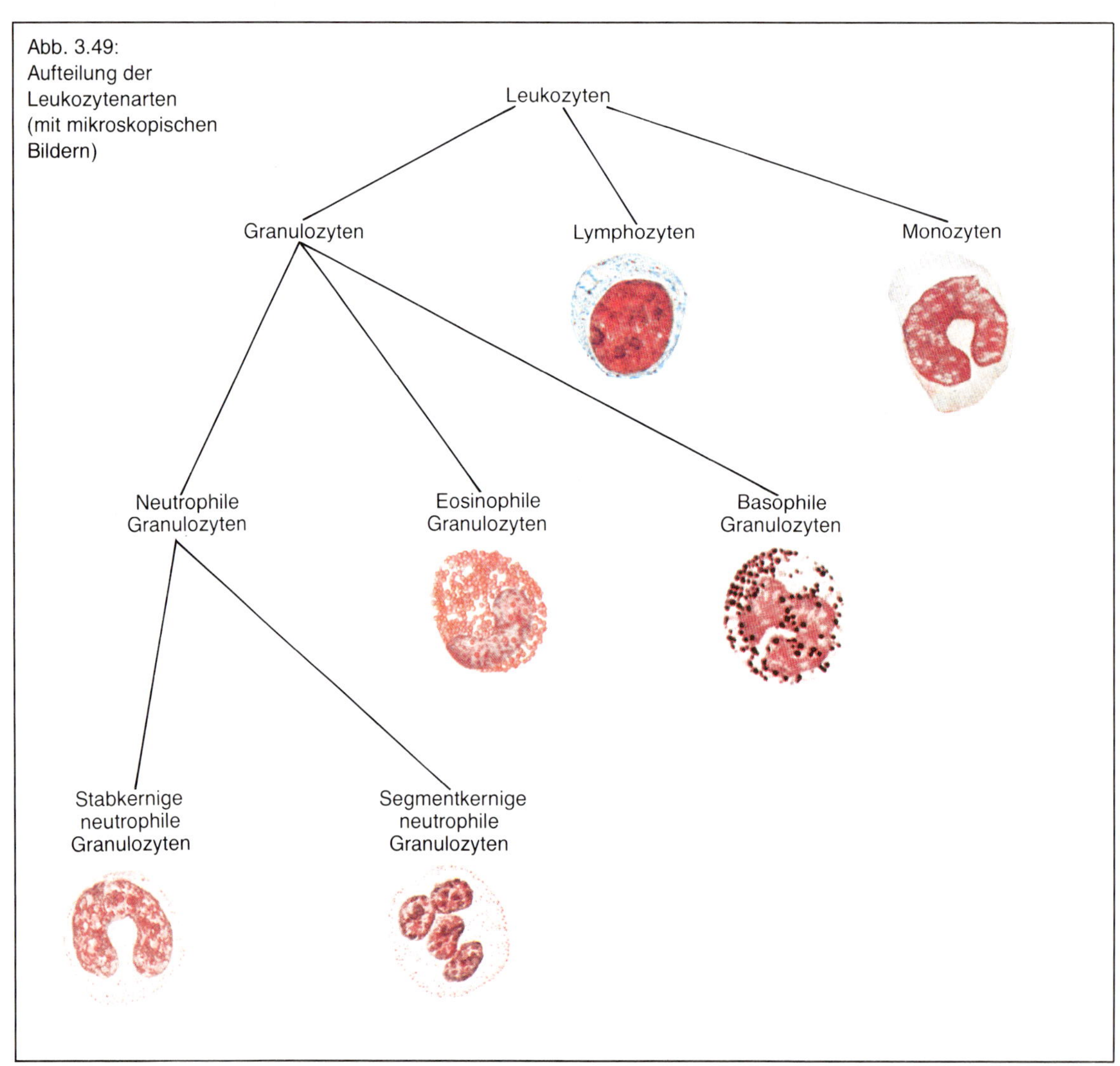

Monozyten Auch die Monozyten entstehen im Knochenmark. Sie sind die größten Zellen im strömenden Blut. Ihr großer Zellkern ist in der Regel nierenförmig und manchmal dabei gelappt.
Aufgabe der Monozyten ist die Phagozytose insbesondere von größeren Krankheitserregern und Fremdstoffen. Im Gegensatz zu den neutrophilen Granulozyten werden sie auch **Makrophagen** (große Freßzellen) genannt.

Thrombozyten

Die kernlosen, flachen und unregelmäßig geformten Thrombozyten werden von ihren Stammzellen im Knochenmark als kleine Zellbruchstücke von 1—4 μm Durchmesser abgeschnürt und ins Blut entlassen. Nach einer Lebensdauer von etwa 10 Tagen werden sie vor allem in Milz und Leber abgebaut.
Die Thrombozyten spielen eine wichtige Rolle bei der Blutstillung (siehe 3.7.4).

3.7.3 Blutplasma

Das Blutplasma besteht zu ca. 90 % aus Wasser. Den übrigen Anteil bilden darin gelöste Stoffe.

Plasmaproteine

In 100 ml Plasma ist durchschnittlich 6—8 g Eiweiß enthalten, das aus einem Gemisch verschiedener Proteingruppen besteht. Diese Gruppen sind unterschiedlich stark elektrisch geladen und lassen sich deshalb im elektrischen Gleichstromfeld voneinander trennen. Dieses Verfahren wird **Elektrophorese** genannt und das Ergebnis in Form eines Diagramms graphisch dargestellt.

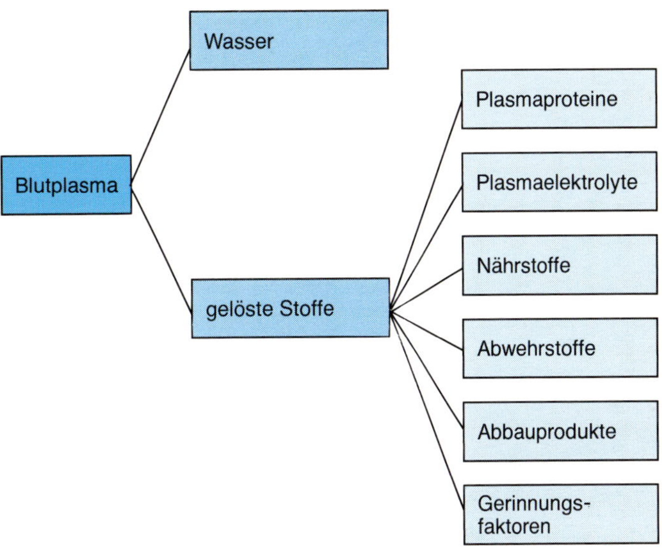

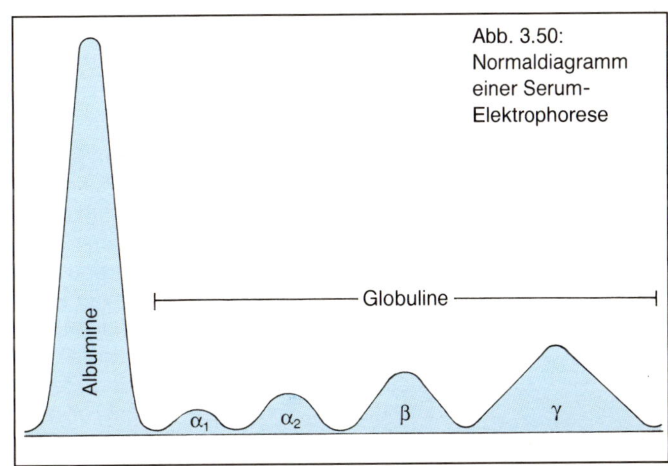

Abb. 3.50: Normaldiagramm einer Serum-Elektrophorese

Albumine Mit 60 % stellen die Albumine die Hauptgruppe der Proteine. Sie wirken bei der Konstanthaltung des Flüssigkeitsvolumens im Blut und in den Zellen mit. Im Bereich der Kapillaren (Haargefäße) wird ständig Plasmaflüssigkeit gegen Flüssigkeit aus den Zellen und Zwischenzellräumen ausgetauscht. Dieser Austausch wird unter anderem durch den Blutdruck einerseits und die wasserbindende Kraft der Albumine andererseits ermöglicht.
Der Blutdruck preßt dabei das Wasser durch die dünne, durchlässige Kapillarwand in den Zwischenzellraum. Durch das Wasserbindungsvermögen der Albumine im Blut wird das Wasser anschließend wieder in die Gefäße zurückgesaugt.

Sinkt der Albumingehalt des Blutes (z. B. bei langandauerndem Hunger), so vermindert sich das Wasserbindungsvermögen des Blutes, und es kommt zu Wasseransammlungen im Körper. Dies kann zu den bekannten aufgetriebenen Bäuchen hungernder Kinder führen.
Die Albumine dienen weiterhin dem Transport vieler Substanzen, indem sie diese binden und erst am Zielort wieder abgeben.

Globuline Die Globuline lassen sich in α_1-, α_2-, β und γ-Globuline unterteilen. Sie erfüllen unterschiedliche Aufgaben und dienen wie die Albumine dem Stofftransport. Zu ihnen gehören aber auch unter anderem die Gerinnungsfaktoren **Prothrombin** und **Fibrinogen** mit ihren wichtigen Funktionen bei der Blutstillung (siehe 3.7.4). Die γ-Globuline stellen Bestandteile der körpereigenen Abwehr dar (siehe 3.7.5).

Plasmaelektrolyte

Die Salze, insbesondere Natrium, Kalium und Calciumsalze, liegen im Plasma in Form von positiv und negativ geladenen Ionen gelöst vor. Sie werden daher auch als Elektrolyte bezeichnet. Aufgrund ihrer wasserbindenden Kräfte haben die Elektrolyte einen großen Einfluß auf den Wasserhaushalt des Körpers, indem sie am Wasseraustausch zwischen den Zellen beteiligt sind. Liegen sie in den Zellen in höherer Konzentration vor als außerhalb, so bewirken sie einen Wassereinstrom durch die Zellmembran. Ist ihre Konzentration dagegen außerhalb der Zellen höher, so gelangt Wasser aus den Zellen heraus. Die Konzentration der Elektrolyte innerhalb und außerhalb der Zellen wird dabei durch verschiedene Mechanismen des Körpers reguliert.

Abb. 3.51: Geronnenes Blut im Standzylinder

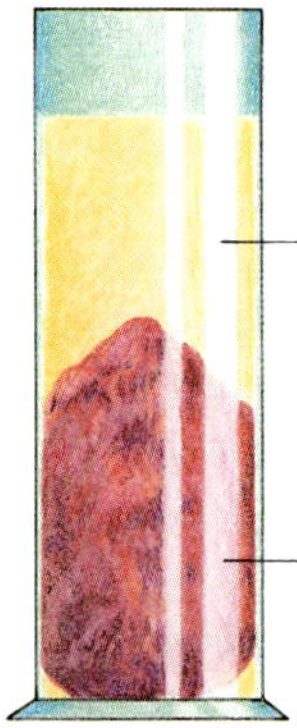

Blutserum (Blutplasma ohne Fibrinogen)

Blutpfropf (Blutkörperchen mit Fibrin)

Blutserum

Frisch entnommenes Blut gerinnt innerhalb von wenigen Minuten, wenn keine gerinnungshemmenden Substanzen hinzugesetzt werden. Es bildet sich dann ein Blutpfropf, der aus den Blutzellen und einem aus Fibrinogen gebildeten Fibrinnetz besteht. Die überstehende Flüssigkeit ist das Blutserum. In ihm befinden sich alle Plasmabestandteile bis auf das Fibrinogen.

Blutserum = Blutplasma ohne Fibrinogen

3.7.4 Blutstillung

Bei Verletzungen des Körpers sorgt der komplizierte Mechanismus der Blutstillung dafür, daß der Körper vor Blutverlust geschützt ist.
Die Blutstillung wird durch die Gefäßwand, Thrombozyten und 13 Gerinnungsfaktoren des Blutplasmas (sie werden mit römischen Zahlen benannt) vollzogen. Vereinfacht läuft sie in folgenden Schritten ab:
- Durch die Verletzung der Gefäßwand kontrahieren sich die Gefäßmuskelzellen und engen für eine begrenzte Zeit den Gefäßdurchmesser ein.
- Gleichzeitig heften sich Thrombozyten an die verletzten Gefäßränder, verkleben und bilden einen Blutpfropf.
- Durch verletzte Gewebezellen außerhalb des Gefäßes und durch die Thrombozyten innerhalb des Gefäßes werden Gerinnungsfaktoren im Blutplasma aktiviert, die die Blutgerinnung in Gang setzen.

– Hierbei wird **Thrombin** aus seiner inaktiven Vorstufe, dem **Prothrombin,** gebildet. Für diese Reaktion sind Calcium und Vitamin K erforderlich.
– Thrombin wandelt das **Fibrinogen** des Blutplasmas in **Fibrin** um. Das aus Fasern bestehende Fibrin vernetzt den durch die Thrombozyten gebildeten Blutpfropf, zieht ihn zusammen und verleiht ihm seine endgültige Festigkeit.

3.7.5 Körpereigenes Abwehrsystem (Immunsystem)

Über Atemwege, Verdauungstrakt sowie Verletzungen von Haut und Schleimhaut können Fremdsubstanzen und Krankheitserreger in den Körper gelangen. Um diese unschädlich zu machen, besitzt der Körper ein Abwehrsystem, das mit verschiedenen Mechanismen arbeitet. Man unterscheidet eine unspezifische und eine spezifische körpereigene Abwehr.

Unspezifische Abwehr

Die unspezifische Abwehr wird durch verschiedene Schutzvorrichtungen gewährleistet. So bilden Haut und Schleimhäute eine erste Barriere vor Krankheitserregern. Zusätzlich sind im Körper spezielle Abwehrzellen und Abwehrstoffe vorhanden.

Unspezifische zelluläre Abwehr
Die wichtigsten Zellen im Dienst der unspezifischen Abwehr sind die **Mikro-** und **Makrophagen** (kleine und große Freßzellen). Sie haben die Fähigkeit, Krankheitserreger in sich aufzunehmen (Phagozytose) und dadurch für den Körper unschädlich zu machen. Die wichtigsten Mikrophagen sind die **neutrophilen Granulozyten,** die wichtigsten Makrophagen sind die **Monozyten.**

Unspezifische humorale Abwehr
Zur unspezifischen Abwehr tragen auch Substanzen bei, die sich in den Körperflüssigkeiten (humor lat. – Flüssigkeit) befinden. Man spricht daher auch von der unspezifischen humoralen Abwehr. Hierzu gehören unter anderem das gegen Bakterien wirkende **Lysozym** und das gegen Viren gerichtete **Interferon.**

Übersicht der unspezifischen Körperabwehr	
Unspezifische zelluläre Abwehr	Phagozytose durch Mikro- und Makrophagen
Unspezifische humorale Abwehr	Abwehrstoffe in den Körperflüssigkeiten, z. B. Lysozym gegen Bakterien und Interferon gegen Viren

Spezifische Abwehr

Da die unspezifischen Abwehrmechanismen allein nicht ausreichen, werden sie durch die spezifische Abwehr ergänzt, die sich jeweils gezielt gegen einzelne Fremdstoffe richtet.
Kann eine Substanz eine spezifische Abwehr des Körpers hervorrufen, wird sie **Antigen** genannt. Gegen Antigene kann der Organismus spezifisch durch Anlagerung von Lymphozyten (zelluläre Abwehr) oder Antikörper (humorale Abwehr) reagieren. Antikörper sind Plasmaproteine, die von Plasmazellen gebildet werden. Sie können Antigene durch Bildung eines **Antigen-Antikörper-Komplexes** unschädlich machen. Kann das Antigen dadurch keine Krankheit mehr verursachen, so besteht Immunität. Der Körper ist immun gegen das Antigen.

Antigene – Stoffe, die im Körper eine spezifische Immunreaktion auslösen können.
Antikörper – Reaktionsprodukte der Körperzellen auf den Reiz von Antigenen, gegen die sie gerichtet sind.

Abb. 3.52:
Bildung eines Antigen-Antikörper-Komplexes:
Nur passende Antikörper können sich nach dem Schlüssel-Schloß-Prinzip an die Antigene binden.

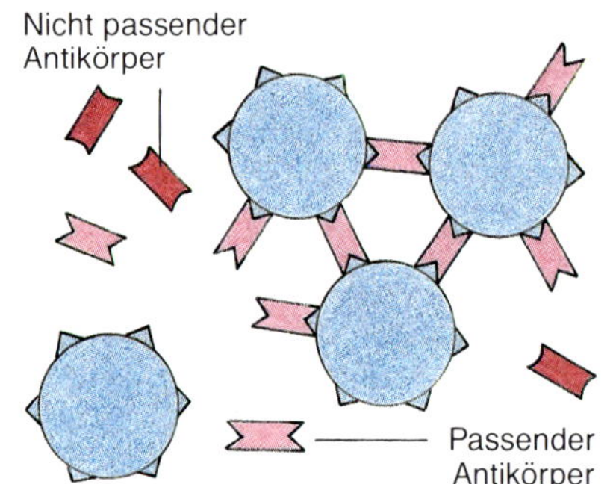

Spezifische zelluläre Abwehr
Diese Form der Abwehr erfolgt durch Lymphozyten, die aus dem Knochenmark stammen und durch den Thymus geprägt wurden. Sie werden deshalb als T-Lymphozyten (T = Thymus) bezeichnet. Bei Kontakt mit einem körperfremden Antigen werden die T-Lymphozyten so aktiviert, daß sie gegen dieses Antigen eine spezifische Immunreaktion durchführen. Insgesamt unterscheidet man folgende T-Lymphozyten:

T-Killer-Zellen: Sie vernichten Antigene.

T-Helfer-Zellen: Sie aktivieren unter anderem die B-Lymphozyten der spezifischen humoralen Abwehr und haben insgesamt eine große Bedeutung für die Stärkung des gesamten Immunsystems.

T-Suppressor-Zellen: Sie hemmen die Immunabwehr und verhindern somit überschießende Immunreaktionen (z. B. Allergien).

T-Gedächtnis-Zellen: Langlebige Zellen, die nach Antigen-Kontakt nicht absterben, sondern als Immungedächtnis wirken. Bei erneutem Kontakt mit gleichem Antigen sorgen sie für eine besonders schnelle Immunantwort.

Spezifische humorale Abwehr
Auch diese Form der körpereigenen Abwehr erfolgt durch Lymphozyten. Sie stammen aus dem Knochenmark und reifen an verschiedenen Stellen im Körper, z. B. in Knochenmark und Milz. Man bezeichnet sie auch als B-Lymphozyten. Bei Kontakt mit einem Antigen entwickeln sich die B-Lymphozyten zu antikörperbildenden Plasmazellen. Diese Antikörper zählen als sogenannte Immunglobuline zur Gruppe der γ-Globuline. Sie sind zu spezifischen Antigen-Antikörper-Reaktionen fähig, um die Antigene unschädlich zu machen.
Neben den Plasmazellen bilden die B-Lymphozyten auch Gedächtniszellen, die bei erneutem Auftreten von Antigenen für eine erheblich schnellere Immunantwort als beim ersten Mal sorgen.

3.7.6 Blutgruppen

Auf den Oberflächen der Erythrozyten befinden sich Proteine, die als Antigene wirken. Nach den unterschiedlichen Oberflächenproteinen der Erythrozyten kann man daher einzelne Blutgruppen unterscheiden. Es gibt verschiedene Einteilungen. Die wichtigsten sind das AB0-System und der Rhesusfaktor.

AB0-System

Überträgt man Blut einer fremden Blutgruppe, so kommt es zu einer Abwehrreaktion des Körpers, die als Verklumpung der Erythrozyten sichtbar wird. Dies wird als **Agglutination** bezeichnet (ad lat. — zusammen; glutare lat. — leimen). Die Abwehrreaktion ist eine **Antigen-Antikörperreaktion.** Die Erythrozyten der fremden Blutgruppe wirken dabei als Antigene, gegen die sich im Blutserum vorhandene Antikörper richten.

Die Blutgruppen werden willkürlich nach dem Alphabet bezeichnet. Blut mit dem Erythrozytenantigen A stellt die Blutgruppe A dar, Blut mit dem Erythrozytenantigen B die entsprechende Blutgruppe B. Haben die Erythrozyten beide Antigeneigenschaften, so spricht man von Blutgruppe AB; fehlen diese Antigeneigenschaften, so liegt Blutgruppe 0 vor. Die Antikörper im Serum werden als anti-A und anti-B bezeichnet. Blut der Blutgruppe A hat nur den Antikörper anti-B und kein anti-A, da sonst das Serum gegen die eigenen Blutzellen reagieren würde.

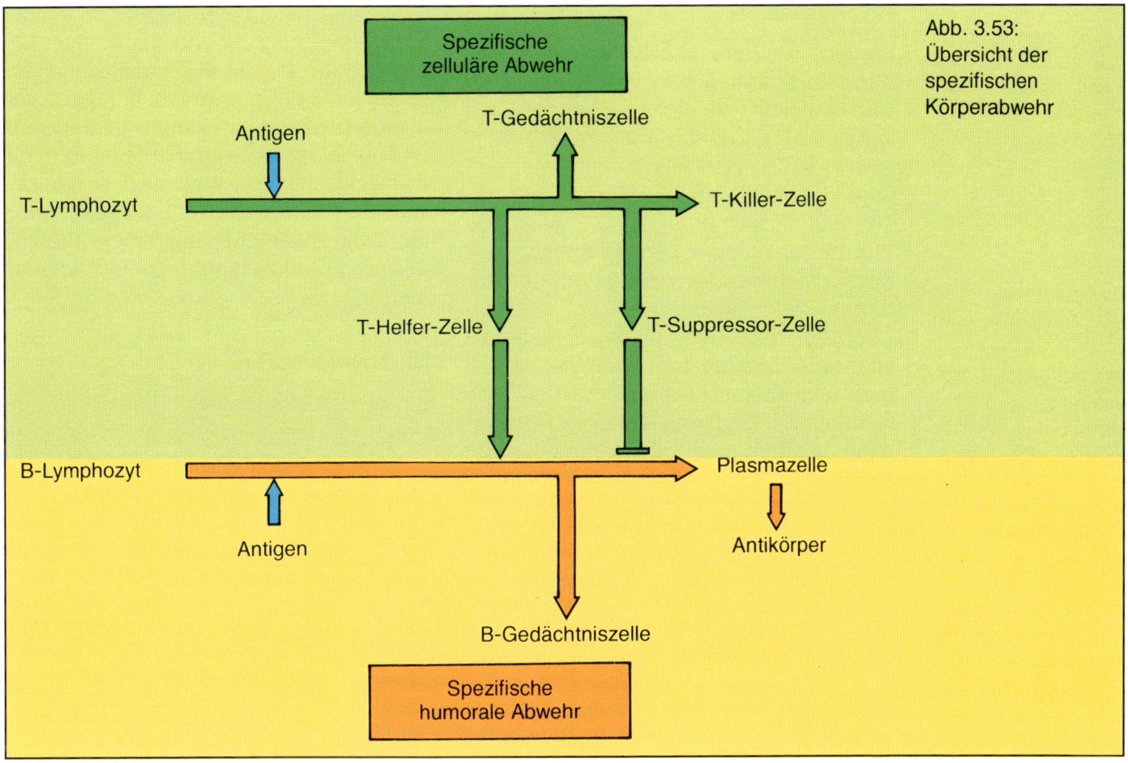

Spezifische zelluläre Abwehr

T-Gedächtniszelle

Antigen

T-Lymphozyt

T-Killer-Zelle

T-Helfer-Zelle

T-Suppressor-Zelle

B-Lymphozyt

Plasmazelle

Antigen

Antikörper

B-Gedächtniszelle

Spezifische humorale Abwehr

Abb. 3.53: Übersicht der spezifischen Körperabwehr

Serum der Blutgruppe AB hat entsprechend keine Antikörper, während Serum der Blutgruppe 0 sowohl die Antikörper anti-A als auch anti-B hat.

Blutgruppeneinteilung nach dem ABO-System

Blutgruppe	A	B	AB	0
Antigen der Erythrozyten	A	B	AB	keines
Antikörper im Serum	anti-B	anti-A	keine	anti-A u. anti-B
Häufigkeit in Mitteleuropa	ca. 46%	ca. 7%	ca. 4%	ca. 43%

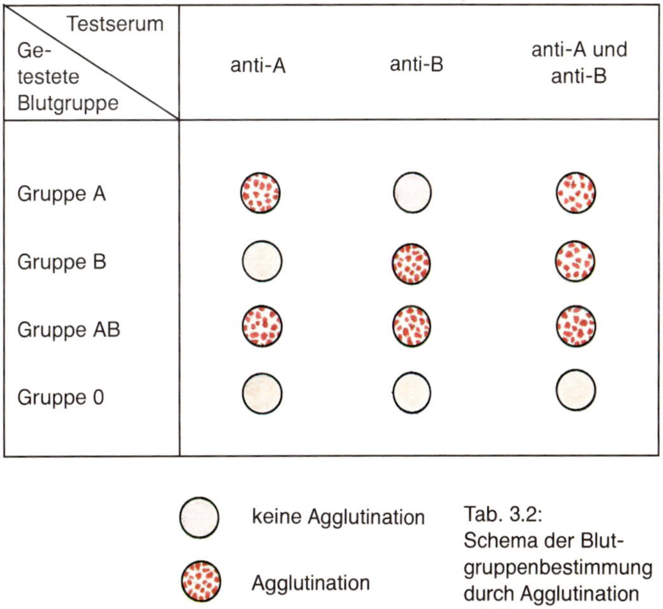

Möchte man nun eine **Blutgruppenbestimmung** durchführen, so fügt man dem entnommenen Blut bekanntes Testserum zu. Man erkennt die Blutgruppe dann anhand der folgenden Agglutination.

Testserum / Getestete Blutgruppe	anti-A	anti-B	anti-A und anti-B
Gruppe A	●	○	●
Gruppe B	○	●	●
Gruppe AB	●	●	●
Gruppe 0	○	○	○

○ keine Agglutination

 Agglutination

Tab. 3.2: Schema der Blutgruppenbestimmung durch Agglutination mit Testseren

Rhesusfaktor

Es gibt mehrere Blut**faktoren**systeme. Sie unterscheiden sich vom klassischen AB0-Blut**gruppen**system durch das Fehlen von vorgeformten Antikörpern. Während im AB0-System stets Antikörper vorhanden sind, werden die Antikörper gegen Blutfaktoren erst gebildet, wenn das Blut mit den entsprechenden Antigenen in Kontakt kommt. Der wichtigste Blutfaktor ist der Rhesusfaktor.
Überträgt man Rhesusaffen-Blutkörperchen auf Meerschweinchen, so erhält man ein Meerschweinchenserum, das nicht nur die Erythrozyten eines Rhesusaffen, sondern auch die Erythrozyten von 85 % der Menschen agglutiniert. Man nennt das Blut dieser Menschen **rhesus-positiv (Rh^+).** Kommt es zu keiner Agglutination, so ist es **rhesus-negativ (rh^-).** Zusätzlich unterscheidet man noch verschiedene Rhesus-Untergruppen (C, D, E, c und e).
Rhesus-negatives Blut hat zunächst keine Antikörper gegen rhesus-positive Erythrozyten im Serum. Wird rhesus-negativen Menschen aber rhesus-positives Blut zugeführt, so werden im Blut Antikörper gegen den Rhesusfaktor gebildet. Man nennt dies eine **Sensibilisierung.** Wird später erneut rhesus-positives Blut zugeführt, so kann es durch Antigen-Antikörper-Reaktionen zu teilweise heftigen Krankheitserscheinungen kommen.

Gefürchtet ist diese Reaktion in der Schwangerschaft, wenn die Mutter rhesus-negativ ist, das Kind aber den Rhesusfaktor vom Vater geerbt hat und somit rhesus-positiv ist. Kommt mütterliches Blut nun beispielsweise bei der Geburt mit dem kindlichen Blut in Kontakt, so kann es sensibilisiert werden und bei einer zweiten Schwangerschaft mit einem rhesus-positiven Kind zu einer Fruchtschädigung führen.

Bluttransfusion

Bei der Übertragung von Blut eines Menschen (Blutspender) auf einen anderen (Empfänger) ist die Kenntnis der Blutgruppe wichtig.
Grundsätzlich wird gruppengleiches Blut übertragen. Ein Patient mit der Blutgruppe A, rhesus-negativ erhält also Blut der Gruppe A, rhesus-negativ.

Ist kein gruppengleiches Blut vorhanden, so kann nach genauer vorheriger Austestung auch Blut eines Spenders mit einer anderen Blutgruppe übertragen werden, wenn es verträglich ist. Relativ häufig läßt sich Blut der Gruppe 0 aufgrund fehlender Erythrozytenantigene auf Empfänger mit anderen Blutgruppen übertragen. Die Antikörper anti-A und anti-B im Spenderblut werden dabei vernachlässigt, oder man überträgt nur Erythrozyten.

Vor jeder Blutübertragung wird eine **Kreuzprobe** durchgeführt. Dabei werden die Erythrozyten und Blutseren vom Spender und Empfänger miteinander vermischt und auf ihre Verträglichkeit überprüft.

Abb. 3.54: Schema der gruppengleichen Blutübertragung

	Spender		Empfänger	
Rh^+	A	→	A	Rh^+
	B	→	B	
	AB	→	AB	
	0	→	0	
rh^-	A	→	A	rh^-
	B	→	B	
	AB	→	AB	
	0	→	0	

3.8 Herz und Kreislauf

3.8.1 Anatomie des Herzens

Lage

Das etwa faustgroße Herz liegt schräg im mittleren Bereich des Brustkorbs zwischen den beiden Lungenflügeln. Nach unten grenzt das Herz an das Zwerchfell, nach vorne an die vordere Brustwand.
Das Herz ist leicht nach links verlagert, so daß sich etwa ²⁄₃ der Herzmasse links von der Mittellinie befinden. Die nach unten gerichtete Herzspitze zeigt nach links vorne und berührt die vordere Brustwand. Dort ist sie bei jedem Herzschlag als **Herzspitzenstoß** tastbar.

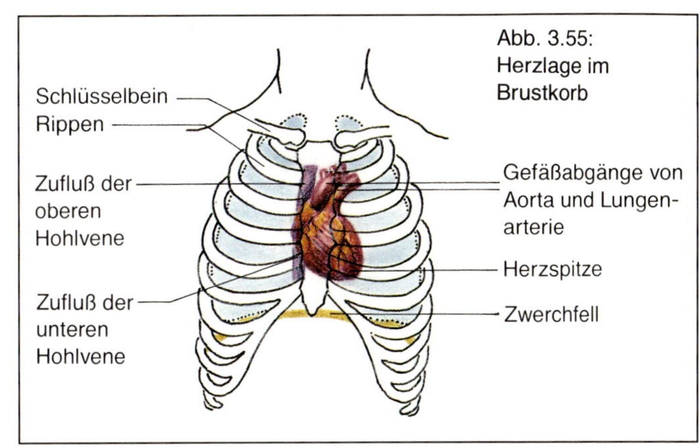

Abb. 3.55: Herzlage im Brustkorb

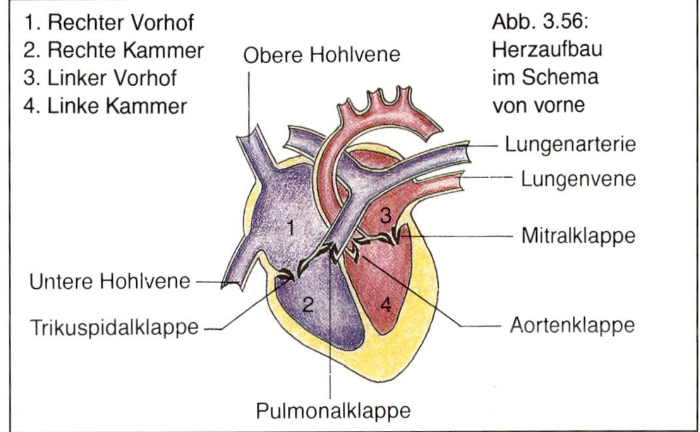

Abb. 3.56: Herzaufbau im Schema von vorne

Aufgabe und Aufbau

Das Herz ist ein Hohlmuskel, der als Druckpumpe das Blut durch das Gefäßsystem des Kreislaufs treibt.

Durch eine Scheidewand wird das Herz in zwei Hälften getrennt. Die linke Hälfte ist erheblich kräftiger ausgebildet und versorgt den großen Körperkreislauf, während die rechte Hälfte den kleineren Lungenkreislauf betreibt.
Durch eine leichte Drehung ist die linke Herzhälfte etwas nach hinten, die rechte etwas nach vorne verschoben. Jede Hälfte wird in einen **Vorhof (Atrium)** und eine **Kammer (Ventrikel)** unterteilt. In die Vorhöfe münden die blutzuführenden Gefäße (Venen), aus den Kammern zweigen die blutabführenden Gefäße (Arterien) ab. Die Strömungsrichtung wird durch Ventile, die Herzklappen, bestimmt.

Herzwand

Die Herzwand besteht aus drei Schichten. Innen wird das Herz durch das **Endokard** ausgekleidet. Darauf folgt die dicke Herzmuskelschicht, die als **Myokard** bezeichnet wird.

Außen liegt der Herzbeutel, **Perikard,** der aus zwei Schichten besteht. Die innere, mit der Herzmuskulatur verwachsene Schicht wird als **Epikard** bezeichnet. Ein dünner Flüssigkeitsfilm zwischen beiden Herzbeutelschichten vermindert die Reibung bei den Herzbewegungen.
Die **Herzkranzgefäße (Koronararterien),** die von der großen Körperschlagader (Aorta) abzweigen, versorgen das Myokard mit sauerstoffreichem Blut.

Schichten der Herzwand	
Innenwand	– Endokard
Muskelschicht	– Myokard
Herzbeutel	– Perikard
Innenschicht des Herzbeutels	– Epikard

Rechte Herzhälfte

In den **rechten Herzvorhof** münden die beiden großen Hohlvenen. Sie führen das im Körperkreislauf kohlendioxidbeladene, sauerstoffarme Blut zum Herzen zurück.

Das Blut der unteren Körperhälfte gelangt über die untere Hohlvene, das der oberen Körperhälfte über die obere Hohlvene zum Herzen. Vom rechten Herzvorhof gelangt das Blut durch die segelförmige **Dreizipfelklappe (Trikuspidalklappe = rechte Segelklappe)** in die rechte Kammer. Die Trikuspidalklappe besteht aus drei Bindegewebsplatten, die von den Papillarmuskeln gespannt werden (Abb. 3.57).
Von der **rechten Kammer** wird das Blut über die Lungenarterien (A. pulmonalis: A. = Arteria; pulmo lat. – Lunge) in die Lunge gepreßt. Ein Rückfluß aus den Lungenarterien in die rechte Kammer wird durch die dreiteilige **rechte Taschenklappe (Pulmonalklappe)** verhindert.

Linke Herzhälfte

Das in der Lunge sauerstoffaufgeladene Blut fließt über die Lungenvenen in den **linken Herzvorhof.** Vom Vorhof strömt das Blut durch die nur aus zwei Segeln bestehende **linke Segelklappe (Mitralklappe)** in die linke Herzkammer.
Die **linke Herzkammer** ist von einer besonders kräftigen Muskelschicht umgeben. Durch Kontraktion dieser Muskelschicht gelangt das sauerstoffreiche Blut über die Aorta in den großen Kreislauf (Körperkreislauf). Ein Rückstrom von der Aorta zur linken Herzkammer wird durch die dreiteilige **linke Taschenklappe (Aortenklappe)** verhindert.

Abb. 3.57:

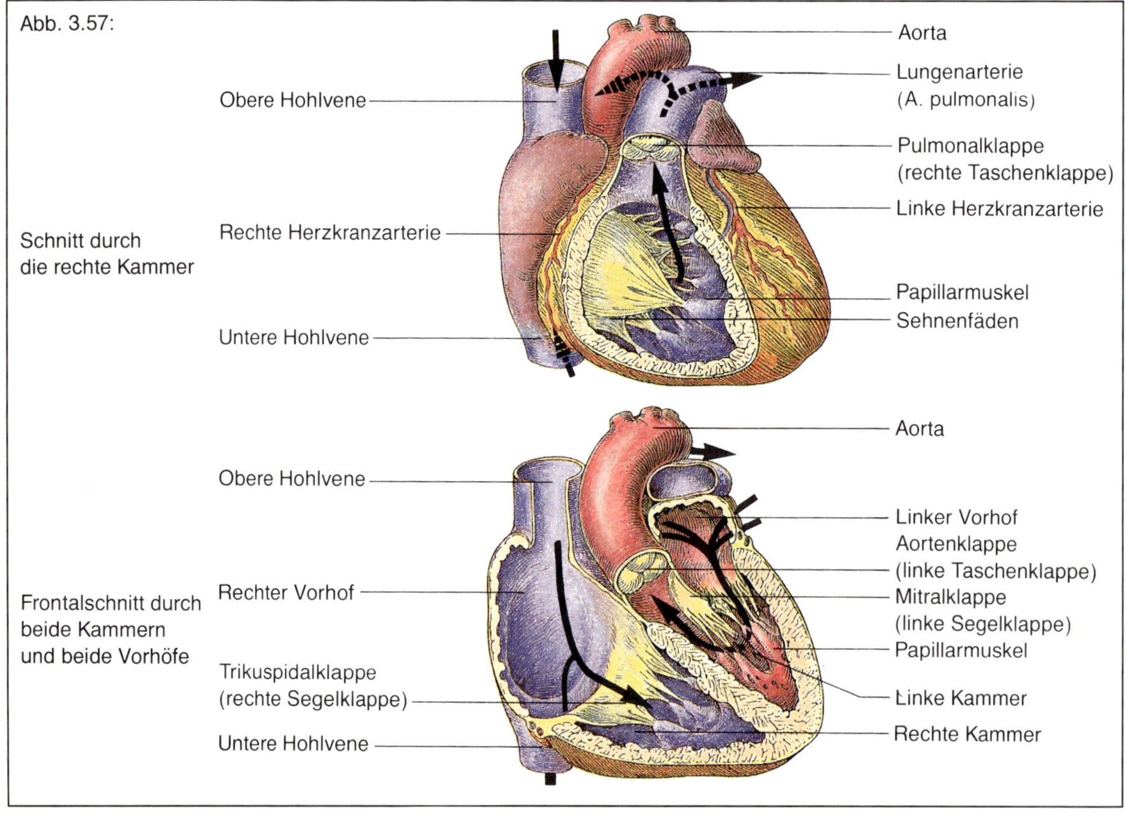

a) Systole:
Kammerkontraktion,
Taschenklappen
geöffnet,
Segelklappen
verschlossen

b) Diastole:
Kammererschlaffung,
Segelklappen
geöffnet,
Taschenklappen
verschlossen

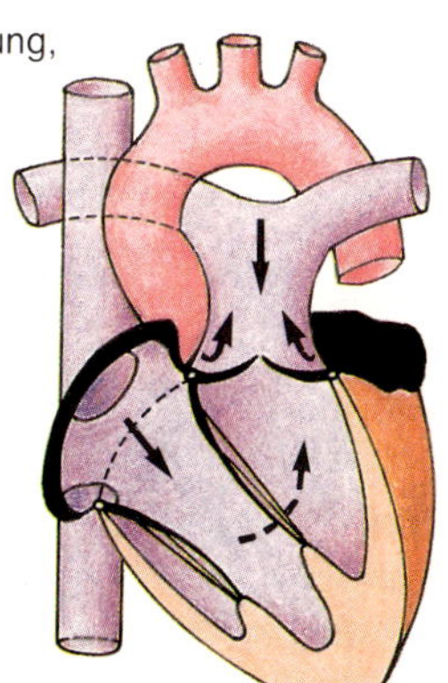

Abb. 3.58:
Schema der Arbeitsweise des Herzens

Die Abschnitte des Herzens, die sich jeweils kontrahieren, sind schwarz gezeichnet.

3.8.2 Funktion des Herzens

Herzmechanik

Das Herz zieht sich rhythmisch zusammen (Kontraktion) und erschlafft anschließend wieder. Die Kontraktion wird als **Systole,** die Erschlaffung als **Diastole** bezeichnet. Rechte und linke Herzhälfte arbeiten dabei annähernd synchron, obwohl sie verschiedenen Kreislaufabschnitten angehören.

Systole	– Kontraktion des Herzmuskels
Diastole	– Erschlaffung des Herzmuskels

Das Blut strömt jeweils aus den Venen in die Vorhöfe und durch die geöffneten Klappen in die Kammern.

Die **Kontraktion der Kammermuskulatur (Systole)** läßt sich in zwei Phasen einteilen. Zunächst kommt es durch eine Anspannung der Kammermuskulatur **(Anspannungsphase)** zu einem Druckanstieg in den Kammern. Dadurch schließen sich die Segelklappen (Mitral- und Trikuspidalklappe) und verhindern so einen Rückfluß des Blutes aus den Kammern in die Vorhöfe. Die Papillarmuskeln fixieren dabei die Segelklappen über Sehnenfäden, damit sie dem Kammerdruck stand-

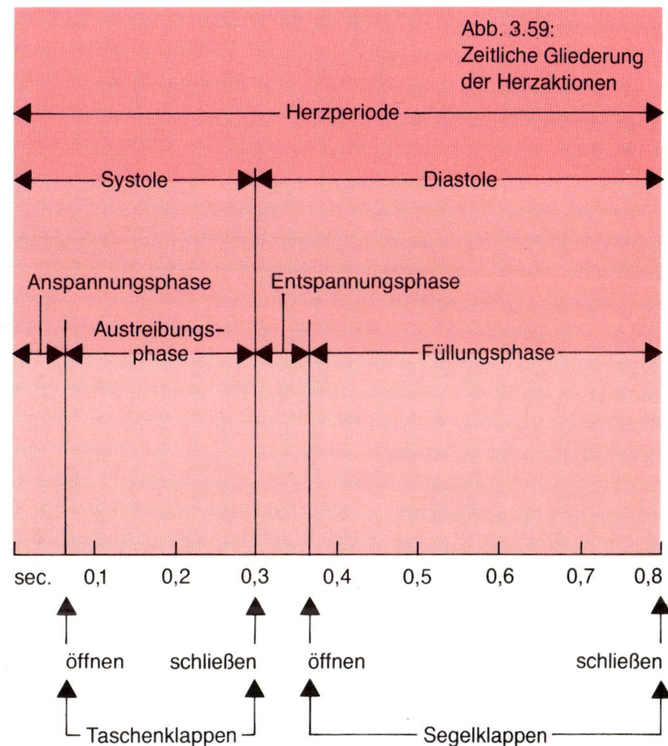

Abb. 3.59:
Zeitliche Gliederung der Herzaktionen

Anspannungsphase:	Anspannung der Kammermuskulatur
Austreibungsphase:	Austreibung des Blutes in den Lungen- und Körperkreislauf
Entspannungsphase:	Entspannung der Kammermuskulatur
Füllungsphase:	Erneute Füllung der Herzkammern mit Blut

halten können. Übersteigt der Druck in den Kammern den Druck in der Aorta und den Lungenarterien, so folgt die **Austreibungsphase.** Es öffnen sich die Taschenklappen (Aorten- und Pulmonalklappe) und das Blut wird aus den Kammern in den Lungen- und Körperkreislauf ausgetrieben.
Ist das Blut aus den Kammern ausgetrieben, so sinkt der Druck in den Kammern und die Taschenklappen schließen sich.

Durch den Klappenschluß wird ein Blutrückfluß aus der Aorta oder den Lungenarterien in das Herz bei der folgenden **Erschlaffung der Kammermuskulatur (Diastole)** verhindert. Die Diastole läßt sich in eine anfängliche Entspannungsphase und nachfolgende Füllungsphase unterteilen. In der **Entspannungsphase** fällt der Druck in den Kammern rasch ab. Sobald der Kammerdruck den Druck in den Vorhöfen unterschreitet, öffnen sich die Segelklappen. Es schließt sich nun die **Füllungsphase** an, in der wieder neues Blut aus den Vorhöfen in die Kammern fließt. Mit dem Schließen der Segelklappen ist die Diastole beendet. Es folgt eine neue Systole.

Abb. 3.60: Schema der Erregungsleitung

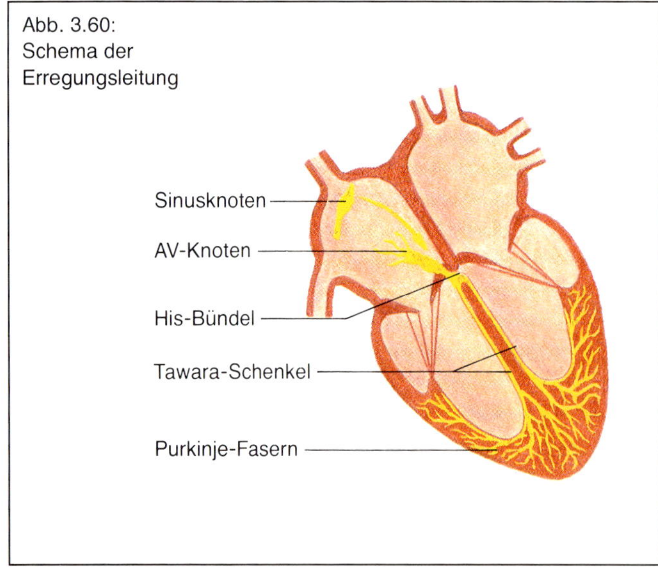

Herztöne

Bei jeder Herzaktion sind zwei Herztöne zu hören. Der erste, dumpfe Ton wird durch die Anspannung der Kammermuskulatur zu Beginn der Systole verursacht. Der zweite, hellere Ton entsteht durch den Schluß der Taschenklappen zu Beginn der Diastole. Schließen die Klappen zu verschiedenen Zeitpunkten, so kann der zweite Herzton auch gespalten sein.

1. Herzton — Muskelanspannungston (Beginn der Systole)
2. Herzton — Klappenschlußton (Beginn der Diastole)

Erregungsbildung und Erregungsleitung

Ein aus dem Körper entferntes und künstlich mit frischem Blut versorgtes Herz schlägt noch über längere Zeit weiter. Dies zeigt, daß die Nervenreize, die zur Kontraktion der Herzmuskulatur führen, im Herzen selbst entstehen müssen. Man spricht hier von einer **Autonomie (Eigengesetzlichkeit)** des Herzens, da es ein eigenes Erregungsbildungs- und Erregungsleitungssystem hat.
Dieses System besteht aus besonderen Herzmuskelzellen. Die Erregungsbildung erfolgt in der Muskelwand des rechten Vorhofs im sogenannten **Sinusknoten.** Er fungiert als Schrittmacher. Seine Erregungen werden zum **AV-Knoten (Atrioventrikularknoten)** weitergeleitet, der zwischen Vorhöfen und Kammern liegt. Von dort laufen die Erregungen zum sogenannten **His-Bündel,** wo eine Verzweigung der Nervenfasern auf zwei Schenkel **(Tawara-Schenkel)** erfolgt, die zur rechten bzw. linken Herzkammer führen. Von den Tawara-Schenkeln werden die Erregungen schließlich in ein Netz von feinsten Nervenfasern **(Purkinje-Fasern)** geleitet.
Aus diesem Weg ergibt sich, daß zunächst die Vorhöfe und dann die Kammern erregt werden und sich entsprechend verzögert kontrahieren.

Beim Verlauf der Erregung über den Herzmuskel hinweg entstehen Stromschwankungen. Mit Hilfe von Elektroden, die an der Außenwand des Körpers befestigt werden, kann man die Stromschwankungen ableiten und in Form eines **Elektrokardiogramms (EKG)** (kardia gr. — Herz; graphein gr. — schreiben) aufzeichnen. Das EKG erlaubt Rückschlüsse auf Störungen der Erregungsbildung und Erregungsausbreitung.

3.8.3 Blutgefäße

Einteilung

Die Blutgefäße bilden ein aus Röhren bestehendes Transportsystem. Alle Gefäße, die Blut vom Herzen fortleiten, heißen **Arterien (Schlagadern)**; alle Gefäße, die Blut zum Herzen zurückführen, nennt man **Venen (Blutadern).**
Während Arterien und Venen der Blutverteilung und Blutrückleitung dienen, erfolgt der Stoffaustausch mit den Zellen in feinen **Haargefäßen,** den **Kapillaren.**

Arterien (Schlagadern)	— leiten Blut vom Herzen fort.
Venen (Blutadern)	— führen Blut zum Herzen zurück.
Kapillaren (Haargefäße)	— dienen dem Stoffaustausch.

Wandaufbau

Mit Ausnahme der Kapillaren haben Blutgefäße einen dreischichtigen Wandaufbau. Die Innenschicht kleidet die Gefäße aus und wird Endothel genannt. In der dickeren mittleren Schicht liegen elastische Fasern und glatte Muskelzellen. Die Gefäßwand erhält dadurch ihre Widerstandsfähigkeit gegenüber dem Blutdruck. Gleichzeitig kann die Gefäßweite durch die Muskelzellen reguliert werden. Die Außenschicht verankert die Gefäße in ihrer Umgebung.

Arterien (Schlagadern)

Die herznahen, großen Arterien (z. B. die Aorta) enthalten viele elastische Fasern. Dadurch können sich die Arterien während des hohen Blutdrucks in der Austreibungsphase ausdehnen und während des nachlassenden Drucks in der Entspannungsphase wieder elastisch zusammenziehen. Der stoßweise sehr hohe Blutdruck wird somit gedämpft. In den herzfernen, mittleren Arterien und den anschließenden noch kleineren **Arteriolen** nimmt der Anteil elastischer Fasern zugunsten einer dickeren Muskelschicht ab. Dies ist von großer Bedeutung für die bedarfsweise Durchblutung einzelner Körperregionen. Steigt z. B. der Blutbedarf der Beinmuskulatur durch sportliche Betätigung wie etwa durch einen Dauerlauf an, so fördern die Arteriolen die Durchblutung, indem sie ihre Gefäßlichtung erweitern. In anderen, gerade nicht beanspruchten Körperregionen kann die Durchblutung durch Engerstellen der Gefäßlichtung mit Hilfe der Muskeln der Arteriolen gedrosselt werden. Es erfolgt somit eine Umverteilung des Blutes jeweils zum Ort des Bedarfs.

Kapillaren (Haargefäße)

An die Arteriolen schließt sich das dichte Netzwerk der feinen Kapillaren an. In ihnen fließt das Blut nur noch sehr langsam. Dies ermöglicht einen intensiven Stoffaustausch mit den Körperzellen durch die dünne Kapillarwand. Es werden z. B. Sauerstoff und Nährstoffe herangeführt, während Kohlendioxid und Stoffwechselendprodukte abtransportiert werden.

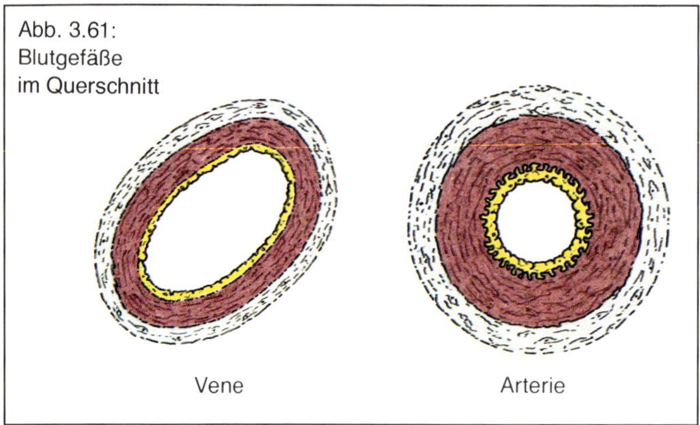

Abb. 3.61: Blutgefäße im Querschnitt

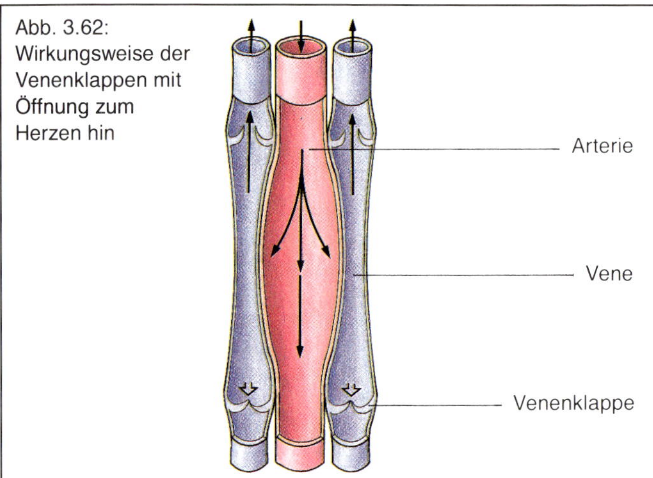

Abb. 3.62: Wirkungsweise der Venenklappen mit Öffnung zum Herzen hin

Venen (Blutadern)

Venen haben im allgemeinen einen größeren Gefäßdurchmesser und einen dünneren Wandaufbau als die entsprechenden Arterien.

Aus den Kapillaren wird das nur unter geringem Druck stehende Blut in den **Venolen** gesammelt. Diese gehen zum Herzen hin in die größeren Venen und schließlich in die großen Hohlvenen über.

Durch ihre geringe Muskelschicht können die Venen selbst nur wenig zum Rücktransport des Blutes zum Herzen beitragen. Dieser geschieht vielmehr durch andere Mechanismen. Von großer Bedeutung ist dabei die **Muskelpumpe.** Bei der Kontraktion und damit Ausdehnung der Muskeln werden die Wände der in der Nähe liegenden Venen zusammengedrückt und das darin enthaltene Blut weitergedrängt. Die Transportrichtung zum Herzen wird durch die im Inneren befindlichen **Venenklappen** gewährleistet (s. Abb. 3.62). Sie sind besonders zahlreich in den unteren Extremitäten und verhindern ein Zurückfließen des Blutes in Richtung der Erdanziehungskraft. Häufig liegen Venen und Arterien dicht nebeneinander in einer Bindegewebshülle. Hier sorgt die Ausdehnung der Arterien, verursacht durch die Pulswelle, zusätzlich für den Weitertransport des Blutes in den Venen.

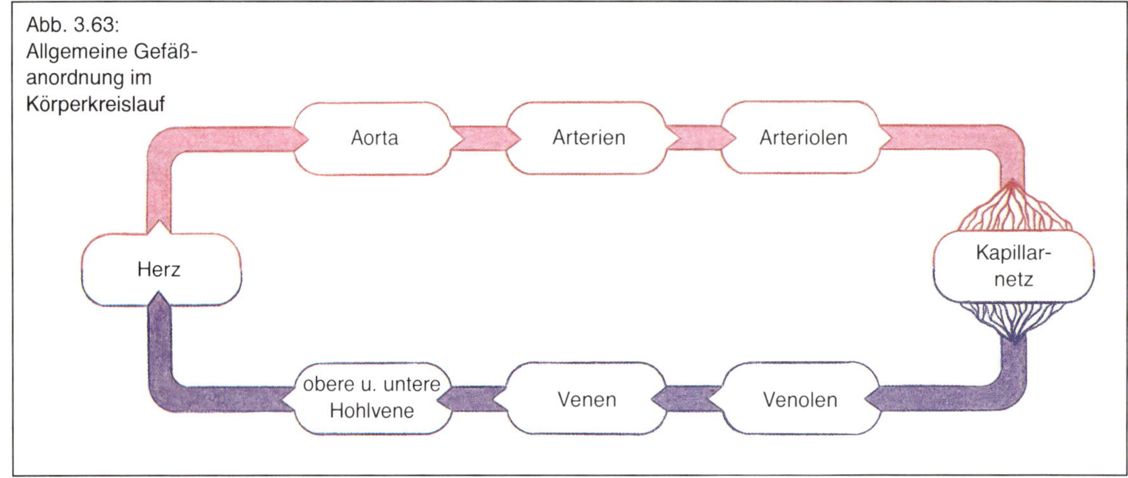

Abb. 3.63: Allgemeine Gefäßanordnung im Körperkreislauf

3.8.4 Blutkreislauf

Lungenkreislauf

Das Herz ist der Motor der Blutzirkulation. Es treibt zwei Kreisläufe an, den kleinen Lungenkreislauf und den großen Körperkreislauf.

Der Lungenkreislauf beginnt in der rechten Herzkammer. Das aus dem Körperkreislauf kommende sauerstoffarme, kohlendioxidreiche Blut wird von der rechten Kammer über zwei **Lungenarterien** zur Lunge transportiert. Zu jeder Lungenseite zieht eine Arterie. In der Lunge wird Kohlendioxid an die Atemluft abgegeben und neuer Sauerstoff aufgenommen. Über insgesamt vier **Lungenvenen** wird dann das sauerstoffreiche, kohlendioxidarme Blut zum linken Herzvorhof zurückgeleitet.

Vom Herzen ausgehende Gefäße sind Arterien, zum Herzen hinführende Gefäße sind Venen. Normalerweise führen Arterien arterielles, d. h. sauerstoffreiches, kohlendioxidarmes Blut, während Venen venöses, d. h. sauerstoffarmes und kohlendioxidreiches Blut führen. Die Lungengefäße machen die einzige Ausnahme von dieser Regel.

Die Lungenarterien sind die einzigen Schlagadern des Körpers, die **venöses** Blut enthalten.
venöses Blut – sauerstoffarmes, kohlendioxidreiches Blut

Die Lungenvenen sind die einzigen Blutadern des Körpers, die **arterielles** Blut enthalten.
arterielles Blut – sauerstoffreiches, kohlendioxidarmes Blut

Körperkreislauf

Der Körperkreislauf beginnt in der linken Herzkammer. Von hier wird dem Körper frisches, sauerstoffreiches Blut über die **Aorta** zugeführt.

Direkt am Ursprung der großen Körperschlagader (Aorta) zweigen die beiden den Herzmuskel versorgenden **Kranzarterien (Koronararterien)** ab. Nach einem kurzen aufsteigenden Abschnitt beschreibt die Aorta einen Bogen, von dem die Hauptschlagadern für den Kopf- und Halsbereich sowie die oberen Extremitäten abgehen. Anschließend verläuft die Aorta links vor der Wirbelsäule abwärts und gelangt zu den unteren Körperpartien. Der Abschnitt bis zum Zwerchfell wird als **Brustaorta,** der Teil unterhalb des Zwerchfells als **Bauchaorta** bezeichnet.

Im Beckenbereich teilt sich die Bauchaorta in die linke und rechte **Beckenschlagader** auf, die sich weiter in einen Ast zur Versorgung der Beckenorgane und einen Ast für die unteren Extremitäten aufspaltet. Aus der Bauchaorta entspringen die wichtigen Arterien zur Versorgung der stoffwechselaktiven Organe der Bauchhöhle.

Während die Arterien der Blutverteilung dienen, erfolgt der Stoffaustausch mit den Zellen in ausgedehnten Kapillarnetzen. Über Venolen und Venen wird anschließend das sauerstoffarme, kohlendioxidreiche Blut gesammelt und über die großen Hohlvenen dem rechten Herzvorhof zugeführt. Im folgenden Lungenkreislauf wird das Blut wieder mit Sauerstoff beladen.

Pfortader

Die Pfortader nimmt unter den Venen eine Sonderstellung ein. Sie sammelt das venöse Blut aus dem Gebiet von Magen, Darm, Milz und Bauchspeicheldrüse, um es zur Leber zu leiten. Dort mündet sie in ein weitverzweigtes Kapillarnetz, damit die im Darmkanal aufgenommenen (resorbierten) Nahrungsbestandteile zu den Leberzellen geführt und von ihnen verarbeitet werden können. Von der Leber gelangt das Blut dann über die Lebervenen zur unteren Hohlvene und zurück zum Herzen.

Abb. 3.64: Schema des Lungen- und Körperkreislaufes

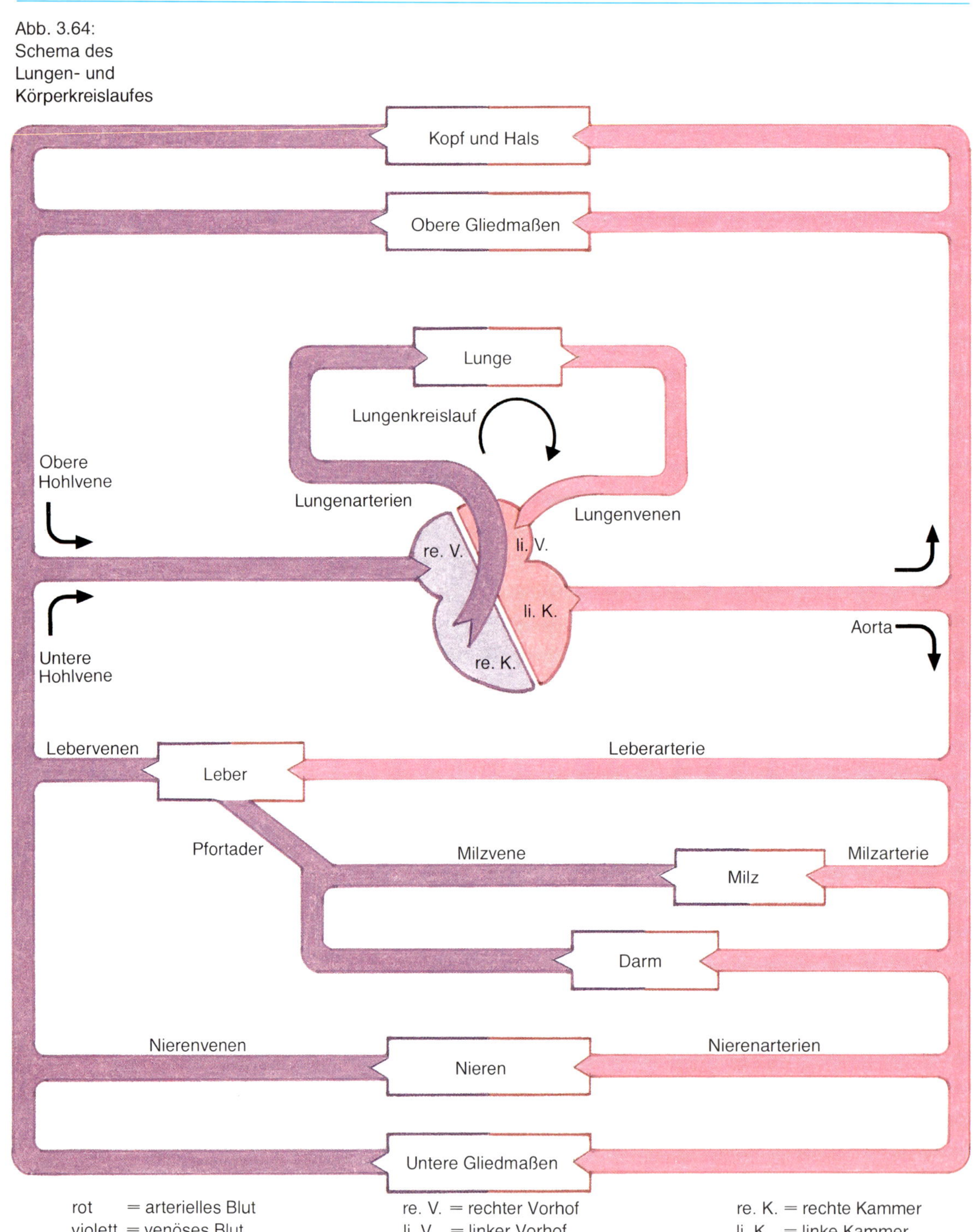

rot = arterielles Blut
violett = venöses Blut

re. V. = rechter Vorhof
li. V. = linker Vorhof

re. K. = rechte Kammer
li. K. = linke Kammer

Blut aus Magen, Darm, Milz und Bauchspeicheldrüse durchläuft also neben dem Kapillarnetz in diesen Organen noch ein zweites Kapillarnetz in der Leber. Die Leber als zentrales Stoffwechselorgan kontrolliert somit das aus dem Magen-Darm-Trakt kommende Blut.
Resorbierte Nahrungsstoffe strömen erst nach Leberpassage in den großen Körperkreislauf. Dadurch wird eine plötzliche Überschwemmung des Blutes mit Nahrungsstoffen unmittelbar nach der Nahrungsaufnahme verhindert. Gleichzeitig entgiftet die Leber für den Körper schädliche Substanzen.
Unabhängig vom Zufluß des nährstoffreichen, venösen Blutes aus der Pfortader hat die Leber noch einen zweiten getrennten Zufluß. Dieser erfolgt über die Leberarterie und dient der Sauerstoffversorgung und Ernährung des Lebergewebes. Die Leber hat somit einen venösen und einen arteriellen Zufluß!

3.8.5 Puls und Blutdruck

Puls

Das während der Systole in die Aorta ausgeworfene Blut verursacht eine Druckwelle in den Arterien. Diese Druckwelle ist als Pulswelle tastbar (pulsus lat. – das Stoßen, der Schlag).

Die Pulsfrequenz (frequens lat. – häufig) gibt die Zahl der Pulsschläge in der Minute an.

Normalwerte liegen bei Erwachsenen zwischen 60 und 80 Pulsschlägen pro Minute. Bei Kindern ist die Pulsfrequenz höher.

Pulswerte in Abhängigkeit vom Alter

Säugling	ca. 120/Min.
Kind	90–120/Min.
Erwachsener	60–80/Min.

Blutdruck

Als Blutdruck bezeichnet man den in den Blutgefäßen herrschenden Druck. Er ist von der Blutmenge abhängig, die das Herz bei jeder Kontraktion auswirft **(Schlagvolumen),** sowie dem Widerstand in den Gefäßen.
Der Blutdruck schwankt bei jeder Herzperiode. Während der Systole der Herzkammern ist der Blutdruck in den Arterien durch die Auswurfleistung des Herzens am höchsten. In der anschließenden diastolischen Phase sinkt der Druck dagegen stets ab. Der höchste meßbare arterielle Blutdruck wird entsprechend als **systolischer Druck** und der niedrigste als **diastolischer Druck** bezeichnet. Die Differenz zwischen systolischem und diastolischem Druck wird als **Blutdruckamplitude** bezeichnet.

systolischer Druck	– höchster arterieller Druck (während der Kammersystole gemessen)
diastolischer Druck	– niedrigster arterieller Druck (während der Kammerdiastole gemessen)
Blutdruckamplitude	– Differenz zwischen systolischem und diastolischem Druck

Der Blutdruck wird in der Praxis in Millimetern Quecksilbersäule (mmHg) gemessen. Die neue Maßeinheit Kilopascal (kPa) hat sich für die Blutdruckmessung in der Praxis nicht durchsetzen können (1 kPa = 7,5 mmHg).

Blutdruckwerte beim Erwachsenen

	systolisch	diastolisch
Mann	110–140 mmHg	60–90 mmHg
Frau	100–140 mmHg	60–90 mmHg

Beim Kind liegen die Blutdruckwerte niedriger (z. B. beim Schulkind ca. 90 mmHg systolisch und 60 mmHg diastolisch). Mit zunehmendem Alter steigt dagegen der Blutdruck aufgrund der abnehmenden Elastizität der Gefäße an.

3.8.6 Lymphsystem

Aufbau und Aufgaben

Das Lymphsystem besteht aus dem Lymphkreislauf mit den lymphatischen Organen. Dazu gehören Lymphknoten, Tonsillen (Mandeln), Milz, Wurmfortsatz und Thymus. Ihre gemeinsame Aufgabe ist die Abwehr körperfremder Stoffe.

Darüber hinaus wird über den Lymphkreislauf das Flüssigkeitsvolumen im Gewebe reguliert, aus Blutgefäßen und Zellen ausgetretenes Eiweiß gesammelt und im Darmbereich das Nahrungsfett aufgenommen.

Lymphe und Lymphkreislauf

Lymphe (lympha lat. – Wasser) ist eine hellgelbe Flüssigkeit, die durch Austritt von Blutplasma aus den Blutkapillaren in das Gewebe entsteht. Lymphe ist relativ zellarm. Sie enthält vor allem Lymphozyten. Der Eiweißgehalt ist durchschnittlich halb so groß wie der des Blutes.

Die Lymphe wird in Gewebespalten gesammelt und über Lymphkapillaren abtransportiert, die sich zu Lymphgefäßen vereinigen.

Im Lymphstrom befindliche Lymphknoten kontrollieren die Lymphe und fügen Lymphozyten hinzu. Die Hauptlymphgefäße münden herznah in große Venen. Die Lymphe zirkuliert also nicht in einem geschlossenen System wie beim Blutkreislauf. Vielmehr kann man das Lymphsystem als ein Drainagesystem für das Gewebe bezeichnen.

Die im Darm befindlichen Fette werden durch die Lymphkapillaren in den Darmzotten aufgenommen (resorbiert) und über den linksseitig gelegenen **Milchbrustgang (Ductus thoracicus)** dem Blutkreislauf zugeführt. Der Name Milchbrustgang deutet auf das milchig-trübe Aussehen der hier befindlichen Lymphe insbesondere nach Nahrungsaufnahme hin. Der Inhalt der Darmlymphgefäße wird **Chylus** genannt.

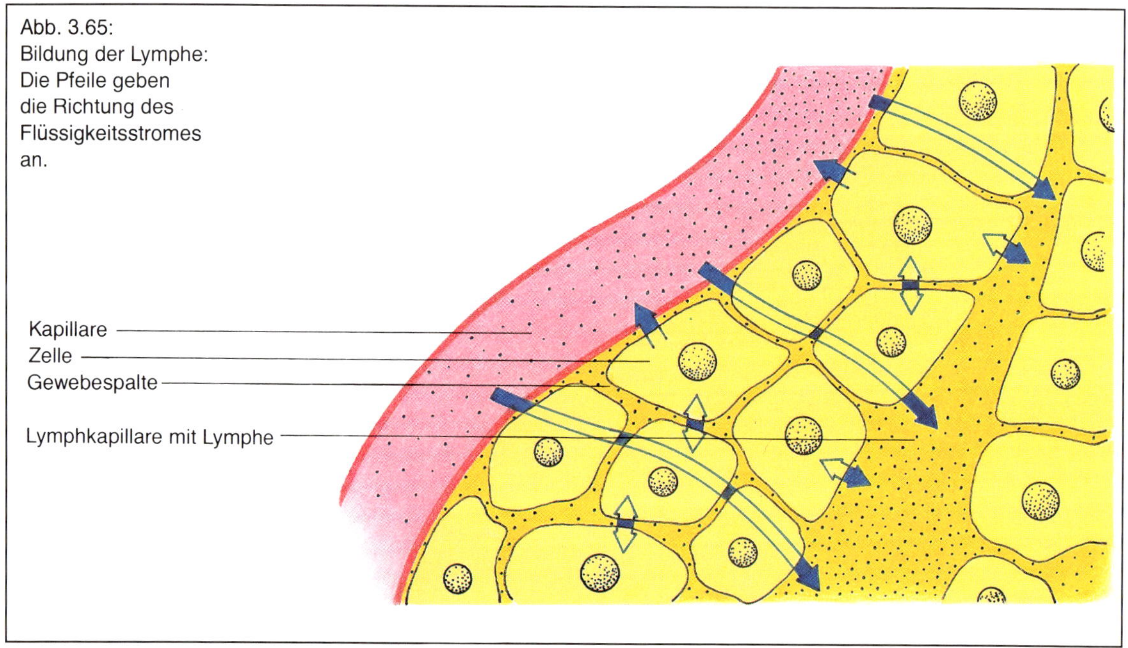

Abb. 3.65: Bildung der Lymphe: Die Pfeile geben die Richtung des Flüssigkeitsstromes an.

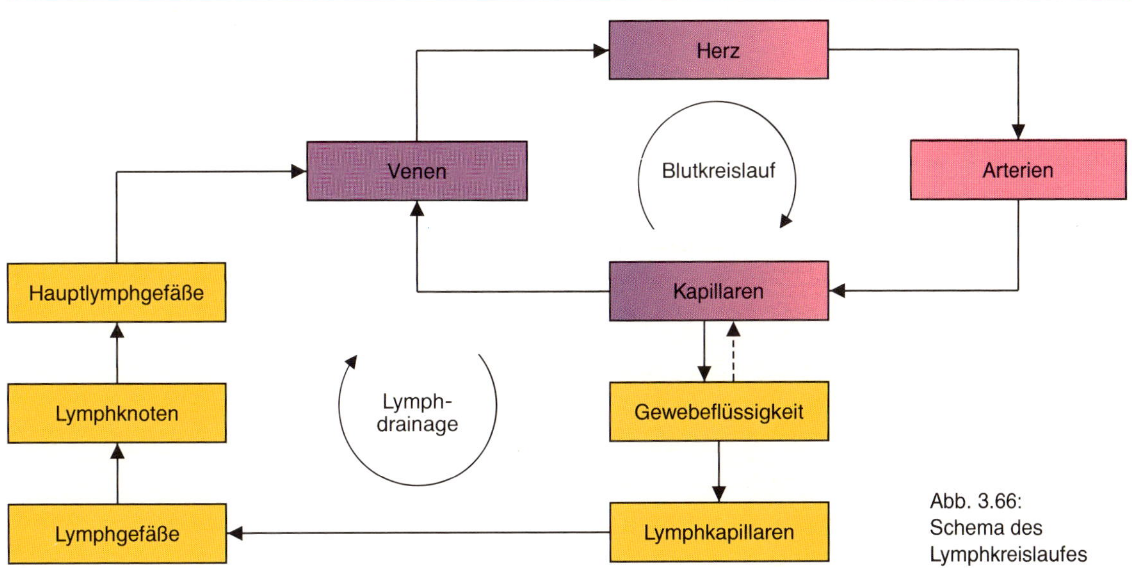

Abb. 3.66: Schema des Lymphkreislaufes

Lymphatische Organe

Die gruppenweise angeordneten **Lymphknoten** filtern stets die Lymphe eines bestimmten Körpergebiets. Mehrere Gefäße führen dabei zu den Lymphknoten, während jeweils nur ein größeres Gefäß sie wieder verläßt. Taschenklappen regulieren die Strömungsrichtung.
Die für eine Körperregion zuständigen Lymphknoten erlauben bei Veränderungen Rückschlüsse auf Erkrankungen im betreffenden Körpergebiet.

Aufgaben der Lymphknoten

Filtration der Lymphe
Entgiftung und Abbau körperfremder Stoffe
Antikörperbildung durch Plasmazellen
Volumenregulation der Gewebeflüssigkeiten

Entzündete Lymphknoten sind angeschwollen und druckempfindlich. Man nennt dies eine **Lymphadenitis**. Eine Entzündung der Lymphgefäße heißt **Lymphangitis**. Bösartige Tumoren können das Abwehrsystem der Lymphknoten überwinden und über den Lymphweg Tochtergeschwülste (**Metastasen**) bilden.

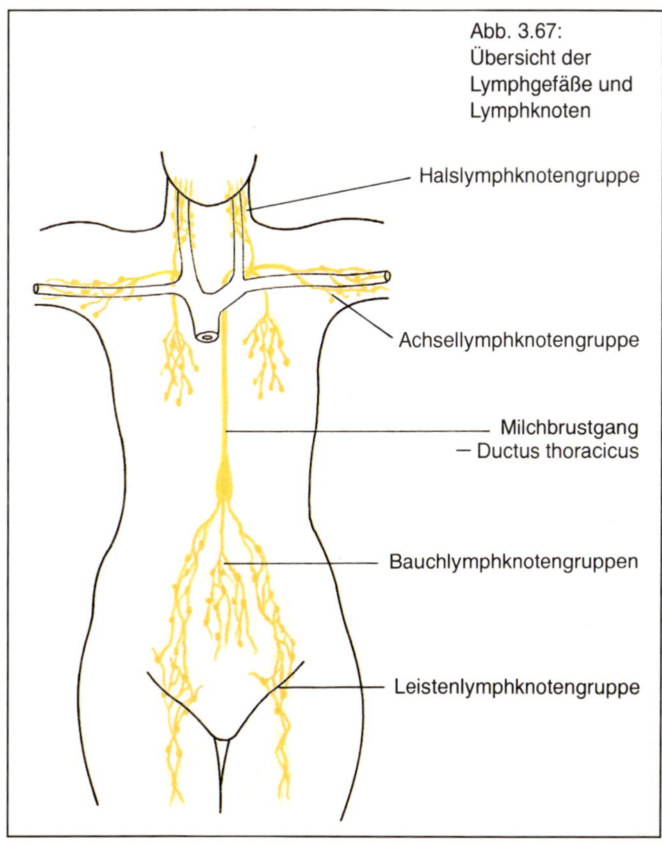

Abb. 3.67: Übersicht der Lymphgefäße und Lymphknoten

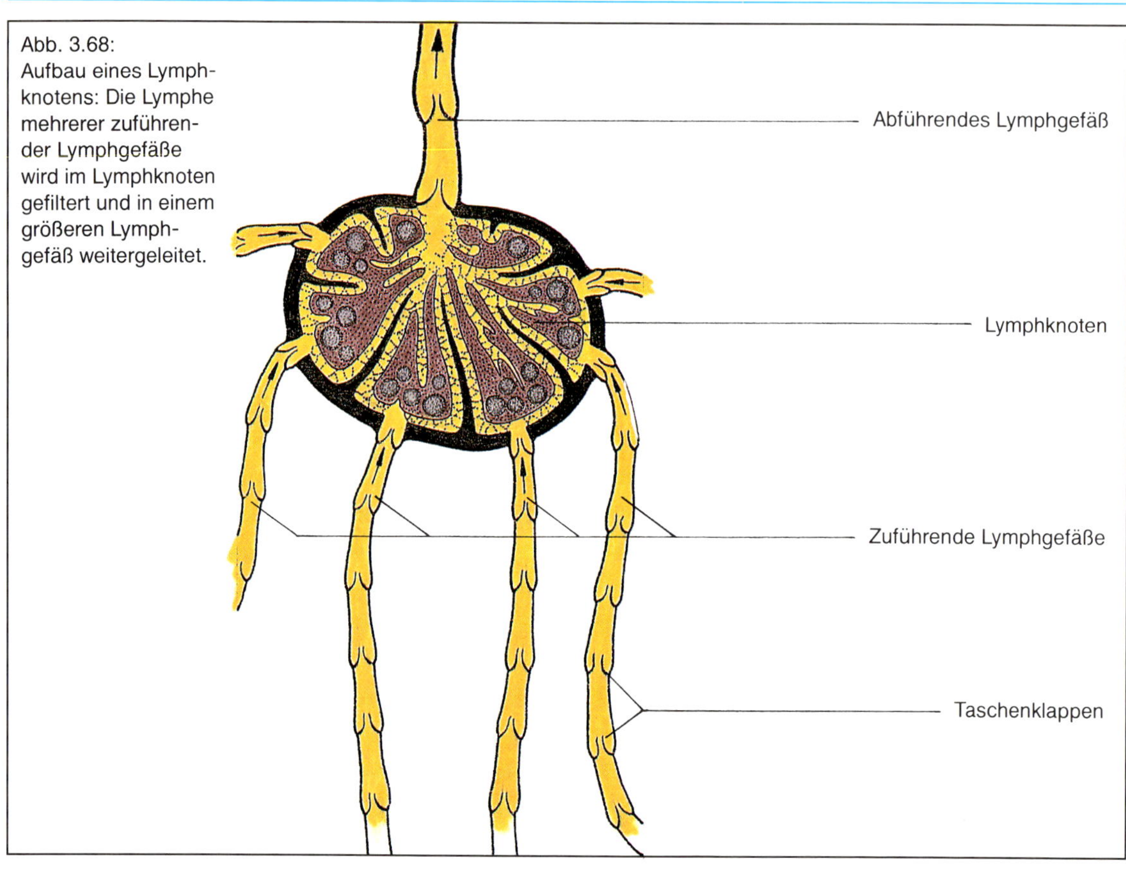

Abb. 3.68: Aufbau eines Lymphknotens: Die Lymphe mehrerer zuführender Lymphgefäße wird im Lymphknoten gefiltert und in einem größeren Lymphgefäß weitergeleitet.

Die **Tonsillen** (Mandeln) liegen zwischen den Gaumenbögen (Gaumenmandeln) und im Rachenbereich (Rachenmandel). Dort bilden sie mit weiterem Lymphgewebe einen Abwehrring, der z. B. bei Erkältungskrankheiten angeschwollen ist.

Die **Milz** liegt auf der linken Seite unterhalb des Zwerchfells. Sie stellt ein zentrales Organ der Abwehrvorgänge dar. Der Aufbau ist mit einem Lymphknoten vergleichbar.

Aufgaben der Milz

Abbau von gealterten Erythrozyten
Antikörperbildung durch Plasmazellen
Blutspeicher
Eisenspeicher

Der **Wurmfortsatz** (die **Appendix)** erfüllt Abwehraufgaben am Übergang vom Dünn- zum Dickdarm.

Der **Thymus** liegt hinter dem Brustbein und ist in der Kindheit besonders stark ausgebildet. Er dient dem Aufbau der körpereigenen Abwehr. Beim Erwachsenen bildet sich dieses Organ wieder zurück und ist dann häufig nur noch als Fettkörper vorzufinden.

3.9 Atmungsorgane

3.9.1 Atmung

Der Begriff Atmung beschränkt sich nicht nur auf die Ein- und Ausatmung durch die Atmungsorgane (äußere Atmung). Vielmehr beinhaltet er auch den Sauerstoff- und Kohlendioxidaustausch in den Körperzellen (innere Atmung).

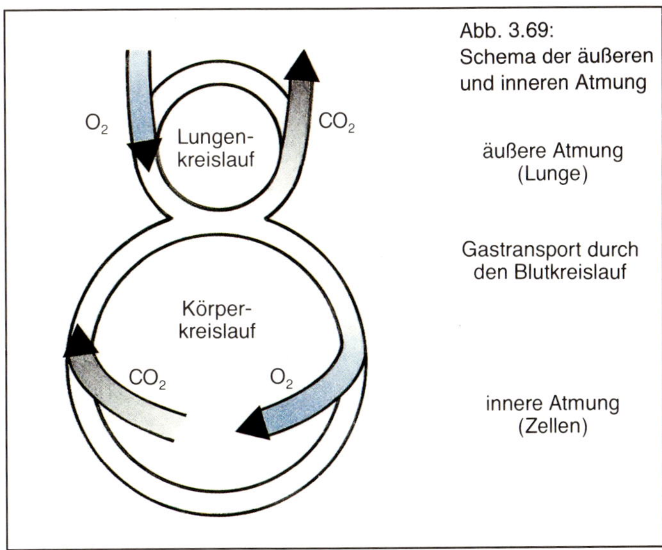

Abb. 3.69: Schema der äußeren und inneren Atmung

Äußere Atmung

Die äußere Atmung dient der Sauerstoffaufnahme (O_2) mit der Luft bei der Einatmung **(Inspiration)** und der Kohlendioxidabgabe (CO_2) nach außen bei der Ausatmung **(Exspiration).** Neben Kohlendioxid wird dabei auch Wasser in Form von Wasserdampf ausgeatmet.

Inspiration – Einatmung
Exspiration – Ausatmung

Die eingeatmete Luft besteht aus
ca. 21 % Sauerstoff (O_2)
ca. 78 % Stickstoff (N_2)
ca. 1 % Edelgase
ca. 0,03 % Kohlendioxid (CO_2).
Durch den Gasaustausch im Körper enthält die ausgeatmete Luft 16–17,5 % Sauerstoff (O_2) und 3–4,5 % Kohlendioxid (CO_2).

Innere Atmung

Die Sauerstoffaufnahme und Kohlendioxidabgabe der Zellen stellt die innere Atmung dar. Im Blut wird Sauerstoff an den Blutfarbstoff Hämoglobin chemisch gebunden und von der Lunge zu den Körperzellen transportiert. Innerhalb der Körperzellen wird der Sauerstoff beim Abbau von Nährstoffen und körpereigenen Stoffen verbraucht. Dabei wird Energie freigesetzt und in Form der energiereichen Verbindung Adenosintriphosphat (ATP) für energieabhängige Stoffwechselprozesse zur Verfügung gestellt. Diese Energieproduktion erfolgt vor allem in den Mitochondrien.

Das dabei anfallende Kohlendioxid wird in gelöster oder chemisch gebundener Form im Blutplasma und in den roten Blutkörperchen zurück zur Lunge transportiert.

Atmung – Aufnahme und Abgabe der Atemgase (äußere Atmung), die für die Stoffwechselvorgänge innerhalb der Körperzellen notwendig sind (innere Atmung).

3.9.2 Aufgaben und Gliederung der Atmungsorgane

Wichtigste Aufgabe der Atmungsorgane ist die **äußere Atmung.** Bei der Einatmung wird die Luft von der Nase aufgenommen und gelangt über die Luftwege des Kopfes (obere Luftwege) sowie des Halses und der Brust (untere Luftwege) zur Lunge. Bei diesem Transport wird die Atemluft angefeuchtet, erwärmt und gereinigt. Der Gasaustausch erfolgt in der Lunge. Von dort verläßt die Atemluft bei der Ausatmung über den umgekehrten Weg wieder den Körper.

Eine weitere Aufgabe der Atmungsorgane ist die **Geruchswahrnehmung.** Sie erfolgt im oberen Bereich der Nasenhöhle. Die Riechschleimhaut liegt dabei etwas abseits vom normalen Luftstrom. Erst beim Schnüffeln kommt das Riechorgan enger mit den Geruchsstoffen in Kontakt und kann so die Atemluft kontrollieren (siehe 3.15.4).

Schließlich dienen die Atmungsorgane auch der **Stimmbildung.** Sie wird durch den Kehlkopf zusammen mit dem übrigen Atemsystem ermöglicht.

Gliederung der Atmungsorgane			
Kopf	obere Luftwege	Nase	
		Nasenneben-höhlen	
		Rachen	– Pharynx
Hals	untere Luftwege	Kehlkopf	– Larynx
		obere Luftröhre	– Trachea
Brust		untere Luftröhre	– Trachea
	Atmungs-organ	Lunge	– Pulmo

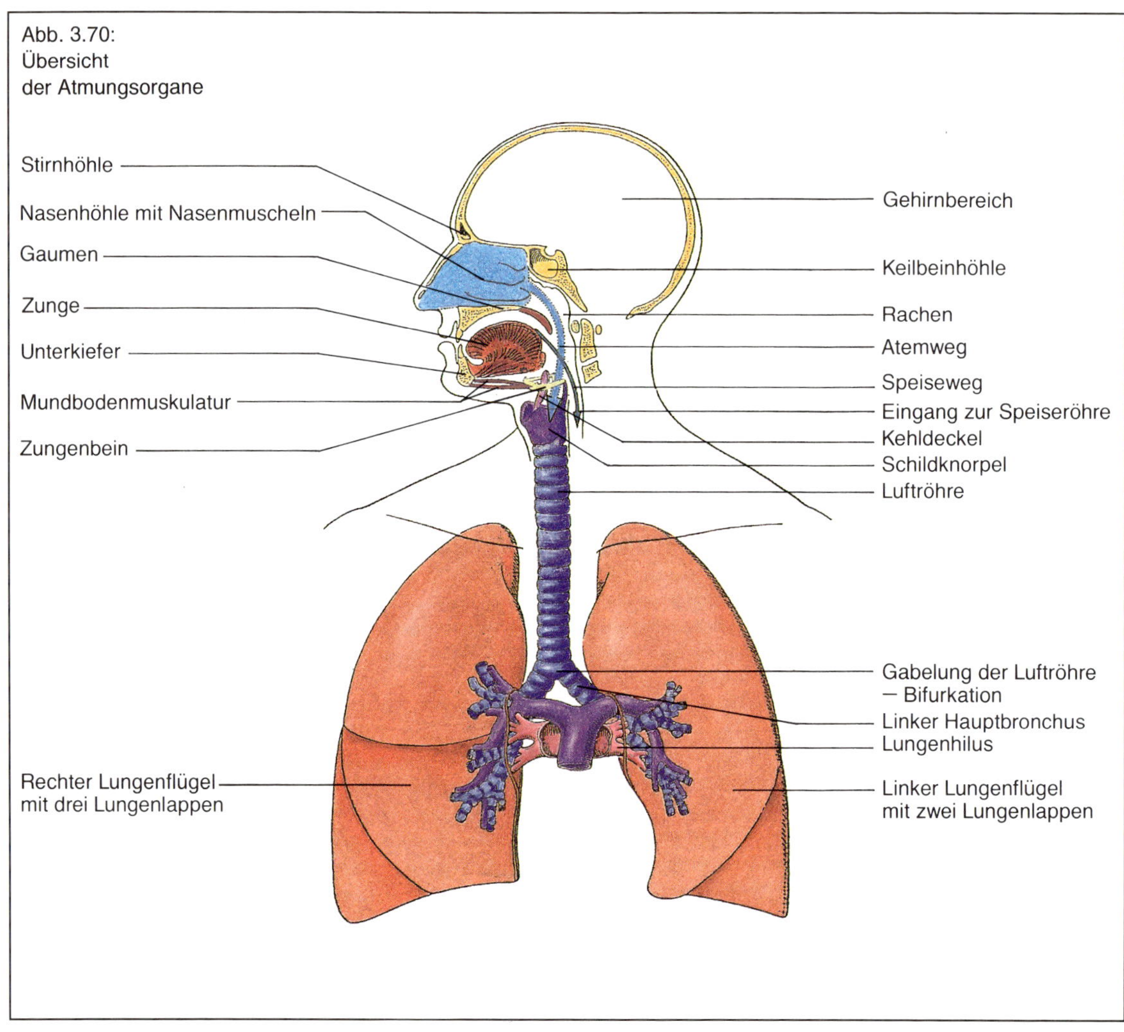

Abb. 3.70: Übersicht der Atmungsorgane

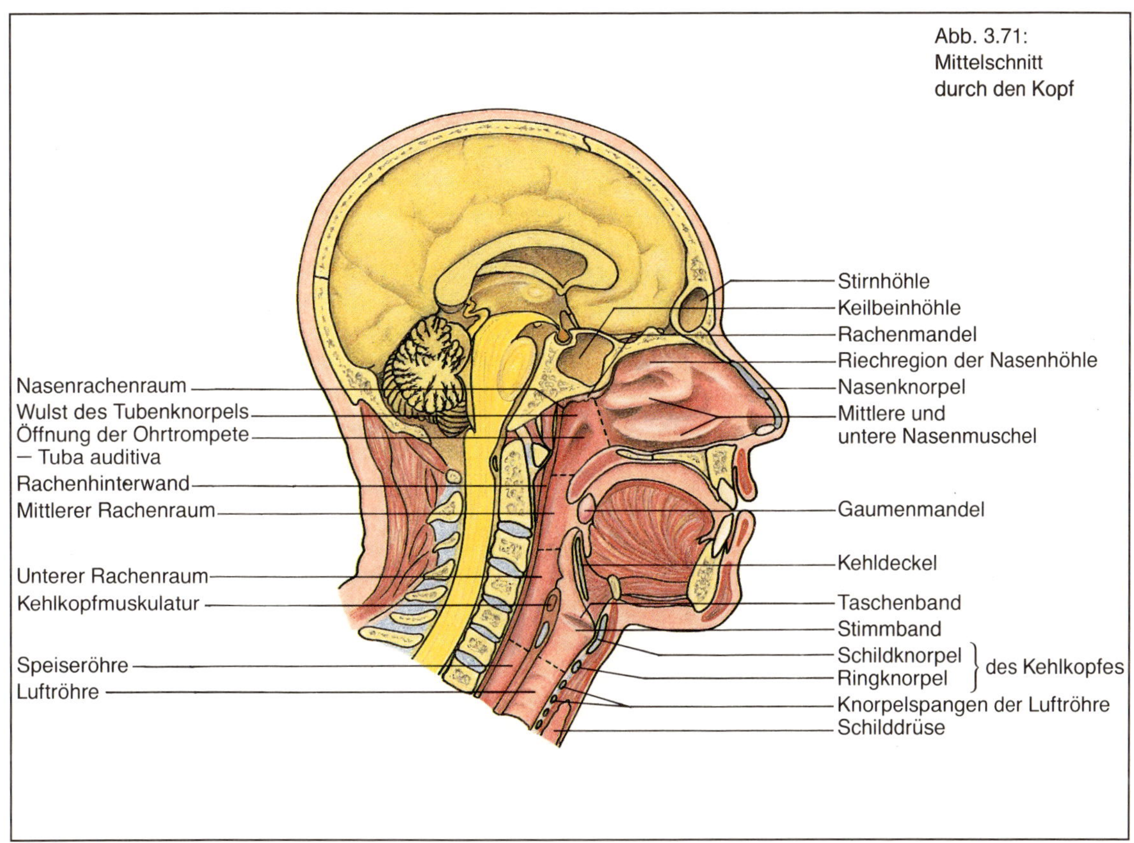

Abb. 3.71: Mittelschnitt durch den Kopf

3.9.3. Obere Luftwege

Nase

Die Nase bildet mit den Nasenlöchern den Eingang zum Atemtrakt. Ihr Gerüst setzt sich aus knöchernen und knorpeligen Strukturen zusammen.

An der **äußeren Nase** unterscheidet man Nasenwurzel, Nasenrücken, Nasenflügel und Nasenspitze. Die aus Knorpeln gebildete Nasenspitze geht seitlich in die ebenfalls knorpeligen Nasenflügel über. Nach oben schließt sich der Nasenrücken an die Nasenspitze an. Nur der obere Anteil des Nasenrückens ist zusammen mit der Nasenwurzel knöchern ausgeformt. Die beiden Nasenbeine bilden hier mit Fortsätzen der Oberkieferknochen das Gerüst.

Die **Nasenscheidewand (Nasenseptum)** unterteilt die Nasenhöhle in eine rechte und linke Hälfte. Der vordere knorpelige Bereich der Nasenscheidewand reicht aus der Nasenhöhle in die äußere Nase hinein und bildet die Grundlage für den zwischen den Nasenlöchern gelegenen Nasensteg. Im vorderen knorpeligen Bereich der Nasenscheidewand liegt dicht unterhalb der Oberfläche ein Gefäßknäuel, das besonders bei Erkältungen häufig zu Nasenblutungen führt.

Die **Nasenhöhle** wird durch den Gaumen von der Mundhöhle getrennt. Seitlich liegen die mit der Nasenhöhle durch eine Öffnung verbundenen Kieferhöhlen. Nach oben schließt sich die vordere Schädelbasis an.

Von den Seitenwänden ragen rechts und links jeweils drei Nasenmuscheln in das Naseninnere. Sie bilden mit ihrer langgestreckten Form drei Nasengänge. In den unteren Nasengang mündet der Tränen-Nasen-Gang, der die Tränenflüssigkeit aus dem Bindehautsack des Auges ableitet. Im mittleren und oberen Nasengang liegen die Verbindungen zu den Nasennebenhöhlen. Im Bereich der oberen Muschel befindet sich auch das Riechorgan.
Die Nase ist mit einer gut durchbluteten Schleimhaut ausgekleidet. Es handelt sich um drüsenreiches Flimmerepithel. Die Atemluft wird durch schleimbildende Drüsen angefeuchtet, durch die Flimmerhärchen gereinigt und infolge der guten Durchblutung der Schleimhaut angewärmt.

Aufgaben der Nase

Anfeuchten, Erwärmen, Reinigen } der Atemluft
Riechfunktion
Resonanzkörper für die Sprache (zusammen mit den Nasennebenhöhlen)

Nasennebenhöhlen

Die Nasennebenhöhlen sind luftgefüllte, schleimhautausgekleidete Nebenräume, die mit der Nasenhöhle in Verbindung stehen.
Größe und Form variieren stark. Beim Kind sind sie noch deutlich geringer ausgeprägt als beim Erwachsenen. Zusammen mit der Nase bilden sie den Resonanzkörper für die Stimmbildung.

Kieferhöhle	– Sinus maxillaris
Stirnhöhle	– Sinus frontalis
Keilbeinhöhle	– Sinus sphenoidalis
Siebbeinzellen	– Cellulae ethmoidales

Rachen (Pharynx)

Der Rachen läßt sich von oben nach unten in den Nasenrachenraum, den mittleren Rachenraum und den unteren Rachenraum gliedern.
Die Nasenhöhle geht nach hinten in den **Nasenrachenraum** über. In diesem oberen Rachenabschnitt liegt der Zugang zu der beidseitig vorhandenen **Ohrtrompete** oder **Tube (= Tuba auditiva,**

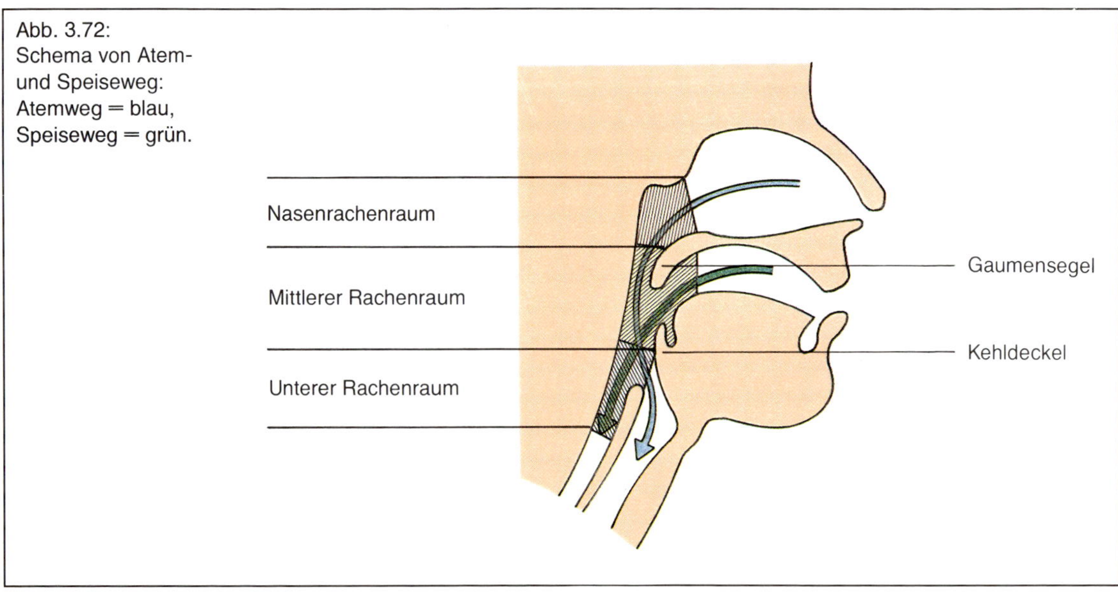

Abb. 3.72: Schema von Atem- und Speiseweg: Atemweg = blau, Speiseweg = grün.

Eustachische Röhre), die eine Verbindung zum Mittelohr darstellt. Sie dient dem Druckausgleich zwischen Mittelohr und Außenluft. Beim Schluckakt wird die Tube geöffnet. Zwischen den beiden Ohrtrompeten liegt die **Rachenmandel** am Dach des Nasenrachenraumes. Die Rachenmandel ist ein lymphatisches Organ, das vor allem in der Kindheit Bedeutung hat. Ist sie vergrößert, so kann sie den Eingang der Ohrtrompete überdecken und die Belüftung des Mittelohres behindern.

Die Mundhöhle geht im Bereich der Gaumenbogen nach hinten in den **mittleren Rachenabschnitt** über. Hier liegen die **Gaumenmandeln** zwischen den vorderen und hinteren Gaumenbogen. Atem- und Speiseweg kreuzen sich im mittleren Rachenabschnitt.

Beim Schlucken hebt sich das Gaumensegel und verschließt so den Nasenrachenraum. Gleichzeitig wird der Kehldeckel auf den sich hebenden Kehlkopfeingang gedrückt, damit keine Speise in die Luftröhre eindringt.

Im Bereich des **unteren Rachenabschnitts** trennen sich Atem- und Speiseweg wieder. Der Atemweg wird in der vorne gelegenen Luftröhre fortgeführt, während der Speiseweg in die Speiseröhre übergeht.

3.9.4 Untere Luftwege

Kehlkopf (Larynx)

Der Kehlkopf bildet den Eingang zur Luftröhre. Seine Form erhält er durch ein Knorpelgerüst, das bei Männern als sogenannter Adamsapfel hervorspringen kann. Der Kehlkopf dient der Stimmbildung.

Kehlkopfskelett Das Kehlkopfskelett wird von 5 Knorpeln gebildet: 1 Ringknorpel, 1 Schildknorpel, 2 Stellknorpel und 1 Kehldeckel.

Der **Ringknorpel** bildet die Basis für den Kehlkopf. Er hat die Form eines Siegelringes, dessen Fläche nach hinten gerichtet ist. Auf dem Ringknorpel sitzen die **Stellknorpel,** auch Gießbeckenknorpel genannt, die zum Öffnen und Schließen der

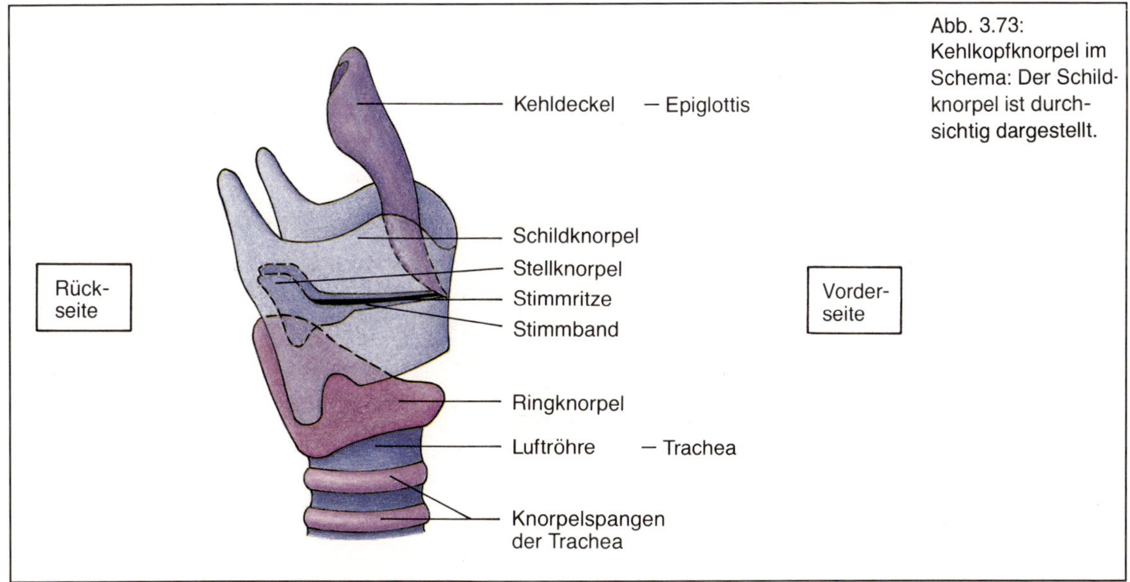

Abb. 3.73: Kehlkopfknorpel im Schema: Der Schildknorpel ist durchsichtig dargestellt.

Stimmritze durch die Stimmbänder dienen. Der **Schildknorpel** überdeckt und schützt schildartig die innen gelegenen Stellknorpel und Stimmbänder. Der elastische, nach oben gerichtete **Kehldeckel (Epiglottis)** legt sich beim Schlucken über den Eingang des gleichzeitig gehobenen Kehlkopfes und verhindert somit das Eindringen von Speisen.

Taschen- und Stimmbänder Der mit Schleimhaut ausgekleidete Kehlkopf enthält bandartige Vorsprünge: oben die Taschenbänder und unten die Stimmbänder. Während die Taschenbänder nur unbewegliche Schleimhautwülste sind, lassen sich die zwischen Schildknorpel und Stellknorpeln gespannten Stimmbänder aktiv bewegen. Die zwischen den Stimmbändern gelegene Stimmritze kann dadurch geöffnet oder verschlossen werden. Damit dienen die Stimmbänder der Stimmbildung.

Bei normaler Atmung ist die Stimmritze geöffnet. Ist sie geschlossen, so kann durch explosionsartige Überwindung des Verschlusses ein Hustenstoß ausgelöst werden. Fremdkörper können so aus dem Kehlkopf herausgeschleudert werden.

Stimmbildung Der Kehlkopf kann mit einem Blasinstrument verglichen werden. Durch den Luftstrom werden die Stimmbänder in Schwingungen versetzt. Die Schwingungen der Bänder führen zur Bildung von Tönen. Diese Töne werden in der Mundhöhle durch Zunge, Gaumen und Lippen zu Sprachlauten geformt.

Die **Tonhöhe** hängt von der Spannung der Stimmbänder, die **Tonstärke** von der Energie des Luftstroms und die **Klangfarbe** von den Resonanzverhältnissen im Nasen-, Rachen- und Mundbereich ab.

Luftröhre (Trachea) und Bronchien

Die 9–14 cm lange **Luftröhre** leitet die Luft vom Kehlkopf in den Brustraum. Sie ist mit Flimmerepithel ausgekleidet, dessen Flimmerhärchen nach oben zum Kehlkopf schlagen und eingedrungene Fremdkörper dadurch hinausbefördern. Knorpelspangen halten die Luftröhre offen.

Die Luftröhre teilt sich in zwei **Hauptbronchien (Stammbronchien),** die zu den Lungenflügeln ziehen. Die Teilungsstelle wird **Bifurkation** genannt. Die Haupt-

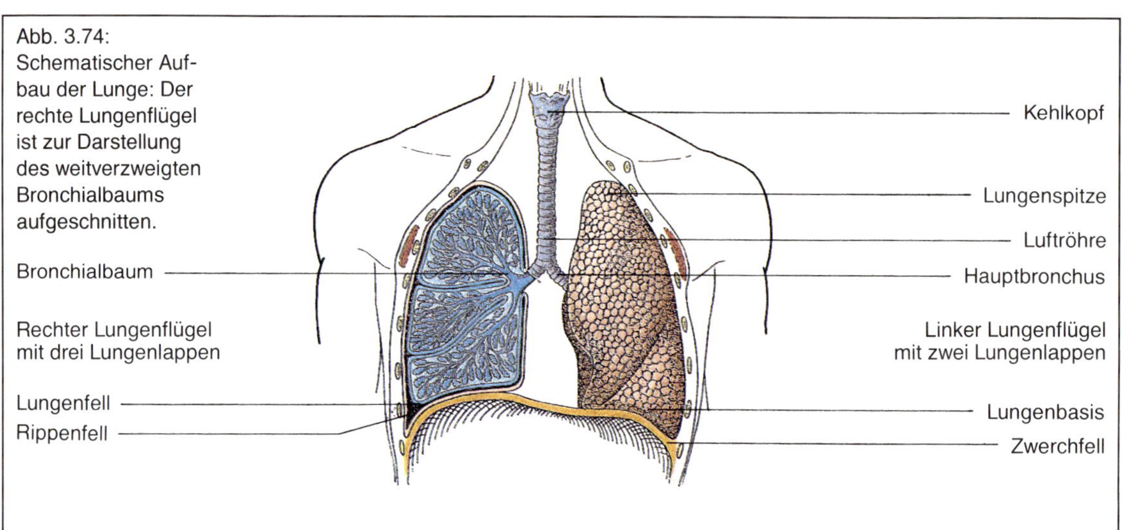

Abb. 3.74: Schematischer Aufbau der Lunge: Der rechte Lungenflügel ist zur Darstellung des weitverzweigten Bronchialbaums aufgeschnitten.

bronchien verzweigen sich rasch weiter und bilden das weitverästelte Bronchialsystem, das auch als **Bronchialbaum** bezeichnet wird. Die Endäste des Bronchialbaums gehen in die **Alveolen (Lungenbläschen)** über, in denen der Gasaustausch stattfindet.

3.9.5 Lunge

Lungenaufbau

Die Lunge besteht aus zwei **Lungenflügeln,** die durch jeweils einen Hauptbronchus mit Luft versorgt werden. Der rechte Lungenflügel ist in drei **Lungenlappen** unterteilt (Ober-, Mittel- und Unterlappen). Der linke Lungenflügel ist aufgrund der linksseitigen Lage des Herzens kleiner und teilt sich nur in zwei Lappen auf (Ober- und Unterlappen). Die Eintrittsstelle der Bronchien und großen Gefäße in die Lunge wird **Lungenhilus (Lungenwurzel)** genannt. Dort befinden sich zahlreiche Lymphknoten, die z. B. nach einer Lungentuberkulose durch Verkalkungen im Röntgenbild erkennbar werden können.

Der obere Lungenanteil wird Lungenspitze genannt. Der dem Zwerchfell aufliegende untere Lungenbereich stellt die Basis dar. Außen wird die Lunge vom **Brustfell (Pleura)** umgeben, das aus zwei leicht gegeneinander verschieblichen Blättern besteht. Das innere Blatt **(Lungenfell)** überzieht die Lunge und ist mit dem Organ verwachsen, das äußere Blatt **(Rippenfell)** kleidet die Brusthöhle aus. Zwischen diesen beiden Pleurablättern liegt der schmale **Pleuraspalt.**

Die beiden Lungenflügel werden durch das **Mediastinum (Mittelfellraum)** voneinander getrennt. Im Mediastinum liegen das Herz, der untere Anteil der Luftröhre mit den Hauptbronchien, der Brustteil der hinter der Luftröhre gelegenen Speiseröhre, große Gefäße, Lymphknoten und der Thymus.

Gasaustausch

Der Gasaustausch erfolgt in den **Alveolen (Lungenbläschen),** die wie Trauben um die Endäste des Bronchialbaums angeordnet sind.

Die Alveolen sind von korbartigen **Kapillargeflechten** umgeben. Dadurch wird das venöse Blut, das der Lunge über die

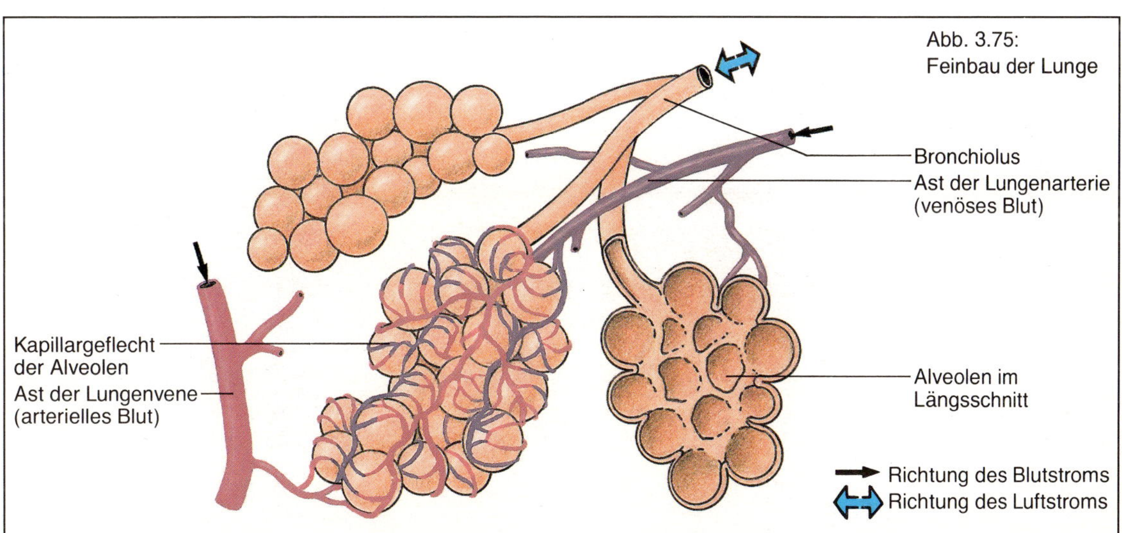

Abb. 3.75:
Feinbau der Lunge

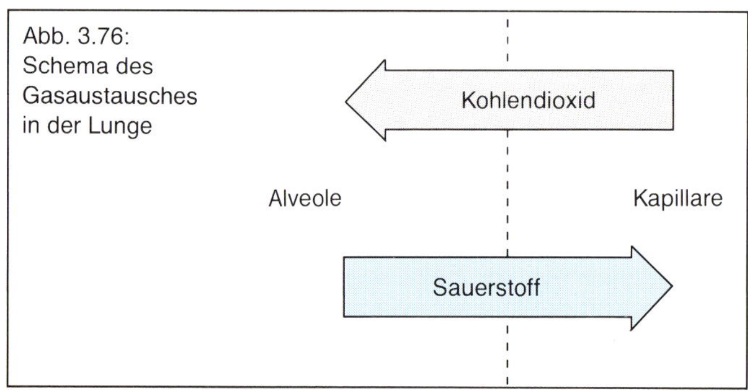

Abb. 3.76: Schema des Gasaustausches in der Lunge

Lungenarterien aus der rechten Herzkammer zugeführt wird, auf eine große Oberfläche verteilt. Durch die dünne, gasdurchlässige Alveolenwand kommt das sauerstoffarme, kohlendioxidreiche venöse Blut mit der sauerstoffhaltigen Atemluft in Kontakt, so daß Kohlendioxid vom Blut abgegeben und Sauerstoff aufgenommen werden kann.
Das in der Lunge mit Sauerstoff aufgefrischte, nun arterielle Blut wird über die Lungenvenen zum linken Herzvorhof zurückgeleitet, um dort weiter in den Körperkreislauf zu gelangen.

3.9.6. Atemmechanik

Grundformen der Atmung

Die **Einatmung (Inspiration)** erfolgt durch eine Vergrößerung des Brustraums. Durch den dabei entstehenden Unterdruck strömt Außenluft über die Luftwege in die Lunge.
Der Brustraum kann durch zwei Mechanismen vergrößert werden, zum einen durch Senkung des Zwerchfells **(Bauchatmung)** und zum anderen durch Hebung des Brustkorbs **(Brustatmung).** Die Vergrößerung des Brustraums wird über die Pleurablätter auf die Lunge übertragen. Das innen gelegene Lungenfell folgt allen Bewegungen des am Brustkorb befestigten Rippenfells, da im Spalt zwischen den beiden Pleurablättern ein Unterdruck herrscht.
Das kuppelförmig nach oben gewölbte **Zwerchfell** ist der wichtigste Atemmuskel. Es trennt Brust- und Bauchhöhle voneinander. Zieht sich dieser Muskel zusammen, so flacht sich die Zwerchfellkuppel ab und vergrößert dadurch den Brustraum. Es kommt dann zur

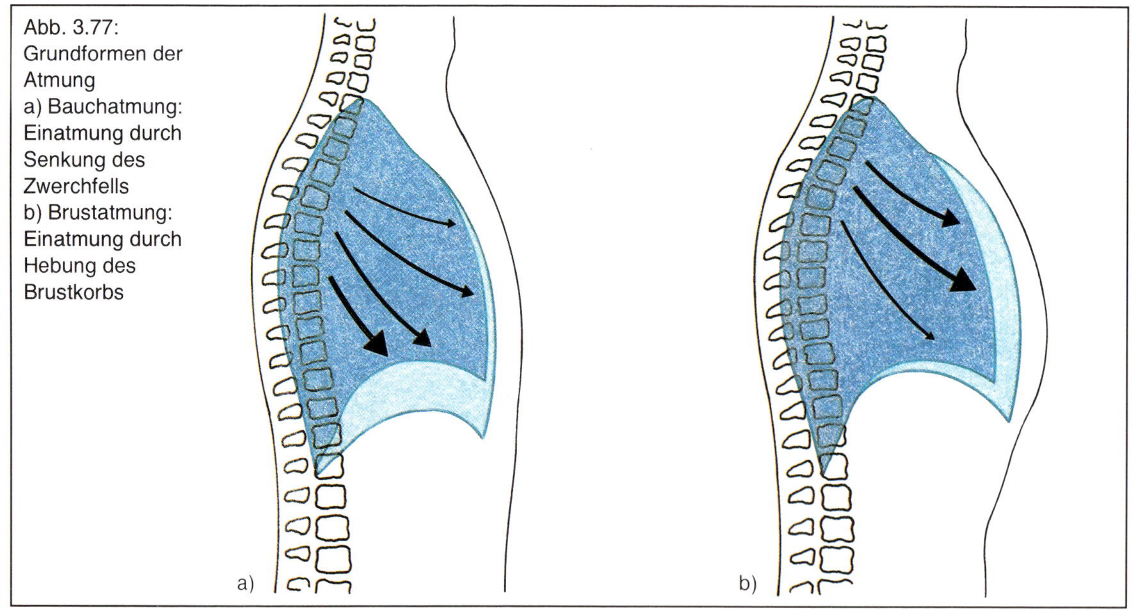

Abb. 3.77: Grundformen der Atmung
a) Bauchatmung: Einatmung durch Senkung des Zwerchfells
b) Brustatmung: Einatmung durch Hebung des Brustkorbs

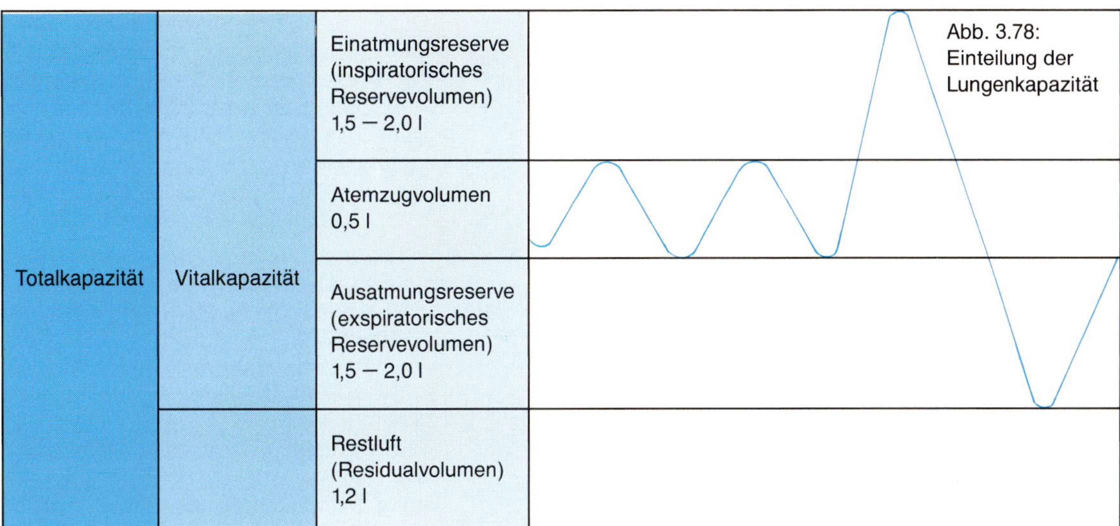

Abb. 3.78: Einteilung der Lungenkapazität

Einatmung (Inspiration). Erschlafft das Zwerchfell wieder, so kommt es zur Ausatmung (Exspiration).

Während die Einatmung aktiv durch Muskelarbeit durchgeführt wird, kann die **Ausatmung** passiv erfolgen. Die bei der Einatmung gedehnte Lunge zieht sich bei Erschlaffung der Atemmuskulatur durch elastische Rückstellkräfte wieder zusammen, und es kommt zur Ausatmung. Der Brustkorb senkt sich dabei, und das Zwerchfell wird in die Brusthöhle hineingezogen. Der knöcherne Brustkorb (Thorax) verhindert bei intakten, aneinanderliegenden Pleurablättern ein völliges Zusammenziehen der Lunge, da an ihm das äußere Pleurablatt (Rippenfell) befestigt ist.

Atemfrequenz

Einatmung und Ausatmung erfolgen beim Menschen in regelmäßigem Rhythmus. Die Zahl der Atemzüge pro Minute **(Atemfrequenz)** ist altersabhängig.

Atemfrequenz in Abhängigkeit vom Alter	
Neugeborenes	ca. 50/min
Kind, 6 Jahre	ca. 25/min
Erwachsener	16–20/min

Atemfrequenz und Atemtiefe steigen bei erhöhtem Sauerstoffbedarf an, z. B. wenn bei körperlicher Betätigung die Muskeln mit mehr Sauerstoff versorgt werden müssen.

Willkürlich kann die Atmung kurzzeitig unterbrochen werden, wie z. B. beim Tauchen. Bei seelischer Belastung kann die Atmung auch unregelmäßig werden.

Lungenkapazität

Bei ruhiger Atmung werden etwa 500 ml Luft ein- und ausgeatmet **(Atemzugvolumen).** Atmet man besonders tief ein, so können 1500–2000 ml Luft zusätzlich eingeatmet werden **(Einatmungsreserve.)** Genauso können nach gewöhnlicher Ausatmung noch 1500–2000 ml Luft zusätzlich ausgeatmet werden **(Ausatmungsreserve).** Zusammen bilden diese drei Lungenvolumen die **Vitalkapazität.** Die auch nach maximaler Ausatmung in der Lunge verbleibende **Restluft** von ca. 1200 ml bildet mit der Vitalkapazität die **Totalkapazität** der Lunge. Mit einem **Spirometer** (spirare lat. – atmen) können die einzelnen Atemgrößen gemessen werden.

3.10 Verdauungsorgane

3.10.1 Inhaltsstoffe der Nahrung und ihre Aufgaben

Die Inhaltsstoffe der Nahrung lassen sich einteilen in:

- verwertbare Nährstoffe, die der Körper für Bau- und Betriebsstoffwechsel braucht
- Ballaststoffe, die funktionsfördernde Wirkung auf die Darmtätigkeit haben
- Farb-, Duft- und Geschmacksstoffe, die appetitanregend wirken.

Eiweiße (Proteine)

Eiweiß ist aus einzelnen **Aminosäuren** aufgebaut. Durch die unterschiedliche Aneinanderreihung der Aminosäuren entstehen verschiedenartige Eiweiße. Die Aminosäuren ihrerseits bestehen aus Kohlenstoff (C), Wasserstoff (H), Sauerstoff (O), Stickstoff (N), daneben auch Schwefel (S) und Phosphor (P).
In der Nahrung unterscheidet man nach der Herkunft tierisches Eiweiß in Fleisch, Fisch, Milch, Milchprodukten und Eiern von pflanzlichem Eiweiß, das in nennenswerten Mengen in Getreide und Hülsenfrüchten vorkommt.

Das in der Nahrung vorhandene Eiweiß kann vom Körper nicht unverändert aufgenommen werden. Es wird erst nach Aufspaltung in seine Aminosäuren im Darm resorbiert. Über die Pfortader gelangen die Aminosäuren zur Leber, wo körpereigene Proteine aufgebaut und einzelne Aminosäuren umgebaut werden können.
Einige Aminosäuren kann der Körper jedoch nicht selber aufbauen. Sie sind **essentiell,** d. h. sie müssen mit der Nahrung aufgenommen werden. Ihr Anteil ist in tierischem Eiweiß höher als in pflanzlichem Eiweiß.
Eiweiße dienen überwiegend dem Baustoffwechsel, weniger der Energiegewinnung. Man findet sie als Strukturproteine beim Zellaufbau, als Funktionsproteine (Enzyme) bei chemischen Vorgängen und als Bestandteile der Sekrete für den Körper. Beim Abbau nicht mehr benötigter Proteine und Aminosäuren entsteht als Endprodukt neben Kohlendioxid (CO_2) und Wasser (H_2O) **Harnstoff,** der über die Nieren ausgeschieden wird.

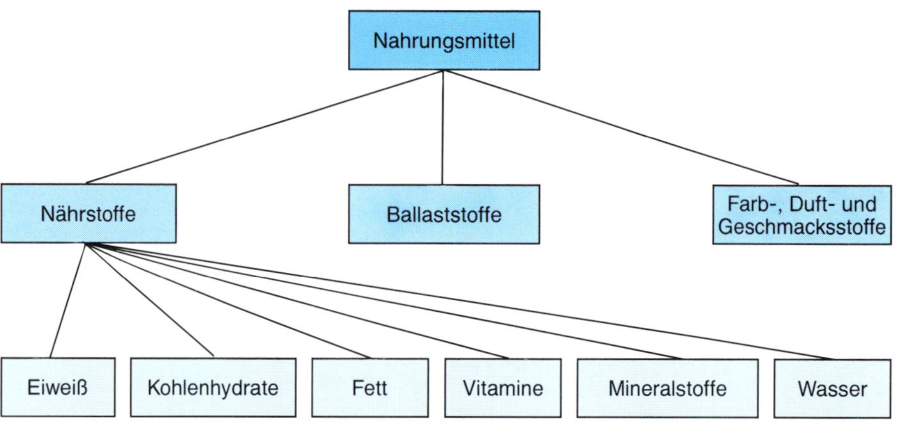

Abb. 3.79: Inhaltsstoffe der Nahrungsmittel

Kohlenhydrate (Saccharide)

Bei den Kohlenhydraten unterscheidet man einfache Zucker (Monosaccharide), Doppelzucker (Disaccharide) und langkettige Zuckermoleküle (Polysaccharide). Sie bestehen aus Kohlenstoff (C), Wasserstoff (H) und Sauerstoff (O).
Die vom Körper aufgenommenen Kohlenhydrate stammen fast ausschließlich aus pflanzlicher Nahrung (Getreide, Kartoffeln, Gemüse, Hülsenfrüchte, Obst, Zucker). Neben den verdaulichen Kohlenhydraten enthalten diese Nahrungsmittel auch unverdauliche Kohlenhydrate, die Ballaststoffe (z. B. das Polysaccharid Zellulose) mit funktionsfördernder Wirkung auf den Darm.
Kohlenhydrate können nur in Form der Einfachzucker (Monosaccharide) vom Darm in das Blut gelangen. Vielfachzukker (Polysaccharide) und Doppelzucker (Disaccharide) werden deshalb im Verdauungstrakt erst in Monosaccharide gespalten. Im Körper sind die Kohlenhydrate die wichtigsten Energielieferanten für die Stoffwechselvorgänge in den Zellen. Dabei werden sie zu Kohlendioxid (CO_2) und Wasser (H_2O) abgebaut.
In Form des Polysaccharids **Glykogen** kann der Körper in begrenztem Umfang Kohlenhydrate speichern. Glykogen besteht aus langen Ketten von Glukosemolekülen. Diese schnell mobilisierbaren Glykogenreserven befinden sich hauptsächlich in der Leber und in den Muskeln.
Die Kohlenhydrate dienen aber nicht nur dem Betriebsstoffwechsel als Energielieferanten, sondern auch dem Baustoffwechsel für den Aufbau wichtiger körpereigener Substanzen.

Tab.: 3.3 Übersicht der Kohlenhydrate

Monosaccharide (Einfachzucker)	Glukose (Traubenzucker) Fruktose (Fruchtzucker) Galaktose
Disaccharide (Doppelzucker)	Saccharose (Rüben- oder Rohrzucker) besteht aus je einem Molekül Glukose und Fruktose
	Maltose (Malzzucker) besteht aus 2 Molekülen Glukose
	Laktose (Milchzucker) besteht aus je einem Molekül Glukose und Galaktose
Polysaccharide (Vielfachzucker)	Stärke (in Pflanzen) und Glykogen (im Tier, Mensch) bestehen aus 100-1000 Glukosemolekülen
	Ballaststoffe (in Pflanzen)

Fette (Lipide)

Fette sind wasserunlösliche, energiereiche Verbindungen, die aus Kohlenstoff (C), Wasserstoff (H) und Sauerstoff (O) bestehen.
Eine wichtige Gruppe sind die **Triglyzeride,** die sich aus jeweils einem Glyzerinmolekül und drei Fettsäuremolekülen zusammensetzen. Bei den Fettsäuren unterscheidet man nach ihrem chemischen Aufbau gesättigte und ungesättigte Fettsäuren. Einige ungesättigte Fettsäuren können vom Körper nicht selbst aufgebaut werden. Sie müssen daher als **essentielle** Fettsäuren mit der Nahrung aufgenommen werden.
In der Nahrung unterscheidet man nach der Herkunft tierisches Fett in Fleisch, Fisch, Milch und Eiern von pflanzlichem Fett, das hauptsächlich in Pflanzensamen vorkommt. Pflanzliches Fett enthält meist wesentlich mehr essentielle Fettsäuren als tierisches Fett.
Fette können vom Körper erst nach Spaltung in Glyzerin und Fettsäuren aufgenommen werden. Ihre Resorption aus dem Darm erfolgt hauptsächlich über die Lymphe.
Im Körper dienen die Fette als Energielieferanten und Aufbaustoffe. Im Fettgewebe können sie als Energiereserven gespeichert werden. Zur Energiegewinnung werden sie zu den Endprodukten Kohlendioxid (CO_2) und Wasser (H_2O) abgebaut.
Zu den Fetten gehört auch das **Cholesterin.** Es dient als Zellbaustoff und zum

Abb. 3.80: Schematischer Aufbau von Eiweißen, Kohlenhydraten und Fetten

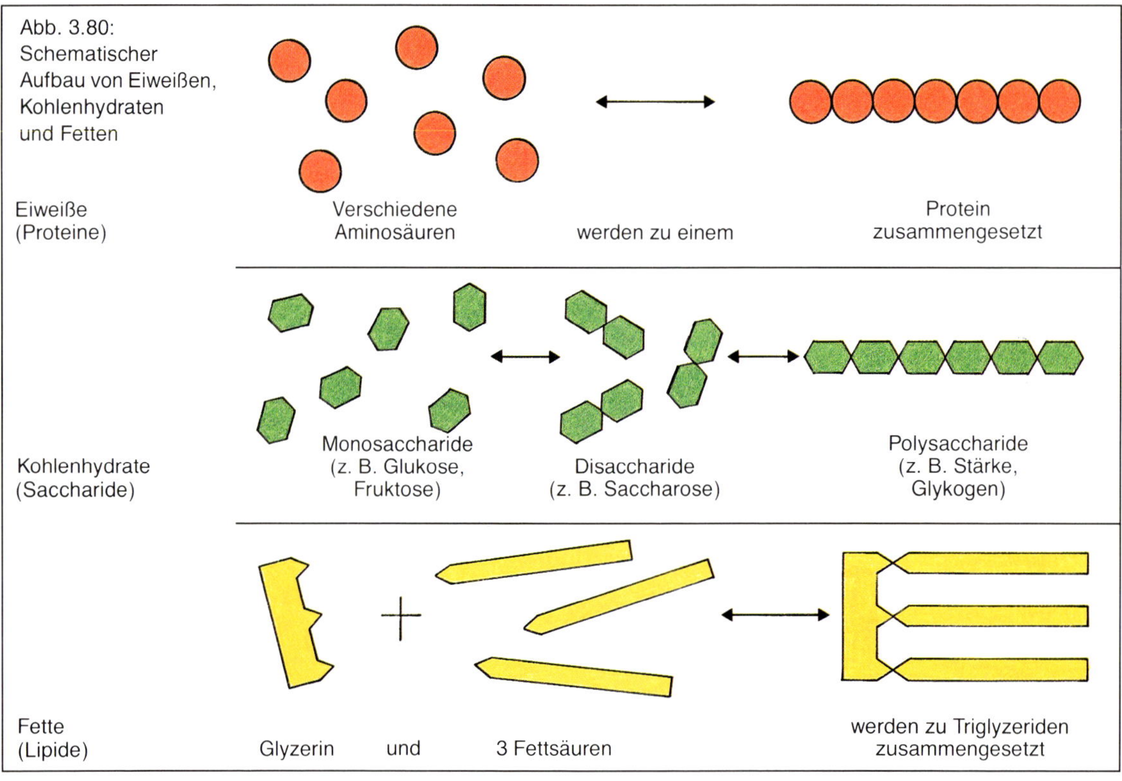

Aufbau wichtiger Wirkstoffe. In den Nahrungsmitteln ist es nur in tierischen Produkten enthalten.

Nukleinsäuren

Die Nukleinsäuren sind die wichtigsten chemischen Substanzen im Zellkern. Sie kommen als **Desoxyribonukleinsäuren (DNS)** in den Chromosomen vor und stellen die Träger der Erbinformationen dar. Als **Ribonukleinsäuren (RNS)** findet man sie im Nukleolus und in den Ribosomen. Sie sind maßgeblich am Eiweißaufbau beteiligt. Nukleinsäuren werden über tierische und pflanzliche Nahrungsmittel aufgenommen und bei der Verdauung abgebaut. Bausteine sind unter anderem die **Purine.** Beim Abbau der Purine entsteht als Endprodukt **Harnsäure,** die über die Nieren ausgeschieden wird.

Vitamine

Vitamine sind Wirkstoffe, die keine Energie liefern, aber in kleinsten Mengen den einwandfreien Ablauf des Stoffwechsels gewährleisten. So sind viele Vitamine als sogenannte Coenzyme Bestandteile von Enzymen. Enzyme sind Eiweißstoffe, die im lebenden Organismus vorkommende chemische Reaktionen beschleunigen. Ohne Enzyme ist ein einwandfreier Ablauf des Stoffwechsels nicht möglich.
Der Körper kann Vitamine nicht oder nicht ausreichend selber bilden. Vitamine müssen deshalb mit der Nahrung aufgenommen werden; sie sind somit **essentielle** Nahrungsbestandteile. Die Vitamine A und D werden im Körper aus Vorstufen **(Provitaminen)** aufgebaut.
Man unterscheidet fettlösliche Vitamine (A, D, E, K; Merkwort EDEKA) und wasserlösliche Vitamine (B-Komplex, C, H).

	Vitamin	Wirkung	Mangelsymptom	Vorkommen
Fettlösliche Vitamine	Vitamin A (Retinol)	Sehleistung Wachstumsfaktor Hautschutz	Nachtblindheit Hornhaut-schädigung Wachstumsstörung verminderte Schutzwirkung der Haut	Lebertran, Leber, Milch und Milch-produkte; als Vorstufe (Carotin) in Gemüse (z.B. Karotten) und Früchten
	Vitamin D (Calciferol)	Calciumaufnahme im Darm und Calciumeinbau in den Knochen (antirachitisches Vitamin)	verminderte Knochenverkalkung mit nachfolgenden Verkrümmungen des Knochengerüstes (führt in der Kindheit zur Rachitits)	Lebertran, Leber, Fettfische (z.B. Heringe und Makre-len), Eigelb. Unter dem Einfluß der UV-Strahlen des Sonnenlichts wird Vitamin D in der Haut aus Vorstufen gebildet.
	Vitamin E (Tocopherol)	Oxidationsschutz, z.B. beim Stoff-wechsel der unge-sättigten Fettsäuren	nicht nachgewiesen	pflanzliche Öle, Getreidekeime
	Vitamin K (Phyllochinon)	wesentlich für nor-male Blutgerinnung (insbesondere für Prothrombinbildung)	verzögerte Blutgerinnung	Bildung durch Darm-bakterien, ansonsten vor allem in grünem Blattgemüse und Leber
Wasserlösliche Vitamine	Vitamin B_1 (Thiamin)	Enzymbestandteil	Nervenent-zündungen, die zu Lähmungen führen Herzschwäche (Das Krankheitsbild wird Beriberi genannt.)	Fleisch, Leber, Getreide, Hülsen-früchte, Kartoffeln
	Vitamin B_2 (Riboflavin)	Enzymbestandteil	Wachstumsstörung Haut- und Schleim-hautentzündungen Anämien	Milch, Käse, Fleisch, Eier, Getreide
	Vitamin B_6 (Pyridoxin)	Enzymbestandteil	Krämpfe Anämien Hautveränderungen	Fleisch, Leber, Milch, Getreide, Kartoffeln
	Vitamin B_{12} (Cobalamin)	Enzymbestandteil	perniziöse Anämie Schleimhaut-veränderung	Leber, Fisch, Eier, Milch
	Vitamin C (Ascorbinsäure)	an zahlreichen chemischen Reaktionen beteiligt, u.a. zur Bildung von Zwischen-zellsubstanzen	Schleimhaut-blutungen Infektionsanfälligkeit (Führt bei schwerem Mangel zum Krank-heitsbild Skorbut.)	Obst, Gemüse, Kartoffeln

Tab.: 3.4 Übersicht der Vitamine: Vitamin F ist kein Vitamin, sondern ein Gemisch essentieller Fett-säuren. Weitere in dieser Übersicht nicht aufgeführte Vitamine sind Biotin (Vitamin H), Folsäure, Nicotinsäureamid und Pantothensäure, die als Bestandteile von Enzymsystemen vielfältig in den Stoff-wechsel eingreifen.

Eine ungenügende Vitaminzufuhr macht sich anfangs durch Unwohlsein, Müdigkeit und Leistungsschwäche bemerkbar und kann schließlich zu ernsthaften Mangelerscheinungen führen (siehe Tab. 3.4). Bei den fettlöslichen Vitaminen kann auch eine zu reichliche Vitaminzufuhr zu Erkrankungen führen (insbesondere bei Retinol und Calciferol bekannt). Dies ist möglich, da die fettlöslichen Vitamine im Gegensatz zu den wasserlöslichen im Körper gespeichert werden können.

Mineralstoffe

Mineralstoffe sind anorganische Bestandteile des Körpers. Man findet sie als Salze gelöst in den Körperflüssigkeiten und als Bausteine von wichtigen körpereigenen Verbindungen. In den Körperflüssigkeiten liegen die Salze in Form von positiv und negativ geladenen Ionen vor. Sie werden deshalb auch als Elektrolyte bezeichnet.

Natrium (Na) hat mit seiner wasserbindenden Wirkung große Bedeutung für den Wasserhaushalt. Es findet sich vor allem außerhalb der Zellen. Wichtigstes Natriumsalz ist das Kochsalz (NaCl = Natriumchlorid).

Kalium (K) befindet sich vor allem innerhalb der Zellen. Es reguliert mit Natrium den Wasserhaushalt des Körpers. Zusätzlich beeinflußt Kalium zusammen mit Natrium die Eigenschaften der Zellmembran und steuert so die Nerven- und Muskelfunktionen.

Chlor (Cl) ist wichtig für den Wasserhaushalt. Es bildet mit Natrium Kochsalz (NaCl) und ist auch bei der Salzsäurebildung (HCl) im Magen beteiligt.

Calcium (Ca) ist ein wichtiger Bestandteil der Knochen und Zähne. Das Knochengerüst eines Erwachsenen enthält ungefähr 1 kg Calcium. Calcium ist ferner für die Übertragung von Nervenimpulsen, für die Kontraktion der Muskeln und für die Blutgerinnung wichtig. Calcium wird hauptsächlich mit Milch und Milchprodukten aufgenommen. Für die Resorption von Calcium im Darm und den Einbau in die Knochen ist das Vitamin D unentbehrlich.

Magnesium (Mg) greift in die Regulation der Nerven- und Muskelfunktion ein und bildet zusammen mit Calcium die harte Knochensubstanz.

Phosphor (P) ist ebenfalls ein Knochenbestandteil. Es ist außerdem vielfältig am Zellstoffwechsel beteiligt.

Eisen (Fe) ist Bestandteil von Enzymsystemen und ein wichtiger Hämoglobinanteil. Es dient damit dem Sauerstofftransport in den Erythrozyten. Der gesamte Eisenbestand des Körpers beträgt etwa 3–5 g.

Mineralstoffe, die nur in sehr kleinen Mengen im Organismus vorkommen, werden auch als **Spurenelemente** bezeichnet. Die wichtigsten Spurenelemente sind Jod (J: Baustein der Schilddrüsenhormone), Fluor (F: Bestandteil des Zahnschmelzes) und die in Enzymsystemen nachweisbaren Metalle Kupfer (Cu), Zink (Zn), Mangan (Mn), Kobalt (Co), Molybdän (Mo) und Selen (Se).

Wasser

Wasser ist ein unverzichtbares Lösungs- und Transportmittel im Körper. Beim Säugling beträgt der Wassergehalt etwa 70 % des Körpergewichts. Mit zunehmendem Alter nimmt der Wassergehalt bis auf 55–60 % des Körpergewichts beim Erwachsenen ab. Durchschnittlich 3/4 des Wassers befindet sich innerhalb der Zellen, nur etwa 1/4 außerhalb im Blut und im Zwischenzellraum. Der Wasserhaushalt ist eng mit dem Salzhaushalt gekoppelt. Die meisten Lebensmittel enthalten mehr als 50 % Wasser.

3.10.2 Energieumsatz

Der Körper benötigt Energie zur Aufrechterhaltung der lebenswichtigen Körperfunktionen wie Herz-, Atem- und Gehirntätigkeiten sowie zur Verrichtung von

Arbeit. Man unterscheidet deshalb einen Grundumsatz und einen Arbeitsumsatz.
Der **Grundumsatz** ist der Energieumsatz eines nüchternen Menschen innerhalb von 24 Stunden bei völliger Ruhe und bei Zimmertemperatur. Der Grundumsatz wird hormonell geregelt und durch verschiedene Faktoren beeinflußt, wie z. B. Geschlecht, Alter, Körpergewicht und Körpergröße.
Bei der Verrichtung von Tätigkeiten steigt der Energieumsatz in Abhängigkeit von der Schwere der Arbeit an **(Arbeitsumsatz).** Grundumsatz und Arbeitsumsatz ergeben zusammen den **Gesamtenergieumsatz** pro Tag.
Der Energieumsatz des Körpers und der Energiegehalt der Nahrungsmittel werden in der Einheit **Joule (J)** angegeben. Zusätzlich kann eine Angabe in der alten Einheit **Kalorie (cal)** erfolgen.

Eine Kilokalorie (1 kcal = 1 000 cal) ist die Wärmemenge, die benötigt wird, um 1 l Wasser von 14,5 °C auf 15,5 °C zu erwärmen.
1 kcal = ca. 4,187 kJ
(Näherungswert: 4,2 kJ)
1 kJ = ca. 0,239 kcal
(Näherungswert: 0,24 kcal)
1 kJ (Kilojoule) = 1000 J (Joule)

Die Energiezufuhr mit der Nahrung sollte dem Energieumsatz des Körpers entsprechen. Wird mehr Energie zugeführt, als der Körper verbraucht, so wird sie in Form von Fett gespeichert, und es kommt zur Gewichtszunahme. Bei zu geringer Energiezufuhr nimmt das Gewicht entsprechend durch Abbau der Energiereserven ab.
Die Nährstoffe Eiweiß, Kohlenhydrate und Fett sowie Alkohol liefern dem Körper durchschnittlich Energie in folgender Höhe:

Eiweiße	17 kJ/g	4,1 kcal/g
Kohlenhydrate	17 kJ/g	4,1 kcal/g
Fette	39 kJ/g	9,3 kcal/g
Alkohol	30 kJ/g	7,1 kcal/g

Umsatzbedingung	Energieumsatz kJ/Tag	kcal/Tag
Grundumsatz	7.100	1.700
Freizeitumsatz ohne Arbeit	9.600	2.300
Gesamtumsatz bei:		
leichter Arbeit	11.700	2.800
mäßiger Arbeit	13.800	3.300
mittelschwerer Arbeit	15.900	3.800
schwerer Arbeit	18.000	4.300
Schwerstarbeit	20.100	4.800

Tab. 3.5: Energieumsätze eines 70 kg schweren Mannes. Bei Frauen sind die Energieumsätze etwas geringer.

Für die optimale Leistungsfähigkeit des Körpers ist nicht nur die Deckung des Gesamtenergiebedarfs notwendig, sondern auch die Deckung des Bedarfs der einzelnen Nährstoffe. Für die drei Hauptnährstoffe bedeutet dies, daß die Gesamtenergie der Nahrung zu etwa 10—15 % auf Eiweiß, 25—30 % auf Fett und 55—60 % auf Kohlenhydrate entfallen sollte.

3.10.3 Gliederung und Aufgaben der Verdauungsorgane

Mit Hilfe der Verdauungsorgane wird die aufgenommene Nahrung in ihre Bestandteile zerlegt, damit sie vom Blut- und Lymphsystem aufgenommen werden kann. Der Verdauungsvorgang gliedert sich in drei Schritte:

1. mechanische Zerkleinerung der Nahrung
2. Verflüssigung der Nahrung und Aufspaltung durch Absonderung (Sekretion) von Verdauungssäften
3. Aufnahme (Resorption) der Nahrungsbestandteile in das Blut- und Lymphsystem.

Sekretion — Stoffabsonderung
Resorption — Stoffaufnahme

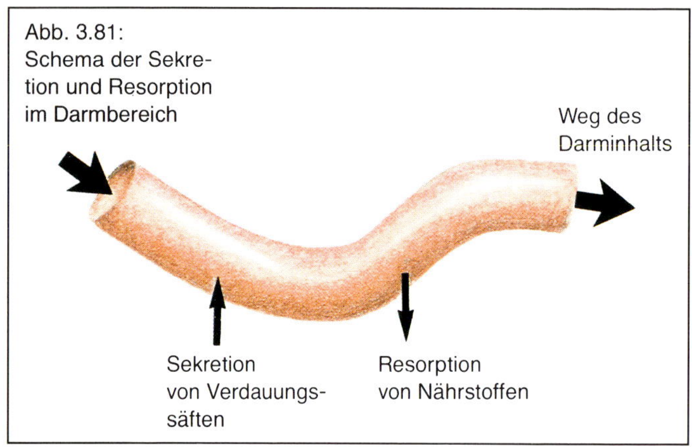

Abb. 3.81: Schema der Sekretion und Resorption im Darmbereich

Gliederung und Aufgaben des Verdauungstraktes

Körperregion	Verdauungsabschnitt		Funktion
Kopf	Mundhöhle Rachen	 – Pharynx	Nahrungsaufnahme Nahrungskontrolle Mechanische Zerkleinerung Verflüssigung Einleitung der enzymatischen Aufspaltung von Kohlenhydraten (Stärke) Schluckvorgang
Brust	Speiseröhre	– Ösophagus	Nahrungstransport
Bauch	Magen	– Gaster, Ventriculus	Nahrungssammlung Infektionsabwehr Einleitung der enzymatischen Aufspaltung von Eiweiß
	Zwölffingerdarm Leerdarm Krummdarm	– Duodenum – Jejunum – Ileum	Enzymatische Aufspaltung Nahrungsresorption mit Hilfe der Verdauungssäfte von Leber und Bauchspeicheldrüse
	Dickdarm	– Colon	Eindickung Ausscheidung

Aus den einzelnen Verdauungsschritten ergibt sich die Gliederung des Verdauungssystems.
In der Mundhöhle erfolgt die mechanische Zerkleinerung der Nahrung sowie ihre Verflüssigung mit Hilfe des Speichels. Geschmacks- und Geruchssinn kontrollieren dabei die Nahrung. Während des Kauvorgangs beginnt im Mund bereits die chemische Aufspaltung von Stärke. Da diese Aufspaltung mit Hilfe von Enzymen geschieht, spricht man auch von einer **enzymatischen Aufspaltung.**
Im Magen wird die Nahrung weiter verflüssigt und zu einem Nahrungsbrei umgeformt. Keime in der Nahrung werden durch Sekretion von Salzsäure abgetötet. Im Magen beginnt zusätzlich die enzymatische Aufspaltung von Eiweiß.
Im Dünndarm, der aus Zwölffingerdarm, Leerdarm und Krummdarm besteht, erfolgt der Hauptteil der enzymatischen Aufspaltung und der Resorption der Nahrungsbestandteile in Blut- und Lymphgefäße. Dazu entleeren die Leber und die Bauchspeicheldrüse ihre Verdauungssäfte in den Zwölffingerdarm.
Im Dickdarm werden die im Verdauungstrakt verbliebenen unverdaulichen Nahrungsreste durch Wasserentzug eingedickt und anschließend als Kot ausgeschieden.

3.10.4 Mundhöhle und Rachen

Mundhöhle

Die Mundhöhle ist die Eintrittspforte des Verdauungssystems. Die Nahrung wird von den Lippen und Zähnen gefaßt, anschließend durch den Kauvorgang zerkleinert und mit dem Sekret der Speicheldrüsen verflüssigt, um durch den Schluckvorgang in den Rachen (Pharynx) und weiter in die Speiseröhre (Ösophagus) zu gelangen.
Vorne wird die Mundhöhle von den Lippen, seitlich von den Wangen und unten vom Mundboden begrenzt. Das Dach der schleimhautausgekleideten Mundhöhle wird vom Gaumen geformt, der im Bereich der Zähne eine knöcherne Basis hat **(harter Gaumen)** und im hinteren Anteil von Muskulatur gebildet wird **(weicher Gaumen).** Nach hinten geht die Mundhöhle im Bereich der Gaumenbögen in den Rachen über. Zwischen den Gaumenbögen liegen die Gaumenmandeln.

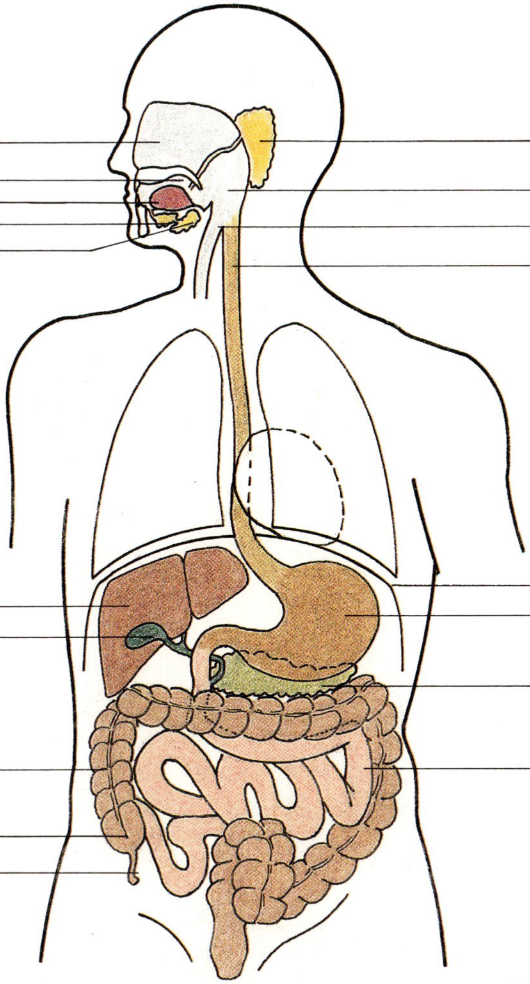

Nasenhöhle
Mundhöhle
Zunge
Unterzungendrüse
Unterkieferdrüse
Ohrspeicheldrüse
Rachenraum
Luftröhre
Speiseröhre
Leber
Gallenblase
Zwerchfell
Magen
Bauchspeicheldrüse
Dickdarm
Dünndarm
Blinddarm
Wurmfortsatz

Abb. 3.82: Übersicht der Verdauungsorgane

Obere Zahnreihe
Zäpfchen
Vorderer Gaumenbogen
Hinterer Gaumenbogen
Gaumenmandel
Rachenhinterwand
Untere Zahnreihe

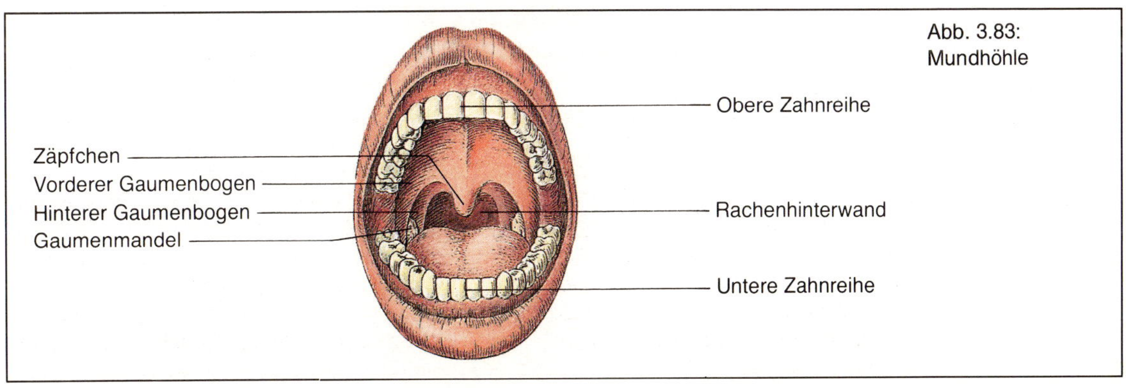

Abb. 3.83: Mundhöhle

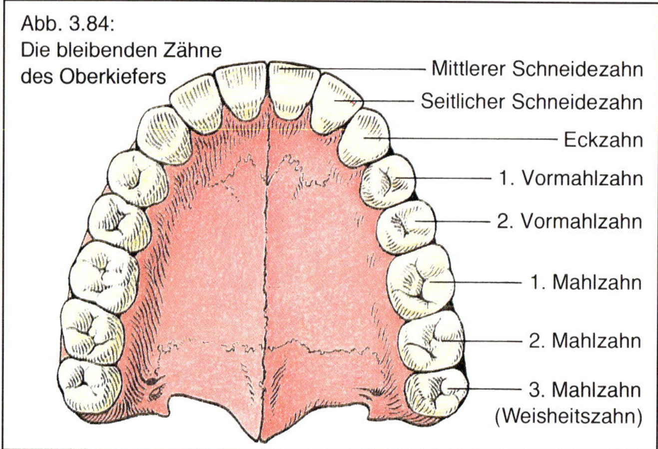

Abb. 3.84: Die bleibenden Zähne des Oberkiefers

Kauorgan

Das Kauorgan wird von Ober- und Unterkiefer mit den Zähnen gebildet sowie von Zahnfleisch, Kiefergelenk, Kaumuskeln und umliegendem Weichgewebe (Wangen, Lippen, Zunge und zugehörige Nerven und Gefäße).
Der Unterkiefer wird durch die Kaumuskulatur im Kiefergelenk bewegt. Dadurch können die Speisen mit den Schneidezähnen abgebissen, mit den Eckzähnen festgehalten und mit den Seitenzähnen zermahlen werden.

Milchgebiß Bei der Geburt ist das Kind noch zahnlos. Erst nach 6 Monaten brechen die ersten Zähne durch. Zunächst erscheinen die Schneidezähne, danach die Seitenzähne und Eckzähne. Mit 2½ Jahren ist das Milchgebiß vollständig. Es besteht dann aus insgesamt 20 Zähnen, wovon jeweils 10 Zähne im Ober- und Unterkiefer sitzen. In jeder Kieferhälfte sind 2 Milchschneidezähne, 1 Milcheckzahn und 2 Milchmahlzähne zu unterscheiden.

Bleibendes Gebiß Das bleibende Gebiß setzt sich aus 32 Zähnen zusammen. In jeder Kieferhälfte befinden sich 8 Zähne: 2 Schneidezähne, 1 Eckzahn, 2 Vormahlzähne (Prämolaren) und 3 Mahlzähne (Molaren).

Als erster bleibender Zahn bricht bereits mit dem sechsten Lebensjahr der 1. Mahlzahn durch. Er ordnet sich direkt hinter den Milchzähnen ein. Danach folgen in durchschnittlich jährlichem Abstand die Schneidezähne, anschließend die Vormahlzähne und die Eckzähne. Sie ersetzen die Milchzähne. Abschließend folgen die weiteren Mahlzähne. Die letzten Mahlzähne werden auch als Weisheitszähne bezeichnet. Sie sind nicht bei jedem Menschen angelegt und brechen häufig wegen eines Platzmangels gar nicht oder nur unvollständig durch.

Zahnaufbau Beim Aufbau des Zahnes unterscheidet man die in die Mundhöhle hineinragende **Zahnkrone** und die im Kiefer eingebettete **Zahnwurzel.**
Die Zahnkrone ist vom widerstandsfähigen **Zahnschmelz** (härteste Körpersubstanz), die Zahnwurzel vom knochenähnlichen **Zahnzement** überzogen. Unter diesen beiden Schichten befindet sich das **Zahnbein** als verbindendes Gerüst. Unter dem Zahnbein ist das **Zahnmark** mit Blut- und Lymphgefäßen zur Ernährung des Zahnes. Hier liegt auch der Nerv, der für den Zahnschmerz verantwortlich ist. Seine Fortsätze enden im Zahnbein. Gefäße und Nerv gelangen durch ein kleines Loch an der Wurzelspitze aus dem Kieferknochen in den Zahn. Für den Halt des Zahnes im Knochen sorgt der **Zahnhalteapparat.** Er besteht aus einzelnen Fasern, die vom Zahnzement zum Kieferknochen ziehen, sowie dem unverschieblichen **Zahnfleisch** am Übergang von Zahnkrone zu Zahnwurzel.

Speicheldrüsen

In die Mundhöhle münden drei große, paarig angeordnete Speicheldrüsen sowie zahlreiche kleinere Drüsen. Man unterscheidet die **Ohrspeicheldrüse** im unteren Bereich vor dem Ohr, die **Unterkieferdrüse** im Kieferwinkelbereich und die **Unterzungendrüse** im Mundboden unter

der Zunge. Alle Drüsen zusammen bilden täglich 1–2 Liter Speichel. Der Speichel feuchtet die gekaute Nahrung an und löst Geschmacksstoffe aus ihr heraus. Durch den enthaltenen **Schleim** wird die Nahrung gleitfähig für den Schluckvorgang.
Mit dem Verdauungsenzym **α-Amylase** (Ptyalin) kann der Speichel Stärke in Malzzucker (Maltose) spalten. In der Mundhöhle beginnt somit bereits die Kohlenhydratverdauung.

Zunge (Lingua)

Die aus Muskeln aufgebaute, schleimhautbedeckte Zunge dient mehreren Aufgaben. Sie unterstützt den Kauvorgang, ist maßgeblich an der Sprachbildung beteiligt, leitet den Schluckvorgang ein und trägt Geschmacksknospen auf der Oberfläche (siehe 3.15.3).

Rachen (Pharynx)

Im Rachen überkreuzen sich der Atem- und Speiseweg (siehe 3.9.3). Durch den Schluckvorgang wird die Nahrung vom Mund in die Speiseröhre befördert. Der weiche Gaumen hebt sich dazu und verschließt die Nasenhöhle. Die Zunge schiebt die Nahrung nach hinten, wodurch der Schluckreflex ausgelöst wird. Dabei legt sich der Kehldeckel auf den angehobenen Kehlkopf, so daß die Speise durch die Rachenmuskulatur an den Atemwegen vorbei in die Speiseröhre gedrückt werden kann.

Aufgaben von Mund und Rachen
Nahrungsaufnahme
Nahrungszerkleinerung durch den Kauvorgang
Beginn der Kohlenhydratverdauung durch α-Amylasen (Ptyalin): Stärke wird in Malzzucker (Maltose) gespalten
Nahrungskontrolle durch Geschmacksknospen
Sprachbildung
Verbindung zum weiteren Verdauungstrakt durch den Schluckvorgang

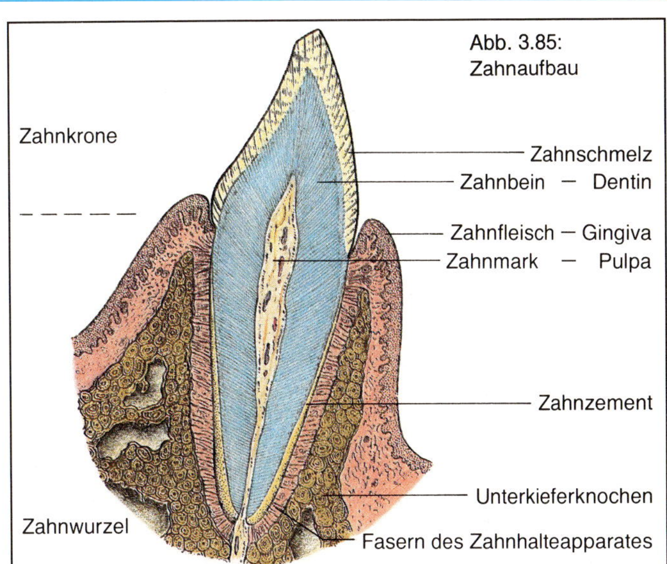

Abb. 3.85: Zahnaufbau

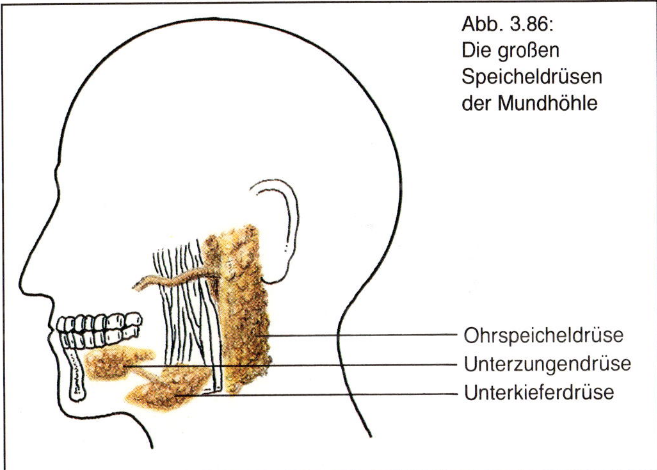

Abb. 3.86: Die großen Speicheldrüsen der Mundhöhle

3.10.5 Speiseröhre und Magen

Speiseröhre (Ösophagus)

Die etwa 25 cm lange, 1 cm weite Speiseröhre liegt hinter der Luftröhre und dem Herzen im Mittelfell (Mediastinum). Sie führt durch eine Öffnung des Zwerchfells in die Bauchhöhle zum Magen.
Die Speiseröhre transportiert die Nahrung vom Rachen zum Magen. Dazu zieht sich

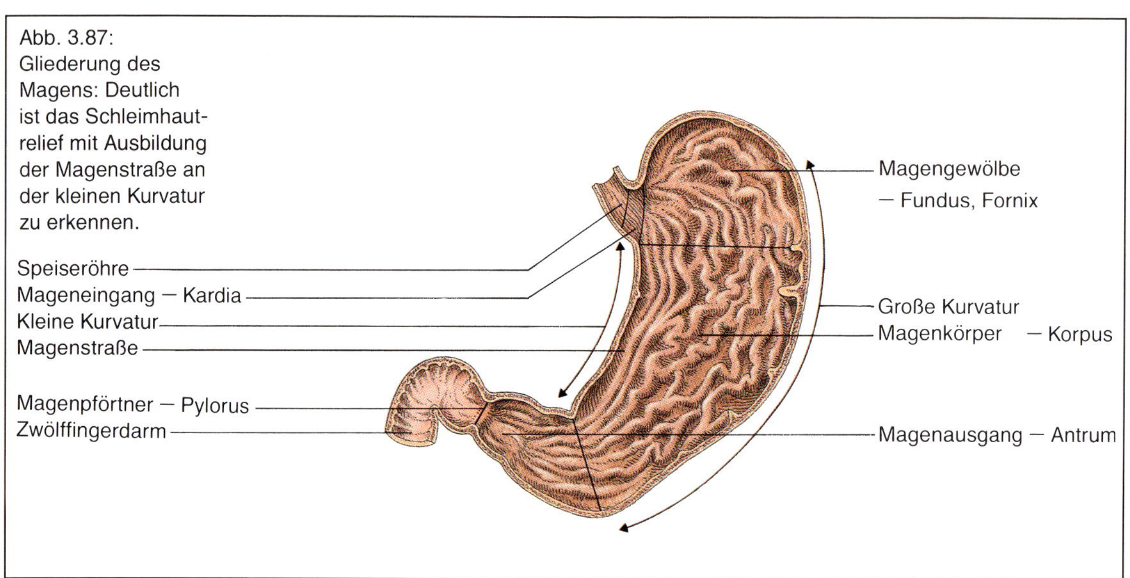

Abb. 3.87: Gliederung des Magens: Deutlich ist das Schleimhautrelief mit Ausbildung der Magenstraße an der kleinen Kurvatur zu erkennen.

die Muskulatur in der Speiseröhrenwand in einer von oben nach unten fortlaufenden Welle zusammen. Diese koordinierte Muskelkontraktion wird als **Peristaltik** bezeichnet.

Peristaltik – wellenförmig fortschreitende Kontraktion der Muskulatur (z. B. des Verdauungskanals) zum Vorwärtstreiben des Inhalts.

Magen (Gaster, Ventriculus)

Der Magen liegt, teilweise noch von Rippen bedeckt, im linken Oberbauch direkt unter dem Zwerchfell. Er sammelt die in unregelmäßigen Zeitabständen aufgenommene Nahrung, um sie portionsweise in den Darm weiterzuleiten. Im Magen wird die Nahrung durch Kontraktionen der Wandmuskulatur durchmischt. Die Magensäure tötet Keime ab und läßt das Nahrungseiweiß quellen. Enzyme leiten die Aufspaltung von Eiweiß ein.

Aufbau Die Gestalt des Magens hängt vom Füllungszustand ab. Wenn er leer ist, gleicht er einem Darmabschnitt; gefüllt wird er seiner Form nach mit einem Füllhorn, Stierhorn oder Angelhaken verglichen. Die kürzere innere Krümmung nennt man **kleine Kurvatur,** die längere äußere Krümmung **große Kurvatur.**

Der Magen ist mit **Magenschleimhaut** ausgekleidet. Sie weist zahlreiche Falten auf, die in der kleinen Kurvatur in Längsrichtung verlaufen (Magenstraße), sonst aber unregelmäßig vernetzt sind. Über die Magenstraße gelangen Flüssigkeiten rasch in den Darm.

Im Bereich des **Magengewölbes** und des **Magenkörpers** enthält die Schleimhaut viele Drüsenzellen. Hier beginnt die enzymatische Aufspaltung von Eiweiß. Im Bereich des Magenausgangs erfolgt vor allem die Durchmischung der Nahrung durch die Wandmuskulatur.

Der **Magenpförtner** wird von einem Ringmuskel gebildet. Er entläßt den Mageninhalt portionsweise in den anschließenden Zwölffingerdarm. Der Magenpförtner wird dabei durch den Säuregehalt im Zwölffingerdarm beeinflußt. Saurer Inhalt des Darms verschließt den Pförtner und verhindert damit eine Übersäuerung des Darminhalts durch den sauren Magensaft. Ist die Säure im Darm neutralisiert, so öffnet sich der Magenpförtner wieder, um weiteren Mageninhalt an den Zwölffingerdarm abzugeben. Der Magen hat beim Erwachsenen ein Fassungsvermögen von 1600–2400 ml. Im Bereich des Magengewölbes ist in Röntgenbildern häufig eine Luftansammlung zu erkennen. Es handelt sich dabei um Luft, die mit der Nahrung heruntergeschluckt wurde.

Verdauung Durchschnittlich 1–2 Liter Magensaft werden pro Tag von den Drüsen der Magenschleimhaut hauptsächlich im Bereich des Magengewölbes und Magenkörpers gebildet. Man kann dort drei Zelltypen unterscheiden:

- Hauptzellen:
  produzieren Pepsinogen, eine Vorstufe des eiweißspaltenden Enzyms Pepsin.
- Belegzellen:
  bilden Salzsäure (HCl), die durch ihre eiweißfällende Wirkung Keime abtötet. Salzsäure aktiviert Pepsinogen; es entsteht das wirksame Pepsin.
- Nebenzellen:
  bilden Schleim, der die Nahrung gleitfähig macht und die Magenschleimhaut schützt.

Die Bildung von Salzsäure wird durch ein Hormon gefördert. Dieses Hormon, **Gastrin** genannt, wird im Bereich des Magenausgangs von speziellen Schleimhautzellen gebildet. Gastrin stimuliert neben dem Magen auch die Tätigkeit von Darm, Bauchspeicheldrüse und Galle. Das Hormon gelangt mit dem Blut an seine Wirkorte.
Zur Resorption des **Vitamins B_{12}** bildet die Magenschleimhaut einen wichtigen Stoff **(Intrinsic factor).** Fehlt dieser Faktor, so kann das Vitamin B_{12} nicht resorbiert werden. Es kommt dann zum Mangel an roten Blutkörperchen **(perniziöse Anämie).** Die Bildung des Magensaftes wird vom **vegetativen Nervensystem** gesteuert. Der Nervus vagus steigert und der Sympathikus hemmt die Magentätigkeit.

Die durchschnittliche **Verweildauer der Speisen** im Magen beträgt 2–4 Stunden. Kohlenhydratreiche Nahrung verläßt den Magen früher als eiweißreiche Nahrung. Fetthaltige Kost liegt am längsten im Magen.
Eine **Nahrungsresorption** findet im Magen kaum statt. Wasser und Alkohol können aber bereits im Magen in beträchtlichen Mengen resorbiert werden und somit in das Blut gelangen.

Aufgaben des Magens

Sammlung der unregelmäßig aufgenommenen Nahrung und portionsweise Weitergabe an den Darm

Verflüssigung der Nahrung durch den Magensaft

Durchmischung der Nahrung durch die Muskulatur der Magenwand

Keimabtötung durch Salzsäure

Beginn der Eiweißverdauung durch Pepsin

Bildung vom Intrinsic factor zur anschließenden Resorption des Vitamins B_{12} im Dünndarm

3.10.6 Dünndarm

Im Dünndarm erfolgt der Hauptteil der enzymatischen Spaltung der Nahrung und Resorption in das Blut- und Lymphsystem. Die Nahrungsresorption wird

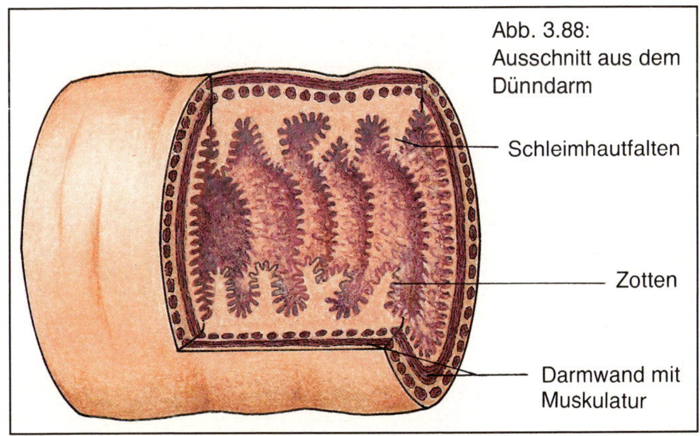

Abb. 3.88: Ausschnitt aus dem Dünndarm

durch die starke Oberflächenvergrößerung der Schleimhaut und wellenförmige Darmbewegungen (Peristaltik) erleichtert. Der Oberflächenvergrößerung dienen Schleimhautfalten, auf denen kleine Ausstülpungen **(Zotten)** zu erkennen sind. Jede Zotte enthält ein Kapillarnetz, ein zentrales Lymphgefäß sowie Muskelfasern und Nervenendungen.

Man unterscheidet drei Dünndarmabschnitte:
Zwölffingerdarm (Duodenum), Leerdarm (Jejunum) und Krummdarm (Ileum).

Zwölffingerdarm (Duodenum)

Der 25–30 cm lange, hufeisenförmige Zwölffingerdarm schließt an den Magen an und beschreibt einen Bogen um die Bauchspeicheldrüse. Der Name Zwölffingerdarm bezieht sich auf seine Länge, die ungefähr 12 nebeneinanderliegenden Fingern entspricht.
Im Bereich einer kleinen Schleimhautvorwölbung münden Bauchspeicheldrüsengang und Gallengang in den Zwölffingerdarm. Die **Bauchspeicheldrüse** bildet täglich 1–1,5 l Bauchspeichel, der wichtige Verdauungsenzyme enthält.

Abb. 3.89: Lage des Zwölffingerdarms

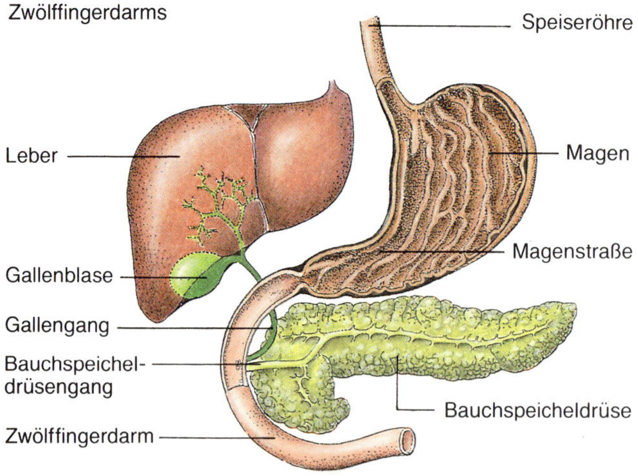

Im Gegensatz zum sauren Magensaft reagiert der Bauchspeichel alkalisch, so daß die Salzsäure des Magens im Zwölffingerdarm neutralisiert wird.

Enzyme der Bauchspeicheldrüse	
eiweißspaltende Enzyme	unter anderem Trypsin und Chymotrypsin in Form von Vorstufen, die im Darm aktiviert werden
kohlenhydratspaltende Enzyme	Amylase und Maltase
fettspaltende Enzyme	unter anderem Lipase
nukleinsäurespaltende Enzyme	Nukleasen

Über den Gallengang fließt die **Gallenflüssigkeit** (kurz: Galle) in den Zwölffingerdarm. Die Galle wird in der **Leber** gebildet und in der **Gallenblase** gespeichert. Durch die Gallensäuren werden Nahrungsfette im Zwölffingerdarm in feinste Tröpfchen zerteilt (emulgiert) und dadurch erst für die Lipase der Bauchspeicheldrüse gut angreifbar gemacht.
Im Zwölffingerdarm wird die Aufspaltung der Eiweiße, Kohlenhydrate und Fette mit Hilfe der Galleninhaltsstoffe und der Bauchspeicheldrüsenenzyme durchgeführt, und die resorbierbaren Bestandteile werden aufgenommen.
Eiweiße gelangen in Form von Aminosäuren und Kohlenhydrate in Form von Einfachzuckern mit dem Blut über die Pfortader zur Leber.
Fette werden auf dem Blut- und Lymphweg im Körper transportiert. Kurzkettige Fettsäuren gelangen nach der Resorption direkt über die Pfortader zur Leber. Langkettige Fettsäuren, Glyzerin und Cholesterin werden nach der Resorption in den Dünndarmzellen wieder zu Fetten zusammengesetzt, anschließend an körpereigene Proteine gebunden und als sogenannte Lipoproteine an Lymphgefäße abgegeben. Über den Milchbrust-

gang (Ductus thoracicus) gelangen die Lipoproteine schließlich in die Blutbahn.

Leerdarm (Jejunum) und Krummdarm (Ileum)

Der Leerdarm schließt sich an den Zwölffingerdarm an. Er geht in den nicht scharf abgrenzbaren Krummdarm über, der im rechten Unterbauch in den Dickdarm mündet. Die Schlingen von Leer- und Krummdarm sind gegeneinander verschiebbar, da sie nur an der hinteren Bauchwand durch eine Bauchfellfalte befestigt sind. Diese Gefäße und Nerven enthaltende Bauchfellfalte wird auch als **Gekröse (Mesenterium)** bezeichnet.
Aufgabe von Leer- und Krummdarm ist die weitere Aufspaltung und Resorption der Nahrung. Der Leerdarm zeichnet sich durch ringförmige Schleimhautfalten, der Krummdarm durch das Vorhandensein von kleinen Lymphknoten aus.
An der Eintrittsstelle des Krummdarms in den Dickdarm befindet sich eine ventilartige Klappe, die den Rückfluß von bakterienreichem Dickdarminhalt in den Dünndarm verhindert.

Aufgaben des Dünndarms

Aufspaltung der Nahrungsbestandteile in resorbierbare Spaltprodukte und Aufnahme in das Blut- und Lymphsystem

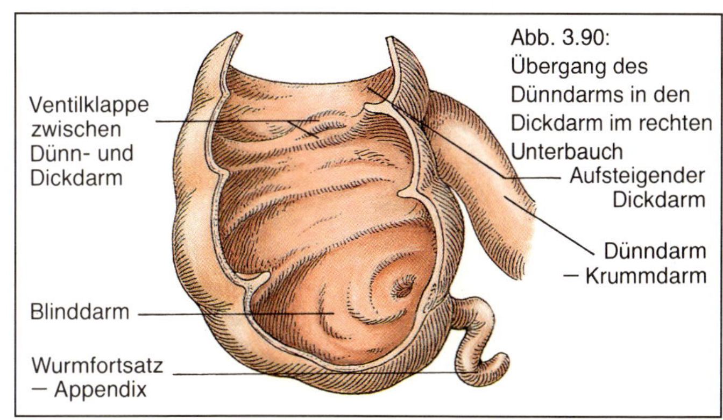

Abb. 3.90: Übergang des Dünndarms in den Dickdarm im rechten Unterbauch

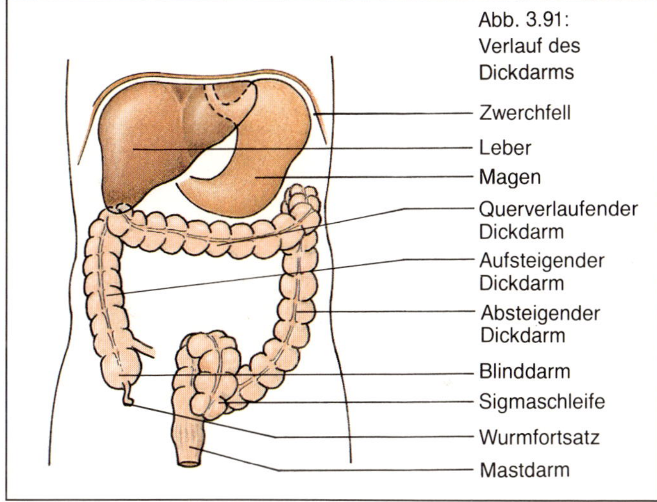

Abb. 3.91: Verlauf des Dickdarms

3.10.7 Dickdarm (Colon)

Der Dickdarm bildet den letzten Abschnitt des Verdauungstraktes. Er umgibt das Dünndarmpaket girlandenförmig und endet mit dem After.
Man unterscheidet folgende Dickdarmabschnitte:

- Blinddarm mit Wurmfortsatz (Appendix)
- Aufsteigender Dickdarm
- Querliegender Dickdarm (Quercolon)
- Absteigender Dickdarm
- Sigmaschleife
- Mastdarm (Rektum).

Durch die seitliche Einmündung des Dünndarms in den Dickdarm entsteht ein blind endendes Anfangsteil **(Blinddarm)**, an dessen Ende sich der **Wurmfortsatz (Appendix)** befindet. Der Wurmfortsatz ist reich an Lymphgewebe, das sich leicht entzünden kann. Es kommt dann zur Wurmfortsatzentzündung (Appendizitis), die fälschlicherweise auch als Blinddarmentzündung bezeichnet wird, obwohl der eigentliche Blinddarm dabei gar nicht entzündet ist.
Der Dickdarm steigt von der Einmündung des Dünndarms auf der rechten Seite bis zur Leber auf (aufsteigender Abschnitt), verläuft dann unter dem Magen zur linken

Übersicht der Verdauung

Verdauungsabschnitt	Inhaltsstoffe der Verdauungssäfte	Eiweiß	Kohlenhydrate	Fett	Sonstiges
Mund	α-Amylase (= Ptyalin)		Stärke kann zu Malzzucker (= Maltose) abgebaut werden		Die mechanische Zerkleinerung steht im Vordergrund
Magen	Salzsäure	Aktivierung von Pepsinogen zu Pepsin			Keimabtötende Wirkung
	Pepsin	Eiweiß wird in große Spaltstücke zerlegt			
	Intrinsic factor				Dient der Resorption von Vitamin B_{12} im Dünndarm
Dünndarm	**Galle** enthält Gallensäuren			Größere Fetttropfen werden in feinste Tröpfchen zerteilt (Emulgierung)	
	Bauchspeichel enthält: Trypsin, Chymotrypsin	Eiweiß wird weiter in kleinere Spaltstücke zerlegt			
	Amylase, Maltase		Stärke wird zu Malzzucker (= Maltose) abgebaut		
	Lipase			Fette werden in Fettsäuren und Glyzerin gespalten	
	Nukleasen				Aufspaltung von Nukleinsäuren
	Im **Dünndarm** werden zahlreiche weitere Enzyme produziert, die der Nahrungsaufspaltung in resorbierbare Moleküle dienen	Abbau der kleinen Eiweißspaltstücke in Aminosäuren	Abbau der Doppelzucker in Einfachzucker (durch Maltase, Saccharase und Laktase)		
	Resorption:	Aufnahme in das Blut der Pfortader	Aufnahme in das Blut der Pfortader	Aufnahme in das Blut der Pfortader und das Lymphsystem	

Bauchseite (querliegender Abschnitt) und zieht von dort nach unten zum Becken (absteigender Abschnitt). Mit einer S-förmigen Schleife (Sigmaschleife) geht der Dickdarm in den **Mastdarm (Rektum)** über, der am **After (Anus)** nach außen mündet.

Der Darminhalt des Dickdarms besteht aus unverdaulichen Nahrungsbestandteilen, abgestoßenen Darmwandzellen und viel Wasser der Verdauungssäfte. Hauptaufgabe des Dickdarms ist die Rückgewinnung (Rückresorption) des Wassers, wodurch der dünnflüssige Inhalt eingedickt und zum Kot geformt wird. Zusammen mit dem Wasser werden auch Mineralstoffe resorbiert. Massenhaft im Dickdarm vorhandene Darmbakterien leiten Gärungs- und Fäulnisprozesse ein, die eine blähende Wirkung haben. Durch die Darmbakterien werden die Verdauungsrückstände weiter abgebaut. Zusätzlich bilden sie das für die Blutgerinnung wichtige Vitamin K und einen Teil der Vitamine des B-Komplexes.

Im Mastdarm (Rektum) wird der eingedickte, bakterienreiche Darminhalt gesammelt, um mit dem Stuhlgang ausgeschieden zu werden. Der Ringmuskel des Afters verschließt den Mastdarm nach außen.

Aufgaben des Dickdarms

Eindickung des Darminhalts durch Wasserentzug

Vitaminbildung durch Darmbakterien

Kotsammlung im Mastdarm

3.10.8 Leber und Bauchspeicheldrüse

Leber (Hepar)

Die im Umriß dreieckige, etwa 1,5 kg schwere Leber liegt im rechten Oberbauch unterhalb des Zwerchfells. Sie produziert die Gallenflüssigkeit für die Verdauung, ist zentrales Stoffwechselorgan und hat Funktionen für Blut und Kreislauf.

Aufbau Die Leber besteht aus einem größeren rechten und einem kleineren linken Leberlappen.

An der Unterseite der Leber liegt die Leberpforte. Hier verlaufen die Leberarterie (zuführend), die Pfortader (zuführend) und die Gallengänge (abführend). Während die Leberarterie der Versorgung der Leber mit arteriellem Blut dient, enthält die Pfortader venöses Blut mit den resorbierten Nahrungsstoffen aus dem Darmgebiet zur weiteren Verarbeitung in der Leber. Über die Lebervenen wird das Blut zur unteren Hohlvene zurückgeführt (siehe Abb. 3.64).

Gallengänge und Gallenblase Die von der Leber ständig produzierte Galle wird in kleinen Gängen gesammelt, die sich zum gemeinsamen Lebergang vereinigen. Der Lebergang vereinigt sich mit dem Gallenblasengang zum Gallengang, der in den Zwölffingerdarm einmündet.

Über den Gallenblasengang gelangt die Galle in die Gallenblase, die unter der Leber liegt. Dort wird die Galle gesammelt und durch Wasserresorption eingedickt. Fettreiche Nahrung kann eine Kontraktion der Gallenblase auslösen, wodurch die Gallenflüssigkeit in den Zwölffingerdarm gepreßt wird.

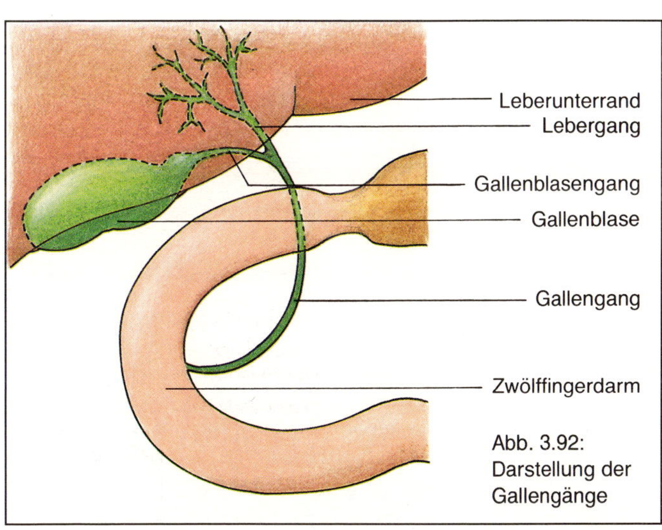

Abb. 3.92: Darstellung der Gallengänge

Aufgaben der Leber Die Leber bildet täglich 700–1200 ml Galle und hat somit **Drüsenfunktion.** Die Gallenflüssigkeit enthält neben anderen Bestandteilen die Gallensäuren für die Zerlegung der Fette in kleinste Tröpfchen (Emulgierung) und den Farbstoff Bilirubin, einen Abbaustoff des Hämoglobins. Durch den Gallenfarbstoff kommt es zur typischen bräunlichen Stuhlfärbung.
Als **zentrales Stoffwechselorgan** hat die Leber großen Einfluß auf den Eiweiß-, Kohlenhydrat- und Fettstoffwechsel. So regelt sie den Blutzuckerspiegel (Blutglukosespiegel), indem sie bei hohen Blutglukosewerten Glykogen aus Glukose bildet und in dieser Form speichert. Umgekehrt baut sie bei niedrigen Blutglukosewerten Glykogen wieder zu Glukose ab. Aus den einzelnen Aminosäuren baut die Leber körpereigenes Eiweiß auf. Nicht mehr benötigte Eiweißprodukte werden dagegen zu Harnstoff abgebaut. Harnstoff wird ebenso wie Harnsäure, dem Endprodukt des Nukleinsäurestoffwechsels, auf dem Blutweg den Nieren zugeführt, um mit dem Harn ausgeschieden zu werden. Die Leber hat außerdem eine wichtige Entgiftungsfunktion. Unter anderem werden viele Medikamente in der Leber zu unwirksamen Verbindungen abgebaut.
Weiter hat die Leber große Bedeutung für das **Blut.** So ist sie am Abbau überalterter roter Blutkörperchen beteiligt. Sie baut dabei den Blutfarbstoff Hämoglobin zum Gallenfarbstoff Bilirubin ab und speichert das dabei freiwerdende Eisen. Für die Blutgerinnung bildet die Leber unter anderem die wichtigen Eiweißkörper Fibrinogen und Prothrombin.

Aufgaben der Leber	
Drüsenfunktion	Bildung von 700–1200 ml Galle täglich für die Fettemulgierung
Stoffwechselfunktionen	Aufbau, Speicherung und Abbau von Glykogen
	Aufbau von körpereigenem Eiweiß
	Aufbau von Fettverbindungen
	Abbau von Eiweiß zu Harnstoff
	Abbau von Nukleinsäuren zu Harnsäure
	Entgiftung
Funktionen für das Blut	Blutabbau (Bilirubinbildung aus Hämoglobin)
	Eisenspeicherung
	Bildung von Fibrinogen und Prothrombin für die Blutgerinnung

Bauchspeicheldrüse (Pankreas)

Die etwa 70–90 g schwere Bauchspeicheldrüse erstreckt sich an der hinteren Bauchwand in einer Länge von 15–22 cm quer vom Zwölffingerdarm bis zur Milz. Sie ist ein Drüsenorgan mit einem exokrinen Drüsenteil, der Verdauungssäfte produziert, und einem endokrinen Drüsenteil, der Hormone produziert.

Verdauungsfunktion Die Bauchspeicheldrüse bildet täglich 1–1,5 l alkalischen Bauchspeichel mit wichtigen Enzymen für die Verdauung im Dünndarm. Diese Enzyme werden im exokrinen Drüsenteil produziert und dem Zwölffingerdarm über den Bauchspeicheldrüsengang zugeführt.

Hormonbildung In das Grundgewebe der Bauchspeicheldrüse sind Gewebegruppen inselartig eingestreut, die Langerhans'schen Inseln. In ihnen werden die Hormone Insulin und Glukagon gebildet, die den Blutzuckerspiegel regulieren, indem sie unter anderem die Leber anregen, Glykogen auf- oder abzubauen (siehe 3.14).
Die Langerhans'schen Inseln stellen den endokrinen Drüsenteil der Bauchspeicheldrüse dar, da sie keine Ausführungsgänge haben, sondern ihre Hormone direkt in die Blutbahn abgeben.

Aufgaben der Bauchspeicheldrüse	
Verdauungsfunktion (exokriner Teil)	Bildung des alkalischen Bauchspeichels mit den Verdauungsenzymen: Trypsin und Chymotrypsin zur Eiweißverdauung in Form von Vorstufen, die im Darm aktiviert werden Amylase und Maltase zur Kohlenhydratverdauung Lipase zur Fettverdauung Nukleasen zur Verdauung von Nukleinsäuren
Hormonbildung (endokriner Teil)	Bildung von blutzuckersenkendem Insulin und blutzuckersteigerndem Glukagon in den Langerhans'schen Inseln

3.10.9 Bauchfell (Peritoneum)

Das Bauchfell kleidet den Bauchraum aus, überzieht die Baucheingeweide und bildet Falten, an denen z. B. der Darm aufgehängt ist. Dessen Gekröse (Mesenterium) fixiert nicht nur die Darmabschnitte, sondern enthält auch Nerven und Gefäße. Zwischen Magen und Quercolon bildet das Bauchfell eine Tasche, die Fettgewebe, Blut- und Lymphgefäße enthält. Diese Fettschürze wird als **großes Netz (Omentum majus)** bezeichnet. Es hat eine Schutzfunktion und wird auch als „Wischtuch" der Bauchhöhle bezeichnet, da es sich stets dorthin schiebt, wo Krankheitsherde abgewehrt werden müssen.

Nach Verletzungen oder Entzündungen (Peritonitis) kann es zu schmerzhaften Verwachsungen des Bauchfells (Peritoneum) kommen, so daß die Darmschlingen nicht mehr aneinander vorbeigleiten können.

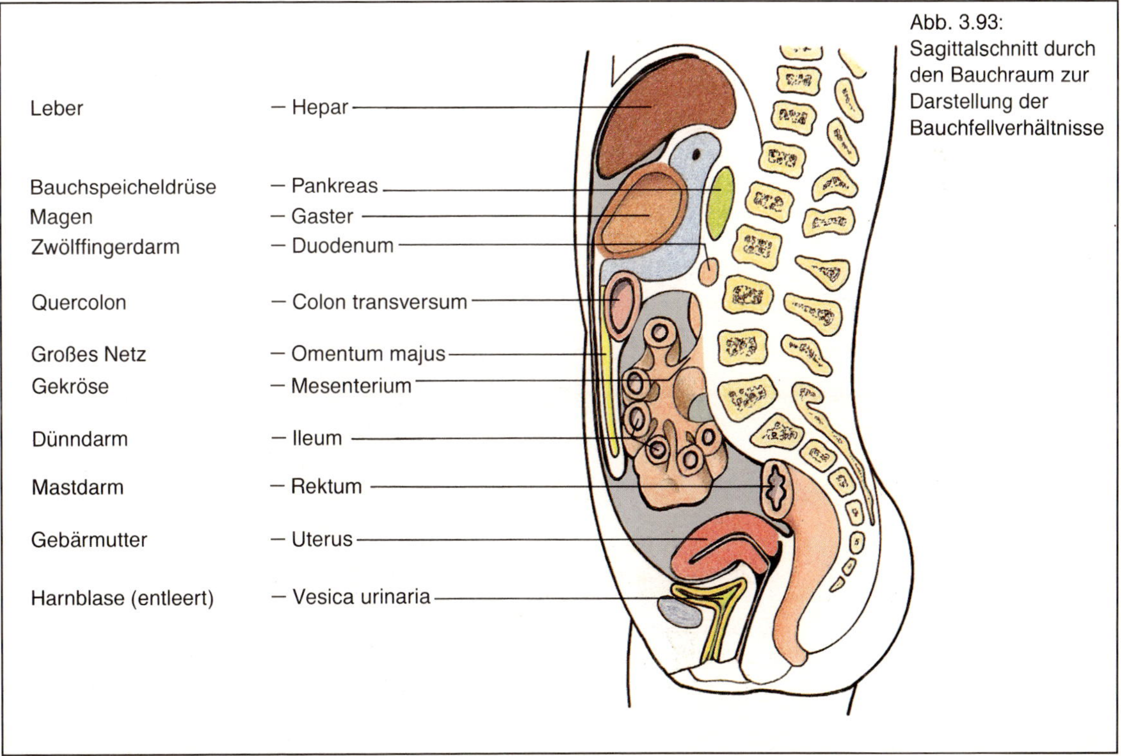

Abb. 3.93: Sagittalschnitt durch den Bauchraum zur Darstellung der Bauchfellverhältnisse

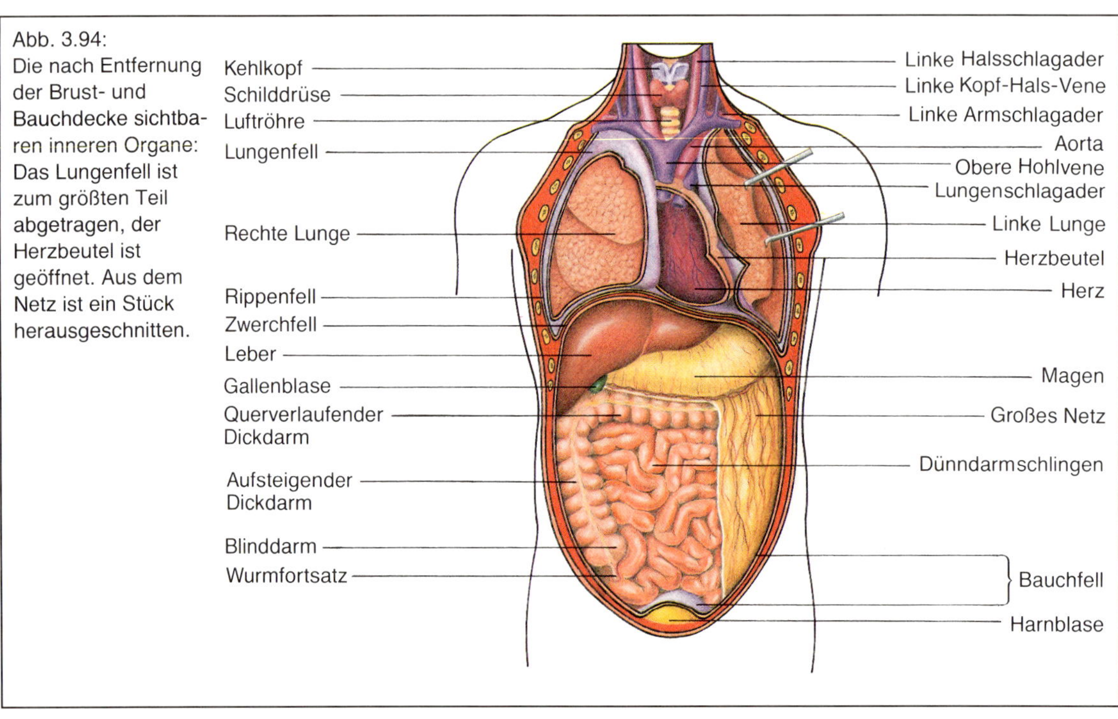

Abb. 3.94: Die nach Entfernung der Brust- und Bauchdecke sichtbaren inneren Organe: Das Lungenfell ist zum größten Teil abgetragen, der Herzbeutel ist geöffnet. Aus dem Netz ist ein Stück herausgeschnitten.

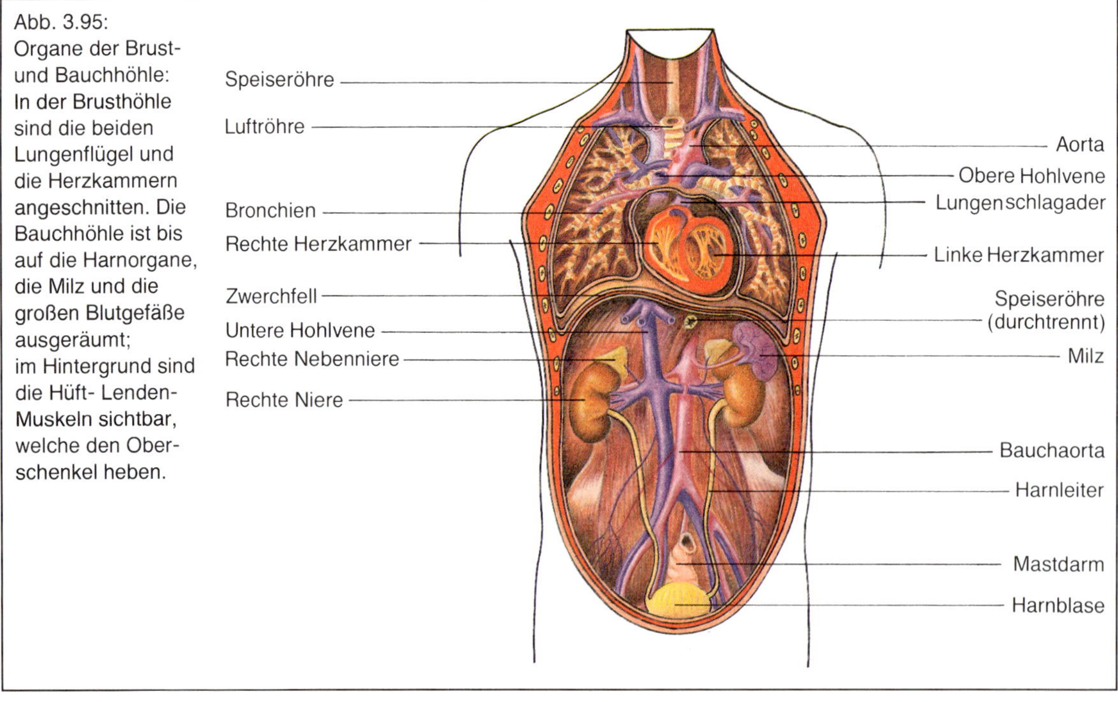

Abb. 3.95: Organe der Brust- und Bauchhöhle: In der Brusthöhle sind die beiden Lungenflügel und die Herzkammern angeschnitten. Die Bauchhöhle ist bis auf die Harnorgane, die Milz und die großen Blutgefäße ausgeräumt; im Hintergrund sind die Hüft- Lenden-Muskeln sichtbar, welche den Oberschenkel heben.

3.11 Harnorgane

Die Harnorgane dienen der Ausscheidung von Stoffwechselabbauprodukten und Giftstoffen sowie der Regulation des Flüssigkeits- und Salzhaushaltes. Die Ausscheidung erfolgt mit dem Harn, der aus Wasser und den darin gelösten Ausscheidungsstoffen besteht.
Der Harn wird in den Nieren gebildet, über die beiden Harnleiter der Harnblase zugeführt, dort gesammelt und über die Harnröhre ausgeschieden.

Gliederung und Aufgaben der Harnorgane

Rechte und linke Niere	– Ren, Nephros	Harngewinnung
Rechter und linker Harnleiter	– Ureter	Harnleitung
Harnblase	– Vesica urinaria	Harnsammlung
Harnröhre	– Urethra	Harnausscheidung

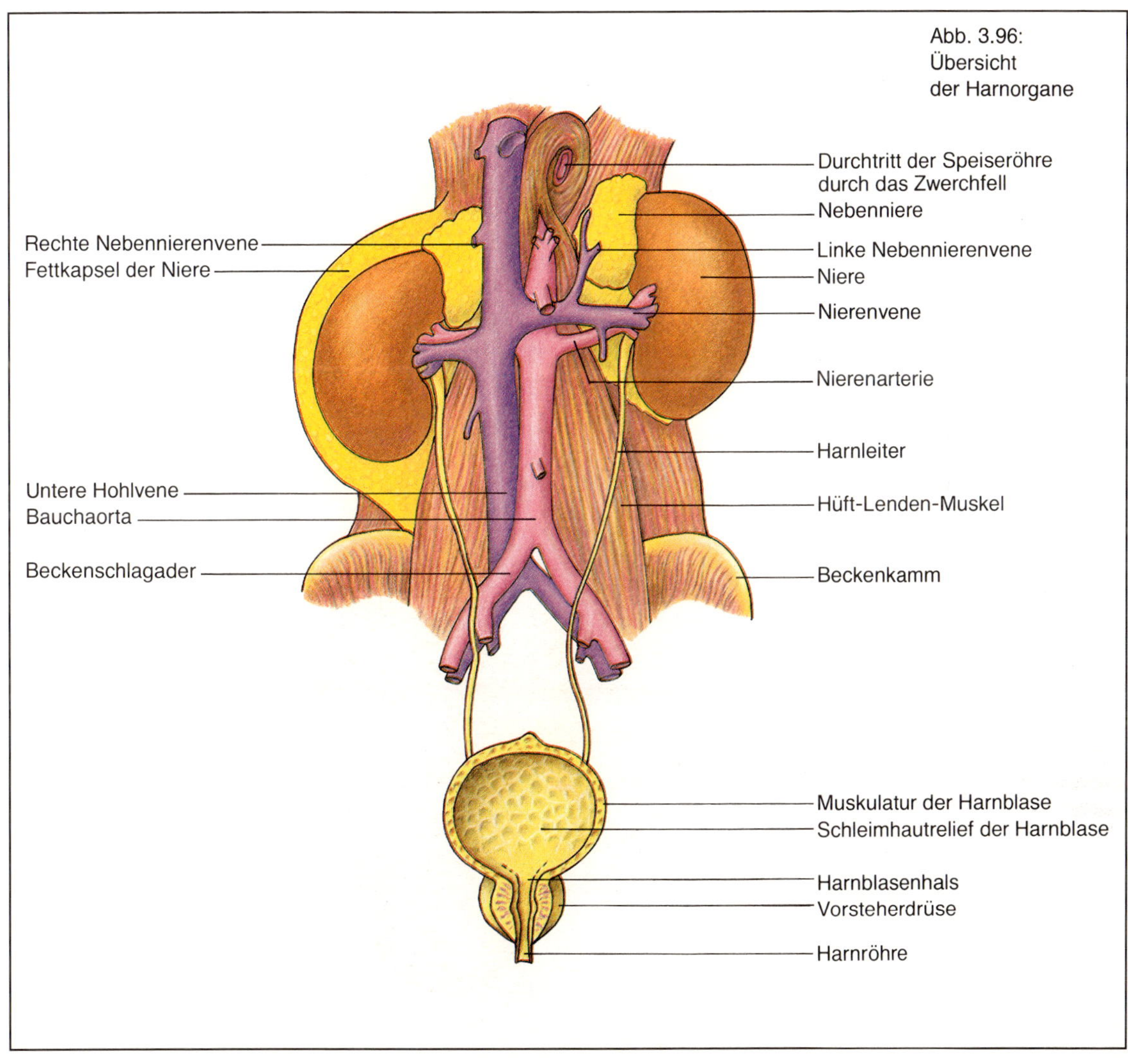

Abb. 3.96: Übersicht der Harnorgane

3.11.1 Niere (Ren, Nephros)

Aufgaben

Die Nieren sind der Ort der Harngewinnung. Mit dem Harn werden **Stoffwechselabbauprodukte** ausgeschieden, deren Anhäufung im Körper zu Vergiftungserscheinungen führen würde. Man nennt diese Stoffe auch harnpflichtig. Es sind:
- Harnstoff aus dem Eiweißstoffwechsel
- Harnsäure aus dem Nukleinsäurestoffwechsel
- Kreatinin aus dem Muskelstoffwechsel.

Über die Nieren werden auch **Giftstoffe** ausgeschieden sowie **Arzneimittel** zumeist nach chemischer Umwandlung in der Leber. Bei eingeschränkter Nierenfunktion dürfen viele Arzneimittel nur in geringeren Dosen verordnet werden, weil sie sich sonst im Blut anhäufen und zu Vergiftungserscheinungen führen können. Weiterhin halten die Nieren den **Flüssigkeits-** und **Salzhaushalt** des Körpers konstant, indem sie Wasser und Salze ausscheiden.
Alle auszuscheidenden Stoffe werden den Nieren über den Blutweg zugeführt, dort aus dem Blut filtriert und als Harn ausgeschieden.

Lage und Bau

Die beiden bohnenförmigen, jeweils etwa 150 g schweren Nieren liegen im Lendenbereich hinter der Bauchhöhle rechts und links der Wirbelsäule. Die obere Hälfte der Nieren wird von den Rippen bedeckt. Die linke Niere liegt unterhalb der Milz, die rechte unterhalb der Leber. Aufgrund des Platzbedarfs der Leber liegt die rechte Niere in der Regel etwas tiefer als die linke. Auf den Nieren sitzen die Nebennieren, die nicht zu den Harnorganen, sondern zum Hormonsystem gehören.
Die Nieren sind jeweils von einer **Fettkapsel** umgeben, die zur Körpermitte hin eine Einbuchtung hat, die Nierenpforte (Nierenhilus). Dort befinden sich die Nierenarterie, die Nierenvene und der Harnleiter.

Abb. 3.97:
Aufbau der Niere

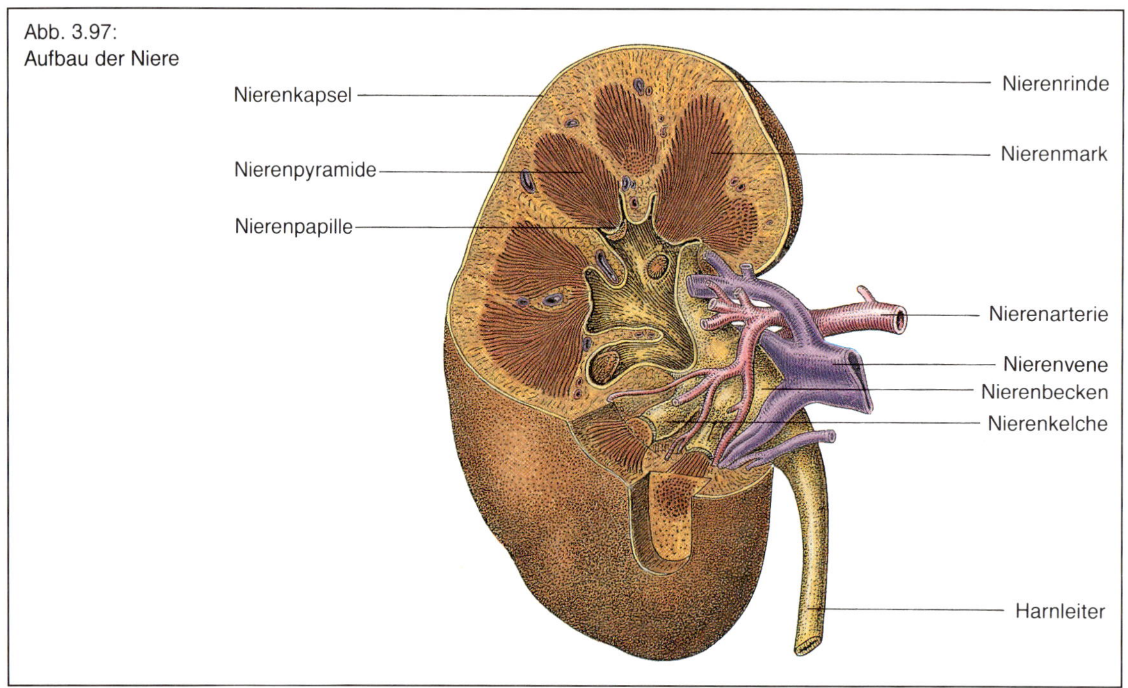

Bei einem Längsschnitt durch die Niere (Abb. 3.97) kann man von außen nach innen die **Nierenkapsel,** die feingekörnte **Nierenrinde** und das feingestreifte **Nierenmark** erkennen. Das Nierenmark besteht aus 10–20 sogenannten **Nierenpyramiden,** deren Spitzen als **Nierenpapillen** in die **Nierenkelche** ragen. Rinde und Mark sind nicht scharf voneinander abzugrenzen. Die Nierenkelche vereinigen sich zum **Nierenbecken.** Von dort führt der Harnleiter im Bereich der Nierenpforte aus der Niere zur Harnblase.

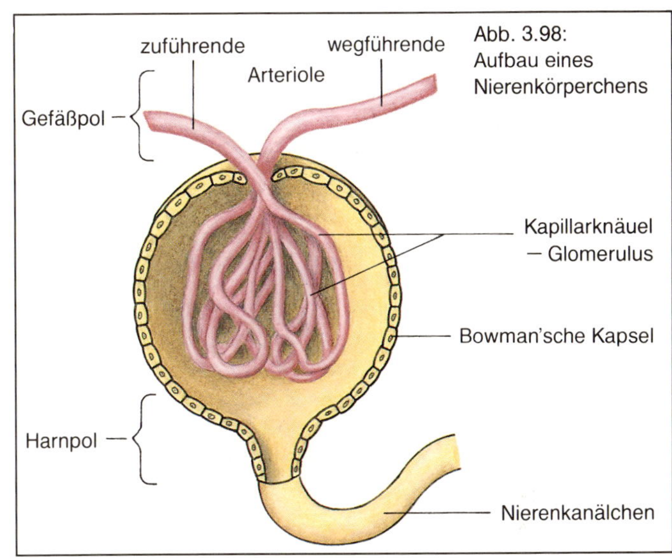

Abb. 3.98: Aufbau eines Nierenkörperchens

Feinbau der Niere

Die **Nierenrinde** erhält ihr gekörntes Aussehen durch die **Nierenkörperchen**, die aus einem Knäuel von Kapillarschlingen (**Glomerulus**) und der umgebenden **Bowman'schen Kapsel** bestehen.

Man unterscheidet bei den Nierenkörperchen einen Gefäßpol mit der zuführenden und abführenden Arteriole und einen Harnpol mit einem Nierenkanälchen.

In den Nierenkörperchen wird das Blut filtriert und dadurch **der Primärharn (Vorharn)** gebildet, der über die Nierenkanälchen am Harnpol die Bowman'sche Kapsel verläßt. Jede Niere hat ca. 1–1,5 Millionen Nierenkörperchen.

Das **Nierenmark** wird von der Nierenpyramide gebildet. Es enthält keine Kapillarknäuel, sondern **Nierenkanälchen** und **Sammelrohre,** die im Bereich der Nierenpapillen in die Nierenkelche einmünden. Daher erscheint das Nierenmark im Schnittbild feingestreift.

Der Verlauf der Nierenkanälchen ist recht kompliziert. Der Anfangsteil vollzieht mehrere Windungen. Darauf folgt ein längeres gerades Stück, das in einem scharfen Knick (Henle'sche Schleife) wieder zurück zur Nierenrinde zieht. Dort verläuft das Nierenkanälchen erneut in einigen Windungen und mündet anschließend in ein Sammelrohr. Das Sammelrohr leitet den Harn mehrerer Nierenkanälchen zum Nierenbecken.

In den Nierenkanälchen des Nierenmarks wird der Primärharn (Vorharn) konzen-

Abb. 3.99: Schema eines Nephrons mit zugehörigem Sammelrohr

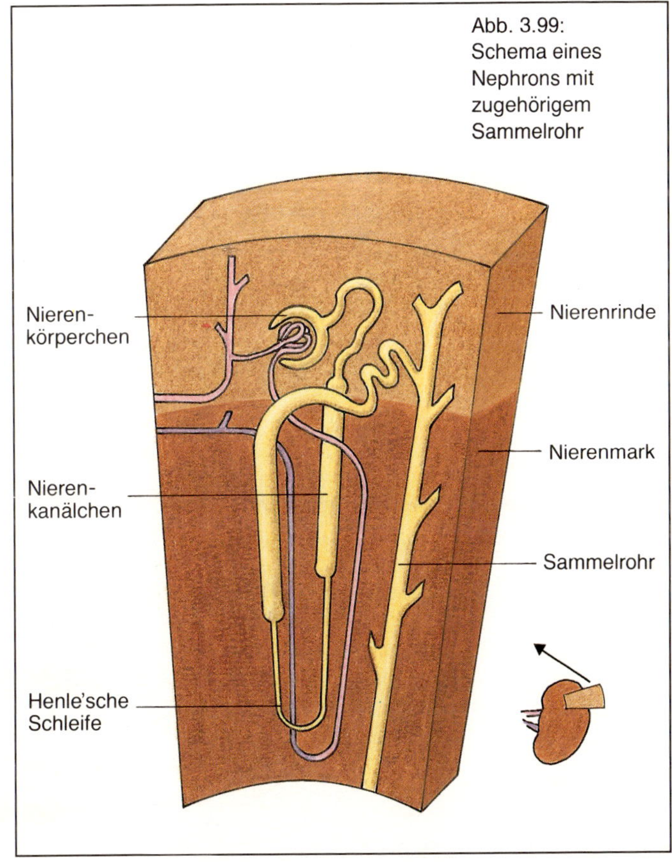

triert und in seiner Zusammensetzung umgewandelt. Das Ergebnis ist der **Sekundärharn (Endharn).**
Ein Nierenkörperchen bildet mit seinem zugehörigen Nierenkanälchen eine Funktionseinheit – man nennt diese Einheit ein **Nephron.**

Nephron = Nierenkörperchen
+ Nierenkanälchen

Im **Nierenbecken** wird der Harn gesammelt, um anschließend über den Harnleiter zur Harnblase zu gelangen.

Nierenrinde	– enthält Nierenkörperchen zur Bildung des Vorharns durch Filtration des Blutes.
Nierenmark	– enthält Nierenkanälchen und Sammelrohre zur Konzentration und Umwandlung des Vorharns in den Endharn.
Nierenbecken	– sammelt den Endharn für die ableitenden Harnwege.

Harngewinnung

Jeden Tag fließen etwa 1.500 l Blut durch die Nieren. Über Arteriolen gelangt das Blut in die Kapillarknäuel der Nierenkörperchen, die wie ein **Filter** wirken. Durch den Blutdruck wird der Vorharn aus dem Blutplasma abgepreßt. Kleine Moleküle werden dabei abgefiltert. Größere Proteine können dagegen nicht durch die kleinen Poren der Kapillarknäuel gelangen. Täglich werden etwa 150 l Vorharn gebildet.
In den anschließenden Nierenkanälchen wird der größte Teil des Wassers durch **Rückgewinnung (Rückresorption)** wieder in das Blut aufgenommen. Zugleich werden auch Substanzen rückresorbiert, die vom Körper noch genutzt werden können, z. B. Glukose, Aminosäuren und Salze. Durch **Absonderung (Sekretion)** werden weitere Stoffe zur Ausscheidung in den Harn abgegeben. Der so gebildete Endharn ist in seiner Zusammensetzung gegenüber dem Vorharn erheblich verändert und beträgt nur noch ca. 1,5 l pro Tag. Die Harnmenge ist von der getrunkenen Flüssigkeitsmenge abhängig. Bei Flüssigkeitsmangel ist die Harnmenge gering. Der Harn enthält die ausscheidungspflichtigen Substanzen dann in stark konzentrierter Form.

3.11.2 Ableitende Harnwege

Harnleiter (Ureter)

Die beiden bleistiftdünnen, 25–30 cm langen Harnleiter befördern den Harn von den Nierenbecken zur Harnblase. Der Harn wird dabei durch Kontraktion der Harnleitermuskulatur vorangetrieben.

Harnblase (Vesica urinaria)

Die Harnblase sammelt den fortwährend von den Nieren gebildeten Harn. Sie liegt hinter der Schambeinfuge im kleinen Becken und besteht aus einem innen mit Schleimhaut ausgekleideten Hohlmuskel.
Ab einer Füllung von ca. 150 ml stellt sich das Bedürfnis zur Harnentleerung ein (Harndrang). Bei 400 ml ist der Harndrang beim Erwachsenen relativ deutlich ausgeprägt. Zur Entleerung der Blase erschlafft der dem Willen unterliegende Blasenschließmuskel. Die unwillkürliche Muskulatur der Blasenwand treibt den Harn dann durch Kontraktion aus der Blase.

Harnröhre (Urethra)

Die Harnröhre leitet den Blaseninhalt nach außen.
Beim Mann verläuft die 15–20 cm lange Harnröhre von der Blase zum Penis. Sie befördert neben dem Harn auch das Sperma (Harn-Samen-Röhre).
Bei der Frau ist die Harnröhre nur 3–5 cm lang und mündet zwischen Klitoris und Vagina. Aufgrund der kürzeren Harnröhre können bei der Frau leichter als beim Mann Bakterien in die Harnblase gelangen und eine Harnblasenentzündung verursachen.

3.12 Haut

3.12.1 Aufgaben und Bau der Haut

Die Haut (lat. Cutis; gr. Derma) umgibt den Körper als schützende Hülle. Man unterscheidet die äußere Haut zur Umhüllung des Körpers und die Schleimhäute zur Auskleidung von Hohlräumen (z. B. Schleimhaut des Verdauungskanals).

Aufgaben der Haut	
Schutz	vor äußeren Einflüssen (Krankheitserreger, Verletzungen, Kälte, Wärme, Strahlung) und vor Flüssigkeitsverlust
Wärmeregulation	durch Schweißabsonderung und verstärkte oder verminderte Hautdurchblutung
Ausscheidung	von Wasser, Salzen und Abbaustoffen
Wahrnehmung	von Druck-, Berührungs-, Schmerz- und Temperaturreizen durch spezielle Sinnesorgane

Die Haut ist außerdem in geringem Ausmaß zum Gasaustausch durch Aufnahme von Sauerstoff und Abgabe von Kohlendioxid befähigt.
Unter Einwirkung von UV-Strahlen bildet die Haut aus einer Vorstufe Vitamin D, das für die Calciumaufnahme im Darm und den Calciumeinbau in die Knochen wichtig ist.

Aufbau der Haut

Die Haut (Cutis) setzt sich aus Oberhaut (Epidermis) und Lederhaut (Corium) zusammen. Beide Schichten sind deutlich voneinander abgegrenzt und durch zapfenartige Vorsprünge der Lederhaut fest miteinander verbunden. Die Lederhaut geht ohne scharfe Begrenzung in die fettreiche, wesentlich dickere Unterhaut (Subcutis) über.

Haut	– Cutis	Oberhaut – Epidermis
		Lederhaut – Corium
Unterhaut – Subcutis		

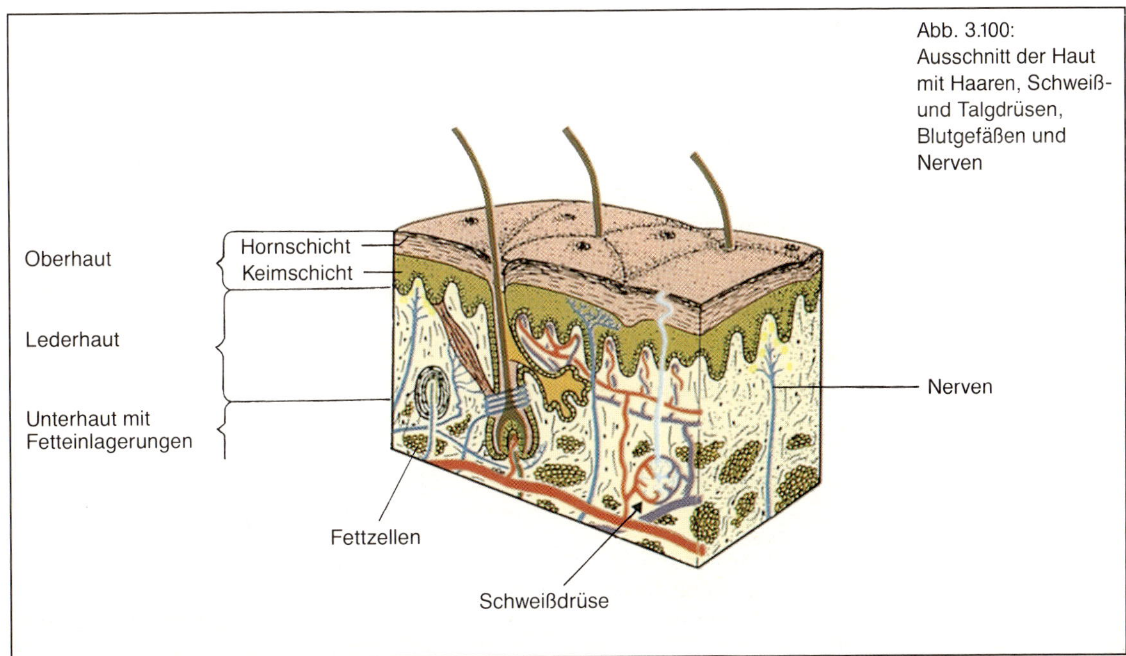

Abb. 3.100: Ausschnitt der Haut mit Haaren, Schweiß- und Talgdrüsen, Blutgefäßen und Nerven

Die **Oberhaut** setzt sich im wesentlichen aus zwei Schichten zusammen: der unteren, aus lebenden Zellen gebildeten **Keimschicht** und der oberen **Hornschicht** mit abgestorbenen Zellen. Während die Hornschicht laufend abgenutzt wird, bildet die Keimschicht stets neue Zellen und ersetzt so den Verlust. In der Keimschicht befinden sich **Pigmentzellen,** die mit dem Farbstoff Melanin einen Schutz vor UV-Strahlen bieten und die Hautfarbe bestimmen. In der Keimschicht findet man ferner freie Nervenendungen für Schmerzempfindungen.

Die Oberhaut enthält keine Blutgefäße. In den Spalten zwischen den Zellen fließt jedoch Lymphe, so daß eine oberflächliche Hautabschürfung näßt, aber nicht blutet.

Die gefäßreiche **Lederhaut** ist wesentlich dicker als die Oberhaut. Sie besteht aus einem dichten Fasergeflecht, das in der Jugend sehr elastisch ist. Die Oberhaut wird von Blutgefäßen in den zapfenartigen Vorsprüngen der Lederhaut ernährt.

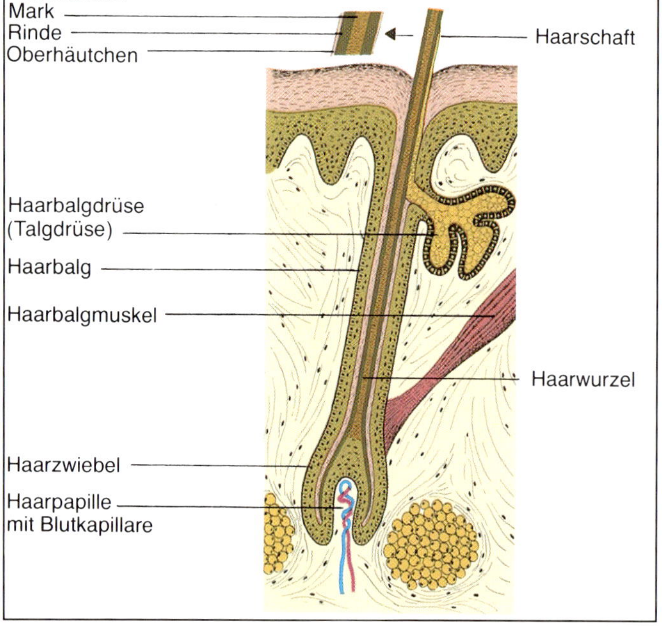

Die Lederhaut enthält neben Schweiß-, Talg- und Duftdrüsen auch spezielle Hautsinnesorgane für Druck-, Berührungs- und Temperaturreize. Die Haare sind mit ihren Haarwurzeln in der Lederhaut verankert.

Die **Unterhaut** enthält reichliche Fetteinlagerungen. Diese Fettschicht dient als Druckpolster und Temperaturschutz. Die Fettverteilung in der Unterhaut ist geschlechtsspezifisch.

3.12.2 Hautanhangsgebilde

Haare

Das Haar ruht mit der **Haarwurzel** in der Wurzelscheide, dem **Haarbalg.** Am kolbigen Ende der Haarwurzel umfaßt die **Haarzwiebel** die **Haarpapille** mit der ernährenden Blutkapillare. Die Haarpapille ist für die Neubildung des Haares beim Haarwechsel verantwortlich.

Die **Haarbalgdrüse** fettet das Haar ein und hält es geschmeidig.

Der **Haarbalgmuskel** kann das Haar aufrichten (Gänsehaut).

Nägel

Nägel sind wie die Haare Horngebilde der Oberhaut. Die gewölbte **Nagelplatte** ist fest im **Nagelbett** verankert. Der hintere Bereich der Nagelplatte ist in der **Nageltasche** verborgen. Er wird als **Nagelwurzel** bezeichnet. Aus dem Nagelbett wächst der Nagel ständig nach.

Hautdrüsen

Man unterscheidet Schweiß-, Talg- und Duftdrüsen.

Die **Schweißdrüsen** geben ein schwach saures Sekret an die Haut ab und bilden damit einen Säureschutzmantel, der das Bakterienwachstum auf der Haut hemmt.

Abb. 3.101: Haaraufbau

Bei schwerer körperlicher Arbeit und hoher Außentemperatur wird vermehrt Schweiß abgesondert. Der Schweiß verdunstet und entzieht dem Körper dabei Wärme. Die Schweißdrüsen regulieren somit die Körpertemperatur.
Die **Talgdrüsen** findet man größtenteils mit Haaren zusammen als Haarbalgdrüsen. Sie machen die Haut geschmeidig und fetten sie mit ihrem Talg ein, so daß sie widerstandsfähig gegen Wasser wird.

Schweißdrüsen	– bilden den Säureschutzmantel und regulieren die Körpertemperatur.
Talgdrüsen	– fetten die Haut ein.

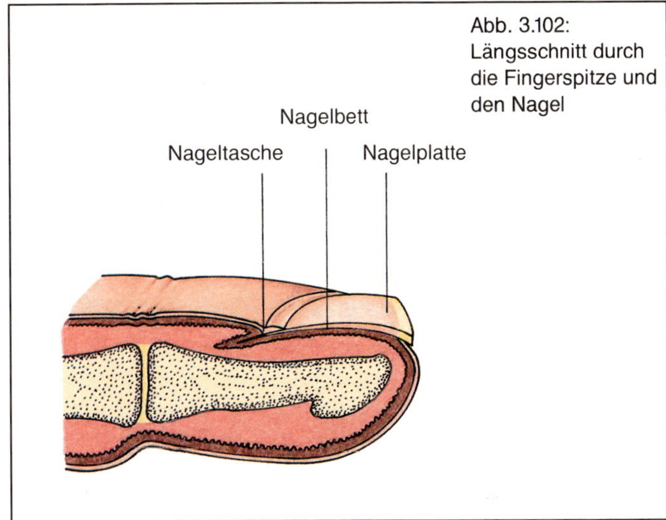

Abb. 3.102: Längsschnitt durch die Fingerspitze und den Nagel

3.12.3 Schleimhaut

Schleimhäute kleiden die Hohlräume des Verdauungstraktes, des Atemtraktes, der harnableitenden Wege und zum Teil die Geschlechtsorgane aus. Sie produzieren durch spezielle Drüsenzellen Schleim. Die Schleimhäute sind den Aufgaben der unterschiedlichen Organe angepaßt. So sind die Schleimhäute im Darmbereich zur Sekretion spezieller Verdauungsenzyme und Resorption von Nahrungsbestandteilen befähigt. Die Schleimhäute des Atemtraktes können Fremdkörper mit ihren Flimmerhärchen aus den Atemwegen hinausbefördern.

3.12.4 Wärmeregulation

Der Körper bildet vor allem in der Leber und der Muskulatur Wärme durch Abbau der Nährstoffe. Das Blut verteilt diese Wärme auf den gesamten Körper.
Die normale Körpertemperatur liegt bei ca. 37 °C. Sie unterliegt dabei leichten Tagesschwankungen. In den frühen Morgenstunden ist sie etwas tiefer, nachmittags etwas höher.

Um die Körpertemperatur konstant zu halten, steigert der Körper die Wärmebildung bei Kälte durch eine Stoffwechselsteigerung in der Muskulatur. Man friert, die Zähne klappern und man beginnt zu zittern. Insgesamt hilft Bewegung, um die Körpertemperatur bei Kälte zu halten. Die Haut unterstützt den Körper dabei, indem sich die Hautblutgefäße zusammenziehen. Dadurch gelangt weniger Blut an die Körperoberfläche und der Wärmeverlust ist geringer. Die Haut wird dann blaß.
Bei übermäßiger Wärmeproduktion durch schwere körperliche Arbeit erweitern sich die Hautgefäße. Die Haut wird dadurch vermehrt durchblutet und kann somit besser Wärme abgeben. Die Haut ist dabei gerötet. Gleichzeitg wird vermehrt Schweiß gebildet, der dem Körper durch Verdunstung zusätzlich Wärme entzieht.

3.13 Nervensystem

3.13.1 Aufgaben und Gliederung

Das Nervensystem steuert die Lebensvorgänge des Körpers und stimmt sie aufeinander ab. Es bildet die Grundlage für das Bewußtsein und für die seelischen und geistigen Fähigkeiten des Menschen. Zur Erfüllung seiner Aufgaben nimmt das Nervensystem Reize aus der Umwelt und aus dem Körper auf, formt sie in Nervenerregungen um und leitet sie zum Gehirn und Rückenmark (Zentralnervensystem). Dort werden die ankommenden Erregungen verarbeitet. Die Antworten des Zentralnervensystems werden wieder in Form von Nervenerregungen über Nervenstränge zu den ausführenden Organen (z. B. Sprachmuskulatur, Bewegungsmuskulatur) geleitet.

Es gibt also ein erregungsleitendes **peripheres Nervensystem** und ein reizverarbeitendes **Zentralnervensystem (ZNS)** im Gehirn und Rückenmark.

Man unterscheidet **sensible Nerven,** die Empfindungen aus der Umwelt zum Gehirn leiten, und **motorische Nerven,** die Impulse des Gehirns an die Muskulatur leiten. Viele Nerven enthalten sensible und motorische Fasern. Man bezeichnet sie dann als **gemischte Nerven.**

Neben dem willentlich beeinflußbaren Nervensystem besteht noch ein nicht dem Willen unterliegendes selbständiges System, das **vegetative Nervensystem (autonomes Nervensystem).** Es regelt die Körperfunktionen (z. B. Atmung, Verdauung, Stoffwechsel, Wasserhaushalt). Das vegetative Nervensystem wird dabei vom **Hormonsystem** unterstützt.

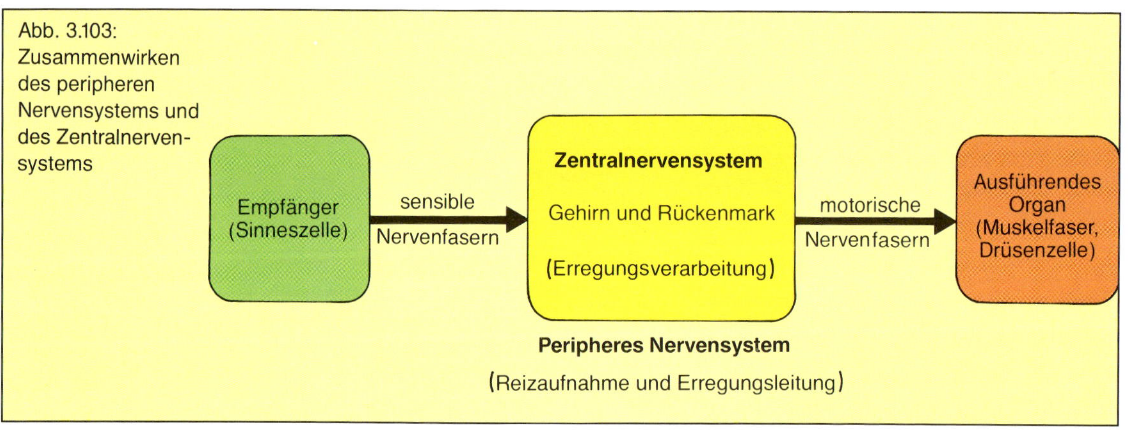

Abb. 3.103: Zusammenwirken des peripheren Nervensystems und des Zentralnervensystems

Willkürliches Nervensystem	Unwillkürliches Nervensystem (= vegetatives Nervensystem = autonomes Nervensystem)
unterliegt dem Bewußtsein	unterliegt nicht dem Bewußtsein
regelt die Beziehungen zur Umwelt: Sinnesorgane zur Reizaufnahme, Skelettmuskulatur zur Umweltbeeinflussung in Form von Sprache, Schrift, Bewegung	steuert die Körperfunktionen: Atmung, Verdauung, Stoffwechsel, Wasserhaushalt
hat Anteile am peripheren Nervensystem und am ZNS	hat Anteile am peripheren Nervensystem und am ZNS

3.13.2 Zentralnervensystem (ZNS)

Das Zentralnervensystem (ZNS) gliedert sich in Gehirn und Rückenmark. Das Gehirn liegt in der Schädelhöhle, das Rückenmark im Wirbelkanal der Wirbelsäule. Beide sind von Hirn- und Rückenmarkshäuten umgeben, die einen mit Flüssigkeit gefüllten Raum umhüllen. Das ZNS wird also allseits durch knöcherne Wände und die Polsterwirkung einer Flüssigkeit (Liquor) geschützt.

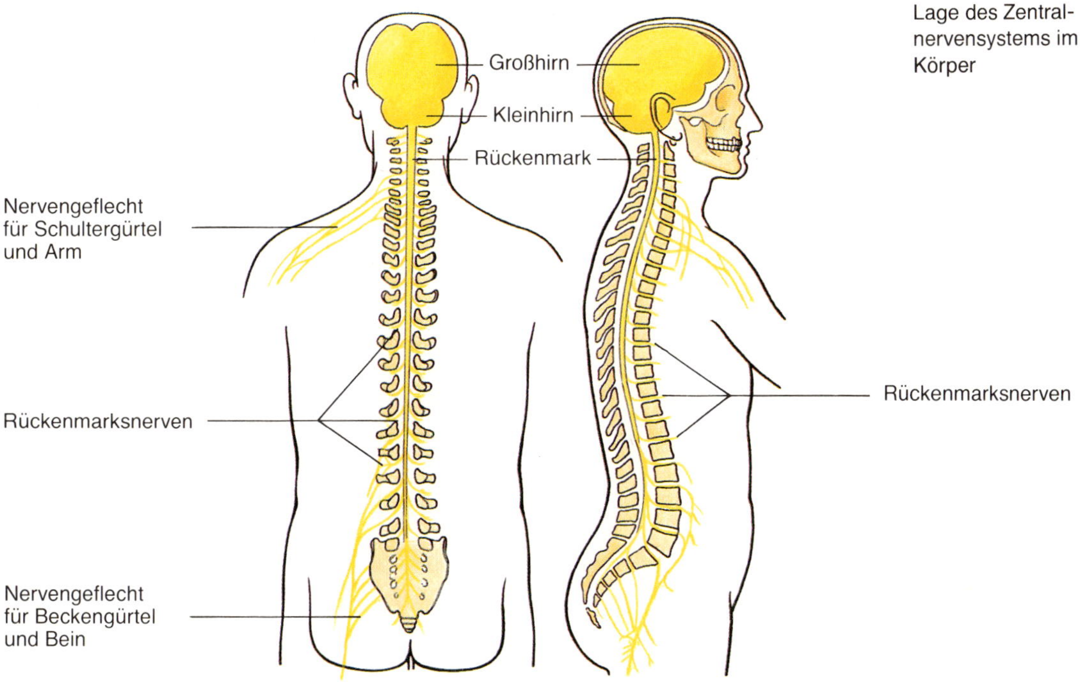

Großhirn
Kleinhirn
Rückenmark
Nervengeflecht für Schultergürtel und Arm
Rückenmarksnerven
Nervengeflecht für Beckengürtel und Bein
Rückenmarksnerven

Abb. 3.104: Lage des Zentralnervensystems im Körper

Gehirn (Cerebrum)

Hirnhäute (Meningen) Das ca. 1300 g schwere Gehirn wird von den Schädelknochen und drei darunterliegenden Hüllen umgeben, den Hirnhäuten.

Die äußere Hülle ist derb und fest. Sie wird deshalb auch als **harte Hirnhaut** bezeichnet. Sie kleidet die Schädelinnenfläche vollständig aus und übernimmt dort die Aufgaben der Knochenhaut.

Die beiden inneren Hüllen sind zart und dünn. Man unterscheidet die eng der harten Hirnhaut anliegende **Spinnwebenhaut** und die allen Hirnwindungen folgende gefäßreiche **weiche Hirnhaut.**

Zwischen beiden inneren Hüllen befindet sich ein mit Hirnflüssigkeit (Liquor) gefüllter Maschenraum, in dem sich auch größere Blutgefäße befinden. Dieser Raum polstert das Hirn wie ein Wasserkissen ab.

Harte Hirnhaut – Dura mater
Spinnwebenhaut – Arachnoidea
Weiche Hirnhaut – Pia mater
Graue Hirnrinde
Weißes Hirnmark

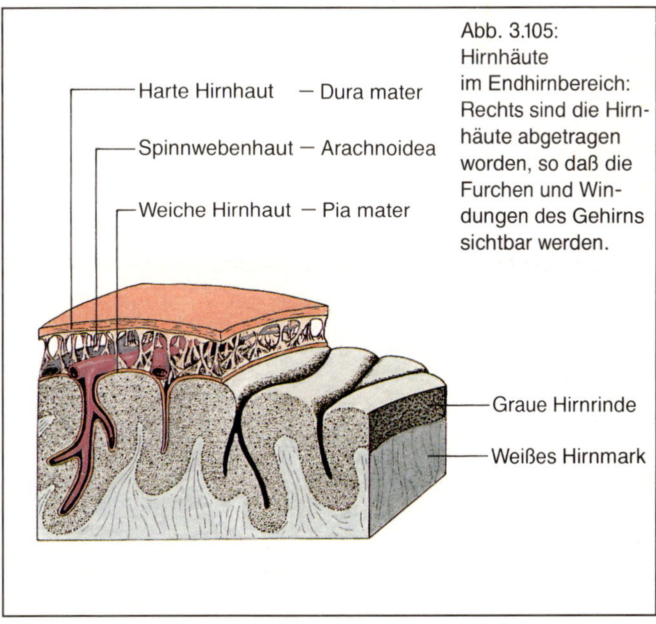

Abb. 3.105: Hirnhäute im Endhirnbereich: Rechts sind die Hirnhäute abgetragen worden, so daß die Furchen und Windungen des Gehirns sichtbar werden.

Abb. 3.106:
Seitenansicht des Gehirns:
Das Endhirn überlagert die übrigen Hirnabschnitte, so daß nur noch das Hinterhirn mit Kleinhirn und Brücke und das Nachhirn zu erkennen sind.

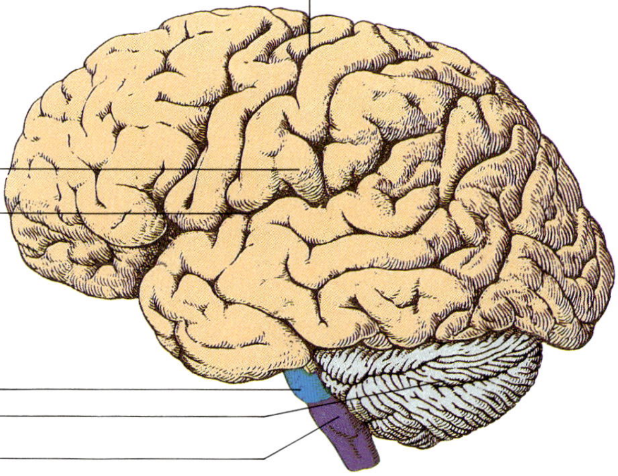

Zentralfurche
Endhirn
Seitliche Furche
Hinterhirn
Brücke
Kleinhirn
Nachhirn

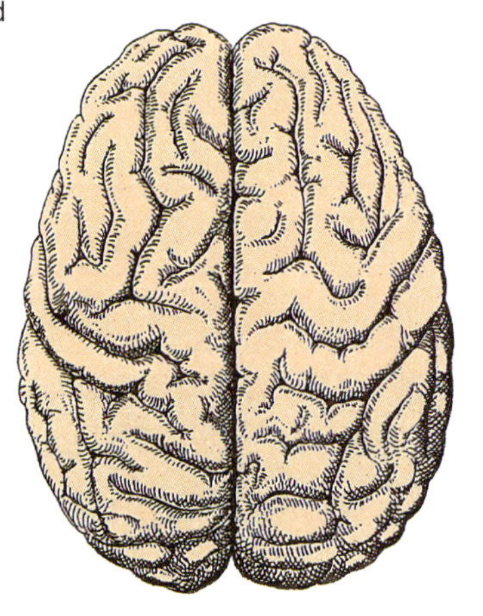

Abb. 3.107:
Gehirn von oben betrachtet:
Man sieht die beiden Endhirnhälften mit der Längsfurche und den Hirnwindungen.

Gliederung Man unterscheidet:

- Endhirn (Endhirnhälften und Balken)
- Zwischenhirn
- Mittelhirn
- Hinterhirn (Brücke und Kleinhirn)
- Nachhirn (verlängertes Mark).

Hinterhirn und Nachhirn bilden zusammen das Rautenhirn.

Endhirn Das Endhirn ist der größte der fünf Gehirnabschnitte. Es ist den übrigen Abschnitten übergeordnet und stellt die höchste Instanz des gesamten Zentralnervensystems dar. Es besteht aus den beiden halbkugelförmigen Endhirnhälften **(Hemisphären)** und dem verbindenden Balken.

Die beiden Endhirnhälften lassen sich nach ihrer Lage zu den Schädelknochen in vier große Lappen unterteilen, den **Stirn-, Scheitel-, Hinterhaupt- und Schläfenlappen.** Die Grenze zwischen dem Stirn- und Scheitellappen wird dabei durch die tiefreichende **Zentralfurche** gebildet. Der Schläfenlappen wird dagegen durch die **seitliche Furche** abgegrenzt.

Endhirnhälfte
Balken
Zwischenhirn
Mittelhirn
Hinterhirn
Kleinhirn
Brücke
Nachhirn
– verlängertes Mark
Rückenmark

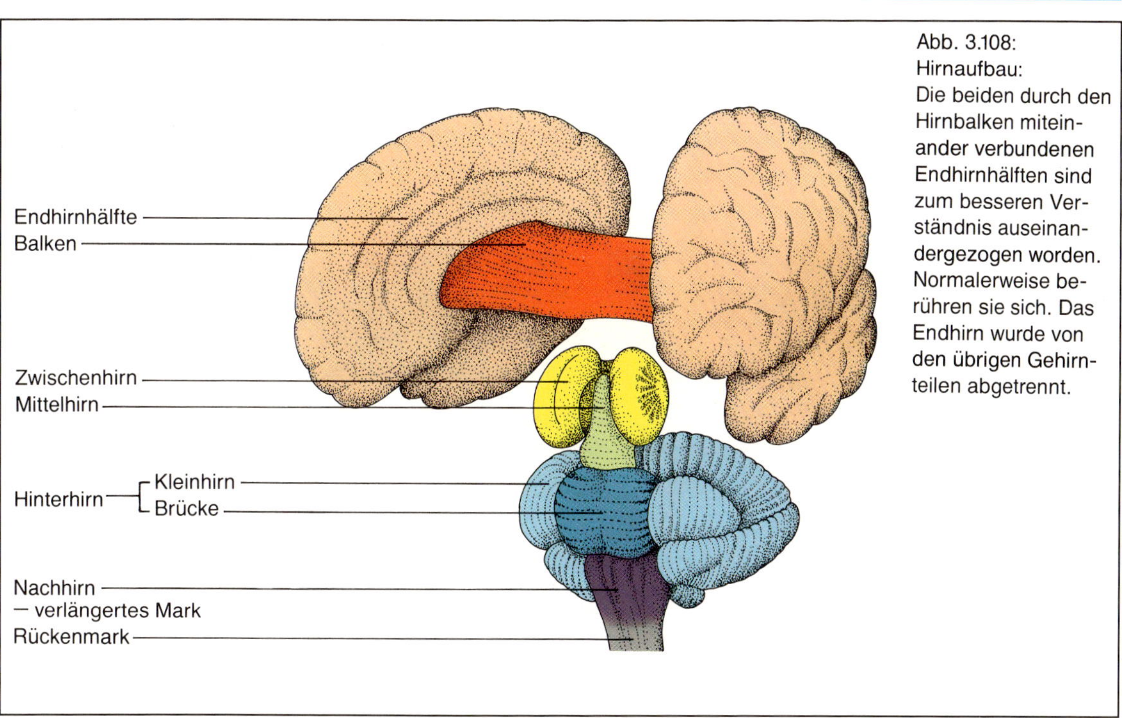

Abb. 3.108:
Hirnaufbau:
Die beiden durch den Hirnbalken miteinander verbundenen Endhirnhälften sind zum besseren Verständnis auseinandergezogen worden. Normalerweise berühren sie sich. Das Endhirn wurde von den übrigen Gehirnteilen abgetrennt.

Endhirn
Zwischenhirn
Hirnanhangsdrüse
– Hypophyse
Mittelhirn
Hinterhirn
Brücke
Kleinhirn
Nachhirn
– verlängertes Mark
Balken
Thalamus
Zirbeldrüse
– Epiphyse

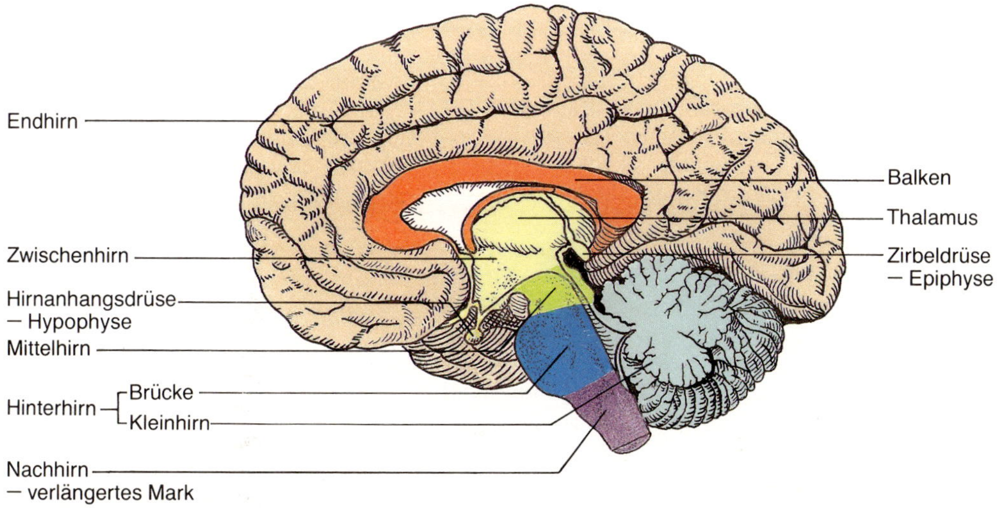

Abb. 3.109:
Schnitt durch das Gehirn im Bereich der Längsfurche

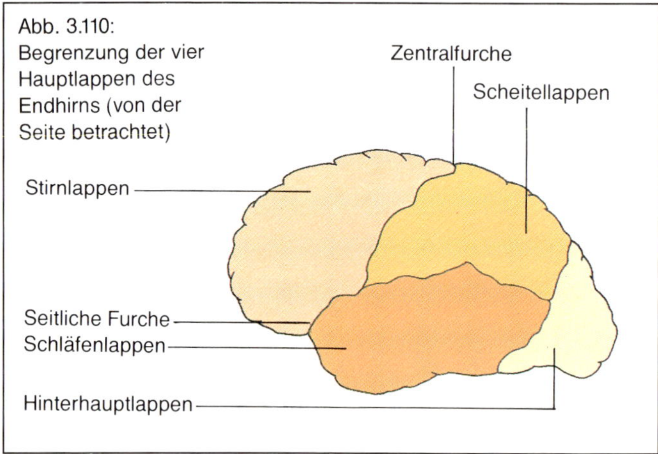

Abb. 3.110: Begrenzung der vier Hauptlappen des Endhirns (von der Seite betrachtet)

Zur Vergrößerung der Oberfläche weist das Endhirn zahlreiche **Furchen** und **Windungen** auf. Die äußere Schicht der Hirnwindungen wird durch die graue **Hirnrinde** gebildet. Innen liegt das weiße **Hirnmark.**

Die graue Farbe der Hirnrinde ist durch die große Zahl der Nervenzellen (10 bis 14 Milliarden) bedingt. Das Hirnmark enthält demgegenüber die Nervenfasern zur Verbindung der einzelnen Hirnabschnitte miteinander und zum Anschluß an das Rükkenmark. Die Fasern zur Verbindung der beiden Endhirnhälften bilden dabei den Balken.

Das Endhirn ist der Sitz des Bewußtseins, des Willens, des Denkens und des Gedächtnisses. Entscheidend dabei ist nicht nur die Fülle der Nervenzellen in der Rinde, sondern auch die starke Vernetzung der Zellen durch die Fasern im Hirnmark.

Im Bereich der Hirnrinde lassen sich einzelne Abschnitte bestimmten Aufgaben zuordnen. So liegt im Hinterhauptlappen das Sehzentrum und im davorliegenden Schläfenlappen das Hörzentrum. Man unterscheidet dabei **Wahrnehmungsfelder,** durch die uns die Meldungen von den Sinnesorganen zum Bewußtsein kommen, und **Erinnerungsfelder,** in denen Erinnerungen von früheren Ereignissen gespeichert sind. Dadurch können Wahrnehmungen wiedererkannt werden.

Vor der Zentralfurche liegen im Stirnlappen die **Bewegungsfelder.** Sie geben Anweisungen an die Muskulatur der einzelnen Körpergebiete, um bestimmte willkürliche Bewegungen auszuführen. Die Hirnhälften sind dabei jeweils für die Körpermuskulatur der Gegenseite zuständig. Durch einen Schlaganfall z. B. der rechten Hirnhälfte kann es deshalb zu Lähmungen der linken Körperhälfte kommen.

Hinter der Zentralfurche befindet sich im Scheitellappen das **Körperfühlfeld.** Es lassen sich dort wieder einzelne Hirnabschnitte bestimmten Körperregionen zuordnen.

Die Tätigkeit der Hirnrinde bedingt Stromschwankungen zwischen 10 und mehreren hundert Mikrovolt. Mit einem **Elektroenzephalogramm (EEG)** kann man sie zur Auswertung registrieren.

Zwischenhirn Das Zwischenhirn liegt zwischen den Endhirnhälften. Es arbeitet ebenso wie die folgenden Hirnabschnitte unbewußt.

Im Zwischenhirn werden die vom peripheren Nervensystem ankommenden Erregungen gesammelt, umgeschaltet und zum Endhirn weitergeleitet. Das Zwischenhirn ist somit das Tor zum Endhirn. Es ist ferner auch eine **Schaltstation** für die Muskeltätigkeiten und stellt das übergeordnete **Zentrum des vegetativen Nervensystems** dar. Von hier werden die Stoffwechselvorgänge, der Wasserhaushalt, das Wärmegleichgewicht und viele weitere Lebensvorgänge gesteuert. Das Zwischenhirn beeinflußt weiterhin das Hormonsystem durch seine Verbindung zur Hirnanhangsdrüse (Hypophyse). Es wird damit zu einem **Steuerorgan des Hormonsystems.**

Mittelhirn Das Mittelhirn ist der kleinste Hirnabschnitt. Es liegt in der Mitte zwischen dem Hinterhirn und Zwischenhirn. Es enthält wichtige Seh-, Hör- und Bewegungszentren.

Hinterhirn Das Hinterhirn setzt sich aus dem Kleinhirn und der Brücke zusammen.

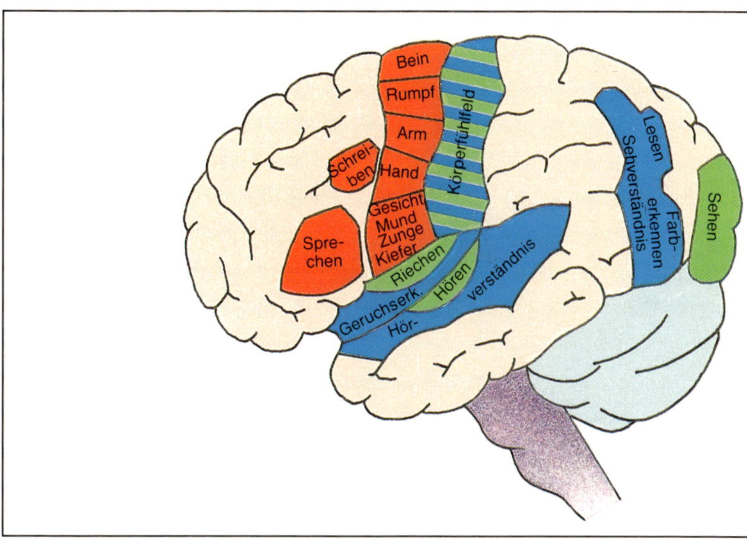

Abb. 3.111: Einige Felder in der linken Endhirnhälfte: Die Wahrnehmungsfelder sind grün, die Erinnerungsfelder blau, die Bewegungsfelder rot dargestellt.

Das **Kleinhirn** ist das Kontrollzentrum der Muskeltätigkeiten. Es sorgt für die Erhaltung des Gleichgewichts und den ordnungsgemäßen Ablauf aller Bewegungen.
Die **Brücke** dient der Verbindung zwischen Groß- und Kleinhirn.

Nachhirn Das Nachhirn (verlängertes Mark) stellt die Verbindung zum Rückenmark dar. Es enthält unter anderem das wichtige Atem- und Kreislaufzentrum.

Funktionen der fünf Hirnabschnitte

Endhirn	Zentrum des Bewußtseins, des Willens, des Denkens und des Gedächtnisses
Zwischenhirn	Schaltstation für Erregungen zum Endhirn und für die Muskeltätigkeit Steuerung des Hormonsystems
Mittelhirn	enthält Seh-, Hör- und Bewegungszentren
Hinterhirn	Kleinhirn: Kontrollzentrum der Muskeltätigkeiten Erhaltung des Gleichgewichts Brücke: Verbindung zwischen Groß- und Kleinhirn
Nachhirn	enthält unter anderem das Atem- und Kreislaufzentrum

Hirnhöhlen Im Inneren des Gehirns befinden sich vier mit Hirnflüssigkeit (Liquor) gefüllte Höhlen (Ventrikel). Sie stehen mit dem Rückenmarkskanal und dem Hohlraum zwischen den Hirnhäuten in Verbindung. Die Zusammensetzung dieser Flüssigkeit verändert sich bei bestimmten Erkrankungen, z. B. bei Hirnhautentzündung. Zu diagnostischen Zwecken kann man einige Tropfen dieser Flüssigkeit mit einer Hohlnadel im Rükkenmarksbereich entnehmen.

Rückenmark

Aufbau Das Rückenmark schließt sich unmittelbar an das verlängerte Mark des Gehirns an und liegt als 40 bis 45 cm langer Strang im Wirbelkanal. Es reicht vom großen Hinterhauptloch (Foramen magnum) bis etwa zum 2. Lendenwirbel, wo es die Wurzeln der nachfolgenden Rükkenmarksnerven abgibt (Abb. 3.104).
Das Rückenmark ist wie das Gehirn von drei Hüllen umgeben: der außen gelegenen harten Rückenmarkshaut, der direkt folgenden Spinnwebenhaut und der innen gelegenen weichen Rückenmarkshaut. Zwischen Spinnwebenhaut und weicher Rückenmarkshaut befindet sich die Hirn-Rückenmark-Flüssigkeit.

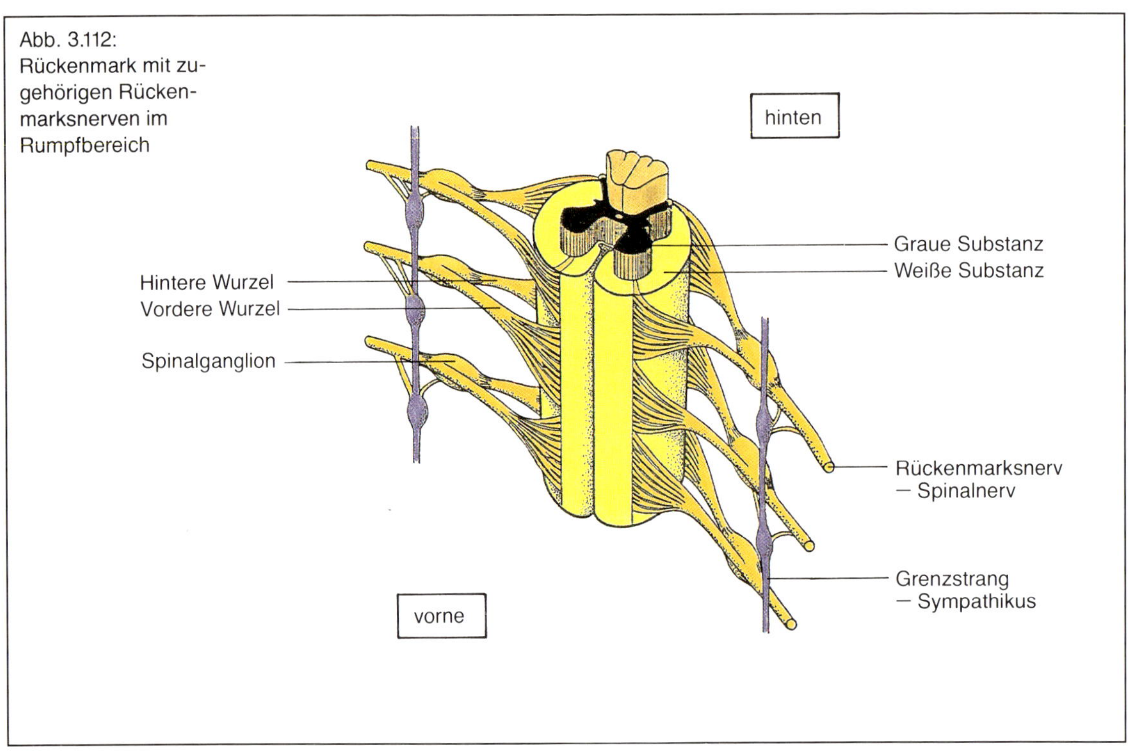

Abb. 3.112: Rückenmark mit zugehörigen Rückenmarksnerven im Rumpfbereich

Im Schnittbild (Abb. 3.112) erkennt man die innen gelegene, schmetterlingsförmige **graue Substanz,** die hauptsächlich Nervenzellen enthält, und die außen gelegene **weiße Substanz,** die von Nervenfasern gebildet wird.
Die Nerven gelangen als **vordere Wurzeln** aus dem Rückenmark heraus und treten als **hintere Wurzeln** in das Rückenmark hinein. Die vorderen Wurzeln enthalten Bewegungsfasern für die Muskulatur (motorische Fasern). Die hinteren Wurzeln führen dagegen Empfindungen zum Rückenmark hin (sensible Fasern). Die Wurzeln vereinigen sich zum Rückenmarksnerven (Spinalnerv), der somit einen **gemischten Nerven** darstellt.

Vordere Wurzel	— motorisch
Hintere Wurzel	— sensibel
Rückenmarksnerv	— gemischt

Während die Zellkerne der vorderen Wurzeln in der grauen Substanz des Rückenmarks liegen, findet man die Zellkerne der hinteren Wurzeln in den Spinalganglien (Einzahl: Spinalganglion = Nervenknoten des Rückenmarks). Insgesamt gibt es 31—32 paarige Rückenmarksnerven.

Funktion: Das Rückenmark erfüllt zwei Aufgaben:

— Als erste Schaltstation zwischen Empfindungsbahnen (sensible Bahnen) und Bewegungsbahnen (motorische Bahnen) dient es dem Zustandekommen der Reflexe (Reflexorgan).
— Als Leitungsapparat verbindet es das periphere Nervensystem mit dem Gehirn (Leitungsorgan).

Ein **Reflex** (reflectare lat. — rückwärtsbiegen) ist eine unwillkürliche Antwort (Muskelbewegung, Drüsentätigkeit) auf einen Reiz. Unbewußt werden dadurch rasche Reaktionen des Körpers ermöglicht.

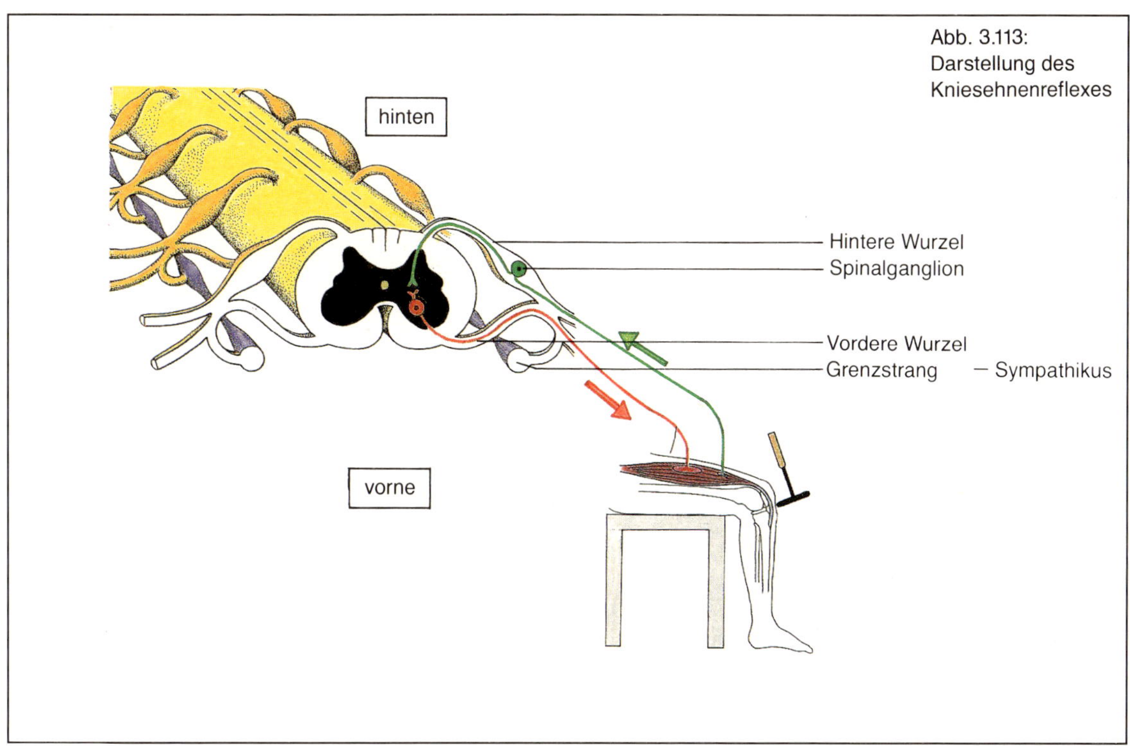

Abb. 3.113: Darstellung des Kniesehnenreflexes

Der **Reflexbogen** setzt sich aus einem Empfindungsorgan, dem zugehörigen sensiblen Nerven, einer Schaltstation im ZNS, einem wegführenden motorischen Nerven und einem Erfolgsorgan (z. B. Muskel) zusammen. Anschaulich läßt sich dies am Beispiel des Kniesehnenreflexes (Patellarsehnenreflex) darstellen. Durch einen Schlag auf die Patellarsehne (Patella = Kniescheibe) kann es zu einer plötzlichen Dehnung des vierköpfigen Oberschenkelmuskels kommen. Diese Dehnung wird durch spindelförmige Sinnesorgane im Muskel (sogenannte **Muskelspindeln)** registriert und über sensible Fasern zum Rückenmark geleitet. Dort erfolgt in der grauen Substanz über **Synapsen** (siehe 3.5.4) die Umschaltung auf motorische Nervenzellen, die zum vierköpfigen Oberschenkelmuskel hinführen und eine Kontraktion des Muskels bewirken. Der Unterschenkel schnellt dadurch nach vorne.

Durch die Kontraktion versucht der Muskel die Dehnung durch den äußeren Schlag auf die Sehne zu korrigieren. Die Zeitspanne zwischen dem Schlag und der Antwort durch die Muskelkontraktion bezeichnet man dabei als **Reflexzeit.**

3.13.3 Peripheres Nervensystem

Das periphere Nervensystem wird von den 31–32 paarigen Rückenmarksnerven und den zwölf Hirnnerven gebildet.

Rückenmarksnerven

Die Rückenmarksnerven (Spinalnerven) bilden sich durch Vereinigung der vorderen und hinteren Wurzeln aus dem Rükkenmark. Durch die Zwischenwirbellöcher treten sie aus dem Wirbelkanal heraus und verzweigen sich direkt in einen hinteren Ast zur Versorgung von Haut und Muskeln im Rückengebiet und einen vorderen Ast zur Versorgung der vorderen Körperregion und der Gliedmaßen.

Da das erste Spinalnervenpaar das Rükkenmark bereits zwischen dem Hinterhauptbein und dem ersten Halswirbel (Atlas) verläßt, gibt es 8 Halsnervenpaare bei nur 7 Halswirbeln. Entsprechend der Gliederung der Wirbelsäule unterscheidet man weiterhin 12 Brust-, 5 Lenden-, 5 Kreuzbein- und 1–2 Steißbeinnerven.

Die vorderen Äste der Rückenmarksnerven bilden im Halsbereich und im Lenden-Kreuzbeinbereich große Geflechte, sogenannte Plexus (Abb. 3.104). Von diesen Nervengeflechten gehen einzelne große Körpernerven aus.

Man unterscheidet im einzelnen:

– das **Halsgeflecht** (1.–4. Halsnerv) mit dem Zwerchfellnerven als wichtigstem motorischen Nerven
– das **Armgeflecht** (5.–8. Halsnerv und 1. Brustnerv) mit den großen Armnerven
– das **Lendengeflecht** (1.–4. Lendennerv) mit dem Schenkelnerven
– das **Kreuzbeingeflecht** (4. und 5. Lendennerv und 1.–5. Kreuzbeinnerv) mit dem mächtigen Ischiasnerven.

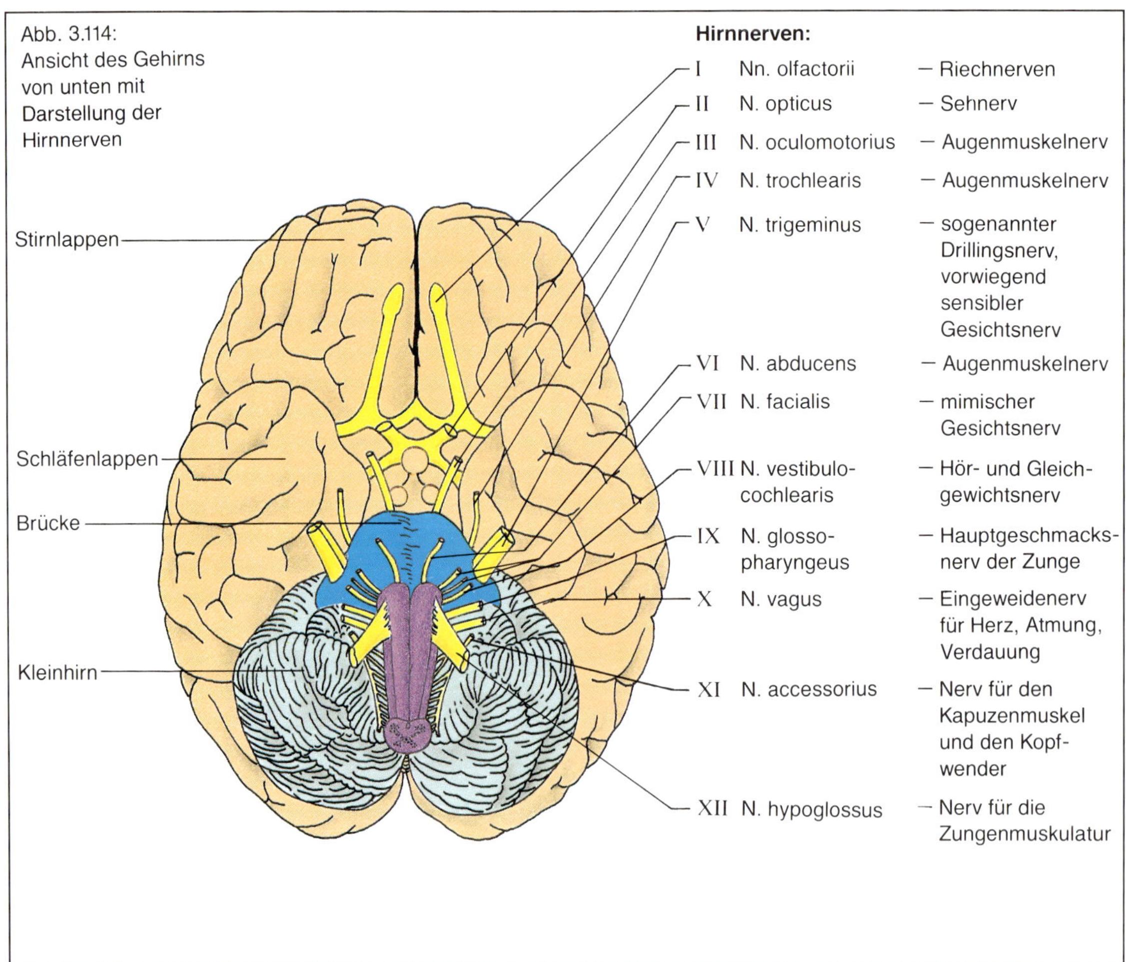

Abb. 3.114: Ansicht des Gehirns von unten mit Darstellung der Hirnnerven

Hirnnerven

Insgesamt 12 Nervenpaare gehen direkt vom Gehirn aus. Sie werden als **Hirnnerven** mit römischen Zahlen von I bis XII bezeichnet.
Die Hirnnerven versorgen vorwiegend den Kopf-Halsbereich. Nur der X. Hirnnerv (N. vagus) beeinflußt als umherschweifender (vagabundierender) Nerv auch die Eingeweide im Brust- und Bauchbereich. Er hat große Bedeutung für das vegetative Nervensystem.

3.13.4 Vegetatives Nervensystem

Das vegetative Nervensystem (autonomes Nervensystem) regelt die Körperfunktionen (z. B. Atmung, Verdauung, Stoffwechsel, Wasserhaushalt) und stimmt die einzelnen Organtätigkeiten aufeinander ab. Diese Steuerung erfolgt selbständig (autonom) ohne unser Bewußtsein. Man unterscheidet nach Bau und Funktion zwei Anteile mit gegensätzlichen Wirkungen auf den Organismus: den **Sympathikus** (sympathein gr. – mitempfinden) und den **Parasympathikus.**
Zum **Sympathikus** gehören die beidseits neben der Wirbelsäule gelegenen Grenzstränge (Abb. 3.112, 3.113), von denen zahlreiche Nervenbahnen zu den Eingeweiden im Brust- und Bauchraum sowie zu den Blutgefäßen ziehen. Der Sympathikus fördert die Leistungsbereitschaft durch Aktivierung von Energiereserven bei körperlichen, geistigen oder seelischen Belastungen. Es kommt dann unter anderem zur Steigerung von Blutdruck, Puls und Energieumsatz, während die Verdauungs- und Ausscheidungstätigkeiten zurücktreten.
Der **Parasympathikus** baut dagegen neue Leistungsreserven in Erholungsphasen auf. Dazu regt er vor allem die Verdauungs- und Ausscheidungsorgane an, während z. B. Blutdruck, Puls und Energieumsatz gesenkt werden. Der Einfluß des Parasympathikus wird durch verschiedene Nerven übertragen. Wichtigster Vertreter ist der X. Hirnnerv, der N. vagus.

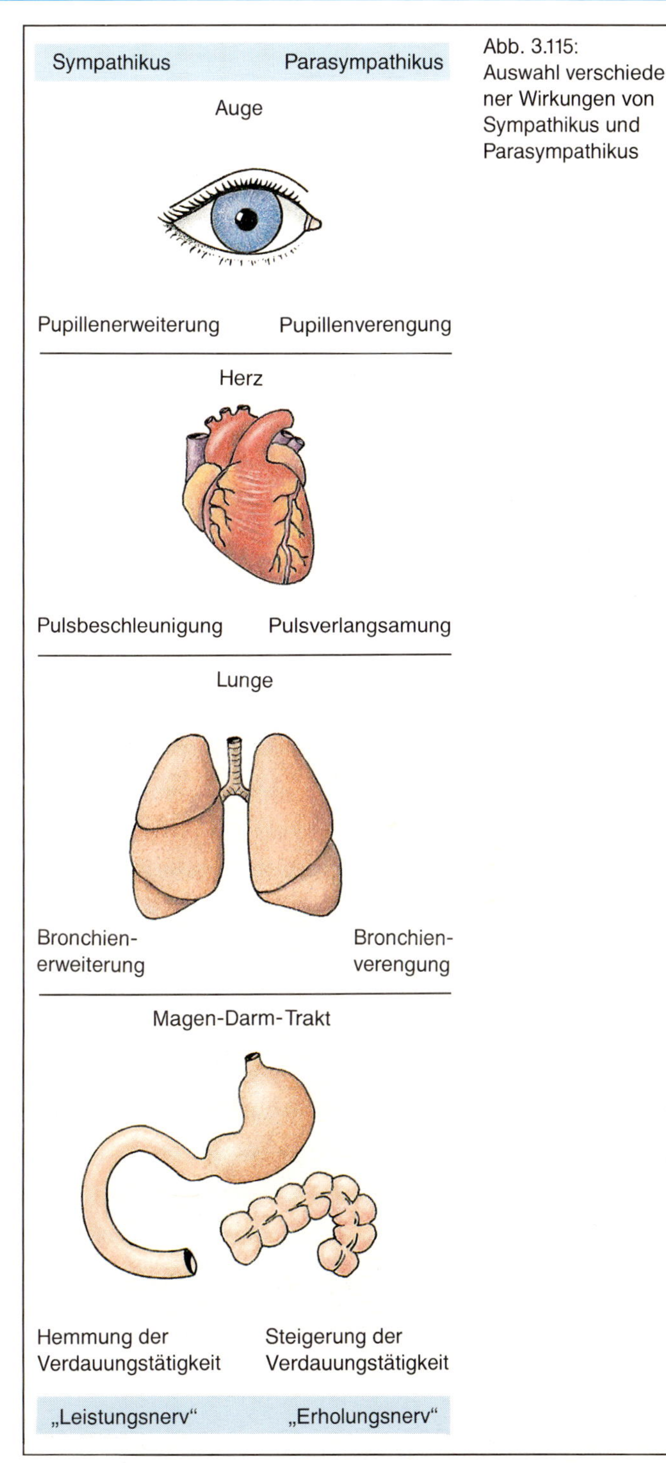

Abb. 3.115: Auswahl verschiedener Wirkungen von Sympathikus und Parasympathikus

3.14 Hormonsystem

Das vegetative Nervensystem wird bei der Regulation der Körperfunktionen durch das Hormonsystem unterstützt.

Hormone sind chemische Wirkstoffe, die von Drüsen gebildet und direkt ins Blut abgegeben werden.
Hormone regulieren bereits in geringen Mengen den Stoffwechsel und die Organtätigkeiten.

Die **Hormondrüsen** haben keinen Ausführungsgang, sondern geben ihre Produkte direkt ins Blut ab. Es sind somit endokrine Drüsen (siehe 3.5.1). Das Hormonsystem wird folglich auch als **endokrines System** bezeichnet.
Einen Überblick über die hormonproduzierenden Drüsen des Körpers gibt Abb. 3.116.

Abb. 3.116: Überblick der hormonproduzierenden Drüsen

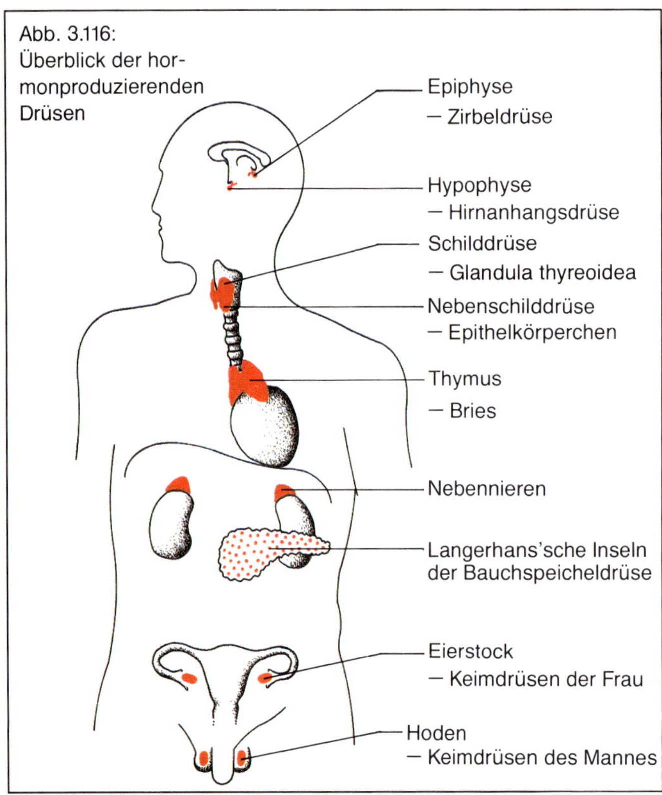

Hypophyse (Hirnanhangsdrüse)

Die ca. 0,5 g schwere Hypophyse befindet sich im Bereich der Hirnbasis in einer Knochenmulde des Keilbeines. Sie ist über einen Stiel mit dem Hypothalamus, einem Abschnitt des Zwischenhirns, verbunden (Abb. 3.109).
Die Hirnanhangsdrüse kontrolliert die übrigen Hormondrüsen und ist somit eine **übergeordnete Schaltstation des Hormonsystems.** Über den Hypophysenstiel wird sie dabei vom Gehirn beeinflußt.
Man unterscheidet zwei Hauptanteile der Hypophyse: den **Drüsenteil (Vorderlappen)** und den **Hirnteil (Hinterlappen).** Während im Vorderlappen eine Fülle von Hormonen gebildet und ins Blut abgegeben wird, dient der Hinterlappen der Speicherung der im Zwischenhirn gebildeten Hormone Oxytozin und Adiuretin sowie der anschließenden langsamen Abgabe dieser Hormone ins Blut.

Hormonbildung im Vorderlappen

STH – **s**omato**t**ropes **H**ormon (Wachstumshormon):
es fördert den Stoffumsatz und das Wachstum.

TSH – **t**hyreoidea-**s**timulierendes **H**ormon:
regt die Schilddrüse (Glandula thyreoidea) zur Hormonbildung an.

ACTH – **a**dreno**c**ortico**t**ropes **H**ormon:
regt die Nebennierenrinde zur Hormonbildung an (adrenal – die Nebennieren betreffend; cortex lat. – Rinde).

FSH – **f**ollikel**s**timulierendes **H**ormon:
fördert bei der Frau die Reifung eines Eibläschens (Follikels) und führt zur Östrogenbildung im Follikel; fördert beim Mann die Samenbildung im Hoden.

LH – **l**uteinisierendes **H**ormon:
löst bei der Frau das Platzen des Follikels (Follikelsprung) aus und bewirkt die Entwicklung eines Gelbkörpers (Corpus luteum) zur Östrogen- und Progesteronbildung; regt beim Mann als ICSH (zwischenzellstimulierendes Hormon) die Bil-

dung männlicher Geschlechtshormone (Androgene) im Hoden an.

LTH – **l**uteo**t**ropes **H**ormon (Prolaktin): regt die Milchbildung in den Brustdrüsen an.

Hormonspeicherung im Hinterlappen

Oxytozin (oxys gr. – heftig, rasch; tokos gr. – Entbindung):
steigert die Kontraktionskraft der Gebärmuttermuskulatur und bewirkt die Milchsekretion in den Brustdrüsen.

Adiuretin (ADH = **a**nti**d**iuretisches **H**ormon):
vermindert die Harnausscheidung (Diurese).

Epiphyse (Zirbeldrüse)

Die Epiphyse liegt im hinteren Bereich des Zwischenhirns (Abb. 3.109). Sie hat Einfluß auf die Prolaktinbildung (LTH) im Hypophysenvorderlappen und auf die innere Zeitsteuerung des Körpers.

Schilddrüse (Glandula thyreoidea)

Die schmetterlingsförmige Schilddrüse (thyreos gr. – Schild) liegt unterhalb des Kehlkopfes auf der Luftröhre. Sie besteht aus zwei seitlichen Drüsenlappen und einem verbindenden Mittelstück.
Hauptaufgabe der Schilddrüse ist die Regulation des Grundumsatzes und die Förderung der normalen geistigen und körperlichen Entwicklung.

Thyroxin (T_4), Trijodthyronin (T_3)
Dies sind jodhaltige Hormone, die den Stoffwechsel anregen und den Grundumsatz steigern. Sie führen zu einer Pulsbeschleunigung, höheren Erregbarkeit und Steigerung der Körpertemperatur.
Beim Heranwachsenden fördern sie das Wachstum und Reifungsprozesse. Mangel an diesen Hormonen in der Kindheit führt zu Zwergwuchs und Schwachsinn (Kretinismus). Die Bildung von Thyroxin (T_4) und Trijodthyronin (T_3) wird vom TSH (thyreoideastimulierendes Hormon) der Hypophyse gefördert. Zum Aufbau von T_4 und T_3 wird Jod benötigt, das mit der Nahrung aufgenommen werden muß.

Calcitonin Dieses ebenfalls in der Schilddrüse produzierte Hormon fördert den Calciumeinbau in den Knochen und steigert die Calciumausscheidung über die Nieren. Die Folge ist eine Senkung des Blutcalciumspiegels. Zusätzlich beeinflußt Calcitonin auch den Phosphathaushalt.

Nebenschilddrüsen (Glandulae parathyreoideae)

Die vier etwa linsengroßen Nebenschilddrüsen (para gr. – neben, thyreoidea – Schilddrüse) produzieren das **Parathormon.** Sie werden auch **Epithelkörperchen** genannt. Das Parathormon bewirkt einen Calciumabbau aus den Knochen, eine vermehrte Calciumresorption aus dem Darm und eine verminderte Calciumausscheidung über die Nieren. Die Folge ist eine Erhöhung des Blutcalciumspiegels.
Das Parathormon der Nebenschilddrüsen und das Calcitonin der Schilddrüse haben somit gegenteilige Wirkungen auf den Calciumgehalt des Blutes und der Knochen. Sie sind Antagonisten (Gegenspieler), die gemeinsam den Blutcalciumspiegel regulieren. Neben der antagonistischen Wirkung auf den Blutcalciumspiegel regulieren Calcitonin und Parathormon auch den Phosphathaushalt.

Calcitonin	Parathormon
– Förderung des Calciumeinbaus in den Knochen – Steigerung der Calciumausscheidung über die Nieren	– vermehrter Calciumabbau aus den Knochen – Verminderung der Calciumausscheidung über die Nieren – vermehrte Calciumresorption aus dem Darm
Senkung des Blutcalciumspiegels	Hebung des Blutcalciumspiegels

Abb. 3.117: Regulation des Blutcalciumspiegels

Thymus (Bries)

Der Thymus ist ein lymphatisches Organ hinter dem Brustbein (siehe 3.8.6). Eine Hormonbildung des Thymus wird vermutet; ein Wirkstoff konnte aber noch nicht nachgewiesen werden.

Nebennieren (Glandulae suprarenales)

Die hormonbildenden Nebennieren (supra lat. – oben, oberhalb; ren lat. – Niere) liegen beidseits kappenförmig auf den Nieren. Im Aufbau unterscheidet man **Nebennierenrinde** und **Nebennierenmark.** Während die Nebennierenrinde unter dem Einfluß der Hypophyse steht (gesteuert durch das Hormon ACTH), steht das Nebennierenmark in enger Beziehung zum Sympathikus des vegetativen Nervensystems.

Hormone der Nebennierenrinde (Kortikoide) (cortex lat. – Rinde)

Glukokortikoide (Kohlenhydratstoffwechselhormone, z. B. Kortisol):
heben den Blutzuckerspiegel an, wirken entzündungshemmend, bremsen Überempfindlichkeitsreaktionen.

Mineralokortikoide (Mineralstoffwechselhormone, z. B. Aldosteron):
regulieren den Salz- und Wasserhaushalt.

Geschlechtshormone
(z. B. Androgene = männlich prägende Hormone)

Hormone des Nebennierenmarks (Katecholamine)

Adrenalin
steigert vor allem die Herzleistung (Puls, Schlagkraft) und den Stoffwechsel (z. B. Anhebung des Blutzuckerspiegels, Erhöhung des Energieumsatzes).
Noradrenalin
steigert in erster Linie den Blutdruck durch Erhöhung des Widerstandes in den peripheren Gefäßen und senkt die Pulsfrequenz; es aktiviert ebenfalls den Stoffwechsel.

Adrenalin und Noradrenalin sind Erregungsmittel des sympathischen Systems.

Langerhans'sche Inseln der Bauchspeicheldrüse

Die Bauchspeicheldrüse besteht aus einem Drüsenkörper, der den enzymreichen Bauchspeichel für die Verdauung liefert, und eingestreuten Zellinseln zur Hormonbildung.
Die hormonbildenden Zellinseln werden nach dem Berliner Pathologen Paul Langerhans (1847–1888) als **Langerhans'sche Inseln** bezeichnet. Sie bilden zwei Hormone mit gegenteiligen Wirkungen auf den Kohlenhydratstoffwechsel: **Insulin** und **Glukagon.**

Insulin	– senkt den Blutzuckerspiegel.
Glukagon	– erhöht den Blutzuckerspiegel.

Eine unzureichende Insulinproduktion führt zur Zuckerkrankheit, dem Diabetes mellitus (siehe 4.10.1).

Keimdrüsen (Gonaden)

Die Keimdrüsen haben nicht nur Bedeutung für die Fortpflanzung, sondern neben der Nebennierenrinde auch für die Bildung von Geschlechtshormonen (gonadotrope Hormone; gone gr. – Geschlecht; aden gr. – Drüse).
Bei der Frau bilden die **Eierstöcke (Ovarien)** weibliche Geschlechtshormone, die **Östrogene** und **Gestagene,** deren wichtigster Vertreter das **Progesteron** ist. Beim Mann werden in den **Hoden (Testes)** männliche Geschlechtshormone, die **Androgene,** gebildet. Das wichtigste männliche Geschlechtshormon ist das **Testosteron** (siehe 3.16).

3.15 Sinnesorgane

Die Sinnesorgane nehmen mit ihren Sinneszellen Reize aus der Umwelt auf und formen sie zu Nervenerregungen um.

Die wichtigsten Sinne	
Gesichtssinn	– Auge
Hör- und Gleichgewichtssinn	– Ohr
Geschmackssinn	– Zunge
Geruchssinn	– Nase
Tastsinn	– Haut

Zusätzlich unterscheidet man noch den Temperatursinn der Haut, einen Stellungs-, Bewegungs- und Kraftsinn in den Muskeln, Sehnen und Gelenken sowie den Schmerzsinn.

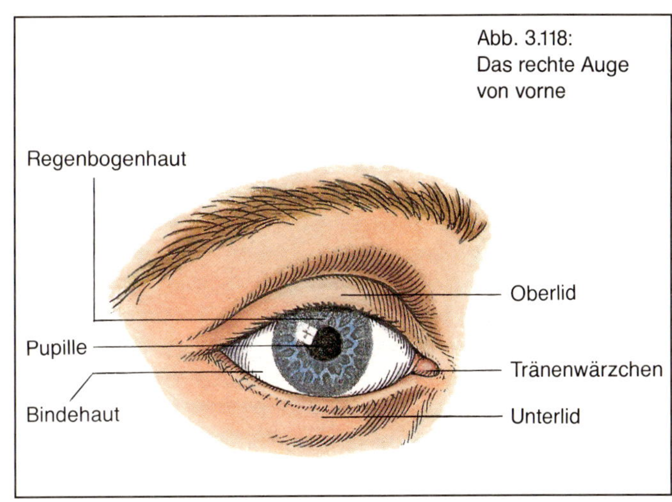

Abb. 3.118: Das rechte Auge von vorne

3.15.1 Gesichtssinn (Auge)

Das Auge liegt gemeinsam mit dem Sehnerven geschützt in der knöchernen **Augenhöhle (Orbita).** In diesem Lager sorgen 6 Augenmuskeln für die Beweglichkeit des **Augapfels (Bulbus oculi),** während der Lid- und Tränenapparat das Auge schützt und für ständige Befeuchtung der Hornhaut sorgt.

Bau des Augapfels

Schichtengliederung Der annähernd kugelförmige Augapfel wird von drei Hüllen gebildet.
Die äußere Hülle besteht aus der straffen **Lederhaut,** die eine schützende und formende Kapsel darstellt. Im vorderen Anteil geht sie in die stärker gewölbte, durchsichtige **Hornhaut** über.

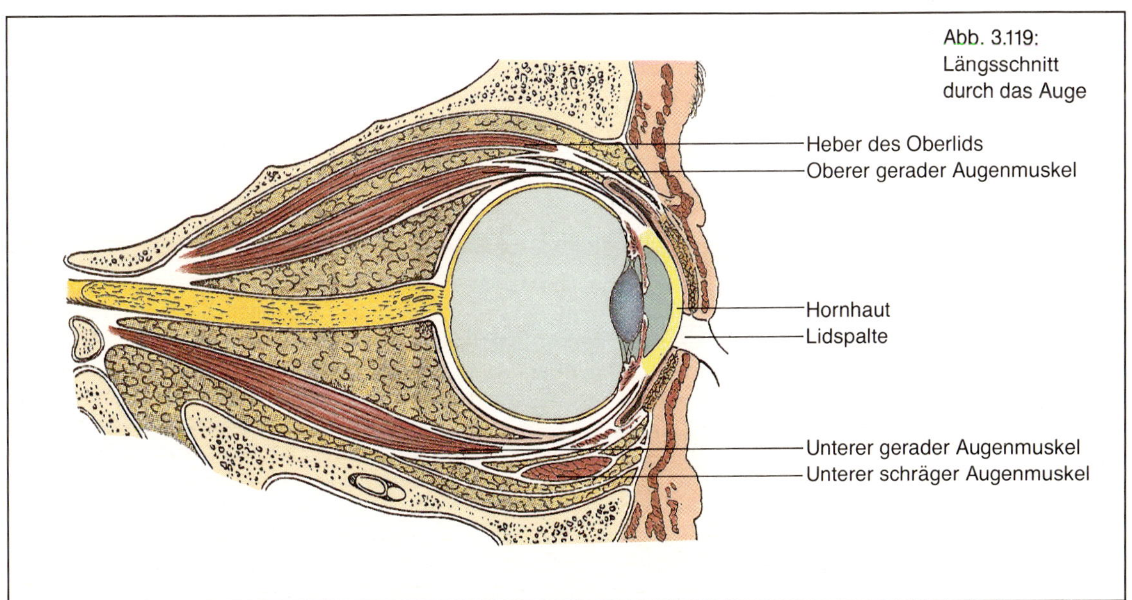

Abb. 3.119: Längsschnitt durch das Auge

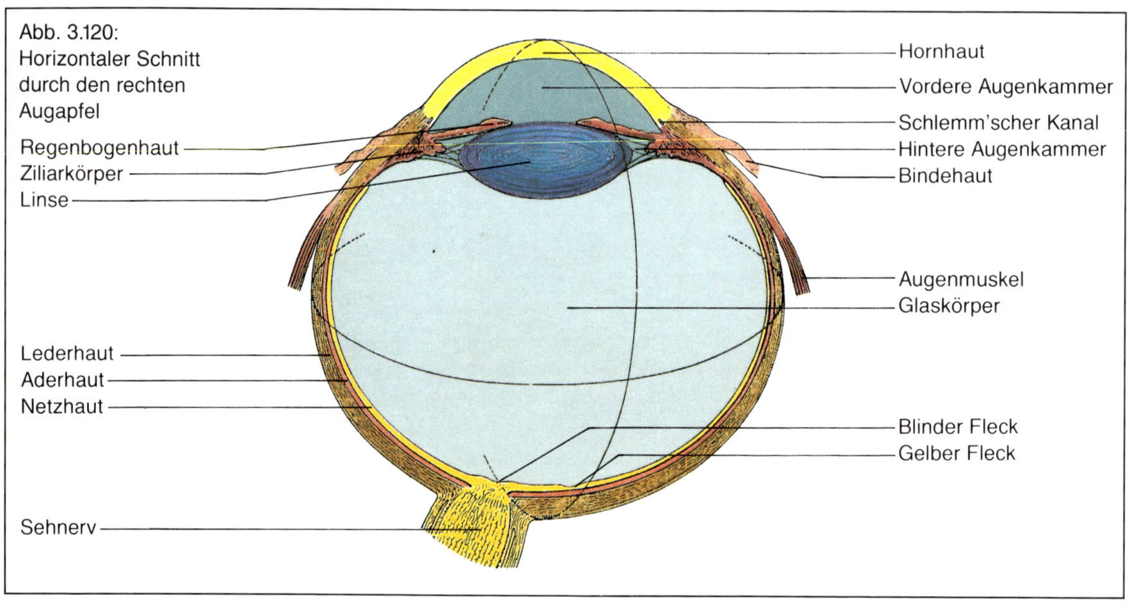

Abb. 3.120: Horizontaler Schnitt durch den rechten Augapfel

Die mittlere Hülle wird von der ernährenden, gefäßreichen **Aderhaut,** dem **Ziliarkörper** und der **Regenbogenhaut** gebildet. Pigmentzellen in der Aderhaut haben dabei die Aufgabe, durch ihren dunklen Farbstoff Spiegelungen im Auge zu verhindern.

Die innere Hülle wird von einer dünnen, fest der Aderhaut anhaftenden dunklen **Pigmentschicht** und der innen gelegenen, die Sinneszellen enthaltenen **Netzhaut** gebildet. Dort werden Lichtreize aufgenommen und in Nervenerregungen umgeformt.

Über den Sehnerven gelangen diese Nervenerregungen anschließend zum Gehirn.

Schichtengliederung des Augapfels

Äußere Schicht	Lederhaut	– Sklera
	Hornhaut	– Cornea
Mittlere Schicht	Aderhaut	– Chorioidea
	Ziliarkörper	
	Regenbogenhaut	– Iris
Innere Schicht	Pigmentschicht	
	Netzhaut	– Retina

Auf dem vorderen Bereich der Lederhaut liegt die durchsichtige, glänzende **Bindehaut (Conjunctiva),** die fest mit der Hornhaut verbunden ist. Nach oben und unten bildet die Bindehaut jeweils eine sackartige Ausstülpung, von der sie auf die Rückseite der Lider übergeht. Im Bereich der Lider und der sackartigen Ausstülpung nach oben und unten enthält die Bindehaut kleine Drüsen.

Augenlinse, Iris und Ziliarkörper

Die elastische, kristallklare Augenlinse ist durch strahlenförmig auslaufende Bänder am Ziliarkörper befestigt. Dieser aus Muskel- und Drüsenteil bestehende Körper umgibt die Linse ringförmig.

Das Zusammenziehen bzw. Entspannen dieses Ringmuskels bewirkt eine Wölbung bzw. Abflachung der elastischen Linse. Dadurch ändert sich die Brechkraft, so daß Nah- und Fernsehen möglich wird (siehe unten). An der Vorderfläche der Linse befindet sich die Regenbogenhaut (Iris). Sie bildet die Begrenzung der Pupille und regelt den Lichteinfall in das Au-

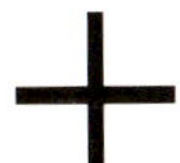

Abb. 3.121: Nachweis des blinden Flecks (Erläuterung im Text)

geninnere durch Veränderung der Pupillenweite. Bei geringem Lichteinfall ist die Pupille weit, bei grellem Licht eng.

Augenkammern Die Zone zwischen Hornhaut und Iris- sowie Linsenvorderfläche wird als **vordere Augenkammer** bezeichnet. Die **hintere Augenkammer** befindet sich dagegen hinter der Iris im Bereich der Aufhängebänder des Ziliarkörpers.
Beide Augenkammern sind mit Kammerwasser angefüllt, das vom Ziliarkörper gebildet wird und von hinten durch die Pupille in die vordere Augenkammer übertritt. Dort wird es im Kammerwinkel durch den **Schlemm'schen Kanal** wieder abgeleitet. Ist dieser Abfluß behindert, so kommt es bei konstant fortgesetzter Neubildung von Kammerwasser zu einer Druckerhöhung im Augapfel. Die Folge ist ein **grüner Star (Glaukom)** (siehe 4.15.1).

Glaskörper Der Glaskörper füllt den gesamten Raum hinter der Linse aus. Er besteht aus einem feinen Fasergerüst und darin eingebettetem klaren Gel.

Sehvorgang

Die Lichtstrahlen gelangen durch Hornhaut, vordere Augenkammer, Linse und Glaskörper zur Netzhaut. Dort werden die Lichtreize durch spezielle Sinneszellen in Nervenerregungen umgeformt, die dem Gehirn über den Sehnerven zugeführt werden.

Blinder und gelber Fleck Die Austrittsstelle des Sehnerven aus dem Augapfel enthält keine Sinneszellen und wird deshalb auch als **blinder Fleck** bezeichnet.

Diese Stelle kann man leicht durch ein kleines Experiment nachweisen. Dazu schließt man das linke Auge und fixiert mit dem rechten Auge das Kreuz in Abb. 3.121. Hält man das Buch etwa eine Armlänge entfernt, so kann man neben dem Kreuz noch einen Kreis und ein Dreieck erkennen. Nähert man aber das Buch dem Auge, so verschwindet zunächst das Dreieck und anschließend der Kreis, während das Dreieck dann wieder erscheint.

Genau im Zentrum der Netzhaut befindet sich die Stelle des schärfsten Sehens. Sie wird als **gelber Fleck** bezeichnet.

Netzhautaufbau Im Bereich der Netzhaut unterscheidet man nach Form und Funktion zwei Gruppen von Sinneszellen, die schlanken **Stäbchen** und die bauchigen **Zapfen.**
Die Stäbchen dienen der Erkennung von Helligkeitsunterschieden. Sie sind sehr lichtempfindlich und gestatten auch noch bei wenig Licht das Erkennen von Schatten und Umrissen. Die Zapfen ermöglichen dagegen das Erkennen von Farben. Sie benötigen etwas mehr Licht als die Stäbchen, so daß in der Dämmerung kein Farbensehen möglich ist.

Akkommodation und Adaptation
Durch die veränderbare Wölbung der Linse werden die betrachteten Gegenstände stets scharf auf der Netzhaut abgebildet. Zum Nahsehen kontrahiert sich dazu der Ringmuskel des Ziliarkörpers, so daß sich die Linse aufgrund ihrer eigenen Elastizität stärker wölbt und somit eine stärkere Brechkraft erhält. Zum Fernsehen erschlafft dagegen der Ziliarkörper, so daß die Linse durch den Zug der Aufhängebänder abgeflacht wird und dadurch eine

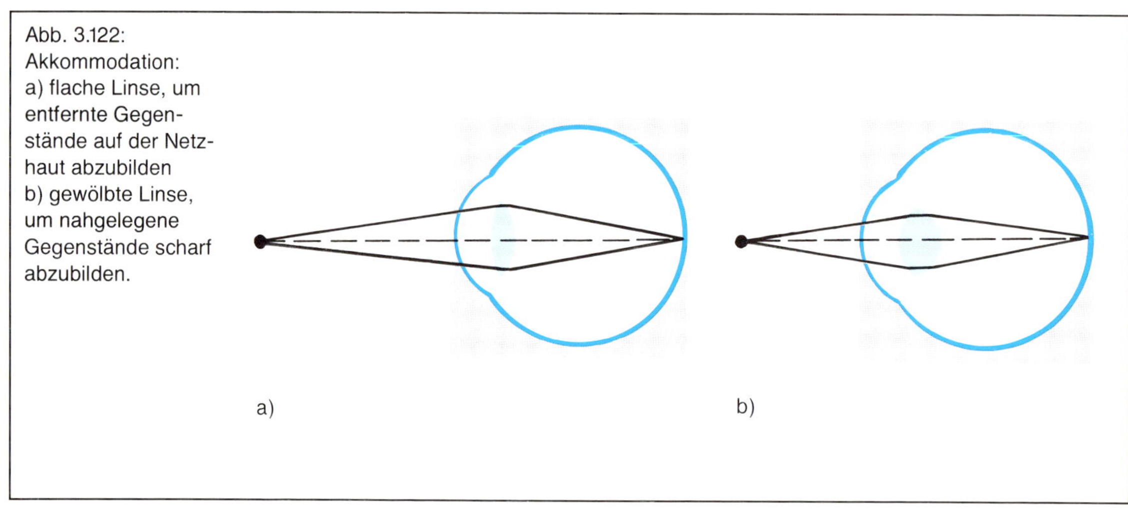

Abb. 3.122: Akkommodation: a) flache Linse, um entfernte Gegenstände auf der Netzhaut abzubilden b) gewölbte Linse, um nahgelegene Gegenstände scharf abzubilden.

geringere Brechkraft erhält. Diese Fähigkeit des Auges, auch nahgelegene Gegenstände durch Verstärkung der Brechkraft der Linse stets scharf auf der Netzhaut abzubilden, wird als **Akkommodation** (accommodare lat. – anpassen) bezeichnet.

Die Anpassung des Auges an verschiedene Lichtverhältnisse durch Veränderung der Pupillenweite und Empfindlichkeitsänderung der Netzhaut wird dagegen als **Adaptation** (adaptare lat. – anpassen) bezeichnet.

Lid- und Tränenapparat

Ober- und Unterlid haben die Aufgabe, das Auge zu schützen und die Hornhaut durch ständige Befeuchtung mit der Tränenflüssigkeit durchsichtig zu halten. Würde die Hornhaut austrocknen, so käme es zu einer Hornhauttrübung.
Die Tränenflüssigkeit wird von der im äußeren oberen Drittel gelegenen Tränendrüse produziert, durch den Lidschlag über das Auge verteilt und anschließend über die Tränenkanälchen und den Tränen-Nasen-Gang zur Nase abgeleitet.

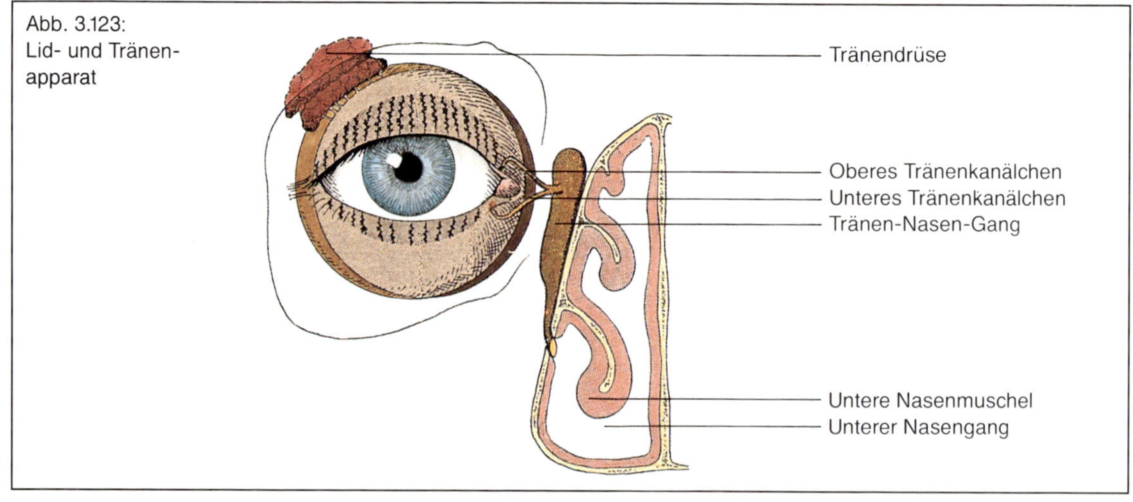

Abb. 3.123: Lid- und Tränenapparat

3.15.2 Hör- und Gleichgewichtssinn (Ohr)

Das im Schläfenbein gut geschützte Ohr dient nicht nur als Gehör zum Empfang von Tönen, Klängen oder Geräuschen, sondern als Gleichgewichtsorgan auch zur Orientierung im Raum. Die in entsprechenden Sinneszellen des Innenohres erfolgenden Nervenerregungen gelangen über den Hör- und Gleichgewichtsnerven (VIII. Hirnnerv) zum Gehirn.

Aufbau des Ohres	
Äußeres Ohr mit Ohrmuschel und Gehörgang	
Mittelohr	mit den Gehörknöchelchen in der Paukenhöhle und den lufthaltigen Nebenhöhlen im Warzenfortsatz
Innenohr	mit der als Hörorgan dienenden Schnecke und den zum Gleichgewichtsorgan gehörenden drei Bogengängen sowie den beiden Vorhofsäckchen

Äußeres Ohr

Das äußere Ohr dient als **Schallempfänger.** Töne, Klänge und Geräusche werden als Schallwellen von der Ohrmuschel aufgenommen und über den äußeren Gehörgang zum Trommelfell geleitet. Durch die aufgenommenen Schallwellen wird das Trommelfell in Schwingungen versetzt.

Der etwas gekrümmte **Gehörgang** setzt sich aus einem **knorpeligen** und einem **knöchernen** Teil zusammen. Zieht man die Ohrmuschel nach hinten-oben, so kann man die Krümmung des Gehörgangs ausgleichen und direkt auf das Trommelfell blicken. Im knorpeligen Abschnitt befinden sich zahlreiche Drüsen, die das **Ohrenschmalz (Cerumen)** produzieren.

Mittelohr

Im Mittelohr werden die Schwingungen des Trommelfells durch die gelenkig miteinander verbundenen Gehörknöchel-

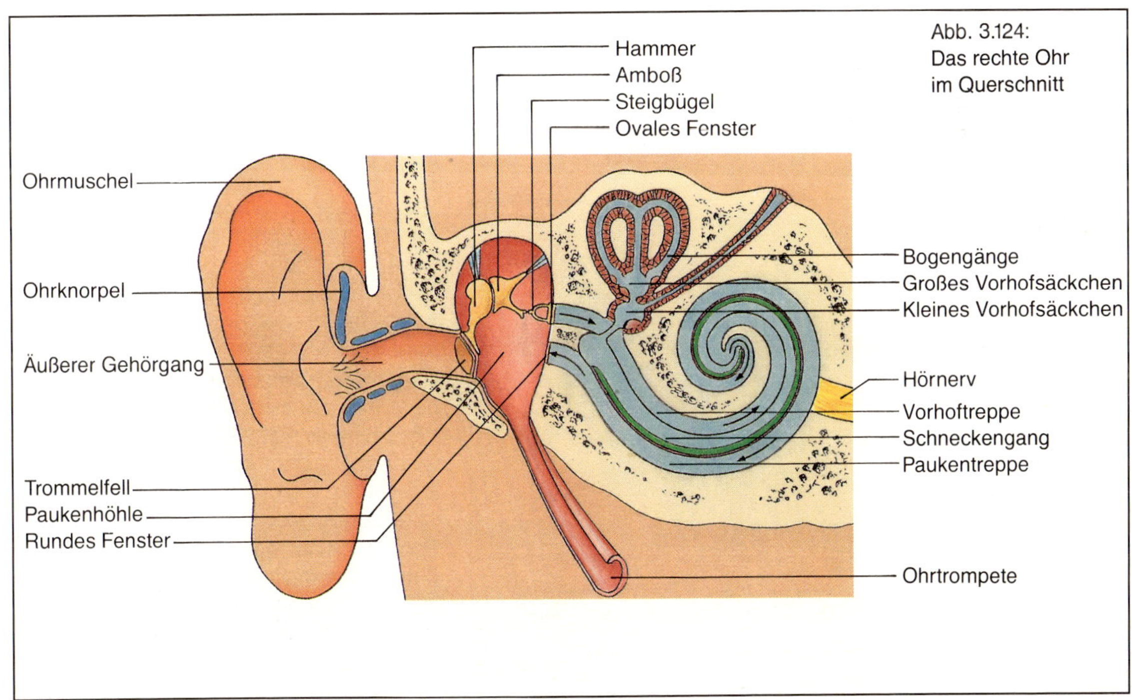

Abb. 3.124: Das rechte Ohr im Querschnitt

chen Hammer, Amboß und Steigbügel zum Innenohr weitergeleitet. Es dient damit der **Schalleitung.** Der von den Gehörknöchelchen eingenommene lufthaltige Hohlraum wird als **Paukenhöhle** bezeichnet. Zum Druckausgleich mit der Außenluft ist die Paukenhöhle mit dem Rachen durch die **Ohrtrompete** (Tuba auditiva, Eustachische Röhre) verbunden. Beim Schlucken wird die Ohrtrompete jeweils für kurze Zeit geöffnet. Ist dieser Druckausgleich jedoch durch Verschluß der Ohrtrompete behindert, so kommt es zur Einschränkung der Gehörfunktion.
Mit der Paukenhöhle stehen zusätzlich noch die luftgefüllten Hohlräume des hinter dem Ohr gelegenen Warzenfortsatzes in Verbindung. Bei Mittelohrentzündungen können sie daher mitbeteiligt sein.

Innenohr

Das Innenohr liegt im härtesten Abschnitt des Schläfenbeines, dem sogenannten Felsenbein. Es wird aufgrund seines komplizierten Aufbaus auch als **Labyrinth** (labyrinthos gr. – Irrgang) bezeichnet.
Das vom Felsenbein gebildete knöcherne Labyrinth beinhaltet ein häutiges Schlauchsystem, das auch als häutiges Labyrinth bezeichnet wird. Häutiges und knöchernes Labyrinth sind flüssigkeitsgefüllt. Die Flüssigkeit im häutigen Labyrinth wird als **Endolymphe,** die das häutige Labyrinth umgebende Flüssigkeit als **Perilymphe** bezeichnet.

Hörorgan Das Hörorgan wird von der **Schnecke (Cochlea)** gebildet. Dies ist ein spiralförmig gewundener Hohlraum mit ca. 2 1/2 Windungen.
Zwei häutig verschlossene Fenster verbinden die Schnecke mit dem Mittelohr. Das mit dem Steigbügelknochen verbundene **ovale Fenster** überträgt dabei die Schwingungen der Gehörknöchelchen auf das Innenohr, während das **runde Fenster** dem Druckausgleich dient. Am ovalen Fenster beginnt die mit Perilymphe angefüllte **Vorhoftreppe,** die an der Schneckenspitze in die zum runden Fenster führende **Paukentreppe** übergeht. Zwischen Vorhof- und Paukentreppe befindet sich der mit Endolymphe angefüllte **Schneckengang.** Er enthält das auf der Basilarmembran aufsitzende **Corti'sche Organ** mit den Hörzellen. Auf den Hörzellen sitzen Härchen, die mit ihrem oberen Ende in die Deckplatte eingelassen sind.

Hörvorgang Vom äußeren Ohr aufgenommene und vom Mittelohr zum ovalen Fenster des Innenohres weitergeleitete Schallwellen verursachen Druckwellen im Bereich der Vorhoftreppe, die sich über die Trennwände des häutigen Labyrinths (z. B. Basilarmembran) auf die Paukentreppe übertragen und schließlich bis zum runden Fenster gelangen.
Durch die Schwingung dieser Trennwände kommt es zum Mitschwingen des auf der Basilarmembran sitzenden Corti'schen Organs. Die Härchen der Hörzellen biegen sich dabei, wodurch die Hörzellen erregt werden. Die dort entstehenden Nervenerregungen gelangen über den Hörnerven zum Gehirn.
Räumliches Hören kommt durch das Zusammenwirken beider Ohren zustande. Das einer Schallquelle zugewandte Ohr wird früher erregt als das Ohr auf der

Abb. 3.125: Vereinfachte Darstellung der Schnecke: Rollt man das Modell der Schnecke (a) ab, so wird der Zusammenhang von Vorhoftreppe, Schneckengang und Paukentreppe besser erkennbar (b).

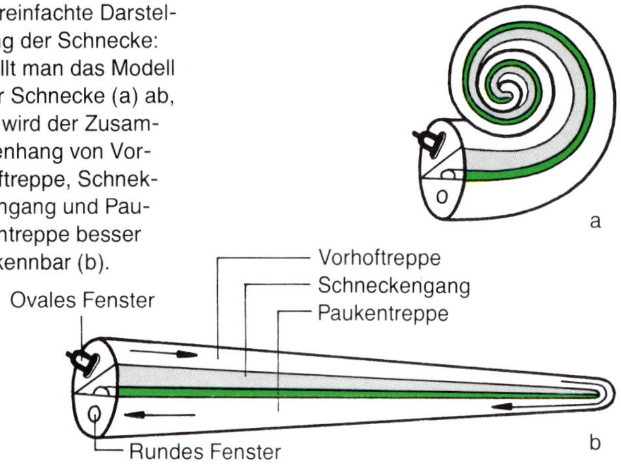

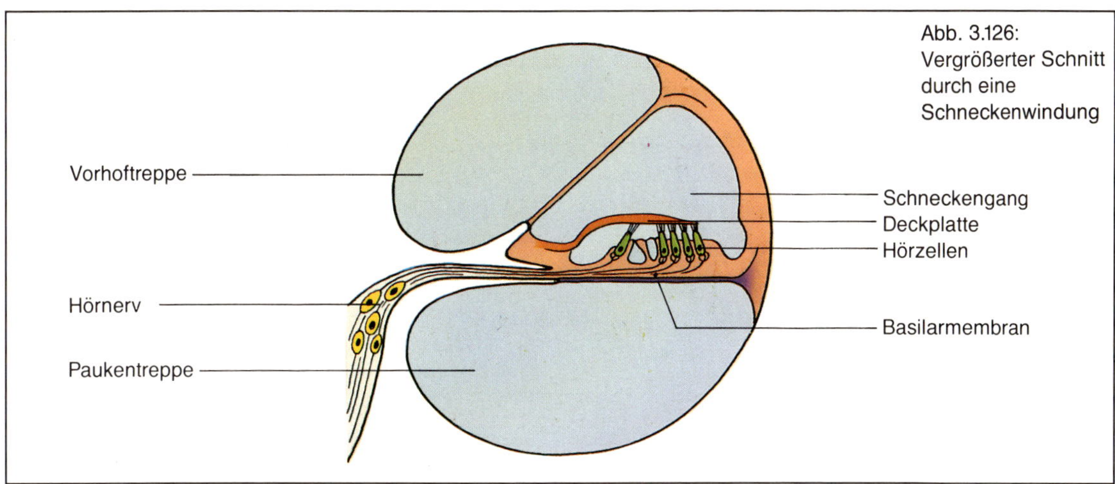

Abb. 3.126: Vergrößerter Schnitt durch eine Schneckenwindung

Gegenseite. Diese Zeitdifferenz wird im Gehirn registriert und daraus auf die Richtung der Schallquelle geschlossen.

Die vom menschlichen Ohr wahrgenommenen **Tonhöhen** liegen bei Frequenzen zwischen 16 Hz und 20.000 Hz (Hz = Hertz; Maß für Schwingungen pro Sekunde). Hohe Frequenzen können im Alter durch Verschleiß nicht mehr gehört werden, so daß die obere Hörgrenze im Alter auf Werte unter 10.000 Hz absinkt.

Gleichgewichtsorgan Das Gleichgewichtsorgan setzt sich aus den drei Bogengängen, dem großen Vorhofsäckchen (Utriculus) und dem kleinen Vorhofsäckchen (Sacculus) zusammen (Abb. 3.124).

Die drei wie die Wände eines Raumes jeweils im rechten Winkel zueinander stehenden **Bogengänge** enthalten in kleinen Erweiterungen Sinneszellen. Zwischen diesen mit Härchen versehenen Sinneszellen befindet sich eine Gallertmasse, die bei **Drehbeschleunigungen** durch die Endolymphe in den Bogengängen bewegt wird. Die sich dabei biegenden Sinneshaare lösen Nervenerregungen aus, die durch den Hör- und Gleichgewichtsnerven zum Gehirn gemeldet werden.

In den **Vorhofsäckchen** befinden sich ebenfalls Sinneszellen mit zugehörigen Sinneshaaren. Die gleichfalls vorhandene

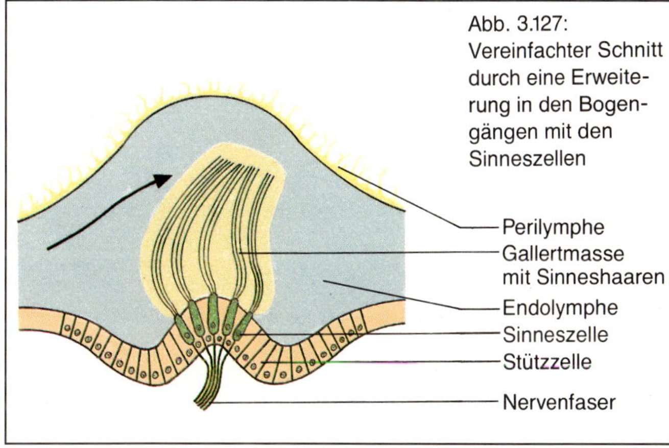

Abb. 3.127: Vereinfachter Schnitt durch eine Erweiterung in den Bogengängen mit den Sinneszellen

Gallertmasse enthält hier jedoch noch zusätzlich kleine Kalksteinchen. Dadurch wird ein konstanter Druck auf die Sinneshaare ausgeübt. Bei **Lageveränderungen** des Kopfes und bei **geradlinigen Beschleunigungen,** z. B. im Auto oder im Fahrstuhl, werden die Sinneshaare bewegt, wodurch Nervenerregungen ausgelöst werden.

Die Bogengänge registrieren Drehbeschleunigungen.
Die Vorhofsäckchen orientieren über die Lage des Kopfes im Raum und über geradlinige Beschleunigungen.

3.15.3 Geschmackssinn (Zunge)

Der Geschmackssinn befindet sich beim erwachsenen Menschen vor allem auf der **Zunge,** im geringen Ausmaß auch am Gaumen, an der Rachenhinterwand und auf dem Kehldeckel.

Auf dem Zungenrücken findet man die Geschmacksknospen in unterschiedlich geformten Zungenpapillen. Man unterscheidet dabei die V-förmig angeordneten **Wallpapillen** am Übergang vom Zungenrücken zum Zungengrund sowie die **blattförmigen** und die **pilzförmigen Papillen.** Die vor allem im vorderen Zungenbereich vorhandenen **fadenförmigen Papillen** dienen dagegen nur zum Tasten.

Die Geschmacksknospen können vier verschiedene Geschmacksrichtungen wahrnehmen: süß, sauer, salzig und bitter. Die Erkennung dieser Geschmacksrichtungen erfolgt in unterschiedlichen Zungenbereichen.

Beim Essen hat neben diesen vier Geschmacksempfindungen der Geruchssinn eine große Bedeutung. Dies kann man leicht feststellen, wenn der Geruchssinn z. B. durch einen Schnupfen ausgeschaltet ist. Die Speisen schmekken dann meist fade.

Abb. 3.128: Oberseite der Zunge mit den Zungenpapillen

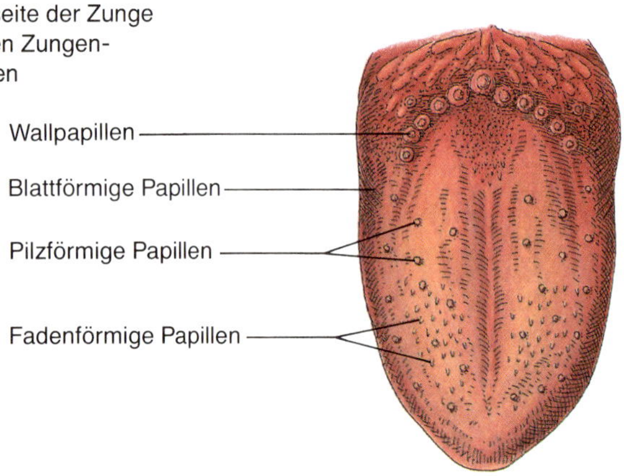

Wallpapillen
Blattförmige Papillen
Pilzförmige Papillen
Fadenförmige Papillen

Abb. 3.129: Verteilung der Geschmacksempfindungen über die Zunge

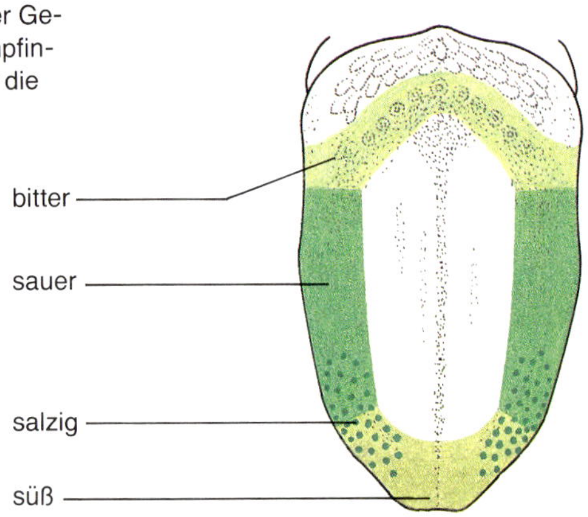

bitter
sauer
salzig
süß

3.15.4 Geruchssinn (Nase)

Während die Geschmacksknospen der Mundhöhle im Wasser gelöste Substanzen prüfen, registrieren die Riechzellen der Nase Duftstoffe in der Atemluft. Die Riechregion liegt dabei im oberen Nasenbereich etwas abseits vom normalen Luftstrom. Die Riechzellen kommen dadurch erst beim Schnüffeln enger mit den Geruchsstoffen in Kontakt (siehe Abb. 3.71: Riechregion der Nasenhöhle).

3.15.5 Sensibilitätsorgane der Haut

Haut und Schleimhaut enthalten freie Nervenendungen, Nervengeflechte und kleine – meist nach ihren Entdeckern bezeichnete – Sinneskörperchen, die gemeinsam die Oberflächensensibilität vermitteln. Man unterscheidet dabei neben Temperatur- und Schmerzempfindungen noch mechanische Empfindungen wie Druck, Berührung und Vibration.

3.16 Geschlechtsorgane

Die männlichen und weiblichen Geschlechtsorgane **(Genitalien)** lassen sich in drei funktionell verschiedene Abschnitte gliedern:

- Geschlechts- oder Keimdrüsen (Hoden bzw. Eierstöcke)
- ableitende Geschlechtswege
- Begattungsorgane.

Die Geschlechtsorgane bilden die Keimzellen (Samen- bzw. Eizellen) für die Fortpflanzung und sorgen durch ihre Hormonbildung für den männlichen bzw. weiblichen Körperbau.

3.16.1 Männliche Geschlechtsorgane

Männliche Geschlechtsorgane		
Hoden	– Testes	(paarig)
Nebenhoden	– Epididymes	(paarig)
Samenleiter		(paarig)
Samenbläschen		(paarig)
Cowper'sche Drüsen		(paarig)
Vorsteherdrüse	– Prostata	
Harnröhre	– Urethra	
Männliches Glied	– Penis	
Hodensack	– Scrotum	

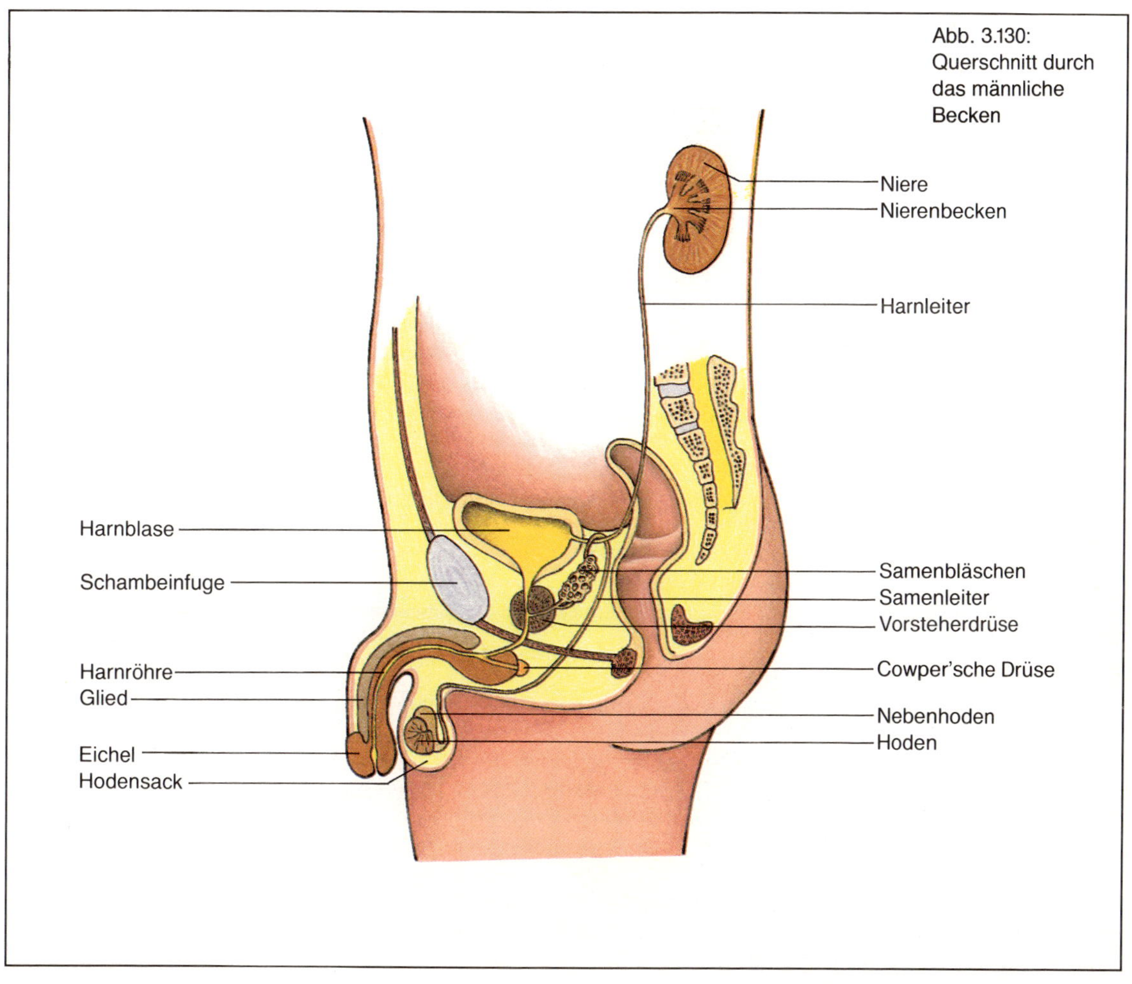

Abb. 3.130: Querschnitt durch das männliche Becken

Hoden Die beiden etwa pflaumengroßen Hoden (Einzahl: Testis; Mehrzahl: Testes) sind die männlichen Keimdrüsen. Sie liegen zusammen mit den Nebenhoden außerhalb der Bauchhöhle im **Hodensack (Scrotum).**

Die Hodenentwicklung beginnt in der Bauchhöhle. Erst kurz vor der Geburt gelangen die Hoden durch den Leistenkanal in den Hodensack.

Im Inneren sind die Hoden in Läppchen unterteilt, die mehrfach gewundene **Hoden- bzw. Samenkanälchen** enthalten. In diesen Hodenkanälchen werden die **Samenzellen (Spermien)** gebildet. Die zwischen den Hodenkanälchen gelegenen **Leydig'schen Zwischenzellen** bilden das männliche Geschlechtshormon **Testosteron.** Die Testosteronbildung unterliegt dabei dem Einfluß der Hypophyse (Hirnanhangsdrüse).

Aufgaben der Hoden
Spermienbildung in den Hodenkanälchen
Hormonbildung (Testosteron) in den Leydig'schen Zwischenzellen

Nebenhoden Die beiden länglichen, als **Samenspeicher** dienenden Nebenhoden sitzen haubenförmig auf den Hoden. Sie enthalten ein Gangsystem, in dem die zunächst noch unreifen Spermien ihre volle Reife erlangen.

Samenleiter Am unteren Ende der Nebenhoden gehen die Nebenhodengänge in die beiden Samenleiter über. Diese etwa 50 cm langen Gänge gelangen gemeinsam mit Blutgefäßen und Nerven als Samenstrang durch die beiden Leistenkanäle in die Bauchhöhle. Dort überkreuzen sie die Harnleiter und münden im Bereich der Vorsteherdrüse in die Harnröhre, die von dort an als Harn-Samen-Röhre bezeichnet wird.

Drüsenapparat Die beiden **Samenbläschen** sondern eine alkalische Flüssigkeit in den Samenleiter ab, die den Spermien eine größere Widerstandsfähigkeit verleiht. Zusätzlich enthält die Flüssigkeit Fruchtzucker (Fruktose), der den Spermien als Energiespeicher dient. Die Samenbläschen enthalten jedoch keine Spermien!

Die **Vorsteherdrüse (Prostata)** liefert den Hauptanteil der Samenflüssigkeit. Die Beweglichkeit der Spermien wird durch diese Flüssigkeit deutlich erhöht.

Da die Vorsteherdrüse die Harnröhre ringförmig umgibt, kann die im Alter häufig auftretende Vergrößerung dieser Drüse zu einer Einengung der Harnröhre führen. Die Folge sind dann Blasenentleerungsstörungen.

Die beiden **Cowper'schen Drüsen** bilden einen Schleim, der Harnreste in der Harn-Samen-Röhre für Spermien unschädlich macht.

Männliches Glied Das von drei Schwellkörpern gebildete männliche Glied (Penis) dient als Begattungsorgan. Es enthält die Harn-Samen-Röhre zur Harnausscheidung und zur Übertragung des Samens.

Im vorderen Bereich befindet sich die Eichel, die von einer zurückstreifbaren Vorhaut umgeben ist.

Die für die Begattung erforderliche Aufrichtung des Glieds **(Erektion)** erfolgt durch Blutfüllung und Anspannung der Schwellkörper. Der Samenerguß aus dem Penis wird als **Ejakulation** bezeichnet. Dabei wird der Samenspeicher des Nebenhodens entleert.

Samen Der Samen (das Sperma) besteht aus Samenzellen (Spermien) und Samenflüssigkeit. Die etwa 1/20 mm langen Spermien setzen sich aus Kopf, Hals, Mittelstück und Schwanz zusammen. Sie sind aktiv beweglich. Ihr Kopf enthält das für die Fortpflanzung wichtige Erbgut.

3.16.2 Weibliche Geschlechtsorgane

Weibliche Geschlechtsorgane		
Eierstöcke	– Ovarien	(paarig)
Eileiter	– Tuben	(paarig)
Gebärmutter	– Uterus	
Scheide	– Vagina	
Äußeres Geschlechtsorgan	– Vulva	

Eierstöcke Die beiden an der seitlichen Beckenwand gelegenen Eierstöcke (Einzahl: Ovarium; Mehrzahl: Ovarien) sind die weiblichen Keimdrüsen. Sie enthalten die hormonbildenden **Eibläschen (Follikel),** die jeweils eine Eizelle beherbergen.
In jedem weiblichen Zyklus wächst ein Eibläschen mit der enthaltenen Eizelle zum sprungreifen Follikel heran. Das Eibläschen gelangt dabei mit der Eizelle an die

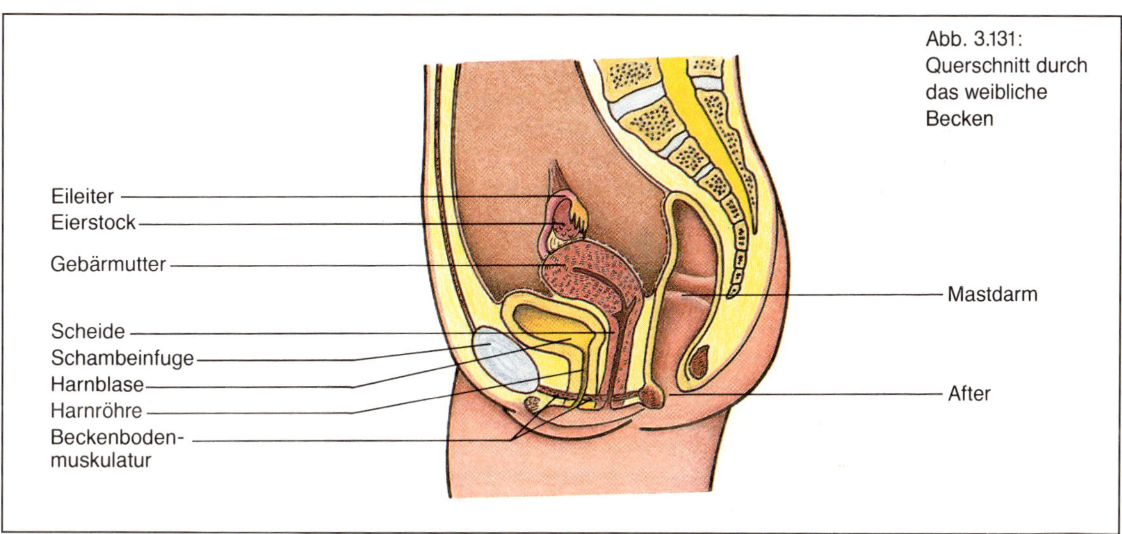

Abb. 3.131: Querschnitt durch das weibliche Becken

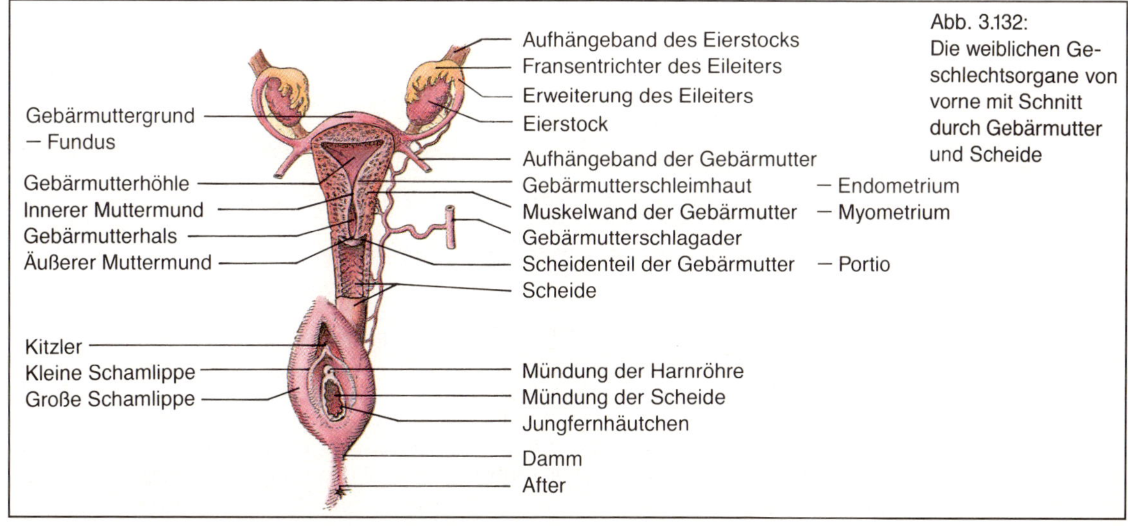

Abb. 3.132: Die weiblichen Geschlechtsorgane von vorne mit Schnitt durch Gebärmutter und Scheide

Oberfläche des Eierstocks, so daß dort eine kleine Vorwölbung entsteht.

In der Mitte des Zyklus platzt der sprungreife Follikel, und die reife Eizelle wird mit ausströmender Flüssigkeit aus dem Eibläschen geschwemmt. Dieser Vorgang wird als **Eisprung (Ovulation)** bezeichnet. Der Fransentrichter des Eileiters fängt die Eizelle anschließend auf.

Das im Eierstock zurückbleibende Eibläschen wird zum **Gelbkörper (Corpus luteum)** (corpus lat. — Körper; luteus lat. — gelb) umgebaut. Er bildet das **Gelbkörperhormon (Progesteron),** das zur Hormongruppe der Gestagene gehört und für den Aufbau und die Erhaltung der Gebärmutterschleimhaut sorgt. Zusätzlich bildet der Gelbkörper auch die zur Eireifung benötigten **Follikelhormone (Östrogene).**

Aufgaben der Eierstöcke

Bildung reifer Eizellen in den Eibläschen (Follikeln) mit anschließendem Eisprung (Ovulation), Entwicklung eines Gelbkörpers (Corpus luteum)

Hormonbildung

in den Follikeln:	Follikelhormone (Östrogene)
im Gelbkörper:	Gelbkörperhormon (Progesteron) und Follikelhormone

Eileiter Die etwa 15 cm langen Eileiter (Einzahl: Tube; Mehrzahl: Tuben) nehmen die Eizelle nach der Ovulation mit ihrem Fransentrichter auf und befördern sie zur Gebärmutter. Im Bereich der Erweiterung der Eileiter im oberen Abschnitt erfolgt normalerweise die **Befruchtung,** d. h. die Vereinigung der männlichen und weiblichen Geschlechtszelle.

Eileiter und Eierstock werden zusammen auch als Anhänge der Gebärmutter, als **Adnexe** (adnectere lat. — anknüpfen), bezeichnet.

Gebärmutter Die zwischen Harnblase und Mastdarm gelegene Gebärmutter (Uterus) hat die Form einer Birne, deren bauchiges Ende nach oben zeigt. Das schmale Ende ragt etwas in die Scheide hinein und bildet dort den Scheidenteil der Gebärmutter, **Portio vaginalis** (kurz: Portio) genannt.

Die Gebärmutter ist ein Hohlorgan mit einer dicken Muskelschicht **(Myometrium)** und einer inneren, zyklusabhängigen Schleimhautschicht **(Endometrium).** Während die Muskelschicht das geburtsreife Kind durch die Geburtswehen austreibt, dient die innere Schleimhautschicht der Einnistung und Ernährung des Keimlings nach Befruchtung der Eizelle. Im Gebärmutterhalsbereich enthält die Schleimhaut verzweigte Schleimdrüsen, die einen Schleimpfropf z. B. zum Schutz vor aufsteigenden Infektionen bilden.

Aufgaben der Gebärmutter

Aufnahme des Keimlings durch die innen gelegene Schleimhaut (Endometrium)

Austreibung des geburtsreifen Kindes durch die Muskulatur (Myometrium)

Scheide Die schleimhautausgekleidete Scheide (Vagina) dient als weibliches Begattungsorgan zur Aufnahme des männlichen Gliedes, als Geburtskanal am Ende der Schwangerschaft und als Schutzorgan für die inneren Genitalien.

Der Scheideneingang wird durch eine ringförmige Falte, das **Jungfernhäutchen (Hymen),** teilweise verschlossen. Beim ersten Geschlechtsverkehr reißt das Jungfernhäutchen ein **(Defloration).**

Ein unter Mitwirkung von Bakterien gebildetes saures Sekret schützt die inneren Geschlechtsorgane vor aufsteigenden Infektionen.

Äußere weibliche Geschlechtsorgane Die äußeren Genitalien werden zusammenfassend als **Vulva** bezeichnet. Sie umfassen die **großen** und **kleinen Schamlippen** sowie den **Kitzler (Klitoris).**

Die Schamlippen umgeben den Scheidenvorhof, der im vorderen Abschnitt die Einmündung der Harnröhre enthält. Vor der Harnröhre befindet sich der Kitzler, ein Schwellkörper mit zahlreichen Nervenendungen. In den Scheidenvorhof einmündende Schleimdrüsen feuchten den Scheideneingang an.

Brustdrüsen Die Brustdrüsen (Einzahl: Mamma; Mehrzahl: Mammae) bestehen aus 15–20 strahlenförmig angeordneten Milchdrüsen, deren Ausführungsgänge gemeinsam im Bereich der Brustwarze münden. Neben dem Drüsengewebe enthalten die Mammae Fettgewebe und Bindegewebszüge.

Die Entwicklung der Brustdrüsen beginnt erst nach der Pubertät durch Hormoneinfluß.

Die Milchbildung setzt gegen Ende der Schwangerschaft mit der **Vormilch (Kolostrum)** ein, der später die reife Muttermilch folgt.

Menstruationszyklus

Die **Menstruation (Menses, Periode, monatliche Regelblutung)** ist das äußere Zeichen der zyklischen Veränderungen an Eierstock und Gebärmutter. Die obere Schicht der Gebärmutterschleimhaut wird dabei abgestoßen.

Die Zeit vom 1. Tag der Menstruation bis zum letzten Tag vor der folgenden Menstruation wird als **Menstruationszyklus** (kurz: Zyklus) bezeichnet.

Die charakteristischen Veränderungen im Gesamtorganismus, dem Genitaltrakt und speziell am Endometrium (Schleimhaut der Gebärmutter) werden durch die Geschlechtshormone hervorgerufen, die ihrerseits unter dem steuernden Einfluß der Hypophyse (Hirnanhangsdrüse) stehen. Die im Eierstock durch Follikel und Gelbkörper gebildeten Hormone (Östrogene und Progesteron) beeinflussen dabei die Gebärmutterschleimhaut über das Blut.

Der Menstruationszyklus beginnt mit der Abstoßung der oberen Schleimhautschicht des Uterus in der **Menstruations-**

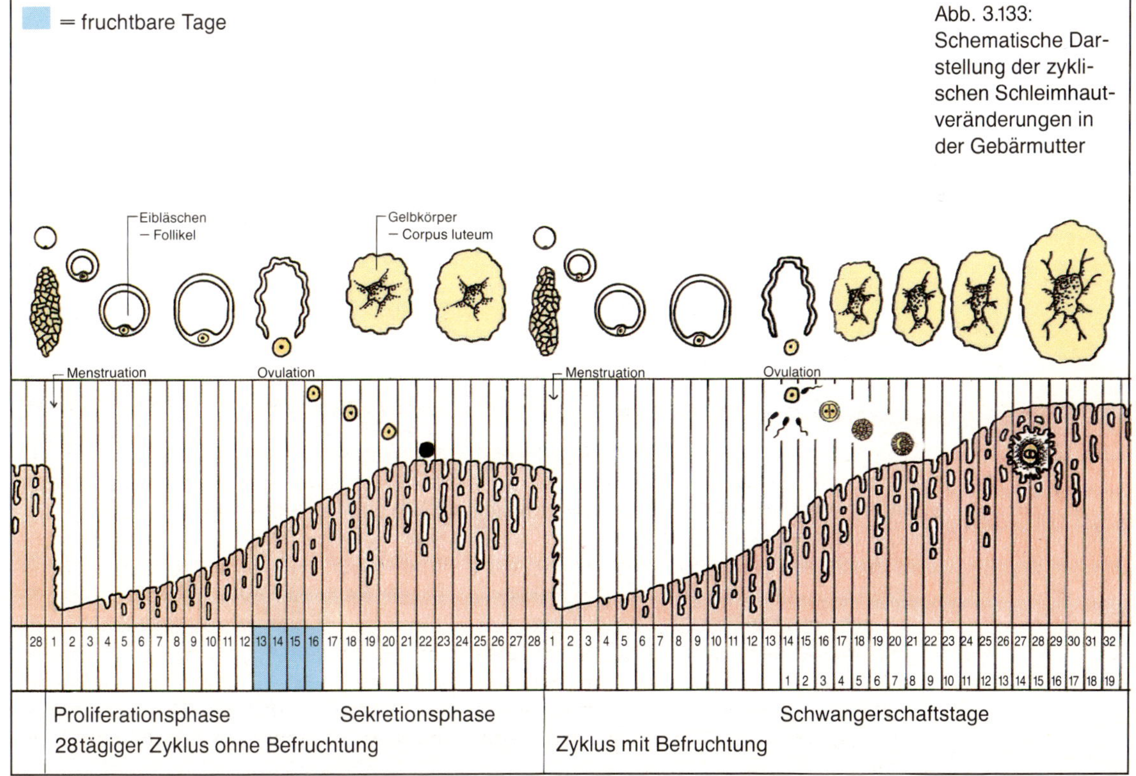

Abb. 3.133: Schematische Darstellung der zyklischen Schleimhautveränderungen in der Gebärmutter

phase. Sichtbares Zeichen ist die monatliche Regelblutung.
Es folgt der erneute Aufbau der Gebärmutterschleimhaut durch den Östrogeneinfluß des reifenden Follikels im Eierstock. Diese Aufbauphase **(Proliferationsphase)** wird entsprechend auch als **Follikelphase** bezeichnet.
Etwa 14 Tage vor Beginn der nachfolgenden Menstruation kommt es durch Platzen des reifen Follikels zum **Eisprung (Ovulation).** Das aus dem Ovar austretende Ei wird dabei vom Eileiter aufgenommen. Es kann nun in den Stunden nach der Ovulation zur Befruchtung kommen.
Entsprechend baut sich die Gebärmutterschleimhaut nach der Ovulation durch den Progesteroneinfluß des Gelbkörpers zur Einnistung eines befruchteten Eies um. Es kommt dabei zu einer stärkeren Drüsentätigkeit der Gebärmutterschleimhaut. Die Körpertemperatur ist in dieser **Sekretionsphase (Gelbkörperphase)** um 0,2—0,5 °C erhöht. Kommt es zu keiner Befruchtung, so sinkt die Hormonproduktion des Gelbkörpers wieder ab, und die Sekretionsphase endet nach durchschnittlich 14 Tagen. Es schließt sich die Abstoßung der neugebildeten oberen Schleimhautschicht des Uterus im nachfolgenden Menstruationszyklus an.

Stadien des Menstruationszyklus	
Menstruationsphase	– monatliche Regelblutung
Proliferationsphase	– Follikelphase
Ovulation	– Eisprung
Sekretionsphase	– Gelbkörperphase

Kommt es nach der Ovulation zu einer Befruchtung der reifen Eizelle, so nistet sich die aus der befruchteten Eizelle entstehende Keimblase nach einigen Tagen in der Gebärmutterschleimhaut ein. Der Keimling wird zunächst durch die Drüsenabsonderungen der Gebärmutterschleimhaut ernährt, bis er Anschluß an die mütterlichen Blutgefäße gefunden hat. Der Gelbkörper bleibt im Ovar bestehen und bildet in den ersten 3 Schwangerschaftsmonaten Östrogene und Progesteron zur weiteren Entwicklung der Schwangerschaft. Anschließend bildet er sich wieder zurück.

Menarche und Menopause

Der Zeitpunkt des ersten Auftretens der Regelblutung wird als **Menarche** (men gr. — Monat; arche gr. — Anfang) bezeichnet. Als **Menopause** bezeichnet man dagegen den Zeitpunkt der letzten Regelblutung.

Schwangerschaft

Die Schwangerschaft, **Gravidität** (graviditas lat. — Schwangerschaft), erstreckt sich von der Befruchtung der Eizelle bis zur Geburt des Kindes.
Die **Befruchtung** (Vereinigung der männlichen und weiblichen Geschlechtszellen) erfolgt normalerweise im erweiterten oberen Bereich der Eileiter. Die Samenzellen müssen dazu aus der Scheide über die Gebärmutter in die Eileiter wandern. Der sonst zähe, für die Samenzellen undurchdringliche Gebärmutterschleim ist zum Zeitpunkt der Ovulation flüssig und für die Spermien durchgängig.
Bei der Befruchtung verschmelzen die Zellkerne von Ei- und Samenzelle miteinander. Durch Vereinigung der väterlichen und mütterlichen Keimzelle entsteht dabei die befruchtete Eizelle als Ursprungszelle für das neue Lebewesen.
Bereits im Eileiter erfolgen die ersten Zellteilungen, während das Ei zur Gebärmutter wandert. Etwa am 3. Entwicklungstag haben sich aus der befruchteten Eizelle schon 16 Tochterzellen gebildet. Das Keimgewebe erhält das Aussehen einer Maulbeere und wird deshalb auch als **Maulbeerkeim (Morula;** morum lat. — Maulbeere) bezeichnet. Durch Flüssigkeitsansammlung im Inneren der Morula entwickelt sich etwa vom 4. Tag an die **Keimblase (Blastozyste),** die sich ab dem 6. Tag nach der Befruchtung in die Gebärmutterschleimhaut einnistet.

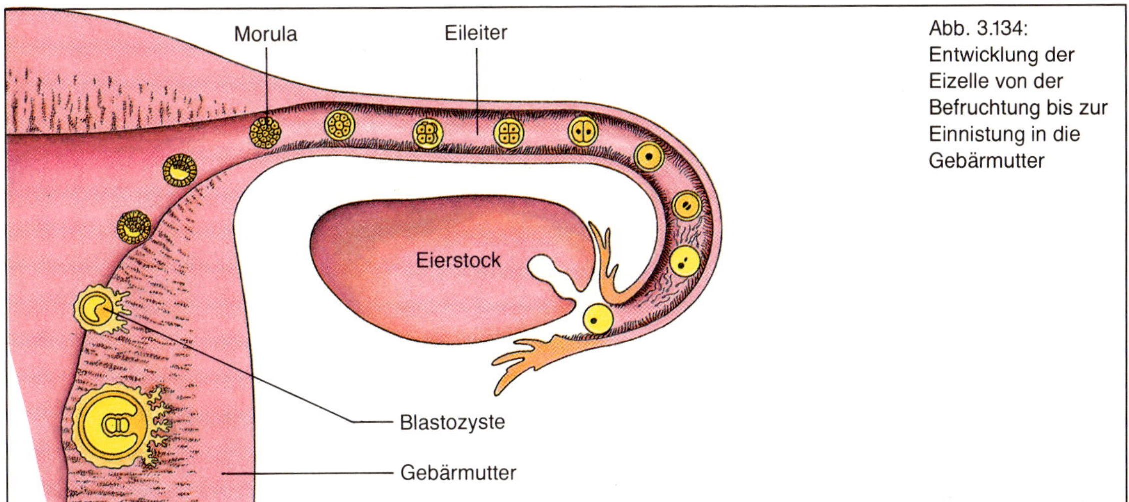

Abb. 3.134: Entwicklung der Eizelle von der Befruchtung bis zur Einnistung in die Gebärmutter

Es folgt die Entwicklung der ersten Organanlagen. Der Keimling wird nun als **Embryo** (embryon gr. – ungeborene Leibesfrucht) bezeichnet. Diese Phase ist mit der Ausbildung der einzelnen Organe bis zum Ende des 3. Monats abgeschlossen. Im anschließenden Zeitabschnitt des Wachstums und der Weiterentwicklung der Organe wird der Keimling als **Fetus** bezeichnet.

Embryo
Frucht in der Gebärmutter während der Zeit der Organentwicklung, d. h. während der ersten drei Schwangerschaftsmonate.

Fetus
Frucht in der Gebärmutter nach Abschluß der Organbildung, d. h. nach dem dritten Schwangerschaftsmonat bis zum Ende der Schwangerschaft.

Die Ernährung des Fetus erfolgt über die Uterusschleimhaut. Durch innige Verzahnung von Ausstülpungen der Gebärmutterschleimhaut und des Keimgewebes entsteht der **Mutterkuchen (Plazenta).** Dort erfolgt der Stoffaustausch zwischen mütterlichem und kindlichem Blut ohne direkte Verbindung zwischen den eigenständigen Kreisläufen von Mutter und Kind. Die Verbindung vom Mutterkuchen zum Kind erfolgt über die **Nabelschnur.** Neben der Stoffwechselleistung für das Kind bildet die Plazenta zusätzlich noch wichtige Hormone für den Erhalt der Schwangerschaft.

Aufgaben der Plazenta

Ernährungsfunktion: Die Plazenta ist für das Kind das Organ der Atmung, der Stoffaufnahme und der Stoffabgabe

Hormonbildung zur Steuerung des Schwangerschaftsverlaufes

Das Kind ist in der Schwangerschaft schützend von **Fruchtwasser** umgeben, das von der inneren Hülle der **Fruchtblase,** dem **Amnion,** gebildet und ständig erneuert wird. Durch eine **Amnioskopie** (Fruchtwasserspiegelung) oder **Amniozentese** (Einstich in die Fruchtblase zur Gewinnung von Fruchtwasser) kann das Fruchtwasser überprüft werden, um Schädigungen des Kindes frühzeitig zu erkennen.

Geburt

Eine normale Schwangerschaft dauert durchschnittlich 280 Tage (bzw. 40 Wochen). Die Geburt beginnt mit dem Einsetzen der Wehentätigkeit durch Kontraktionen der Gebärmuttermuskulatur. Die normale Lage des Kindes ist dabei die Hinterhauptslage, d. h. das Kind wird mit dem Hinterkopf zuerst geboren.

Der Geburtsverlauf erfolgt normalerweise in drei Phasen:

Eröffnungsperiode: Zeitspanne vom Beginn regelmäßiger Wehen bis zur vollständigen Eröffnung des Muttermundes. Die Fruchtblase wölbt sich dabei aus der Gebärmutter in den Geburtskanal vor und platzt schließlich.

Austreibungsperiode: Zeitspanne von der vollständigen Eröffnung des Muttermundes bis zur Geburt des Kindes. Durch die Wehen wird das Kind dabei immer tiefer in die Scheide gedrückt. Durch Mitpressen der Mutter (Bauchpresse, Preßwehen) wird die Austreibung unterstützt.
Bei der normalen Geburt erscheint zunächst der Kopf. Anschließend folgen die Schultern und der restliche Körper.

Nachgeburtsperiode: Zeitspanne nach der Geburt des Kindes bis zum Ausstoßen der Plazenta durch die Nachgeburtswehen. Die Mutter wird anschließend als **Wöchnerin** bezeichnet.

Abb. 3.135: Schnitt durch die Gebärmutter mit geburtsreifem Kind

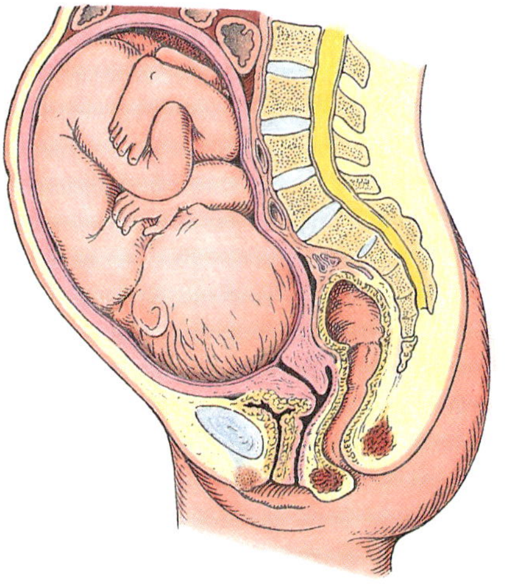

Das **Wochenbett** ist die 6–8 Wochen andauernde Zeitspanne nach der Geburt, in der sich die durch die Schwangerschaft veränderten Organe wieder zurückbilden.

Mit dem ersten Schrei des Kindes füllen sich dessen Lungen mit Luft. Unmittelbar nach der Geburt wird die **Neugeborenen-Erstuntersuchung** durchgeführt. Diese Untersuchung dient der Erkennung von Mißbildungen und Verletzungen sowie der Einschätzung der Vitalität des Kindes. Sie stützt sich dabei auf das **APGAR-Schema** (siehe 2.1.5).

Empfängnisregelung

Da die Eizelle nur wenige Stunden nach dem Eisprung (Ovulation) befruchtbar ist und die Samenzellen nur etwa 2–3 Tage befruchtungsfähig sind, liegt die günstigste Zeit für die Befruchtung innerhalb eines begrenzten Zeitraums um den Eisprung. Zur Ermittlung des **Konzeptionsoptimums,** d. h. der günstigsten Zeit für die Befruchtung, gibt es verschiedene Möglichkeiten. Eine einfache Methode ist die Messung der **Basaltemperatur,** d. h. der Morgentemperatur sofort nach dem Erwachen vor dem Aufstehen. Durch den Einfluß des Progesterons steigt nämlich die Basaltemperatur in der zweiten Zyklushälfte etwa 1–2 Tage nach dem Eisprung um 0,2–0,5 °C an. Mißt man die Basaltemperatur für einige Monate, so kann man mit diesen Werten das Konzeptionsoptimum bei zyklusstabilen Frauen relativ genau feststellen.
Zur **Konzeptionsverhütung** (Empfängnisverhütung) zum Zwecke der Geburtenregelung werden folgende Methoden unterschieden:
- natürliche Methoden, die auf periodischer Enthaltsamkeit beruhen
- mechanische Methoden (z.B. Präservativ, Intrauterinpessar = sog. „Spirale“)
- lokal-chemische Methoden (z. B. Schaumovula)
- hormonelle Methoden (z. B. sog. „Pille“)
- operative Methoden (Sterilisation).

4 Pathologie

4.1 Arbeitsgebiet der Pathologie

Während Gesundheit nach der Definition der Weltgesundheitsorganisation (WHO) der Zustand des völligen körperlichen, geistig-seelischen und sozialen Wohlbefindens ist, versteht man unter **Krankheit** eine Störung der normalen Lebensvorgänge und die Reaktion des Körpers darauf. Die Lehre von den Krankheiten heißt **Pathologie.**
Viele Krankheiten gehen mit Veränderungen der Organe einher, die vom Pathologen dargestellt werden können. Die Arbeit des Pathologen beschränkt sich dabei nicht nur auf die **Obduktion** (Leichenöffnung), sondern sie erstreckt sich vielmehr auch auf die Beurteilung von Gewebeproben **(Biopsien)** und Zellproben **(zytologische Untersuchungen).** Es können dadurch z. B. Geschwulsterkrankungen erkannt und von anderen Erkrankungen abgegrenzt werden.

Pathologie	– Krankheitslehre
Obduktion	– Leichenöffnung zur Erkennung von krankhaften Veränderungen und zur Feststellung von Todesursachen
Biopsie	– Entnahme von Gewebe beim Lebenden zur anschließenden Untersuchung, z. B. unter dem Mikroskop
Zytologische Untersuchung	– Entnahme und Beurteilung von Zellen, z. B. bei den Krebsfrüherkennungsuntersuchungen der Frauen

Statt des Begriffs Obduktion werden auch die Bezeichnungen Sektion oder Autopsie gebraucht.

4.2 Einführung in die allgemeine Krankheitslehre

Die Erkennung und Benennung einer Krankheit wird als **Diagnose** bezeichnet. Zur Feststellung der Diagnose erhebt der Arzt die Krankenvorgeschichte **(Anamnese)** und führt anschließend eine Untersuchung des Patienten durch. Dabei werden die Krankheitszeichen **(Symptome)** ermittelt. Die Diagnose ist Grundlage für die spätere Behandlung **(Therapie).**
Eine Vorhersage des Krankheitsverlaufes bezeichnet man als **Prognose.**

Anamnese	– Krankenvorgeschichte (anamnesis gr. – Erinnerung)
Symptom	– Krankheitszeichen
Syndrom	– Gruppe von gleichzeitig auftretenden Krankheitszeichen (Symptomenkomplex)
Diagnose	– Erkennung und Benennung einer Krankheit (diagnosis gr. – Entscheidung)
Therapie	– Behandlung einer Krankheit, Heilverfahren
Prognose	– Vorhersage des Krankheitsverlaufs, Heilungsaussicht (prognosis gr. – Vorauswissen)

4.2.1 Krankheitsursachen

Krankheiten können durch innere und äußere Faktoren verursacht werden. **Äußere (Umwelt-) Faktoren** für Erkrankungen können z. B. Fehlernährung, chemische Schadstoffe oder mechanische Einwirkungen bei Unfällen sein. Innere Faktoren bilden dagegen die Krankheitsbereitschaft, die auch als Veranlagung oder **Disposition** bezeichnet wird.

Innere Krankheitsfaktoren

Erbkrankheiten Innere Krankheitsursachen findet man bei den Erbkrankheiten. Hierbei ist das in den Zellkernen befindliche Erbgut verändert. Man spricht dann auch von einer **Mutation** des Erbmaterials (mutare lat. – verändern).
Beispiele für Erbkrankheiten sind das **Down-Syndrom (Mongolismus),** bei

dem das Chromosom 21 in der Regel dreifach anstatt normalerweise zweifach vorhanden ist, und die **Bluterkrankheit (Hämophilie),** bei der ein Gerinnungsfaktor fehlt.

Disposition Unter Disposition (Krankheitsanfälligkeit) faßt man alle inneren Faktoren zusammen, die eine Krankheit nicht alleine verursachen, jedoch begünstigen und die krankheitserregende Wirkung äußerer Faktoren verstärken. Die Krankheitsbereitschaft kann dabei vererbt oder erworben sein. Man unterscheidet unter anderem:

Erbliche Disposition: Vererbte Neigung zu bestimmten Erkrankungen.

Geschlechtsdisposition: Verschiedene Erkrankungen kommen deutlich häufiger bei Männern oder bei Frauen vor. Typisches Beispiel für Geschlechtsdisposition ist die Häufung bösartiger Tumoren der Brustdrüsen bei Frauen.

Altersdisposition: Hierbei ist nicht nur an die im Alter verstärkt auftretenden Erkrankungen wie Altersdiabetes oder Arteriosklerose (umgangssprachlich: Arterienverkalkung) zu denken, sondern auch an die vor allem im Kindesalter auftretenden Infektionskrankheiten wie Masern oder Mumps.

Disposition durch Krankheit: Bei bereits bestehenden Erkrankungen ist vielfach die Anfälligkeit für weitere Krankheiten erhöht. Die Zuckerkrankheit (Diabetes mellitus) z. B. begünstigt unter anderem Gefäßerkrankungen, Nierenerkrankungen und Augenveränderungen.

Äußere Krankheitsfaktoren

Unausgewogene Nahrungszufuhr: Man kann Über-, Unter- und Mangelernährung unterscheiden. Überernährung ist z. B. ein wichtiger Faktor zur Entstehung von Herz-Kreislauf-Erkrankungen.

Mechanische Einwirkungen: Mechanische Einwirkungen können vielfältiger Art sein. Den chronischen Überlastungen (z. B. der Wirbelsäule bei andauernder gebückter Tätigkeit) sind dabei die akuten Verletzungen gegenüberzustellen (z. B. Schnittverletzungen, Quetschungen oder Knochenbrüche).

Chemische Schadstoffe: Es gibt eine Fülle von chemischen Schadstoffen. Zu den chemischen Schäden können dabei neben den klassischen Vergiftungen auch die unerwünschten Nebenwirkungen der Medikamente gehören.

Kälte und Hitze: Temperaturveränderungen können vom Körper bis zu einem gewissen Grad ausgeglichen werden. Neben den Veränderungen der Körpertemperatur durch Unterkühlung oder Überwärmung kann man örtliche Verbrennungen, Verbrühungen und Erfrierungen unterscheiden.

Strahlung: Strahlenschäden können durch die dem Spektrum des sichtbaren Lichts angrenzenden Infrarot- und Ultraviolettstrahlen (UV-Strahlen) sowie durch ionisierende Strahlen (z. B. Röntgenstrahlen, Strahlen beim Atomzerfall) entstehen.
Infrarot- und Ultraviolettstrahlen können nicht weit in den Körper eindringen und verursachen in erster Linie Haut- und Augenerkrankungen. Ionisierende Strahlen können dagegen auch innere Organe schädigen. Strahlensensibel sind neben der Haut vor allem das Knochenmark, die Keimdrüsen, die Darmschleimhaut und embryonales Gewebe aufgrund ihrer hohen Zellteilungsrate.

Parasiten: Mikroorganismen können in den Körper eindringen und dort Infektionskrankheiten verursachen (inficere lat. – hineintun, anstecken). Die Entstehung der Infektionskrankheit hängt dabei unter anderem von der Abwehrkraft des Körpers ab.

Innere Krankheitsfaktoren
Veränderungen des Erbguts (Erbkrankheiten)
Krankheitsbereitschaft (Disposition)

Äußere Krankheitsfaktoren
Über-, Unter- und Mangelernährung
Sauerstoffmangel
Mechanische Einwirkungen
Chemische Schadstoffe
Kälte und Hitze
Luftdruckänderungen
Elektrischer Strom
Strahlung
Parasiten
Soziale Spannungen
Bewegungsmangel

4.2.2 Krankheitszeichen und Krankheitsverlauf

Krankheitszeichen

Krankheitszeichen (Symptome) können zur Feststellung einer Diagnose führen. Man unterscheidet:

- unspezifische Symptome
  z. B. Gewichtsverlust, Leistungsschwäche
- spezifische Symptome
  z. B. sogenannte Himbeerzunge bei Scharlach
- objektive Symptome
  z. B. Fehlstellung bei verschobenen Frakturen
- subjektive Symptome
  z. B. Schmerzen, Abgeschlagenheit.

Krankheitsverlauf

Der Verlauf einer Erkrankung kann schnell und heftig **(akut)** oder langsam und beständig **(chronisch)** sein.
Typische Beispiele für akute Erkrankungen sind Verletzungen durch Unfälle oder der plötzlich auftretende Herzinfarkt. Die akute Verletzung kann jedoch chronische Folgebeschwerden verursachen, genauso wie der Herzinfarkt auf der Basis einer chronischen Herz-Kreislauf-Erkrankung wie Bluthochdruck (Hypertonie) oder Arteriosklerose entstanden sein kann.

Bezeichnungen für den Krankheitsverlauf	
akut	– plötzlich auftretend, heftig verlaufend
subakut	– weniger heftig verlaufend
perakut	– besonders heftig verlaufend
chronisch	– sich langsam entwickelnd, langsam verlaufend

Der Ausgang einer Erkrankung besteht im Idealfall in der **Heilung** mit vollkommener Wiederherstellung des ursprünglichen körperlichen, geistigen und seelischen Zustandes.
Bei einer **Defektheilung** bleiben dagegen Mängel nach Ausheilung der Erkrankung bestehen. Einfaches Beispiel hierfür ist der Ersatz zugrundegegangener Zellen durch Narbengewebe.
Eine Erkrankung kann aber auch in eine **Folgeerkrankung** übergehen. Beispiele hierfür sind die Herzinsuffizienz (Herzschwäche) nach Herzinfarkt oder die Leberzirrhose (Gewebsuntergang und Vernarbung der Leber) nach einer infektiösen Leberentzündung.
Die Genesungsphase nach überstandener Erkrankung wird als **Rekonvaleszenz** bezeichnet (reconvalescere lat. – genesen). Kommt es nach Abheilung zu erneutem Auftreten einer Erkrankung, so spricht man von einem **Rezidiv** (recidere lat. – zurückfallen).
Führt eine Krankheit zum Stillstand des Herzens und der Atmung, so ist der **klinische Tod** eingetreten. Durch sofort eingeleitete Wiederbelebungsmaßnahmen kann das Leben des Patienten zu diesem Zeitpunkt jedoch oft noch gerettet werden. Daher wird der Todeszeitpunkt heutzutage unabhängig von der Herz- und Atemfunktion festgelegt. Entscheidend ist vielmehr die Hirnfunktion! Mit dem endgültigen Erlöschen der Hirnfunktion (Hirntod) ist der Todeszeitpunkt heute definiert. Der Hirntod gilt somit als **biologischer Tod,** der den endgültigen Ausfall aller Lebensfunktionen nach sich zieht.

4.3 Grundlagen verschiedener Krankheitsformen

4.3.1 Fehl- und Mißbildungen

Fehl- und Mißbildungen sind Abweichungen vom normalen Körperbau, die auf Störungen während der vorgeburtlichen Entwicklung zurückzuführen sind.

Entwicklungsstörungen können **vererbt** oder während der Schwangerschaft **erworben** sein.
Bei den erworbenen Entwicklungsstörungen bestimmt der Zeitpunkt der eintretenden Störung die Art der Fehl- und Mißbildung. Man unterscheidet dabei Störungen der Organbildung des Embryos in den ersten drei Schwangerschaftsmonaten **(Embryopathien)** von Störungen der weiteren Entwicklung und des Wachstums der Organe des Fetus nach dem 3. Schwangerschaftsmonat **(Fetopathien).**
Ursachen für erworbene Mißbildungen können sein:

Virusinfektionen: Gefürchtet ist z. B. die **Rötelnembryopathie** durch Erkrankung der Mutter an Röteln während der ersten drei Schwangerschaftsmonate. Die kindlichen Entwicklungsstörungen finden sich dabei vor allem an Auge, Ohr und Herz. Durch vorsorgliche Impfung kann dieser Erkrankung vorgebeugt werden.
Bakterielle Infektionen: Durch Infektion z. B. mit dem Erreger der Geschlechtskrankheit **Syphilis** kann es zum Fruchttod oder zu vielfältigen Schädigungen wie Hautveränderungen, Knochenerkrankungen, Leber- und Milzvergrößerung oder eitrigem Schnupfen des Neugeborenen kommen.
Protozoen-Infektionen: Bekanntestes Beispiel ist die Infektion des Fetus mit dem Erreger der **Toxoplasmose** nach dem 3. Schwangerschaftsmonat. Die Folge können Früh- oder Totgeburten sowie schwere körperliche und geistige Schäden sein (Wasserkopf = Hydrozephalus, Verkalkungen im Gehirn, Krampfneigung, Vergrößerung von Leber und Milz).
Stoffwechselerkrankungen: z. B. Diabetes mellitus.
Sauerstoffmangel: z.B. bei eingeschränkter Plazentafunktion (Plazentainsuffizienz).
Blutgruppenunverträglichkeit zwischen Mutter und Kind (siehe 3.7.6).
Chemische Ursachen: Hierzu gehört in leider zunehmendem Maße Alkohol, der vielfältige Fehl- und Mißbildungen verursachen kann. Weitere Ursachen können aber auch Medikamente sein. Dies zwingt zu einer großen Zurückhaltung gegenüber einer Medikamenteneinnahme vor allem in den ersten drei Schwangerschaftsmonaten, in denen die Organbildung erfolgt.
Physikalische Ursachen: Ionisierende Strahlen (z. B. Röntgen- und Radiumstrahlen) können das embryonale Gewebe bereits in kleinen Dosen schädigen. Ein Beispiel hierfür ist die hohe Zahl an Fehlgeburten und Mißbildungen nach den Atomexplosionen über Hiroshima und Nagasaki.

4.3.2 Entzündungen

Eine Entzündung ist eine Abwehrreaktion des Körpers auf verschiedenartige, schädigende Reize.

Eine Entzündung ist dabei eine Leistung des lebenden Gewebes mit dem Ziel, schädigende Reize und ihre Folgen zu beseitigen oder zumindest zu begrenzen.

Ursachen für Entzündungen	
Krankheitserreger	– Bakterien, Viren, Pilze u. a.
Physikalische Faktoren	– mechanische Schäden, Kälte, Hitze, Strahlung u. a.
Chemische Faktoren	– Säuren, Laugen, Salze u. a.
Innere Faktoren	– Durchblutungsstörungen, Zellzerfall u. a.

Die Entzündung eines Organs wird in der medizinischen Fachsprache meist mit der Endung **-itis** gekennzeichnet, z. B.:
- Gastritis (Magenschleimhautentzündung)
- Hepatitis (Leberentzündung)
- Myokarditis (Herzmuskelentzündung),

aber:
- Angina (Entzündung des Rachenraums, insbesondere der Gaumenmandeln)
- Pneumonie (Lungenentzündung).

Ablauf einer Entzündung

Die entzündlichen Reaktionen des Körpers sind in den Grundzügen stets gleich. Auf einen Entzündungsreiz hin kommt es als Antwort des Körpers zunächst zu einer lokalen vermehrten Durchblutung, einer sogenannten **Hyperämie** (hyper gr. – mehr; haima gr. – Blut). In der Folge entsteht eine **Rötung** (lat. – **rubor**), die das 1. Hauptsymptom einer Entzündung darstellt.
Die vermehrte Durchblutung und die gleichzeitige Steigerung der Stoffwechselvorgänge macht sich als **Wärme** (lat. – **calor**), dem 2. Hauptsymptom einer Entzündung, bemerkbar.
Führt die jetzt vermehrte Durchblutung und damit bessere Versorgung des Gewebes mit Sauerstoff sowie Nähr- und Abwehrstoffen nicht zu einer Überwindung des entzündlichen Reizes, kommt es vielmehr zu einer weiteren Verstärkung der Entzündung, so tritt Blutplasma zusammen mit Blutzellen aus den Gefäßen in das Gewebe über. Dadurch entsteht eine **Schwellung** (lat. – **tumor**) als 3. Hauptsymptom einer Entzündung.
Die durch die Schwellung entstehende Gewebespannung führt zusammen mit Stoffwechselveränderungen im Gewebe zu Nervenerregungen, die im Gehirn als **Schmerz** (lat. **dolor**) empfunden werden, dem 4. Hauptsymptom einer Entzündung.
Die Folge ist eine **eingeschränkte Funktion** (lat. – **functio laesa**) als 5. Hauptsymptom einer Entzündung.

Die 5 klassischen Hauptsymptome einer lokalen Entzündung	
Rötung	– rubor
Wärme	– calor
Schwellung	– tumor
Schmerz	– dolor
eingeschränkte Funktion	– functio laesa

Neben diesen 5 klassischen lokalen Entzündungszeichen können auch **allgemeine Entzündungsreaktionen** festgestellt werden.
So kann es neben unspezifischen Zeichen wie Abgeschlagenheit und Leistungsschwäche durch Freisetzung von Eiweißzerfallsprodukten zu **Fieber** kommen. Die damit verbundene Steigerung des Stoffwechsels führt unter anderem zu einer **Pulsbeschleunigung (Tachykardie).**

Temperaturerhöhung	
auf 38–38,9 °C	– mäßiges Fieber
auf 39–40,5 °C	– hohes Fieber
über 40,5 °C	– sehr hohes Fieber

Als Antwort auf den entzündlichen Reiz kommt es weiterhin zu einer beschleunigten Neubildung von Leukozyten **(Leukozytose)** und zu einer Zunahme bestimmter Plasmaeiweiße.

Eitrige Entzündungen

Eiter besteht aus den im Rahmen einer Entzündung zugrundegegangenen Leukozyten und eingeschmolzenem Gewebe (siehe 3.7.2).
Häufigste Ursache für eitrige Entzündungen sind **Bakterien.**

Eitrige Entzündungen	
Abszeß	– abgekapselte Eiteransammlung in einer nicht vorgebildeten Höhle
Phlegmone	– flächenhaft fortschreitende Eiteransammlung

Eitrige Entzündungen	
Empyem	– Eiteransammlung in einer vorgebildeten Höhle (z. B. Kieferhöhle, Gallenblase)
Furunkel	– umschriebene eitrige Entzündung eines Haarbalgs und seiner Talgdrüse
Karbunkel	– mehrere ineinander übergehende Furunkel
Panaritium	– eitrige Fingerentzündung

4.3.3 Tumoren

Kennzeichen von Tumoren

Unter einem **Tumor** (einer Geschwulst) versteht man **im allgemeinen** jede örtliche **Anschwellung** von Gewebe.

Im engeren Sinne wird dieser Begriff dagegen zur Beschreibung einer **Neubildung** von Gewebe gebraucht. Hauptmerkmal ist dabei das **unkontrollierte, selbständige (autonome) Wachstum.**

Man unterscheidet **gutartige** (benigne) und **bösartige** (maligne) Tumoren.

Gutartige Tumoren zeichnen sich durch ein verdrängendes, langsames Wachstum aus. Bösartige Tumoren zeigen dagegen ein zerstörendes, rasches Wachstum. Die bösartigen Tumoren haben dabei im Gegensatz zu gutartigen Tumoren keine klare Abgrenzung. Sie dringen vielmehr in benachbarte Strukturen ein, was auch als **Infiltration** bezeichnet wird.

Weiterhin kann es bei bösartigen Geschwülsten zur Verschleppung von Tumorzellen mit Bildung von Tochtergeschwülsten, sogenannten **Metastasen,** kommen. Die Metastasen entstehen dabei durch Verschleppung von Tumorzellen auf dem Lymphweg (lymphogen), dem Blutweg (hämatogen) oder innerhalb der Körperhöhlen.

Neben ihrem biologischen Verhalten (gutartig oder bösartig) werden die Tumoren zusätzlich nach ihrem Gewebetyp unterschieden. Die Tumorerkrankungen werden dabei durch Anhängen der Endung **-om** gekennzeichnet.

Bösartige Tumoren des Epithelgewebes werden als **Karzinome** (karkinos gr. – Krebs), bösartige Tumoren des Binde- und Stützgewebes sowie des Muskelgewebes als **Sarkome** (sarkoma gr. – Fleischgeschwulst) bezeichnet.

Karzinome (abgekürzt: Ca) werden oft nach den betroffenen Organen bezeichnet, z. B.:

- Bronchialkarzinom (von den Bronchien der Lunge ausgehend)
- Mammakarzinom (Brustkrebs)
- Magenkarzinom
- Dickdarmkarzinom.

Die Prognose bösartiger Tumorerkrankungen hängt wesentlich von ihrer rechtzeitigen Entdeckung ab. Verschiedene unspezifische Symptome können dabei bereits auf eine Krebserkrankung hinwei-

Abb. 4.1: Vergleich des Wachstums von gutartigem und bösartigem Tumor

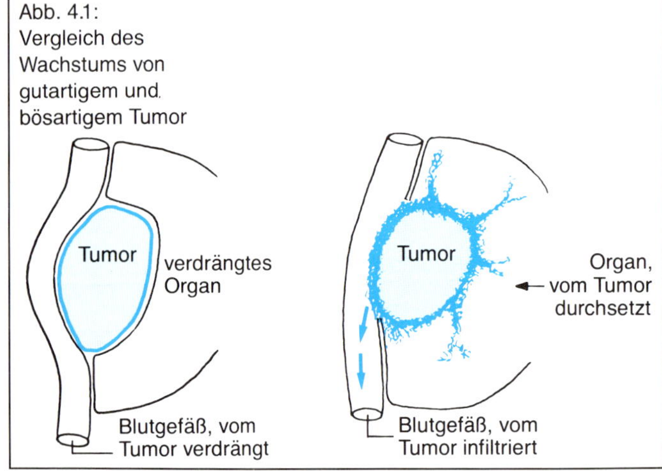

Unterschied gutartiger und bösartiger Tumoren

gutartig	bösartig
langsames, verdrängendes Wachstum	rasches, infiltrierendes Wachstum
abgegrenzt	nicht abgegrenzt
bestehen aus reifen, normal aufgebauten Zellen	enthalten veränderte, atypische Zellen
bilden keine Metastasen	können Metastasen bilden

sen (siehe 2.1.5). Für Frauen ab dem 20. Lebensjahr und Männer ab dem 45. Lebensjahr werden zusätzlich regelmäßige Krebsfrüherkennungsuntersuchungen empfohlen (siehe 2.1.5).

Hypertrophie, Hyperplasie und Atrophie

Vom autonomen, unkontrollierten Wachstum eines Tumors sind sorgfältig die Wachstumsvorgänge bei Hypertrophie, Hyperplasie und Atrophie zu unterscheiden, die stets Antwort des Gewebes auf einen Reiz sind.

Bei einer **Hypertrophie** kommt es durch Mehrbelastung zu einer **Vergrößerung der einzelnen Zellen.** Das betreffende Organ nimmt dadurch bei konstanter Zellzahl an Größe und Gewicht zu. Ein Beispiel hierfür ist die Herzhypertrophie bei vermehrter Belastung durch eine chronische Blutdrucksteigerung.

Bei der **Hyperplasie** kommt es dagegen durch **Vermehrung der Zellzahl** zu einer Organvergrößerung. Die Ursachen hierfür können vielfältig sein. So findet man eine Schilddrüsenhyperplasie bei Jodmangel oder eine vermehrte Bildung von Leukozyten (Leukozytose) bei Entzündungen (Hyperplasie im Blut).

Eine **Atrophie** ist im Gegensatz dazu eine Rückbildung zunächst normal entwickelter Organe, Gewebe und Zellen. Es kann dabei die Zellgröße und auch die Zellzahl vermindert werden. Ein typisches Beispiel hierfür ist die Inaktivitätsatrophie z. B. der Muskulatur bei Ruhigstellung durch einen Gipsverband.

Hypertrophie	– Vergrößerung der einzelnen Zellen durch Mehrbeanspruchung
Hyperplasie	– Vermehrung der Zellzahl durch einen auslösenden Reiz
Atrophie	– Rückbildung eines Organs, Schwund

Beispiele gutartiger und bösartiger Tumoren		
Tumoren des Epithelgewebes		
gutartig	Papillom	Tumor des Plattenepithels der Haut oder der Schleimhäute
	Adenom	Tumor des Drüsenepithels (aden gr. – Drüse)
bösartig	Karzinom	z. B. Plattenepithelkarzinom, Adenokarzinom
Tumoren des Binde- und Stützgewebes sowie des Muskelgewebes		
		besteht aus:
gutartig	Fibrom	Bindegewebe
	Lipom	Fettgewebe
	Chondrom	Knorpelgewebe
	Osteom	Knochengewebe
	Myom	Muskelgewebe
		besteht aus:
bösartig	Fibrosarkom	entartetem Bindegewebe
	Liposarkom	entartetem Fettgewebe
	Chondrosarkom	entartetem Knorpelgewebe
	Osteosarkom	entartetem Knochengewebe
	Myosarkom	entartetem Muskelgewebe
Tumoren des Nervengewebes		
		besteht aus:
gutartig	Neurinom	Nervenfasern
bösartig	Glioblastom	entartetem Hirngewebe

4.3.4 Wunden

Wundarten

Unter einer **Wunde** versteht man eine Durchtrennung oder Zerstörung von lebendem Gewebe durch äußere Einflüsse. Ursachen können dabei mechanische Kräfte, chemische Stoffe, Kälte, Hitze und auch Strahlen sein.

Beispiele für mechanische Verletzungen sind:

- Schnitt- und Hiebwunden mit glatten Wundrändern und meist starken Blutungen.
- Stichwunden mit tiefreichenden Verletzungen bei nur kleinen Hautwunden.
- Rißwunden mit unregelmäßigen, zerfetzten Wundrändern.

- Platzwunden mit unregelmäßigen Wundflächen durch stumpfe Gewalteinwirkung.
- Bißwunden mit hoher Infektionsgefahr durch bakterienhaltigen Speichel.
- Schußwunden mit sehr unterschiedlichen Verletzungen nach z. B. Streifschuß, Durchschuß oder Steckschuß.
- Schürfwunden mit nur oberflächlichen Hautverletzungen.

Bei einer **Quetschung (Kontusion)** kommt es durch stumpfe Gewalt zu einer Gewebeschädigung. Die Folge kann ein Bluterguß unter der Haut, aber auch eine Verletzung innerer Organe sein (z. B. Kontusion von Gelenken, Kontusion des Gehirns).

Wundheilung

Durch Ersatz des zerstörten Gewebes und Wiedervereinigung der Wundränder erfolgt schrittweise die Wundheilung. Die komplikationslose **primäre Wundheilung** bei gut aneinanderliegenden Wundrändern wird dabei von der verzögerten **sekundären Wundheilung** bei breit klaffenden, gequetschten oder infizierten Wunden unterschieden.

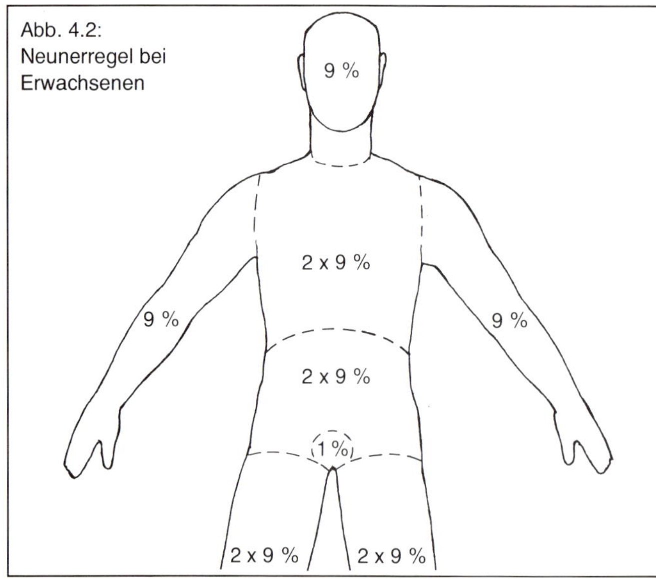

Abb. 4.2: Neunerregel bei Erwachsenen

Verbrennungswunde

Verbrennungen entstehen durch örtliche Hitzeeinwirkung. Nach der Schwere der Gewebeveränderung unterscheidet man dabei 4 Grade der Verbrennung:

- Verbrennungen 1. Grades sind durch Rötung (Erythem) und Schwellung infolge einer beträchtlichen Mehrdurchblutung gekennzeichnet.
- Verbrennungen 2. Grades weisen neben einer stärkeren Rötung und Schwellung zusätzlich Brandblasen auf, die durch Serumansammlungen unter der Oberhaut entstehen.
- Verbrennungen 3. Grades sind mit Gewebezerstörungen (Nekrosen) der Haut und eventuell auch der tiefer gelegenen Schichten verbunden. Bei der Abheilung entstehen später oft ausgeprägte Narben.
- Verbrennungen 4. Grades stellen eine Verkohlung des Gewebes durch direkte Hitzeeinwirkung dar.

Verbrennungsgrade

Verbrennung	
1. Grades	– Rötung und Schwellung
2. Grades	– Rötung, Schwellung und Blasenbildung
3. Grades	– Nekrosen der Haut, eventuell auch tieferer Gewebeschichten
4. Grades	– Verkohlung

Die Auswirkungen einer Verbrennung auf den Gesamtorganismus hängen wesentlich vom Prozentsatz der betroffenen Körperoberfläche ab. Zur Abschätzung der Ausdehnung dient die Neunerregel, nach der beim Erwachsenen der Kopf 9 %, jeder Arm 9 %, jedes Bein 2 x 9 % und Ober- sowie Unterkörper jeweils 2 x 9 % der Gesamtoberfläche ausmachen. 1 % wird dem Geschlechtsbereich zugeordnet.

Erfrierung

Erfrierungen kommen vorwiegend an äußeren Körperstellen vor, wie Nase, Ohr, Finger und Zehen. Man unterscheidet dabei wie bei den Verbrennungen verschiedene Grade der Erfrierung.

Erfrierungsgrade	
Erfrierung	
1. Grades	– zunächst Blässe, dann Rötung
2. Grades	– Blasenbildung
3. Grades	– Gewebetod (Nekrose)

Verätzung

Die Säureverätzung führt zur Gerinnung (Koagulation), die Laugenverätzung zur Verflüssigung (Kolliquation) des Zelleiweißes. Laugen verursachen dabei durch ihre verflüssigende Wirkung tiefer reichende Wunden als die verschorfenden Säuren.
Die Gewebeschäden sind mit den Veränderungen durch Verbrennungen vergleichbar. Bei leichten Verätzungen sind nur Rötung und Schwellung erkennbar, bei schweren Verätzungen kommt es zusätzlich zur Blasenbildung und schließlich zum Gewebezerfall (Nekrose).

4.4 Krankheiten des Halte- und Bewegungsapparates

4.4.1 Verletzungen (Traumen)

Verletzungen können sowohl die Weichteile als auch Knochen und Gelenke betreffen. Sie werden auch als Traumen (Einzahl: Trauma) bezeichnet. Die Weichteilverletzungen wurden in Kapitel 4.3.4 beschrieben.

Gelenkverletzungen

Kontusion (Prellung, Quetschung) Es handelt sich um eine häufige Gelenkerkrankung. Durch eine stumpfe Gewalt (z. B. Schlag oder Stoß) kommt es zu einer Quetschung und nachfolgend zu Schwellung und Bluterguß.

Distorsion (Zerrung, Verstauchung) Durch übermäßige Bewegungen (z. B. Überstrecken, Umknicken) kommt es zur Überdehnung des Bandapparates. Schwellung, Bluterguß und schmerzhafte Bewegungseinschränkung sind die Folge.

Luxation (Verrenkung) Bei einer Luxation springt das Gelenkende eines Knochens aus seinem Lager. Der Gelenkkopf eines Kugelgelenkes z. B. befindet sich nach einer Luxation außerhalb seiner Gelenkpfanne.
In der Regel wird eine Verrenkung erst durch eine Schädigung des straffen Bandapparates oder durch eine Fehlbildung der Gelenkflächen möglich.
Aufgrund seiner großen Beweglichkeit kann das Schultergelenk leichter als andere Gelenke bei Verletzungen ausgerenkt werden. Luxationen am weit stabileren Hüftgelenk findet man dagegen vor allem bei einer angeborenen Fehlbildung mit Abflachung der Hüftpfanne.
Tritt eine Verrenkung immer wieder auf, so spricht man von einer **habituellen Luxation** (habituell – gewohnheitsmäßig).

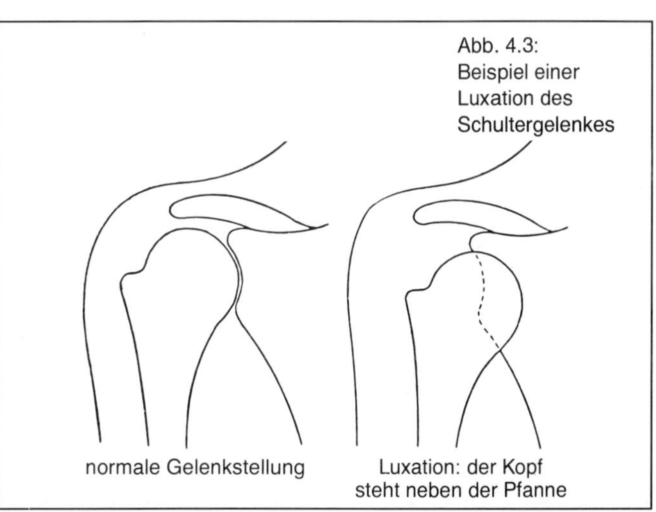

Abb. 4.3: Beispiel einer Luxation des Schultergelenkes

Die Therapie einer Luxation besteht in der **Reposition** (reponere lat. — zurücklagern, zurückstellen), d. h. der Rückverlagerung des luxierten Knochens, mit anschließender Ruhigstellung des Gelenkes. Eine Operation kann notwendig werden, um z. B. Bänderrisse zu nähen.

Knochenbrüche (Frakturen)

Eine Fraktur (frangere, fractum lat. — zerbrechen, bersten) ist eine vollständige Durchtrennung eines Knochens in zwei oder mehrere **Bruchstücke (Fragmente).**

Leicht erkennbare Symptome wie Schmerz, Schwellung und eine Funktionsstörung können bereits auf eine Fraktur hinweisen. Sichere Anzeichen einer Fraktur sind aber erst eine **Fehlstellung** (z. B. Verkürzung, Verdrehung, Verschiebung), eine **abnorme Beweglichkeit** und das typische Reibegeräusch (**Krepitation,** crepitare lat. — knarren), wenn die Frakturenden gegeneinander bewegt werden. Zusätzlich werden Röntgenaufnahmen zur Feststellung einer Fraktur durchgeführt.

Abb. 4.4: Oberarmbruch schematisch

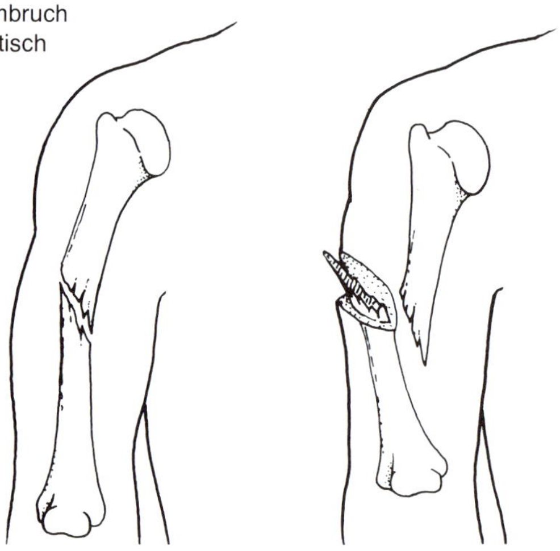

geschlossener Oberarmbruch

offener Oberarmbruch mit Durchspießung der Haut

Ist der Knochenbruch von einer schützenden Weichteilschicht bedeckt, so spricht man von einer **geschlossenen Fraktur.** Besteht durch eine Weichteilverletzung jedoch eine Verbindung zwischen dem Knochenbruch und der Umwelt, so liegt eine **offene Fraktur** vor. Das Infektionsrisiko ist dabei deutlich erhöht.

Frakturbehandlung Besteht eine Fehlstellung der Bruchenden, so wird die ursprüngliche Lage der Knochenenden zunächst durch eine **Reposition** wiederhergestellt.

Anschließend erfolgt die **Ruhigstellung** der Fraktur, damit sich wieder neuer Knochen im Frakturspalt bilden kann. Die Ruhigstellung bewirkt dabei in der Regel eine schnelle Abschwellung im Frakturbereich und eine Schmerzlinderung für den Patienten.

Dislokation	— Fehlstellung
dislozierte Fraktur	— verschobene Fraktur
Reposition	— Wiederherstellung der ursprünglichen Lage der Knochenenden
Ruhigstellung	— ermöglicht erst die Heilung der Fraktur durch Bildung von neuem Knochen im Frakturspalt.

Man unterscheidet grundsätzlich zwischen der konservativen und der operativen Frakturbehandlung.

Bei der **konservativen Frakturbehandlung** erfolgt die Ruhigstellung durch verschiedenartige Verbände, wie z. B. einen Gipsverband. Dazu werden Gazebinden, die mit Gipspulver bestreut sind, naß gemacht und im Frakturbereich angewickelt. Kann man einen Knochenbruch nicht ausreichend durch einen Verband ruhigstellen, so erfolgt eine **operative Frakturbehandlung.** Dies kann z. B. durch einen in das Knochenmark geschlagenen Nagel (Marknagelung), eine Metallplatte, verschiedenartige Drahtschlingen oder eine äußere dreidimensionale Haltevorrichtung (Fixateur externe) geschehen. Die operative Vereinigung der Frakturenden bezeichnet man als **Osteosynthese** (synthesis gr. — Zusammensetzung).

4.4.2 Weitere Erkrankungen des Halte- und Bewegungsapparates

Knochenerkrankungen	
Ostitis	— Knochenentzündung
Osteo-myelitis	— Knochenmarkentzündung
Rachitis	— Knochenerweichung durch Kalkmangel im Kindesalter. Dies kann durch Mangel an Vitamin D hervorgerufen werden oder durch eine von Vitamin D unabhängige Erkrankung (z. B. Störung der Calciumaufnahme im Darm, Nierenerkrankung). Verformungen des Skeletts können die Folge von Rachitis sein (z. B. Wirbelsäulenverformung, O-Beine).
Osteo-malazie	— Knochenerweichung im Erwachsenenalter (entspricht der Rachitis beim Kind)
Osteo-porose	— (poros gr. — Loch) Schwund des Knochengewebes mit Zunahme der Markräume. Eine erhöhte Knochenbrüchigkeit ist die Folge.
Osteom	— gutartiger Knochentumor
Osteo-sarkom	— bösartiger Knochentumor

Gelenkerkrankungen	
Arthritis	— Gelenkentzündung
Arthrose	— (Arthrosis deformans) nichtentzündliche Gelenkschädigung, besonders häufig durch chronische Überbeanspruchung
Poly-arthritis	— Entzündung zahlreicher Gelenke
Ankylose	— Gelenkversteifung

Wirbelsäulenschäden	
Skoliose	— seitliche Verbiegung der Wirbelsäule
Kyphose	— Krümmung der Wirbelsäule nach hinten (Buckel). Beim Gesunden besteht bereits normalerweise eine leichte Kyphose im Brustbereich. Erst bei verstärkter Ausprägung ist sie krankhaft.
Lordose	— Krümmung der Wirbelsäule nach vorne. Beim Gesunden besteht bereits normalerweise eine leichte Lordose im Lendenbereich. Bei verstärkter Ausprägung erst ist sie krankhaft (Hohlkreuz).
Band-scheiben-vorfall	— Hervortreten von Bandscheibengewebe (oft nur des Kerns) über die Wirbelkörperränder hinaus. Das Rückenmark oder einzelne Nervenwurzeln können dadurch gequetscht werden. Es kann dabei zu heftigen Schmerzen und Nervenausfällen kommen.
Lumbago	— Lendenschmerz, sogenannter Hexenschuß (lumbus lat. — Lende). Es handelt sich hierbei um heftige, meist plötzlich auftretende Schmerzen im Lendenbereich, die oft auf Bandscheibenschädigungen beruhen.

Erkrankungen der Muskeln und Sehnen	
Myositis	— Muskelentzündung
Myogelose	— umschriebene Muskelverhärtung mit Druckschmerz
Myalgie	— Bezeichnung für das Symptom Muskelschmerz
Muskel-atrophie	— Muskelschwund
Myom	— gutartiger Muskeltumor

Erkrankungen der Muskeln und Sehnen	
Myosarkom	— bösartiger Muskeltumor
Hernie	— Bruch, Hervortreten von Eingeweide aus der Bauchhöhle durch eine Lücke der Bauchwand (siehe auch 3.6.4)
Tendovaginitis	— Sehnenscheidenentzündung. Die Gleitfähigkeit der Sehnen wird dadurch gehemmt. Ursache sind häufig Überanstrengungen.
Bursitis	— Schleimbeutelentzündung. Sie tritt häufig im Bereich des Ellenbogengelenkes und des Kniegelenkes auf.

4.4.3 Rheumatismus

Rheuma Ist eine Sammelbezeichnung für schmerzhafte Erkrankungen des Halte- und Bewegungsapparates. Man unterscheidet einen entzündlichen und einen degenerativen Rheumatismus — jeweils mit Veränderungen im Bereich der Gelenke — sowie einen Weichteilrheumatismus außerhalb der Gelenke.

Entzündlicher Rheumatismus

Rheumatisches Fieber Das rheumatische Fieber ist eine vor allem bei Kindern und Jugendlichen vorkommende Folgeerkrankung nach einer **Infektion mit Streptokokken,** wie z. B. einer Mandelentzündung (Angina) oder Scharlach. Zwischen der Infektionskrankheit und dem rheumatischen Fieber liegt ein beschwerdefreier Zeitraum von 1—3 Wochen.
Es kommt dann zu **hohem Fieber** und Entzündungen vor allem an den großen Gelenken **(akute Polyarthritis).** Bei der von Gelenk zu Gelenk springenden Erkrankung treten die typischen Symptome von Entzündungen wie Rötung, Überwärmung, Schwellung, Schmerz und eingeschränkte Funktionsfähigkeit auf.

Viel gefährlicher als die Gelenkentzündungen ist jedoch eine häufig auftretende, schwerwiegende Entzündung der Herzinnenwand **(Endokarditis),** die zu erheblichen Folgeschäden insbesondere im Bereich der Herzklappen führen kann. Die Ursache dieser Entzündungen am Herzen und an den Gelenken nach teilweise banalen Streptokokkeninfekten ist noch nicht vollständig geklärt. Grundlage ist dabei eine allergische Reaktion auf Streptokokkenantigene.
Die Prognose hängt entscheidend vom Verlauf der Entzündung am Herzen ab. Das Ausmaß der teilweise auftretenden Herzklappenveränderungen kann später einen Herzklappenersatz notwendig machen.

Rheumatoide Arthritis (chronische Polyarthritis) Die Ursache der schleichend oder in Schüben verlaufenden rheumatoiden Arthritis ist bislang unbekannt. Es wird angenommen, daß es durch eine Störung im Immunsystem zu einer Entzündung der Innenschicht der Gelenkkapsel (Synovialis) kommt. Es entsteht eine Synovitis, die später zu Knorpelzerstörungen führen kann. Im Rahmen der Immunreaktion können sogenannte Rheumafaktoren (Immunglobuline) im Blut nachgewiesen werden. Frauen sind bei der vor allem um das 40. Lebensjahr auftretenden Erkrankung etwa dreimal häufiger als Männer betroffen.
Die rheumatoide Arthritis beginnt in der Regel an den kleinen Gelenken (Grund- und Mittelgelenke der Finger und Zehen) mit Bewegungsschmerz und Schwellung. Später greift sie auch auf große Gelenke über. Typisch sind Morgensteifheit und Durchblutungsstörungen einzelner Finger sowie Sensibilitätsstörungen. Im fortgeschrittenen Stadium kann es zu ausgeprägten Bewegungseinschränkungen, Verkrümmungen und sogar zu Gelenkversteifungen kommen.
Die Therapie bei dieser über viele Jahre verlaufenden Erkrankung ist schwierig. Medikamente müssen oft über einen langen Zeitraum gegeben werden. Akut ent-

zündete Gelenke werden zusätzlich lokal gekühlt, während bei chronischen Entzündungsprozessen Wärmeanwendungen sinnvoll sind. Etwa 10 % aller Patienten mit rheumatoider Arthritis weisen leider schwere Gelenkveränderungen auf.

Degenerativer Gelenkrheumatismus

Unter einer Degeneration versteht man die Rückbildung und den Verfall von früher normalen Organen, Geweben oder Zellen mit anschließendem minderwertigen Ersatz.
Beim degenerativen Rheumatismus treten insbesondere an den Gelenken und an der Wirbelsäule Veränderungen auf, ohne daß Entzündungserscheinungen zu beobachten sind.
Typisch ist die **Arthrose (Arthrosis deformans),** eine nichtentzündliche Gelenkerkrankung des höheren Lebensalters infolge von Abnutzungserscheinungen. Chronische Überbeanspruchungen der Gelenke (z. B. durch Leistungssport, hohes Gewicht oder Fehlstellung der Gelenke) können dabei die Ursache sein, genauso wie Stoffwechselstörungen oder Vorschädigungen der Gelenke durch Unfälle oder Entzündungen.
Typische Beschwerden sind Bewegungsstörungen der Gelenke und Schmerzen. Oft sind die Patienten jedoch auch beschwerdefrei.
Im Röntgenbild sind unter anderem eine Verschmälerung des Gelenkspaltes durch Knorpelschwund, Randzackenbildungen und vermehrte Verkalkungen der Knochenenden erkennbar.
Häufig treten diese Veränderungen im Bereich der Hüftgelenke **(Koxarthrose),** der Kniegelenke **(Gonarthrose)** oder der Wirbelsäule **(Spondylose)** auf.

Weichteilrheumatismus

Beim Weichteilrheumatismus sind keine Gelenke, sondern Muskeln, Sehnen, Sehnenscheiden, Schleimbeutel, Bänder, Faszien und Bindegewebe betroffen.
Typische rheumatische Erkrankungen des Bandapparates sind die Sehnenscheidenentzündung **(Tendovaginitis)** und der sogenannte Tennisellenbogen **(Epicondylitis humeri)** an der Ansatzstelle einer Muskelgruppe am Oberarmknochen.
Zum Kreis der rheumatischen Krankheiten werden auch die **Kollagenosen** im engeren Sinne gezählt. Bei diesen Krankheiten kommt es durch eine Störung des Immunsystems zu Veränderungen des Bindegewebes. Man unterscheidet unter anderem den systemischen **Lupus erythematodes** (Erkrankung der Haut und des Gefäßbindegewebes zahlreicher Organe), die **Sklerodermie** (Erkrankung mit Verhärtung des Bindegewebes), die **Dermatomyositis** bzw. **Polymyositis** (entzündliche Erkrankung der Haut und quergestreiften Muskulatur) und die **Panarteriitis nodosa** (Erkrankung der kleinen und mittleren Arterien und Arteriolen mit knötchenartigen Verdickungen der Gefäßwände).

4.5 Krankheiten des Blutes und der blutbildenden Organe

Anämie	– Verminderung der Erythrozyten, Blutarmut (haima gr. – Blut)
Polyglobulie	– Vermehrung der Erythrozyten (poly gr. – viel, zahlreich; globulus lat. – Kügelchen)
Leukopenie	– Verminderung der Leukozyten (leukos gr. – weiß; penia gr. – Armut)
Leukozytose	– Vermehrung der Leukozyten
Leukämie	– bösartige Erkrankung der Leukozyten
Thrombopenie	– Verminderung der Thrombozyten
Thrombozytose	– Vermehrung der Thrombozyten

4.5.1 Erkrankungen der roten Blutkörperchen

Anämien

Anämien sind Erkrankungen mit einer Verminderung der roten Blutkörperchen (Erythrozyten) und des Blutfarbstoffs Hämoglobin (Hb).

Man unterscheidet nach dem Hämoglobin-Gehalt (Hb-Gehalt) der Erythrozyten:

hypochrome Anämie	— Anämie mit vermindertem Hb-Gehalt der einzelnen Erythrozyten
normochrome Anämie	— Anämie mit normalem Hb-Gehalt der einzelnen Erythrozyten
hyperchrome Anämie	— Anämie mit vermehrtem Hb-Gehalt der einzelnen Erythrozyten

Man unterscheidet nach den Ursachen:

Anämien durch Blutverlust:

- akut, z. B. bei Verletzungen größerer Blutgefäße, bei Magengeschwüren oder bei Aufplatzen von Krampfadern in der Speiseröhre (sogenannte Ösophagusvarizenblutungen).
- chronisch, z. B. bei Sickerblutungen aus dem Magen-Darm-Trakt (z. B. Hämorrhoidenblutungen) oder bei verlängerten Regelblutungen.

Anämien durch verminderte Bildung roter Blutkörperchen:

- bei Schädigung des Knochenmarks (der Bildungsstätte der Erythrozyten), z. B. durch Medikamente, Chemikalien oder Strahlen.
- Mangelanämien, z. B. **Eisenmangelanämie** (häufigste Anämie): Eisen wird unter anderem zum Aufbau des Hämoglobins in den roten Blutkörperchen benötigt. Bei Eisenmangel ist deshalb die Bildung neuer Erythrozyten vermindert. Die Erythrozyten enthalten weniger Hämoglobin als normal. Folglich handelt es sich um eine **hypochrome Anämie.** Ursache des Eisenmangels sind häufig chronische Blutungen, aber auch ungenügende Zufuhr mit der Nahrung, Resorptionsstörungen im Darm oder gesteigerter Bedarf an Eisen (z. B. in der Schwangerschaft).
  Vitamin-B_{12}-Mangelanämie (perniziöse Anämie): Bei der perniziösen Anämie ist die Aufnahme (Resorption) von Vitamin B_{12} im Darm gestört. Seltener liegt die Ursache in einer ungenügenden Zufuhr mit der Nahrung.
  Da Vitamin B_{12} zur Bildung der Erythrozyten benötigt wird, nimmt die Erythrozytenzahl ab. Der Hämoglobinanteil in den einzelnen Erythrozyten erhöht sich dabei jedoch. Folglich handelt es sich hierbei um eine **hyperchrome Anämie.**
- Anämien bei **gestörter Eisenverwertung:** Der Einbau des Eisens in das Hämoglobinmolekül ist gestört.

Anämien durch vermehrten Abbau roter Blutkörperchen (Hämolyse = Abbau roter Blutkörperchen):

- aufgrund einer Minderwertigkeit der roten Blutkörperchen.
- aufgrund verschiedener Faktoren, wie z. B. Medikamente, chemische Substanzen (z. B. Benzol, Blei), Antikörper, mechanische Einflüsse, Kälte oder Wärmereize.

Anämien als begleitendes Symptom verschiedener Erkrankungen (z. B. Tumoren, Nierenerkrankungen).

Polyglobulie

Der Vielzahl von Anämieformen stehen nur wenige Formen einer Vermehrung der Erythrozyten (Polyglobulie) gegenüber.
Eine Vermehrung kann als Anpassung an einen geringeren Sauerstoffgehalt in Höhenlagen erfolgen, aber auch bei Herz- und Lungenerkrankungen sowie bei ungehemmter Neubildung im Knochenmark.

4.5.2 Erkrankungen der weißen Blutkörperchen und der blutbildenden Organe

Leukopenie	– Verminderung der Leukozytenzahl unter 5000/mm³, z. B. durch eine Bildungsstörung im Knochenmark oder einen vorzeitigen Leukozytenuntergang.
Leukozytose	– Vermehrung der Leukozytenzahl über 9000/mm³, z. B. als Antwort des Körpers bei Entzündungen.
Agranulozytose	– allergisch bedingte, schnell einsetzende Granulozytenverminderung mit schweren Krankheitserscheinungen; im Blutbild starke Verminderung der Leukozyten mit weitgehendem Fehlen der Granulozyten.
Leukämie	– bösartige Erkrankung der weißen Blutkörperchen und ihrer Vorstufen (Blutkrebs) mit weitgehend ungeklärter Ursache. Während die myeloische Leukämie die Granulozyten betrifft, sind bei der lymphatischen Leukämie die Lymphozyten betroffen. Einteilung in: akute myeloische, akute lymphatische, chronische myeloische und chronische lymphatische Leukämie.
Lymphom	– Sammelbegriff für gutartige und bösartige Lymphknotenvergrößerungen

4.5.3 Störungen der Blutstillung (hämorrhagische Diathesen)

Die Blutstillung erfolgt durch das Zusammenwirken der **Gerinnungsfaktoren** im Plasma, der **Thrombozyten** und der **Gefäßwände** (siehe 3.7.4). Infolgedessen können Veränderungen sowohl der Gerinnungsfaktoren als auch der Thrombozyten oder der Gefäßwände zu Störungen der Blutstillung führen.

Entsprechend unterscheidet man:

Koagulopathien	– Gerinnungsstörungen (Koagulation = Gerinnung), die durch Mangel oder fehlerhafte Wirkung der Gerinnungsfaktoren bedingt sind, z. B. **Hämophilie = Bluterkrankheit** (vererbter Mangel eines Gerinnungsfaktors)
Thrombopathien	– Jede Veränderung der Thrombozyten
Vasopathien	– Blutungskrankheiten durch Gefäßwanddefekte

Eine durch Störung der Blutstillung bedingte Blutungsneigung wird auch als **hämorrhagische Diathese** bezeichnet (Hämorrhagie = Blutung; diathesis gr. – Zustand, innere Verfassung). Patienten mit Blutungsneigungen können teilweise schon durch geringfügige Verletzungen erheblich gefährdet sein. Es können dabei ausgeprägte **Blutergüsse (Hämatome)** beobachtet werden.

4.6 Überempfindlichkeitsreaktionen

Das System der körpereigenen Abwehr (Immunsystem) schützt den Organismus vor körperfremden Substanzen. Die bei der spezifischen Körperabwehr entstehenden Antigen-Antikörper-Reaktionen können dabei durch verschiedene Erkrankungen gestört sein.

Kann der Körper auf einen Immunreiz nicht mit einer voll ausgeprägten Immunantwort reagieren, so besteht ein **Immundefekt (Immunmangelkrankheit).** Hat der Körper dagegen eine spezifische Überempfindlichkeit gegenüber bestimmten Antigenen erworben, so spricht man von einer **Allergie.**

Anaphylaktischer Schock

Ein anaphylaktischer Schock ist eine gefürchtete, heftig einsetzende Erkrankung, die entstehen kann, wenn der Körper mit einem Antigen in Kontakt kommt, gegen das eine Überempfindlichkeit besteht. Innerhalb weniger Minuten nach dem Antigenkontakt kommt es durch eine allergische Sofortreaktion zwischen den Antigenen und Antikörpern zu schweren akuten Kreislaufstörungen.
Erste Symptome können Juckreiz, Hautrötung, Schleimhautschwellung, Übelkeit, Erbrechen, Stuhlabgang und Schweißausbrüche sein. Durch einen abrupten Blutdruckabfall mit erheblich beschleunigtem Puls und durch Atemstörungen kann es zu Bewußtseinsverlust kommen. Durch Herz- und Atemstillstand kann der anaphylaktische Schock schließlich zum Tod führen.
Ursache können z. B. Injektionen von Medikamenten (z. B. Penizillin), Kontrastmittelgaben, Antigengaben bei der Allergiebehandlung und Insektenstiche sein.
Bei Auftreten eines anaphylaktischen Schocks ist sofortige ärztliche Hilfe zur Kreislaufstabilisierung und zur Sicherung der Atemfunktion entscheidend.

Allergischer Schnupfen (allergische Rhinitis)

Typische Kennzeichen sind eine Schwellung der Nasenschleimhäute, wäßriger Schleim und Niesanfälle, meist zusammen mit einer Bindehautentzündung (Konjunktivitis).
Als Ursache kommen Pollen (Heuschnupfen) und Hausstaub (Milben, Tierhaare, Bettfedern) sowie berufsbedingt z. B. Mehl bei Bäckern in Frage.

Allergisch bedingtes Asthma bronchiale

Asthma bronchiale (asthma gr. — Atemnot, Keuchen; bronchiale — die Bronchien betreffend) ist eine anfallsweise Atemnot, die auf der Basis einer allergischen Reaktion entstehen kann, aber auch durch Infektionen, chemische Schadstoffe und psychische Belastungen verursacht sein kann (siehe 4.8).
Kennzeichnend ist eine starke Verengung der Atemwege mit Atemnot, zähem Schleim und verlängerter Ausatmungsphase.
Als Ursache kommen Pollen, Hausstaub und berufsbedingte Antigene wie bei allergischem Schnupfen in Frage.

Allergisches Kontaktekzem

Ein Ekzem ist eine juckende, flächenhafte Entzündung vor allem der Oberhaut. Bei direktem Kontakt mit Antigenen kann es durch Antigen-Antikörper-Reaktionen zu einem allergischen Kontaktekzem kommen. Es erscheinen dabei nach einer anfänglichen Rötung Bläschen. Später beginnt der Bereich des Antigenkontaktes zu nässen. Abschließend entstehen Krusten, deren Abheilung ohne Narben erfolgt.

Autoimmunkrankheiten

Bildet der Organismus gegen körpereigene Substanzen Antikörper, so spricht man von Autoimmunkrankheiten. Eine derartige Störung des Immunsystems liegt z. B. bei den Kollagenosen vor (siehe 4.4.3).

4.7 Krankheiten von Herz und Kreislauf

4.7.1 Krankheiten des Herzens

Herzinsuffizienz

Bei einer Herzinsuffizienz (Herzleistungsschwäche) ist das Herz nicht mehr in der Lage, die erforderliche Leistung zu erbringen. Kann das Herz die Leistungsschwäche nicht durch weitere Steigerung der Schlagkraft und der Schlagfolge (Pulsfrequenz) beheben, so kommt es zu einem Rückstau des Blutes vor dem Herzen.

Nach dem betroffenen Herzteil unterscheidet man eine Rechtsherzinsuffizienz, Linksherzinsuffizienz oder beidseitige Insuffizienz.

Bei der **Rechtsherzinsuffizienz** staut sich das dem Herzen über die beiden Hohlvenen zufließende Blut im Körperkreislauf. Dies wird unter anderem an **gestauten Halsvenen,** einer durch den Blutstau bedingten **Lebervergrößerung** und **Beinödemen** sichtbar. Als Ödem bezeichnet man dabei eine Schwellung durch Flüssigkeitsansammlung in den Gewebespalten. Die durch die Herzinsuffizienz bedingte Flüssigkeitseinlagerung ist infolge der Druckverhältnisse bei aufrechter Körperhaltung am stärksten in den Beinen.

Bei der **Linksherzinsuffizienz** staut sich das Blut im Lungenkreislauf. Es kann dadurch unter anderem zu einer **Atemstörung (Dyspnoe)** und einer **Zyanose** kommen. Als Zyanose bezeichnet man die blaurote Färbung z. B. der Lippen durch verminderten Sauerstoffgehalt des Blutes.

Durchblutungsstörungen des Herzens

Koronarsklerose Bei der Koronarsklerose (corona lat. – Kranz, skleros gr. – hart) handelt es sich um eine Arteriosklerose (Arterienverkalkung) der Herzkranzarterien.

Die Koronararterien versorgen den Herzmuskel mit Blut. Durch eine Verdickung der Gefäßwände kann es bei der Koronarsklerose zu Durchblutungsstörungen am Herzen kommen. Eine dadurch mögliche deutliche Verminderung der Durchblutung mit Blutleere des Gewebes bezeichnet man als **Ischämie.**

Die Koronarsklerose kann zu Angina pectoris, Herzinfarkt und Herzleistungsschwäche (Herzinsuffizienz) führen.

Angina pectoris (Brustenge) Durch verschlechterte Durchblutung kann es zu einem Sauerstoffmangel des Herzens insbesondere bei Belastung kommen. Dies kann sich in typischer Weise als plötzlich einsetzender Schmerz im Brustbereich bemerkbar machen, der bis zu einigen Minuten anhält und oft in die Schultern und den linken Arm ausstrahlt. Die Patienten spüren dabei ein Engegefühl (Angina) im Brustbereich (pectus), oft mit Atemnot und Schmerz. Die Krankheit hat daher den Namen Angina pectoris erhalten.

Tritt die Angina pectoris nicht nur bei starker Belastung, sondern bereits in Ruhe und bei geringer Belastung auf, so kann dies ein Warnsignal für einen drohenden Herzinfarkt sein.

Herzinfarkt (infarcire lat. – hineinstopfen) Durch unzureichende Blutversorgung des Herzens kann es zu einer schweren Schädigung eines Herzmuskelbezirks mit Gewebsuntergang (Nekrose; nekros gr. – tot) kommen. Man spricht dann von einem Herzinfarkt.

In den meisten Fällen wird ein Infarkt durch eine Koronarsklerose verursacht, bei der es durch einen Blutpfropf (Thrombus) abrupt zum Gefäßverschluß kommt (Abb. 4.5).

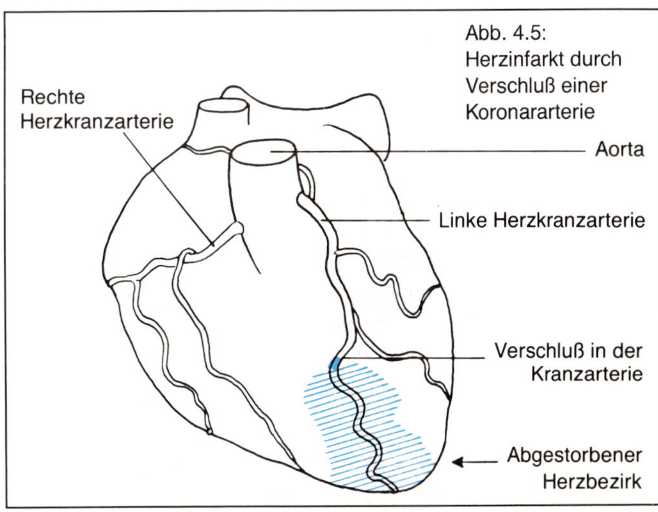

Abb. 4.5: Herzinfarkt durch Verschluß einer Koronararterie

Typisches Symptom eines Herzinfarktes ist ein plötzlich einsetzender, heftiger **Schmerz,** der länger als bei der Angina pectoris andauert. Der Patient verspürt dabei häufig große Angst und große Übelkeit. Es kommt zu Blutdruckabfall und Pulsbeschleunigung, häufig auch zu Herzrhythmusstörungen.
EKG und **Laborwerte** zeigen in der Regel charakteristische Veränderungen. Durch die zugrundegehenden Herzmuskelzellen sind dabei einzelne Enzymwerte deutlich erhöht. Der Patient ist besonders in den ersten 48 Stunden unter anderem durch Herzrhythmusstörungen, die zu Kammerflimmern führen können, und durch eine akute Herzleistungsschwäche gefährdet.

Herzinsuffizienz	
Dyspnoe	– Atemstörung, Atemnot
Zyanose	– blaurote Färbung von z. B. Lippen, Bindehaut und Nagelbett
Ödem	– Schwellung durch Flüssigkeitsansammlung im Gewebe

Durchblutungsstörungen des Herzens	
Arteriosklerose	– krankhafte Veränderung der Arterien (Arterienverkalkung)
Koronarsklerose	– Arteriosklerose der Koronararterien
Koronare Herzkrankheit (KHK)	– Herzerkrankung durch unzureichende Koronardurchblutung
Angina pectoris	– anfallartiger Schmerz im Brustbereich durch Erkrankung der Herzkranzgefäße
Infarkt	– örtlicher Gewebetod (Nekrose) durch Blutleere nach einem Gefäßverschluß
Herzinfarkt	– Untergang von Herzmuskelgewebe (Nekrose)

Herzrhythmusstörungen

Herzrhythmusstörungen kommen häufig vor und können von Patienten z. B. als **Herzjagen** bei schneller Schlagfolge (Tachykardie) oder **Herzstolpern** bei unregelmäßiger Schlagfolge (Arrhythmie) beobachtet werden.
Zur objektiven Feststellung von Herzrhythmusstörungen dienen die Pulsmessung und das Elektrokardiogramm (EKG). Man unterscheidet **Störungen der Erregungsbildung** im Sinusknoten von **Störungen der Erregungsleitung,** z. B. vom Sinusknoten zum AV-Knoten. Ist die Erregungsleitung unterbrochen, so spricht man von einem Herzblock.

Herzrhythmusstörungen	
Bradykardie	– langsame Schlagfolge des Herzens; Frequenz unter 60/min. (bradys gr. – langsam; kardia gr. – Herz)
Tachykardie	– schnelle Schlagfolge des Herzens; Frequenz über 100/min. (tachys gr. – schnell)
Herzflattern	– sehr rasche Schlagfolge des Herzens; Frequenz um 300/min.
Herzflimmern	– Erregung der Herzmuskelfasern geschieht in so rascher Folge, daß nur noch Flimmerbewegungen möglich sind
Arrhythmie	– unregelmäßige Schlagfolge des Herzens (unrhythmisch)
Extrasystole	– außerhalb des normalen Herzrhythmus auftretende Kontraktion des Herzens

Entzündungen des Herzens

Dem Wandaufbau des Herzens entsprechend, unterscheidet man:

Perikarditis	– Entzündung des Herzbeutels
Myokarditis	– Entzündung des Herzmuskels
Endokarditis	– Entzündung der Herzinnenhaut.

Perikarditis Der Herzbeutel besteht aus zwei Schichten, zwischen denen sich ein dünner Flüssigkeitsfilm befindet.
Durch Entzündungen des Herzbeutels entstehen zunächst Reibegeräusche an den bei jedem Herzschlag bewegten Perikardschichten. Später tritt häufig eine Flüssigkeitsansammlung (Erguß) im Spalt zwischen den beiden Schichten auf. Der Patient hat im akuten Stadium in der Regel starke Schmerzen, Fieber und Luftnot. Im chronischen Stadium kann es durch Verwachsungen und Schrumpfungen des Herzbeutels zur Herzinsuffizienz kommen.

Myokarditis Eine Entzündung des Herzmuskels kommt häufig im Rahmen anderer Erkrankungen vor, z. B. bei rheumatischem Fieber oder Virusinfektionen. Es kann dabei zu Herzrhythmusstörungen und Zeichen einer Herzinsuffizienz kommen.

Endokarditis Entzündungen der Herzinnenhaut sind stets mit der Gefahr einer Schädigung der Herzklappen verbunden. Schwere bleibende Herzklappenfehler können die Folge sein.
Nach der Ursache unterscheidet man im wesentlichen die im Rahmen eines rheumatischen Fiebers auftretende **rheumatische Endokarditis** (siehe 4.4.3) und die **bakterielle Endokarditis.**

Herzklappenfehler

Herzklappenfehler können angeboren oder erworben sein.
Bei der **Herzklappeninsuffizienz** (Schließunfähigkeit der Herzklappe) kommt es zu einer Mehrbelastung des Herzens, da stets Blut durch die nicht korrekt schließende Klappe zurückströmt, das anschließend erneut durch die Herzklappe transportiert werden muß.
Auch bei der **Herzklappenstenose** (Verengung der Klappenöffnung) kommt es zu einer Mehrbelastung des Herzens, da der Widerstand für den Blutstrom durch die Verengung erhöht ist.

Angeborene Herzfehler

Angeborene Herzfehler sind Mißbildungen im Bereich der Herzklappen, der Gefäße im Herzen sowie der Herzscheidewand aufgrund einer Entwicklungsstörung während der Schwangerschaft. Defekte in der Herzscheidewand werden dabei als **Septumdefekte** (Septum = Scheidewand) bezeichnet.
Je nach Ausprägung der Herzfehler kommt es zu einer mehr oder minder starken Beeinträchtigung des normalen Blutflusses.

4.7.2 Krankheiten des Kreislaufes

Hypertonie

Hypertonie (Bluthochdruck) ist eine weitverbreitete Krankheit in den Industrieländern.
Häufig wird eine Hypertonie erst als Zufallsbefund diagnostiziert, da sie lange Zeit ohne Beschwerden bestehen kann. Man spricht von einer Hypertonie, wenn mehrere Blutdruckmessungen systolische Werte über 160 mmHg und diastolische Werte über 95 mmHg ergeben haben.

Definition der Hypertonie durch die Weltgesundheitsorganisation (WHO)

	systolisch	diastolisch
Normbereich	bis 140 mmHg	bis 90 mmHg
Grenzbereich	140–160 mmHg	90–95 mmHg
Hypertonie	über 160 mmHg	über 95 mmHg

Die Blutdruckwerte sind altersabhängig. Vor allem der systolische Wert kann im Alter durch abnehmende Elastizität der Gefäßwände zunehmen. Die oben angegebenen Grenzwerte werden beim Gesunden jedoch nicht überschritten.
Nach der Ursache unterscheidet man zwei Hypertonieformen, die essentielle und die sekundäre Hypertonie.

Bei der **essentiellen Hypertonie,** die über 80 % aller Hypertonien ausmacht, ist keine direkte Ursache festzustellen. Vielmehr scheinen mehrere Faktoren eine Rolle zu spielen. Dazu gehören:

- vererbte Disposition
- übermäßige Kochsalzzufuhr
- weitere Ernährungsfaktoren (z. B. Fette, Alkohol)
- Übergewicht
- Streß.

Die **sekundäre Hypertonie,** die bei weniger als 20 % aller Fälle auftritt, wird durch eine Grunderkrankung wie z. B. Nieren- oder Hormonerkrankungen verursacht.

Folgen Bei oft jahrelanger Beschwerdefreiheit wird der Krankheitsverlauf einer Hypertonie vor allem durch entstehende Gefäßveränderungen bestimmt.
Es entwickelt sich häufig eine ausgedehnte **Arteriosklerose** (siehe 4.7.3), die durch Verdickung der Gefäßwände zu erheblicher Minderdurchblutung einzelner Organe führen kann. Besonders gefährlich sind dabei Durchblutungsstörungen an Herz, Nieren, Gehirn und Gliedmaßen. Durch eine **Thrombose** (Bildung eines Blutpfropfes) kann es bei einer Arteriosklerose sogar zum Verschluß eines Gefäßes (z. B. Herzinfarkt, Hirninfarkt) kommen!
Mögliche Folgen der Hypertonie an den einzelnen Organen:

- Herz: Die vermehrte Arbeitsbelastung des Herzens durch den ständig erhöhten Blutdruck und die gleichzeitig verminderte Blutversorgung durch eine Arteriosklerose der Herzkranzgefäße können zu **Herzinsuffizienz** (Herzleistungsschwäche) und **Herzinfarkt** führen.
- Nieren: Eine Sklerose der Nierengefäße kann eine Niereninsuffizienz verursachen.
- Gehirn: Durchblutungsstörungen des Gehirns durch eine Sklerose der Hirngefäße **(Zerebralsklerose)** können die Gehirnfunktion beeinträchtigen. Durch einen Hirninfarkt oder eine Hirnblutung kann es zu einem Schlaganfall **(Apoplexie)** kommen. Eine Hirnblutung kann dabei durch Riß eines durch Hypertonie vorgeschädigten Gefäßes entstehen.
- Gliedmaßen: Die allgemeinen Gefäßverengungen können auch zu Arterienverengungen oder sogar Arterienverschlüssen im Bereich der Gliedmaßen führen. Es kann dann z. B. zu einer **Claudicatio intermittens** kommen (siehe 4.7.3).

Behandlung Bei der Hypertoniebehandlung unterscheidet man:

- Basismaßnahmen:
  Gewichtsnormalisierung,
  kochsalzarme Ernährung,
  Regulierung der Lebensweise (Abbau von Streß, kein Rauchen).
- Medikamenteneinnahmen: Die Medikamente müssen oft lebenslang eingenommen werden! Zur Verlaufsbeobachtung sind dabei regelmäßige Blutdruckkontrollen erforderlich.
- Operation: z. B. bei Nierenarterienverengungen oder bei einem Phäochromozytom (siehe 4.14).

Hypotonie

Eine Hypotonie (Blutdruckerniedrigung) liegt bei systolischen Blutdruckwerten unter 110 mmHg beim Mann und unter 100 mmHg bei der Frau sowie bei diastolischen Werten geschlechtsunabhängig unter 60 mmHg vor.
Von einer Krankheit kann man bei einer Hypotonie erst sprechen, wenn Kreislaufstörungen auftreten und die Organe nicht mehr genügend durchblutet werden. Wichtig ist dabei die Hypotonie bei Belastung.
Kommt es beim Aufstehen durch Absakken des Blutes in untere Körperpartien zu Schwindelzuständen mit Schwarzsehen vor den Augen, so liegt eine **orthostatische Hypotonie** bzw. eine **orthostatische Kreislaufdysregulation** vor (Orthostase = aufrechte Körperhaltung; Dysregulation = Fehlregulation).

Bei jungen Frauen und körperlich untrainierten Patienten werden häufig Hypotonien ohne erkennbare Ursache beobachtet. Hypotonien, die als Begleitsymptom anderer Einflüsse auf den Kreislauf wie z. B. Hormonstörungen oder Blutvolumenmangel vorkommen, muß man davon sorgfältig unterscheiden.
Allgemeinmaßnahmen wie Kreislauftraining durch sportliche Betätigung und Massagen sind eine wirksame Methode zur Behandlung einer orthostatischen Dysregulation. Blutdrucksteigernde Medikamente können bei Bedarf zusätzlich vom Arzt verordnet werden.

Schock

Bei einem Kreislaufschock liegt eine Minderung der Gewebedurchblutung vor, die zu einem Mißverhältnis zwischen Blutzufuhr und Zellbedarf führt. Durch Sauerstoffmangel und Stoffwechselstörungen kommt es zu einem Zelluntergang, der zu Organversagen und schließlich zum Tod des Patienten führen kann.
Ursachen können unter anderem sein:

- Flüssigkeitsverlust (Volumenmangel z. B. durch Blutverlust oder nach Verbrennungen)
- Herzversagen (z. B. durch Herzinfarkt)
- Krankheitserreger (septischer Schock)
- allergische Reaktionen (anaphylaktischer Schock).

Typische Kennzeichen sind blasse, kühle Haut, kalter Schweiß und schneller Puls (Tachykardie). Der anfangs noch normale oder wenig erniedrigte Blutdruck fällt mit zunehmender Schwere des Schocks weit ab. Es kann schließlich zum Kreislaufzusammenbruch und mit Ausfall wichtiger Organe zum Tod kommen.
Die Behandlung eines Schocks hat den Erhalt der lebenswichtigen Körperfunktionen zum Ziel.
Um das bei den meisten Schockformen bestehende Mißverhältnis zwischen dem kreisenden Blutvolumen und der vorhandenen Gefäßkapazität auszugleichen, ist der Flüssigkeitsersatz durch Infusion in der Regel eine wichtige Sofortmaßnahme, mit Ausnahme beim Herzversagen. Abhängig vom Zustand des Patienten und der Schockursache werden vom Arzt zusätzlich noch weitere Sofortmaßnahmen durchgeführt.

4.7.3 Krankheiten der Gefäße

Arteriosklerose

Die Arteriosklerose (umgangssprachlich = Arterienverkalkung) ist die häufigste und wichtigste Arterienerkrankung. Es kommt dabei zu einer Veränderung der Gefäßwände, die zu Elastizitätsverlust, Wandverdickung, Wandverhärtung und Einengung des Gefäßdurchmessers führt.
Folgende **Risikofaktoren** begünstigen neben einer erblichen Disposition die Entstehung einer Arteriosklerose:

- Hypertonie
- Rauchen
- erhöhte Blutfettwerte (insbesondere ein erhöhter Cholesterinspiegel)
- Diabetes mellitus
- Übergewicht
- erhöhte Harnsäurewerte
- Bewegungsmangel
- Streß.

Folgen Bei einer Arteriosklerose kann die Einengung der Gefäßlichtung zu Durchblutungsstörungen in verschiedenen Organen führen.
Durch Verminderung des Blutflusses und Anlagerung von Thrombozyten an die veränderte Gefäßwand kann es zusätzlich zu einer **Thrombose** kommen. Darunter versteht man die Bildung eines Blutpfropfes in einem Gefäß. Die Gefäßlichtung wird dadurch noch weiter verkleinert, oft sogar verschlossen.
Mögliche Folgen einer Arteriosklerose an den einzelnen Organen:

- Herz (Koronarsklerose): Angina pectoris, Herzinfarkt
- Gehirn (Zerebralsklerose): Nachlassen der Gehirnfunktion, Schlaganfall (Apoplexie)

- Nieren: Niereninsuffizienz, Schrumpfnieren
- Gliedmaßen: Claudicatio intermittens, Nekrosen.

Arterielle Verschlußkrankheiten

Durch Einengung oder Verschluß einer Arterie kommt es zu einer Minderdurchblutung des nachfolgenden Gewebes. Bei extremer Durchblutungsstörung kann es dabei zum Absterben des Gewebes (Nekrose) und durch Zersetzung zu einer Gangrän kommen. Ursache ist meist eine Arteriosklerose.

Häufig kommen die Patienten mit belastungsabhängigen Schmerzen im Bereich der Beine zum Arzt. Während die Beindurchblutung in Ruhe noch ausreicht, kommt es bei Gehbelastung zu heftigen Schmerzen, die den Patienten zum Stehenbleiben zwingen. Nach kurzer Zeit ist der Schmerz wieder abgeklungen und der Patient kann weitergehen. Man spricht dann von einer **Claudicatio intermittens** (claudicatio lat. — das Hinken; intermettere lat. — unterbrechen).

Insgesamt unterscheidet man nach Fontaine vier Stadien einer arteriellen Durchblutungsstörung im Gliedmaßenbereich:

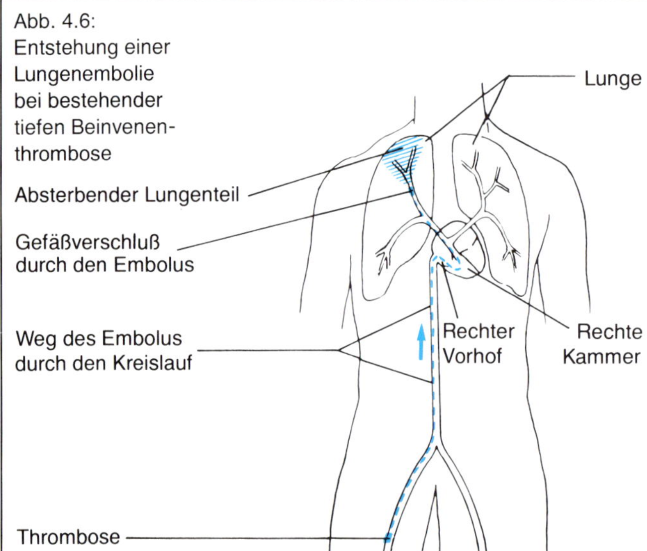

Abb. 4.6: Entstehung einer Lungenembolie bei bestehender tiefen Beinvenenthrombose

I Beschwerdefreiheit trotz nachgewiesener arterieller Durchblutungsstörung (z. B. Pulsausfall)
II Belastungsschmerz (Claudicatio intermittens), jedoch ausreichende Durchblutung in Ruhe
III Ruheschmerz, Restdurchblutung liegt unter dem Ruhebedarf des Gewebes
IV Nekrose/Gangrän.

Thrombose und Embolie

Das Blut gerinnt normalerweise nur außerhalb der Blutbahn. Kommt es jedoch in den Gefäßen oder an der Herzwand zu einer Blutgerinnung, so spricht man von einer **Thrombose.** Der entstehende Blutpfropf wird als **Thrombus** (thrombos gr. — Klumpen) bezeichnet.

Thrombosen werden durch Gefäßwandschäden (z. B. bei Entzündungen oder einer Arteriosklerose), verstärkte Gerinnungsneigung des Blutes und verlangsamten Blutstrom begünstigt. Häufigster Sitz von Thrombosen sind die **Venen im Bein- und Beckenbereich;** seltener sind Arterien betroffen.

Bei jeder Thrombose besteht die Gefahr, daß sich das Blutgerinnsel ablöst und mit dem Blutstrom verschleppt wird. Ein aus einer Beinvene losgerissener Thrombus gelangt dann über die untere Hohlvene zum Herzen. Von dort aus wird er mit dem Blutstrom zur Lunge weitergepumpt, wo er schließlich wegen seiner Dicke vor dem Kapillarnetz steckenbleibt. Es entsteht eine **Embolie,** die zum Verschluß eines Lungenarterienastes führt. Ein Lungeninfarkt mit Gewebsuntergang im betroffenen Lungenbezirk kann die Folge sein. Ausgeprägte Lungenembolien können dabei zum raschen Tod des Patienten führen.

Als **Embolie** bezeichnet man allgemein das Steckenbleiben einer mit dem Blutstrom verschleppten Substanz (Embolus). Dies kann — wie in diesem Fall — ein Blutgerinnsel sein, aber auch ein Fettklumpen oder ein beliebiger, in das Gefäßsystem gelangter Fremdkörper.

Venenthrombose

Venenthrombosen kommen vor allem im Bereich der unteren Gliedmaßen vor. Man unterscheidet dabei zwischen Thrombosen der oberflächlichen und tiefen Beinvenen.
Die vor allem bei ausgedehnter Krampfaderbildung auftretende **Thrombophlebitis der oberflächlichen Beinvenen** (phlebos gr. — Ader) ist durch einen schmerzhaften, derben Venenstrang mit Rötung, Schwellung und Überwärmung gekennzeichnet.
Bei der **Phlebothrombose der tiefen Beinvenen** treten häufig Schmerzen bei Druck auf die Wade auf, ferner Schwellungen der Wade und Verfärbungen der Haut. Bei der Phlebothrombose der tiefen Beinvenen besteht im Gegensatz zur Thrombophlebitis der oberflächlichen Beinvenen eine **erhebliche Gefahr für eine Lungenembolie.**

Gefäßerkrankungen	
Thrombose	— Bildung eines Blutpfropfes durch Gerinnung in den Gefäßen
Thrombus	— durch Blutgerinnung in den Gefäßen entstandener Blutpfropf (Blutgerinnsel)
Embolie	— Steckenbleiben einer mit dem Blutstrom verschleppten Substanz (Embolus) in einem Blutgefäß (z. B. ein Blutgerinnsel, ein Fettklumpen oder Luft)

Arterienerkrankungen	
Arteriosklerose	— chronische Erkrankung der Arterien mit Verhärtung, Elastizitätsverlust und Einengung der Gefäßlichtung (sog. Arterienverkalkung)
Claudicatio intermittens	— (intermittierendes Hinken) bei arterieller Verschlußkrankheit der Beine
Arteriitis	— Arterienentzündung
Aneurysma	— sackartige Ausweitung der Wand einer Arterie oder des Herzens

Venenerkrankungen	
Varizen	— Krampfadern; erweiterte, geschlängelte Venen, vor allem im Beinbereich bei defekten Venenklappen (varix lat. — Krampfader)
Varikose	— ausgedehnte Krampfaderbildung
Hämorrhoiden	— sackartige Erweiterung der Blutgefäße im Mastdarmbereich (haimorrhoideis phlebes gr. — blutfließende Adern)
Phlebitis	— Venenentzündung
Thrombophlebitis	— Entzündung einer Vene, die mit einer Thrombose einhergeht (geröteter, schmerzhafter, derber Venenstrang)
Phlebothrombose	— Thrombose einer tiefen Vene (hohe Emboliegefahr!)
Ulcus cruris	— Unterschenkelgeschwür, meist infolge von Durchblutungsstörungen bei einer chronischen Venenerkrankung (ulcus lat. — Geschwür; crus lat. — Unterschenkel)

Lymphgefäßerkrankungen	
Lymphangitis	— Lymphgefäßentzündung; schmerzhafte Entzündung mit roter Streifenbildung unter der Haut
Lymphadenitis	— Lymphknotenentzündung; schmerzhafte Lymphknotenschwellung
Gefäßtumoren	
Angiom	— gutartiger Gefäßtumor
Hämangiom	— gutartiger Blutgefäßtumor
Lymphangiom	— gutartiger Lymphgefäßtumor

4.8 Krankheiten der Atmungsorgane

4.8.1 Krankheiten der Luftwege im Kopf- und Halsbereich

Bei den Erkrankungen der oberen Luftwege stehen in der täglichen Praxis die Entzündungen im Vordergrund. Der oft gebrauchte Begriff des **grippalen Infektes** ist dabei ein wenig zweckmäßiger Sammelname für fieberhafte Allgemeinerkrankungen mit Beteiligung der oberen Luftwege. Er hat mit echter **Grippe (Influenza)** nichts zu tun (siehe 4.17).

Schnupfen (Rhinitis)

Schnupfen ist eine Viruserkrankung mit Entzündung der Nasenschleimhaut.
Die gerötete und geschwollene Nasenschleimhaut sondert dabei ein zunächst wäßriges, später schleimig-eitriges Sekret ab. Durch die Schwellung der Nasenschleimhaut und vor allem durch die Verdickung der Nasenmuscheln kommt es zur Behinderung der Nasenatmung, Verlegung der Tränengänge und Behinderung des Riechvermögens. Fieber besteht jedoch im allgemeinen nicht.
Auslösend ist häufig eine örtliche Auskühlung (z. B. durch Zugluft), die zu einer erhöhten Anfälligkeit für Virusinfektionen führt (Erkältung).
Eine **kausale Therapie** — eine Behandlung also, die sich gegen die Krankheitsursache (causa lat. — Grund, Ursache) richtet — gibt es nicht! Die Behandlung versucht vielmehr die Krankheitssymptome zu lindern. Man spricht deshalb auch von einer **symptomatischen Therapie.**
Bei starker Schwellung der Nasenschleimhaut können z. B. abschwellende Nasentropfen helfen. Sie dürfen jedoch nur kurze Zeit verwendet werden, da sonst eine Störung der Gefäßregulation der Nasenschleimhaut eintreten kann.

kausale Therapie	— bekämpft die Krankheits ursache.
symptomatische Therapie	— lindert die Krankheitszeichen.

Der Schnupfen sollte nach 8—10 Tagen abgeklungen sein.

Der durch eine Überempfindlichkeit ausgelöste **allergische Schnupfen** wird in Kapitel 4.6 beschrieben. Er wird auch als Heuschnupfen bezeichnet, wenn Blütenpollen die Ursache sind. Die Symptome des allergischen Schnupfens gleichen zum Teil den Krankheitszeichen beim virusbedingten Schnupfen.

Nebenhöhlenentzündung (Sinusitis)

Eine Entzündung der Nasennebenhöhlen wird als **Sinusitis** bezeichnet. Sie entsteht häufig aus einer Rhinitis und kann im akuten Stadium heftige Schmerzen verursachen.
Bei einer chronischen Sinusitis kommt es teilweise zu erheblichen Schleimhautveränderungen in den Nasennebenhöhlen mit Ausbildung von **Polypen.** Dies sind

Krankheiten der Luftwege im Kopf- und Halsbereich	
Rhinitis	– Schnupfen, Nasenkatarrh, Entzündung der Nasenschleimhaut (rhinos gr. – Nase)
allergische Rhinitis	– durch eine Überempfindlichkeit ausgelöster Schnupfen
Katarrh	– Schleimhautentzündung mit meist reichlicher Schleimabsonderung (katarrhein gr. – herabfließen)
Sinusitis maxillaris	– Kieferhöhlenentzündung (Sinus maxillaris = Kieferhöhle)
Sinusitis frontalis	– Stirnhöhlenentzündung (Sinus frontalis = Stirnhöhle)
Tonsillitis	– Gaumenmandelentzündung
Angina	– andere Bezeichnung für eine Gaumenmandelentzündung (angere lat. – verengen)
Adenoide (Vegetationen)	– Vergrößerung der Rachenmandel, die vor allem im Kindesalter vorkommt; unpräzise auch als „Polypen" bezeichnet (adenoid – drüsenähnlich; vegetare lat. – beleben).
Pharyngitis	– Rachenentzündung
Laryngitis	– Kehlkopfentzündung
Tracheitis	– Luftröhrenentzündung
Krupp	– heiserer, bellender Husten, Fieber und zunehmende Atemnot durch entzündliche Schwellung der Kehlkopfschleimhaut und der Stimmbänder sowie starke Verschleimung der Luftröhre; echter Krupp: bei Diphtherie (siehe 4.17.2) Pseudokrupp: durch unterschiedliche Ursachen (z. B. Luftverschmutzung).

stielartige Geschwülste, die von der Schleimhaut gebildet werden. Sie können aus der häufig betroffenen Kieferhöhle sogar in die Nasenhaupthöhle hineinragen.

Gaumenmandelentzündung (Tonsillitis, Angina)

Die akute Gaumenmandelentzündung wird vor allem bei Kindern und Jugendlichen durch bakterielle Infektionen hervorgerufen. Die geschwollenen Gaumenmandeln verursachen besonders beim Schlucken auftretende Halsschmerzen, Kopfschmerzen, Fieber, Abgeschlagenheit und Lymphknotenschwellungen im Kieferwinkelbereich.

4.8.2 Krankheiten der Lunge

Typische Symptome für Krankheiten der Lunge und des Bronchialsystems sind:

- Husten
- Auswurf (Sputum)
- Atemnot (Dyspnoe).

Der willkürlich oder unwillkürlich ausgelöste **Hustenstoß** reinigt die Atemwege. Husten mit Auswurf wird als produktiver Husten, Husten ohne Auswurf als unproduktiver Husten bezeichnet.
Auswurf (Sputum) kann durch seine Beschaffenheit (z. B. schleimig, eitrig, blutig) bereits wichtige Hinweise auf die Art der Erkrankung geben.
Atemnot (Dyspnoe) kann psychisch bedingt sein, ist im allgemeinen aber vor allem bei Lungen- und Herzerkrankungen zu finden (siehe auch 4.7.1).

Bronchitis

Die Bronchitis ist eine Entzündung der Schleimhaut in den Bronchien.

Akute Bronchitis Sie wird überwiegend durch Virusinfektionen bei Erkältungen hervorgerufen, kann aber auch durch chemische Reize ausgelöst werden oder im Rahmen anderer Infektionskrankheiten wie Keuchhusten oder Masern auftreten.

Symptome sind Hustenreiz, Schmerzen beim Husten, Auswurf (anfangs glasig-schleimig, später schleimig-eitrig) und leichtes Fieber.
Zur Virusbronchitis kann bei der vorgeschädigten Schleimhaut noch eine bakterielle Infektion hinzukommen und die Bronchitis damit verschlimmern.

Chronische Bronchitis Sie liegt bei monatelangem Husten mit Auswurf vor. Hauptursachen sind neben einer individuellen Disposition hauptsächlich **Zigarettenrauchen** und **Schmutzbelastung der Luft,** z. B. am Arbeitsplatz. Zusätzlich kann eine chronische Bronchitis auch als Begleiterkrankung z. B. eines chronischen Asthma bronchiale oder einer Silikose (Quarzstaublunge) entstehen.
Im Rahmen einer chronischen Bronchitis kommt es zu einer immer stärkeren Einschränkung der Atemwege, vor allem bei der Ausatmung. Atemnot — zunächst nur bei Belastung, später auch in Ruhe — und Leistungsabfall sind die Folge.

Asthma bronchiale

Beim Asthma bronchiale (asthma gr. — Atemnot, Keuchen; bronchial — die Bronchien betreffend) besteht eine anfallsweise Atemnot durch plötzlich eintretende Verengung der Atemwege. Es kommt dabei vorwiegend zu einer Behinderung der Ausatmung, so daß eine Überblähung der Lunge (Lungenemphysem) die Folge ist.
Asthma bronchiale kann durch Überempfindlichkeitsreaktionen, Infektionen, chemische Substanzen und psychische Einflüsse ausgelöst werden (siehe 4.6). Die Atemwegseinengung erfolgt durch Spasmus der Bronchialmuskulatur (spasmos gr. — Krampf), Schwellung der Bronchialschleimhaut und vermehrte Schleimproduktion.
Vom Asthma bronchiale ist das **Asthma cardiale** (kardia gr. — Herz) zu unterscheiden. Beim Asthma cardiale liegt eine hauptsächlich nachts auftretende Atemnot durch eine Blutstauung in der Lunge bei Linksherzinsuffizienz vor.

Lungenemphysem

Bei einem Lungenemphysem (Lungenaufblähung) liegt eine Überdehnung des Lungengewebes mit gleichzeitiger Zerstörung der Alveolenwände vor. Eine Verminderung der Gasaustauschfläche in der Lunge und eine dadurch verminderte Sauerstoffsättigung des Blutes sind die Folge. So kommt es vor allem bei Belastung zu einer Atemnot der Patienten.
Die Überdehnung des Lungengewebes erfolgt durch eine ständige Überblähung der Lunge bei behinderter Ausatmung. Die Luft gelangt also besser in die Lunge hinein als wieder hinaus. Typische Krankheiten mit diesem Erscheinungsbild sind die **chronische Bronchitis** und das **Asthma bronchiale.**
Durch die erhebliche Ausdehnung der Lunge ist der Brustkorb bei Patienten mit ausgeprägtem Lungenemphysem oft faßförmig.

Pneumonie (Lungenentzündung)

Eine Pneumonie (pneumon gr. — Lunge) ist eine Entzündung des Lungengewebes. Sie kann durch verschiedene Erreger (z. B. Viren, Bakterien) verursacht werden, aber auch durch allergische Vorgänge, gesundheitsschädliche Dämpfe sowie Einatmen bzw. Eindringen von flüssigen oder festen Stoffen in die Luftwege (Aspiration, z. B. von Mageninhalt beim Bewußtlosen).
Typische Symptome einer bakteriellen Pneumonie sind Fieber, Husten, Auswurf und Brustschmerz.

Tuberkulose (Tbc)

Die Tuberkulose (früher volkstümlich als Schwindsucht bezeichnet) ist eine durch Tuberkelbakterien verursachte Infektionskrankheit. Die Tuberkelbakterien wurden 1882 von Robert Koch (1843—1910) entdeckt. Die Tuberkulose wird daher auch als Morbus Koch (morbus lat. — Krankheit) bezeichnet. Hauptübertragungsweg ist die Tröpfcheninfektion über die Atemwege.

Primärinfektion Die Lunge ist in der Regel das erste betroffene Organ. Es kommt dort durch Ansiedlung von Tuberkelbakterien (Primärinfektion) zu einer entzündlichen Reaktion (Primärherd) mit Beteiligung der Lymphknoten im Bereich der Lungenwurzel.
Primärherd und **beteiligte Lymphknoten** werden zusammen auch als **Primärkomplex** bezeichnet.

Ausbreitung Durch Streuung von Tuberkelbakterien über die Bronchien, auf dem Lymphweg oder mit dem Blutstrom kann es zur Ausbreitung der Erkrankung innerhalb der Lunge, aber auch in andere Organe kommen.

Symptome Der Primärkomplex verursacht in der Regel keine Symptome und heilt bei der überwiegenden Mehrzahl der Patienten spontan aus. Er ist später im Röntgenbild oft als kleiner kalkdichter Schatten nachzuweisen.
Aus dem Primärkomplex kann sich jedoch auch das Krankheitsbild der Tuberkulose mit Husten, leichtem Fieber, Nachtschweiß und Abgeschlagenheit entwikkeln. Bei ungünstigen Abwehrbedingungen kann es zu einer weiten Streuung der Tuberkelbakterien mit hohem Fieber und Atemnot kommen.
Von einer offenen Tuberkulose spricht man, wenn Tuberkelbakterien ausgeschieden und z. B. im Sputum nachgewiesen werden.

Silikose (Quarzstaublunge)

Die Silikose ist eine durch Quarzteilchen verursachte Lungenerkrankung (Siliziumdioxid SiO_2 = Quarz).
Bergleute und Beschäftigte in der Keramikindustrie sind neben anderen Berufsgruppen besonders gefährdet, an Silikose zu erkranken. Durch Einatmung von Quarzteilchen kommt es dabei zur Bildung von bindegewebigen Knötchen in der Lunge.
Die Erkrankung entwickelt sich sehr langsam über viele Jahre und kann schließlich zu erheblicher Atemnot führen.

Bronchialkarzinom

Das Bronchialkarzinom (sogenannter **Lungenkrebs**) ist ein von den Bronchien ausgehender bösartiger Tumor. Es ist bei Männern der häufigste bösartige Tumor und nimmt auch bei Frauen deutlich an Häufigkeit zu!
Hauptursache des Bronchialkarzinoms ist **Zigarettenrauchen.** Es besteht eine direkte Beziehung zwischen der Anzahl der pro Tag gerauchten Zigaretten und der Sterblichkeit an Lungenkrebs. Je früher mit dem Rauchen begonnen und je mehr Jahre geraucht wurde, desto höher ist die Wahrscheinlichkeit an Lungenkrebs zu sterben!
Neben dem Zigarettenrauchen stellen Verkehrs- und Industrieabgase sowie berufsbedingte Belastungen (z. B. bei Asbestarbeitern) weitere Risikofaktoren dar.
Symptome sind im Anfangsstadium sehr spärlich und werden häufig als „Raucherbronchitis" fehlgedeutet. Frühsymptome können trockener Reizhusten (besonders nachts), Schmerzen im Brustbereich und Fieber sein.
Die Schwierigkeit in der Behandlung des Bronchialkarzinoms liegt in der häufig erst späten Feststellung der Erkrankung bei leider oft auch frühzeitiger Metastasierung auf dem Blut- oder Lymphweg.

Erkrankungen der Pleura

Die Pleura (Brustfell) besteht aus zwei Blättern: dem inneren, die Lunge umhüllenden **Lungenfell** und dem äußeren, die Brusthöhle auskleidenden **Rippenfell.**

Pleuritis (Brustfellentzündung)
Eine Pleuritis kann z. B. durch eine Pneumonie (Lungenentzündung), eine Tuberkulose oder einen Lungeninfarkt ausgelöst werden.
Es kommt zu atemabhängigen Schmerzen. Bei der **trockenen Pleuritis** können dann häufig Reibegeräusche der dabei aufgerauhten Brustfellblätter mit dem Stethoskop gehört werden.
Bei der **feuchten Pleuritis** bildet sich ein Flüssigkeitserguß im Brustfellraum, der

auch als **Pleuraerguß** bezeichnet wird. Durch Vereiterung kann der Pleuraerguß zum **Pleuraempyem** werden.

Pneumothorax Beim Pneumothorax besteht eine Luftansammlung zwischen Rippen- und Lungenfell z. B. durch eine Verletzung (siehe Abb. 4.7). Der im Pleuraspalt normalerweise herrschende Unterdruck wird dadurch aufgehoben, so daß die Lunge zusammensinkt. Der Patient erleidet dadurch eine oft mit Schmerzen verbundene plötzliche Atemnot.

Krankheiten der Lunge	
Entzündungen	
Bronchitis	– Entzündung der Bronchien
Pneumonie	– Lungenentzündung
Tuberkulose	– durch Tuberkelbakterien verursachte Infektionskrankheit, die bevorzugt im Lungenbereich auftritt, grundsätzlich aber alle Organe befallen kann
Pleuritis	– Brustfellentzündung

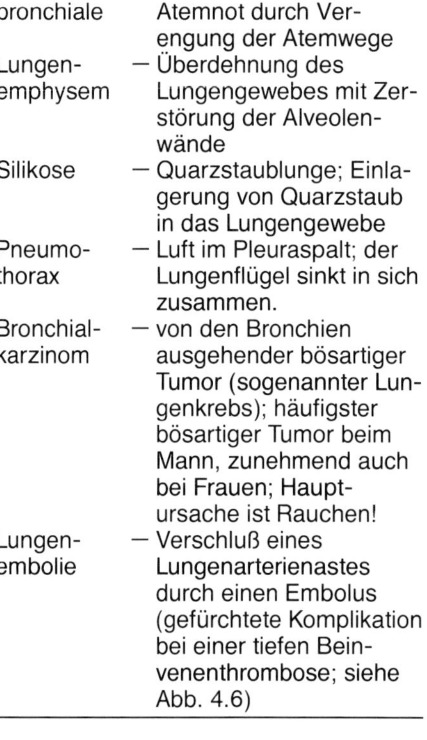

Asthma bronchiale	– anfallsweise auftretende Atemnot durch Verengung der Atemwege
Lungenemphysem	– Überdehnung des Lungengewebes mit Zerstörung der Alveolenwände
Silikose	– Quarzstaublunge; Einlagerung von Quarzstaub in das Lungengewebe
Pneumothorax	– Luft im Pleuraspalt; der Lungenflügel sinkt in sich zusammen.
Bronchialkarzinom	– von den Bronchien ausgehender bösartiger Tumor (sogenannter Lungenkrebs); häufigster bösartiger Tumor beim Mann, zunehmend auch bei Frauen; Hauptursache ist Rauchen!
Lungenembolie	– Verschluß eines Lungenarterienastes durch einen Embolus (gefürchtete Komplikation bei einer tiefen Beinvenenthrombose; siehe Abb. 4.6)

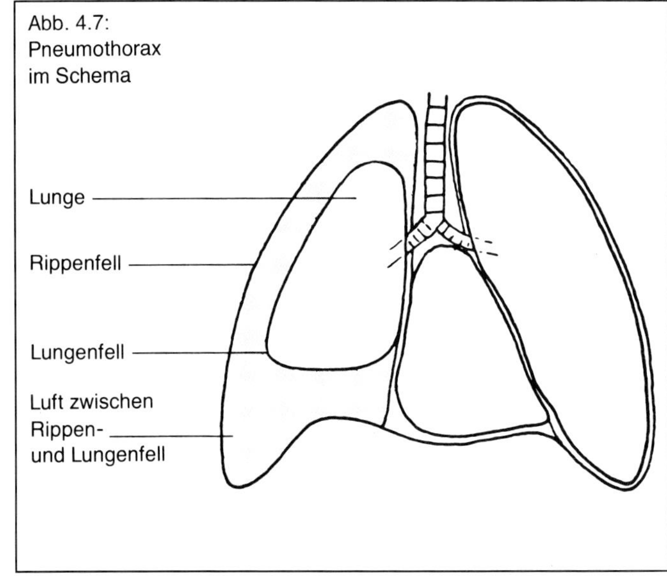

Abb. 4.7: Pneumothorax im Schema

4.9 Krankheiten der Verdauungsorgane

4.9.1 Krankheiten im Mundhöhlenbereich

Erkrankungen der Zähne und des Zahnhalteapparates

Zahnverlust tritt vorwiegend durch fortschreitende Karies (Zahnfäule) und Zahnlockerung infolge von Erkrankungen des Zahnhalteapparates auf.

Zahnkaries (caries lat. – Fäulnis) Karies entsteht durch das Zusammenwirken von Bakterien und Kohlenhydraten (insbesondere Zucker). Beim Kauen bleiben Nahrungsreste an den Zähnen und in den Zahnzwischenräumen haften. Werden sie nach den Mahlzeiten nicht durch Zähneputzen entfernt, so verwerten im Mund befindliche Bakterien die Kohlenhydrate aus diesen Nahrungsresten zur Energiegewinnung für den eigenen Stoffwechsel. Sie nutzen dabei vor allem Zukker, wie er z. B. in Süßigkeiten enthalten ist. Dabei entsteht Säure, die Zahnschmelz, Zahnbein und Zahnzement entkalkt. Der Zahn wird dadurch weich, er wird kariös.

Zucker + Bakterien => Säure

Zahnlockerung Sie entsteht vorwiegend durch Entzündungen des Zahnhalteapparates. Hauptursache ist mangelnde Mundpflege.
Es kommt dabei zunächst zu einer einfachen Zahnfleischentzündung **(Gingivitis)** mit Rötung, Schwellung und leichter Blutungsneigung.
Bei weiterhin mangelhafter Mundpflege kann sich aus der einfachen Gingivitis eine **Parodontitis (Zahnhalteapparatentzündung)** mit Bildung von Zahnfleischtaschen entwickeln.
Durch die Parodontitis wird der Zahnhalteapparat zerstört, der Zahn wird locker. Im Spätstadium tritt Zahnverlust ein.
Beachte: Bei der Parodontitis handelt es sich um einen entzündlichen Schwund des Zahnhalteapparates. Die nicht entzündliche, reine **Parodontose** ist dagegen eine relativ seltene Erkrankung. In der Werbung für Zahnpflegemittel wird jedoch stets von Parodontose geredet, aber Parodontitis gemeint.

Krankheiten im Mundhöhlenbereich	
Erkrankungen der Zähne und des Zahnhalteapparates	
Zahnkaries	– Zahnfäule; Erweichung der Zahnhartsubstanzen durch bakterielle Säureeinwirkung.
Pulpitis	– Entzündung des Zahnmarks (Pulpa), z. B. durch eine tiefe Karies. Durch eine Pulpitis kann es zum Untergang des Pulpengewebes kommen. Der Zahn ist dann tot.
Gingivitis	– Zahnfleischentzündung
Parodontitis	– Zahnhalteapparatentzündung
Parodontose	– nichtentzündlicher Schwund des Zahnhalteapparates
Dentitio difficilis	– erschwerter Durchbruch eines Zahnes; kommt vor allem bei den Weisheitszähnen im Unterkiefer vor.
Weitere Erkrankungen im Mundbereich	
Stomatitis	– Mundschleimhautentzündung
Glossitis	– Zungenentzündung
Parotitis	– Entzündung der Ohrspeicheldrüse (Glandula parotis = Ohrspeicheldrüse)
Mumps	– Parotitis epidemica, Ziegenpeter; Viruserkrankung der Ohrspeicheldrüse

4.9.2 Krankheiten der Speiseröhre

Ösophagitis (Speiseröhrenentzündung)

Eine Speiseröhrenentzündung entsteht meist durch Rückfluß von saurem Mageninhalt in den unteren Speiseröhrenabschnitt. Ursache für diesen Rückfluß ist ein mangelhafter Verschlußmechanismus zwischen Speiseröhre und Magen.
Andere Ursachen einer Speiseröhrenentzündung können z. B. Infektionen, mechanische Verletzungen sowie Verätzungen durch hinuntergeschluckte Säuren oder Laugen sein.
Die Patienten verspüren ein brennendes Gefühl in der Speiseröhre **(Sodbrennen)** und Schmerzen im Brustbereich.

Ösophagusvarizen

Ösophagusvarizen sind Erweiterungen der Speiseröhrenvenen, die hauptsächlich bei der Leberzirrhose (siehe 4.9.5) entstehen.
Bei der häufig durch chronischen Alkoholgenuß entstehenden Leberzirrhose kommt es zu einem Untergang des Lebergewebes mit bindegewebiger Narbenbildung. Dadurch wird der Blutstrom durch die Leber erheblich erschwert und es entsteht ein chronischer Blutstau in der Pfortader.
In der Folge kann sich ein Umgehungskreislauf durch die Speiseröhrenvenen bilden, um das Blut an der Leber vorbei zum Herzen zurückzuführen. Die dabei überlasteten Speiseröhrenvenen erweitern sich, es bilden sich Ösophagusvarizen.
Große Gefahr droht den Patienten, wenn die überlasteten Ösophagusvarizen platzen und es zur abrupten Massenblutung in die Speiseröhre kommt. Die Ösophagusvarizenblutung ist eine typische Komplikation bei einer Leberzirrhose.

Ösophaguskarzinom (Speiseröhrenkrebs)

Das Ösophaguskarzinom tritt überwiegend bei Männern auf. Erstes Symptom ist häufig eine zunehmende Schluckstörung.
Rauchen und übermäßiger Alkoholkonsum sind Risikofaktoren für ein Ösophaguskarzinom!

4.9.3 Krankheiten des Magens

Gastritis (Magenschleimhautentzündung)

Die **akute Gastritis** wird vorwiegend durch äußere Faktoren hervorgerufen, wie übermäßigen Alkoholgenuß, Einnahme von Medikamenten mit schleimhautschädigender Wirkung (z. B. Schmerzmittel) und auch durch psychische Belastungen. Schmerzen, Übelkeit, Erbrechen, Appetitlosigkeit und Druckgefühl im Oberbauch können typische Symptome sein.
Innerhalb weniger Tage lassen die Beschwerden bei einer akuten Gastritis in der Regel wieder nach.
Die Symptome einer **chronischen Gastritis** sind meist unauffälliger als bei einer akuten Erkrankung. Es kommt jedoch zu teilweise erheblichen Veränderungen der Schleimhaut.
Durch Atrophie der Drüsenzellen kann es zu einer verminderten Produktion von Salzsäure und Intrinsic factor kommen (siehe 3.10.5). Bei fehlendem Intrinsic factor entwickelt sich ein Vitamin-B_{12}-Mangel, der zu einer perniziösen Anämie führt (siehe 4.5.1).

Ulkuskrankheit

Beim Magen- bzw. Zwölffingerdarmulkus (ulcus lat. — Geschwür) liegt ein **örtlicher Schleimhautdefekt** vor. Dieser Defekt kommt durch ein gestörtes Gleichgewicht zwischen den aggressiven Substanzen im Magen bzw. Zwölffingerdarm (z. B. Salzsäure, Pepsin) und dem natürlichen Schutz der Schleimhäute zustande. Es kommt dadurch zu einer Andauung der Schleimhäute.
Ein **Magengeschwür (Ulcus ventriculi)** entsteht häufig infolge einer chronischen Gastritis, bei der die Widerstandskraft der Magenschleimhaut durch fortgeschrittene Atrophie vermindert ist. Auslösend kann dabei eine akute Streßsituation, überreichlicher Alkoholgenuß oder die Einnahme von Medikamenten sein.
Ein **Zwölffingerdarmgeschwür (Ulcus duodeni)** entsteht vorwiegend, wenn im Magen eine erhöhte Säure- und Pepsinproduktion vorliegt, bei gleichzeitig beschleunigter Magenentleerung und gestörter Neutralisation der Säure im Darm. Das Zwölffingerdarmgeschwür ist etwa viermal häufiger als das Magengeschwür.
Symptome eines Magenulkus sind Druck- und Völlegefühl nach den Mahlzeiten, Sodbrennen, Erbrechen und Schmerzen im Oberbauch. Beim Zwölffingerdarmulkus kommt es häufig zu Schmerzen bei leerem Magen.

Schwerwiegende Komplikationen eines Ulkus können unter anderem durch Blutung oder Perforation (perforare lat. – durchbohren, durchbrechen) entstehen. Bei einer Perforation kommt es zu einem Durchbruch des Geschwürs durch sämtliche Wandschichten in die Bauchhöhle.

Ulcus ventriculi	– Magengeschwür
Ulcus duodeni	– Zwölffingerdarmgeschwür

Magenkarzinom

Das häufig auftretende Magenkarzinom bereitet anfangs oft nur diskrete Oberbauchbeschwerden. Es wird deshalb in vielen Fällen erst spät festgestellt. Die Prognose hängt aber gerade von der frühen Erkennung des Karzinoms ab. Theodor Storm (1817–1888), der selbst an einem Magenkarzinom verstorben ist, beschrieb die Beschwerden folgendermaßen:

„Ein Punkt nur ist es, kaum ein Schmerz.
Nur ein Gefühl empfunden eben;
Und dennoch spricht es stets darein,
Und dennoch stört es dich zu leben."

4.9.4 Krankheiten im Darmbereich

Bei Krankheiten im Darmbereich treten folgende Symptome häufig auf:

Diarrhoe	– Durchfall; dünnflüssiger, reichlicher Stuhl (dia gr. – Vorsilbe: hindurch; rhoe gr. – Fluß)
Obstipation	– Stuhlverstopfung; verzögerte Kotentleerung (stipare lat. – stopfen)
Meteorismus	– Blähsucht; Luft- bzw. Gasansammlung (meteoros gr. – in der Luft befindlich)

Die wichtigsten Darmerkrankungen sind in der nachfolgenden Zusammenfassung aufgeführt.

Entzündliche Krankheiten im Darmbereich	
Enteritis	– Entzündung des Dünndarms (enteron gr. – Darm) Eine Enteritis wird vorwiegend durch Bakterien, Bakterientoxine und Viren verursacht. Hauptsymptome: Durchfälle mit teilweise großen Flüssigkeits- und Salzverlusten, krampfartige Bauchschmerzen, Fieber.
Gastroenteritis	– Magen-Darm-Entzündung; Ursachen und Symptome wie bei Enteritis, zusätzlich liegen häufig Übelkeit und Erbrechen vor.
Enteritis regionalis (Morbus Crohn)	– (regio lat. – Gegend, Gebiet) Chronische, entzündliche Erkrankung, die im gesamten Verdauungstrakt auftreten kann, am häufigsten jedoch Dünn- und Dickdarm betrifft. Es sind stets nur einzelne Darmabschnitte (Segmente) betroffen. Die Ursache ist ungeklärt. Symptome: teilweise kolikartige Schmerzen, Durchfälle, Gewichtsverlust, Fieberschübe.
Colitis (Kolitis)	– Entzündung des Dickdarms; oft gemeinsam mit einer Dünndarmentzündung, dann als Enterokolitis bezeichnet.
Enterokolitis	– Entzündung des Dünn- und Dickdarms
Colitis ulcerosa	– meist chronisch wiederkehrende Entzündung des Dickdarms mit Bildung von Geschwüren. Die Ursache ist ungeklärt. Hauptsymptom: schleimig-blutige Durchfälle.

Entzündliche Krankheiten im Darmbereich	
Appendizitis	— Wurmfortsatzentzündung („Blinddarmentzündung") Symptome: Schmerzen, Übelkeit, Druckempfindlichkeit im rechten Unterbauch, erhöhte Temperatur, Leukozytose. Häufig muß der Wurmfortsatz durch einen operativen Eingriff, eine Appendektomie, entfernt werden.

Nichtentzündliche Krankheiten im Darmbereich	
Ileus	— Darmverschluß (aber: Ileum = Krummdarm, Teil des Dünndarms!)
Zöliakie	— (koilakos gr. — an der Verdauung leidend) Erkrankung der Dünndarmschleimhaut im Kindesalter, die durch eine Unverträglichkeit des im Getreide vorkommenden Proteins Gluten hervorgerufen wird. Bei glutenfreier Ernährung bessert sich die Erkrankung. Bei Erwachsenen nennt man die entsprechende Erkrankung einheimische Sprue.
Divertikel	— Wandausstülpung (diverticulum lat. — Abweg, Abweichung)
Divertikulose	— Auftreten zahlreicher Divertikel
Polyp	— gutartige Vorwölbung aus der Schleimhautoberfläche in das Darminnere
Karzinom	— Karzinome findet man vorwiegend im Bereich der Sigmaschleife und des Mastdarms (Rektum). Symptome: Blutbeimengungen im Stuhl, Störung der Darmfunktion mit Obstipation und/oder Diarrhoe, Gewichtsabnahme.

4.9.5 Krankheiten von Leber, Gallenblase und ableitenden Gallenwegen

Bei Erkrankungen im Bereich der Leber, der Gallenblase und der ableitenden Gallenwege kommt es häufig zu einer gelblichen Verfärbung der Haut, der Schleimhäute und der Bindehäute (Konjunktiven). Dieses Symptom wird als **Gelbsucht** bzw. **Ikterus** bezeichnet. Die Gelbfärbung entsteht durch einen erhöhten Blutspiegel des Gallenfarbstoffs Bilirubin.

Bilirubin entsteht vorwiegend beim Abbau des Blutfarbstoffs Hämoglobin. Da es wasserunlöslich ist, wird es in der Leber in eine wasserlösliche Verbindung überführt und über die Gallenwege in den Darm ausgeschieden.

Ein Bilirubinanstieg im Blut mit nachfolgendem Ikterus kann folgende Ursachen haben:

- gesteigerte Hämolyse (gr. — Lösung), d. h. beschleunigter Abbau der Erythrozyten mit nachfolgendem Bilirubinanstieg.
- Leberzellschädigung mit gestörter Überführung von Bilirubin in eine wasserlösliche Verbindung zur anschließenden Ausscheidung und dadurch bedingtem Rückstau im Blut.
- Verschluß des Gallenabflusses mit dadurch gehemmter Ausscheidung von Bilirubin.

Hepatitis (Leberentzündung)

Man unterscheidet nach der Verlaufsform zwischen akuter Virushepatitis und chronischer Hepatitis.

Akute Virushepatitis Nach den verursachenden Erregern wird die Virushepatitis in Hepatitis A, Hepatitis B und Non-A-Non-B-Hepatitis eingeteilt. Bei der Non-A-Non-B-Hepatitis konnte der Erreger bislang noch nicht festgestellt werden. Da weder das Hepatitis-A-Virus noch das Hepatitis-B-Virus hierbei beteiligt ist, wurde die Bezeichnung Non-A-Non-B gewählt.

Eine Infektion mit Hepatitisviren kann sowohl über den Mund als auch durch Verletzungen mit z. B. keimbeladenen Instrumenten oder Blut erfolgen.
Während das klinische Bild bei den drei Virushepatitisarten ähnlich ist, bestehen Unterschiede bei den Inkubationszeiten und den Komplikationsraten.

Inkubationszeit	— Zeit zwischen der Ansteckung, d. h. dem Eindringen der Krankheitserreger in den Organismus, bis zum Auftreten erster Krankheitszeichen (incubare lat. —brüten).

Die vorwiegend über den Mund (z. B. durch verunreinigtes Trinkwasser oder Gemüse) übertragene **Hepatitis A** (auch als Hepatitis epidemica bezeichnet) hat eine Inkubationszeit von ca. 15—50 Tagen. Die vor allem durch Kontakt mit infiziertem Blut übertragene **Hepatitis B** (auch als Serum-Hepatitis bezeichnet) hat dagegen eine weit längere Inkubationszeit von ca. 50—180 Tagen. Für Ärzte und ärztliches Hilfspersonal besteht dabei durch die häufigen Kontakte mit Blut eine überdurchschnittliche Ansteckungsgefahr. Daher wird für medizinisches Personal aufgrund der erhöhten Ansteckungsgefahr für Hepatitis B eine Schutzimpfung empfohlen!
Nach einer Anfangsphase mit Appetitlosigkeit, Übelkeit, Brechreiz und Abgeschlagenheit kommt es bei der Virushepatitis in der Regel durch die Leberzellenschädigung zu einem Bilirubinanstieg im Blut mit nachfolgendem Ikterus (zuerst an den Bindehäuten). Da vermehrt Bilirubin über die Nieren ausgeschieden wird, ist der Harn dunkel gefärbt. Der Stuhl dagegen ist entfärbt.
Nach einem Zeitraum von ca. 12 Wochen ist eine Virushepatitis im allgemeinen abgeheilt. Bei der Hepatitis B und der Non-A-Non-B-Hepatitis kann die Krankheit jedoch auch in ein chronisches Stadium übergehen.

Chronische Hepatitis Die chronische Leberentzündung kann sich aus einer akuten Virushepatitis entwickeln. Die Symptome sind meistens diskret (verminderte Leistungsfähigkeit, Oberbauchbeschwerden). Es kann bei der chronischen Hepatitis noch nach Jahren zur Ausheilung kommen. Bei ungünstigem Verlauf kann die chronische Hepatitis jedoch auch in eine Leberzirrhose übergehen.

Leberzirrhose

Eine Leberzirrhose (kirros gr. — gelb) ist eine chronische Erkrankung, bei der es zum Untergang des Leberzellgewebes mit anschließender bindegewebiger Narbenbildung kommt.
Häufigste Ursache ist chronischer, übermäßiger Alkoholkonsum! Eine Leberzirrhose kann aber auch infolge einer Hepatitis oder bei einer chronischen Gallenabflußbehinderung entstehen. Symptome sind unter anderem Müdigkeit, Übelkeit, Völlegefühl und Unverträglichkeit fetthaltiger Speisen.
Bei Blutstauung in der Pfortader können **Ösophagusvarizen** (siehe 4.9.2) auftreten. Es kann auch zu einer Flüssigkeitsansammlung im Bauchraum kommen, die als **Aszites (Bauchwassersucht)** bezeichnet wird.
Durch Nachlassen der Stoffwechselfunktion kommt es bei einer Leberzirrhose zur Ansammlung ausscheidungspflichtiger Substanzen im Blut und zu Gerinnungsstörungen.
Bricht die Stoffwechselleistung der Leber ganz zusammen oder entstehen Blutungen aus geplatzten Ösophagusvarizen, so kann die Erkrankung schließlich zum Tod führen.

Krankheiten der Gallenblase und der Gallenwege

Die **Cholelithiasis (Gallensteinleiden;** chole gr. — Galle; lithos gr. — Stein) ist die häufigste Erkrankung der Gallenblase und der Gallengänge. Die überwiegend aus Cholesterin aufgebauten Gallensteine entstehen dabei hauptsächlich bei zu hohem Cholesteringehalt der Galle sowie bei Entzündungen und bei Gallenstauung durch Auskristallisation.

Die meisten Gallensteinträger haben keine Beschwerden. Unspezifische Symptome können dagegen Fettunverträglichkeit (Galle wird zur Fettresorption im Darm benötigt!) und Druckgefühl im rechten Oberbauch sein.

Behindert ein Gallenstein den Gallenabfluß, z. B. indem er in den Ausführungsgang gerät und dort steckenbleibt, so kann es zu heftigen, krampfartigen Schmerzen im Gallenblasenbereich mit Ausstrahlung z. B. in die rechte Schulter und den rechten Arm kommen. Diese Schmerzen werden als **Koliken** bezeichnet.

Kolik — anfallsartig auftretender, krampfhafter Schmerz

Durch den gestörten Gallenabfluß kann es bei einer Cholelithiasis zu einem Bilirubinanstieg im Blut mit nachfolgendem **Ikterus (Gelbsucht)** kommen.

Da eine Gallenstauung Infektionen begünstigt, kann sich zusätzlich eine **Cholezystitis (Gallenblasenentzündung;** kystis gr. — Blase) oder **Cholangitis (Gallenwegsentzündung;** angeion gr. — Gefäß) entwickeln. Kommt es dabei zu einer Eiteransammlung in der Gallenblase, so spricht man von einem **Gallenblasenempyem.**

Cholelithiasis — Gallensteinleiden
Cholezystitis — Gallenblasenentzündung
Cholangitis — Gallenwegsentzündung

4.9.6 Krankheiten der Bauchspeicheldrüse

Die Bauchspeicheldrüse hat eine wichtige Funktion für die Verdauung und für die Hormonbildung.

Durch Gallenwegserkrankungen (z. B. Gallensteine, die den Ausführungsgang der Bauchspeicheldrüse behindern), Alkoholeinwirkungen und Verletzungen kann es zu einer akuten Entzündung der Bauchspeicheldrüse **(Pankreatitis)** kommen. Es treten teilweise schwere Krankheitsbilder mit heftigen Schmerzen auf. Die in der Bauchspeicheldrüse befindlichen Enzyme können dabei zu einer Selbstandauung des Organs führen.

Die chronische Pankreatitis kann dagegen über viele Jahre symptomarm bestehen.

Bei Störungen der Hormonbildung in der Bauchspeicheldrüse kann es durch Insulinmangel zum Diabetes mellitus (Zuckerkrankheit) kommen (siehe 4.10.1).

4.10 Stoffwechselkrankheiten

Stoffwechselkrankheiten können den Eiweiß-, Kohlenhydrat-, Fett- und Mineralstoffwechsel betreffen. Besonders bekannt sind der Diabetes mellitus (Zuckerkrankheit) und die Gicht.

4.10.1 Diabetes mellitus (Zuckerkrankheit)

Diabetes mellitus ist eine durch Insulinmangel oder verminderte Insulinwirkung hervorgerufene Krankheit des Zuckerstoffwechsels mit erhöhten Blutzuckerwerten. Ein Diabetes mellitus liegt vor, wenn die Zuckerwerte im Kapillarblut (aus der Fingerkuppe oder dem Ohrläppchen entnommen) beim nüchternen Patienten über 120 mg/dl (120 mg %) liegen und 2 Stunden nach oraler Zuckerbelastung mehr als 200 mg/dl betragen. Beim Gesunden betragen die Nüchtern-Blutzuckerwerte 60—100 mg/dl.

Ein Diabetes mellitus kann durch verschiedene Krankheiten, wie z. B. Verletzungen oder Entzündungen der Bauchspeicheldrüse verursacht werden. Weit häufiger kommt jedoch ein Diabetes mellitus ohne eine andere Erkrankung vor. Es wird dabei zwischen einem insulinabhängigen Diabetes Typ I und einem insulinunabhängigen Diabetes Typ II unterschieden.

Beim **Diabetes Typ I** liegt ein **Insulinmangel** durch verminderte oder sogar erloschene Hormonproduktion in der Bauchspeicheldrüse vor. Die Krankheit beginnt meist akut im jugendlichen Alter und wird deshalb auch als **iuveniler Diabetes mellitus** (iuvenilis lat. – jugendlich) bezeichnet.

Weit häufiger ist der **Diabetes Typ II,** bei dem vor allem eine Störung der Insulinwirkung im Gewebe vorliegt. Dadurch kann die mit dem Blut transportierte Glukose nicht in die Zellen eingeschleust werden. Diese vor allem bei älteren Patienten mit Übergewicht vorkommende Erkrankung beginnt in der Regel langsam. Der Diabetes Typ II wird auch häufig als **Erwachsenen- oder Altersdiabetes** bezeichnet.

Frühsymptome Beim Diabetes mellitus kommt es entweder durch Insulinmangel (Typ I) oder ungenügende Ansprechbarkeit des Gewebes (Typ II) zu einem **Blutzuckeranstieg.**

Bei Blutzuckerwerten über 180 mg/dl wird Glukose über die Nieren ausgeschieden. Der **Zucker** kann **im Harn** bereits mit einfachen Testmethoden (Teststreifen) nachgewiesen werden.

Mit der Glukose scheidet der Patient auch vermehrt Wasser aus. Die Folge ist eine **große Harnmenge (Polyurie),** mit teilweise **nächtlichem Harndrang** sowie einem **ständigen Durstgefühl** des Diabetikers durch den hohen Flüssigkeitsverlust.

In Blut und Harn ist die Glukosekonzentration bei Diabetes mellitus zwar erhöht, in den Zellen fehlt jedoch die Glukose zur Energiegewinnung. Es wird daher vermehrt Fett abgebaut. Die dabei entstehenden Abbauprodukte, die **Ketonkörper,** treten dann vermehrt im Harn auf. Der bekannteste Ketonkörper, das **Azeton,** kann den typischen obstartigen Geruch der Ausatmungsluft bei Diabetikern verursachen.

Diabetiker verlieren weiterhin oft an Gewicht (obwohl sie viel essen!), da sie ständig Energie in Form von Glukose mit dem Harn abgeben. Sie fühlen sich gleichzeitig matt und kraftlos. Zusätzlich besteht bei Diabetikern eine erhöhte **Infektanfälligkeit** und eine **schlechte Heilungstendenz bei Wunden.** Weiterhin kommen bei Diabetikern gehäuft **entzündliche Hauterkrankungen** vor.

Frühsymptome bei Diabetes mellitus

Blutzuckererhöhung
Zuckerausscheidung im Harn
Durst bei großen Harnmengen
Gewichtsabnahme trotz gesteigerter Nahrungszufuhr
Abgeschlagenheit
erhöhte Infektanfälligkeit
gehäuft entzündliche Hauterkrankungen
schlechte Wundheilung

Bei Erwachsenen fehlen jedoch häufig die typischen Symptome, so daß bei ihnen oft erst der vermehrte Harnzuckergehalt bei Routineuntersuchungen auf einen Diabetes mellitus hinweist.

Diabetisches Koma (koma gr. – tiefer, fester Schlaf) Durch stark erhöhte Blutzuckerwerte kann sich ein diabetisches Koma entwickeln. Es wurden dabei schon Werte bis zu 1000 mg/dl Blut gemessen. Es kommt zu schweren Stoffwechselstörungen, die früher häufig zum Tod führten. Durch die moderne medikamentöse Therapie konnte die Sterblichkeit beim diabetischen Koma jedoch deutlich gesenkt werden.

Späterkrankungen Entscheidend für den langfristigen Krankheitsverlauf sind nicht die Frühsymptome, sondern die auftretenden späteren Gefäßveränderungen. Sie sind für viele Späterkrankungen der Diabetiker verantwortlich.

Durch **Schädigung der Kapillaren** kommt es zu

- Netzhautveränderungen (bis zur Erblindung!)
- Nierenversagen
- Durchblutungsstörungen im Fußbereich
- Störungen des Nervensystems mit typischen Sensibilitätsstörungen vor allem im Bereich der Beine.

Neben den Kapillarschäden kommt es im Bereich der Arteriolen zu einer **Arteriolosklerose.** Dadurch wird die Durchblutung unter anderem von Herz und Gehirn vermindert.

Therapie Die Therapie des Diabetes mellitus soll Entgleisungen des Zuckerstoffwechsels (z. B. diabetisches Koma) verhüten und Gefäßveränderungen als Spätschäden verhindern bzw. verzögern. Zur Verwirklichung dieser Ziele bilden **Diät, Gewichtsnormalisierung** und **regelmäßiges körperliches Training** die Grundlage. Hinzu kommt bei Bedarf die **Gabe von Medikamenten.**
Durch geeignete Diät kann der Blutzuckerspiegel gesenkt und eine größere Schwankung vermieden werden. Körperliches Training unterstützt die Diät und führt zum Abbau überschüssiger Glukose.
Bei vielen Patienten mit **Diabetes Typ II** reichen Diät und körperliche Betätigung zur Blutzuckereinstellung aus. Gelingt dadurch jedoch keine befriedigende Blutzuckerregulation, so können zusätzlich blutzuckersenkende Medikamente verabreicht werden. Bei Patienten mit **Diabetes Typ I** (Insulinmangel-Diabetes) ist die Gabe von Insulin erforderlich.
Die Patienten können sich das Insulin selbst täglich unter die Haut (subkutan) spritzen. Es besteht aber auch die Möglichkeit, das Insulin durch tragbare Pumpen unter die Haut zu verabreichen.

Grundsätze der Diät bei Diabetes mellitus

- Verringerte Energiezufuhr bis zum Erreichen des Normal- oder Idealgewichts (das Zielgewicht ist vom Arzt festzulegen)

  Faustregel:

Normalgewicht in kg	=	Körpergröße in cm minus 100
Idealgewicht in kg	=	Normalgewicht minus 10 % bei Männern Normalgewicht minus 15 % bei Frauen

- Aus langsam resorbierbaren Kohlenhydraten aufgebaute (stärke- und ballaststoffreiche), fettarme, nicht allzu eiweißreiche Kost
- Genaue Festlegung der Höhe des Kohlenhydratanteils in Abhängigkeit von der Gesamtenergiezufuhr

  Berechnung in Broteinheiten (BE):

  1 Broteinheit (BE) = 12 g Kohlenhydrate
  1 BE ist z. B. in 25 g Vollkornbrot enthalten
- Kein Zucker oder zuckerhaltige Speisen und Getränke; zum Süßen ist die Verwendung von Süßstoffen oder Zuckeraustauschstoffen möglich
- Verteilung der Nahrung auf 6–7 kleinere Mahlzeiten

4.10.2 Hypoglykämien (Unterzuckerungen)

Eine Hypoglykämie (hypo gr. – Vorsilbe: unter, unterhalb; glykys gr. – süß) liegt bei Blutzuckerwerten unter 50 mg/dl vor. Häufigste Ursache ist die Überdosierung von Insulin oder blutzuckersenkenden Tabletten beim Diabetiker. Andere Ursachen sind z. B. insulinproduzierende Tumoren und Leberfunktionsstörungen mit verminderter Glukosebildung.
Symptome sind Hunger, Schwäche, Zittern, Schweißausbruch und Herzklopfen. Bei starkem Blutzuckerabfall tritt Bewußtlosigkeit ein. Man spricht dann von einem hypoglykämischen Koma.
Die Therapie besteht in einer sofortigen Glukosegabe.

4.10.3 Hyperlipoproteinämien (Blutfetterhöhungen)

Fette (Lipide) sind nicht in Wasser löslich. Die Blutfette **(Blutlipide)** liegen deshalb in Form wasserlöslicher Fett-Eiweißverbindungen **(Lipoproteine)** vor. Eine Erhöhung der Blutfette wird entsprechend als **Hyperlipoproteinämie** bezeichnet (hyper gr. — Vorsilbe: über, oberhalb; lipos gr. — Fett).

Neben der Zunahme der Blutfette, die in einer Erhöhung der **Triglyzeride** und/ oder des **Cholesterins** bestehen kann, ist eine ungünstige Verschiebung bei den einzelnen Lipoproteintypen möglich. Diese Veränderungen des Blutlipidspiegels können Risiken für die Entstehung einer **Arteriosklerose** darstellen, wobei sich aus einer Hypercholesterinämie (Erhöhung des Blutcholesterinspiegels) ein besonders großes Risiko ergibt.

Die Diagnostik einer Hyperlipoproteinämie beinhaltet entsprechend:

- Triglyzeridbestimmung
- Cholesterinbestimmung
- Bestimmung der Lipoproteinverteilung bei der Elektrophorese.

Die Therapie richtet sich nach dem Umfang der Blutfetterhöhung und der Hyperlipoproteinverteilung. Sie beinhaltet **Diät, Gewichtsnormalisierung** und eventuell die **Gabe von Medikamenten.**

Allein durch die Gewichtsreduzierung kann eine Blutfetterhöhung bei Übergewichtigen oft bereits wesentlich gemindert werden! Ist die Blutfetterhöhung Folge einer anderen Erkrankung (z. B. Hepatitis, Pankreatitis, Diabetes mellitus, Alkoholismus) so ist vorrangig diese Grunderkrankung zu behandeln.

4.10.4 Adipositas (Fettsucht)

Bei einer Adipositas liegt eine übermäßige Vermehrung oder Bildung von Fettgewebe mit teilweise erheblichem Übergewicht vor.

Hauptursache ist überreichliche Nahrungsaufnahme. Es kommt dadurch zu vielfältigen Überbeanspruchungen des Organismus. Fettleibige leiden vermehrt an:

Gefäßkrankheiten	— Arteriosklerose, Varikose
Bluthochdruck	— Hypertonie
Diabetes mellitus	— ca. 90 % der Altersdiabetiker sind übergewichtig!
Gallensteinleiden	— Cholelithiasis
Gicht	— Hyperurikämie
Blutfett-erhöhungen	— Hyperlipoprotein-ämien
Gelenkbeschwerden	— Arthrosen

Die Therapie besteht in der Normalisierung des Körpergewichts durch eine energieverminderte **Diät** und **körperliches Training.**

4.10.5 Gicht

Gicht ist eine **Erkrankung des Nukleinsäurestoffwechsels,** die durch eine **Erhöhung des Harnsäurespiegels (Hyperurikämie)** gekennzeichnet ist.

Wegen der begrenzten Löslichkeit von Harnsäure kommt es ab einer bestimmten Konzentration zur Ablagerung von Harnsäure bzw. Harnsäuresalzen an verschiedenen Körperstellen, vor allem in den Gelenken **(Arthritis urica).**

Gicht kann durch einen angeborenen Stoffwechseldefekt verursacht werden, wobei äußere Faktoren eine auslösende Wirkung haben können. Zu diesen äußeren Faktoren gehören der übermäßige Verzehr purinreicher Lebensmittel (z. B. Fleisch und Innereien), die zu einer Erhöhung des Harnsäurespiegels führen, sowie übermäßiger Alkoholgenuß, körperliche Anstrengung und Unterkühlung. Die Ursache kann aber auch in einer gestörten Harnsäureausscheidung der Nieren liegen.

Der **akute Gichtanfall** beginnt meist nachts mit einer akuten Gelenkentzündung vorwiegend im Großzehengrundgelenk. Es kommt dort zu deutlicher Rötung

und Schwellung, starker Überwärmung und erheblicher Schmerzhaftigkeit. Am nächsten Morgen kann der akute Gichtanfall bereits wieder deutlich zurückgegangen sein.
Durch wiederholte Anfälle kann es zu andauernder Bewegungseinschränkung der Gelenke bis zur Versteifung kommen.
Die Therapie besteht in der Gabe von Medikamenten zur Regulierung des Harnsäurespiegels, unterstützt durch eine Diät mit Normalisierung des Körpergewichts. Bei der Diät sind purinreiche Nahrungsmittel (z. B. Fleisch und Innereien) und fettreiche Nahrungsmittel zu meiden. Der Alkoholkonsum ist zu reduzieren.

4.11 Krankheiten der Harnorgane

4.11.1 Pyelonephritis

Die Pyelonephritis (nephros gr. — Niere) ist die häufigste Erkrankung der Nieren. Es handelt sich hierbei um eine bakterielle Entzündung des Nierenbeckenkelchsystems und des Nierengewebes.
Die Entzündung kann von den Harnwegen zum Nierenbecken und dem Nierengewebe aufsteigen oder über den Blutweg von anderen Infektionsquellen aus erfolgen. Die häufigen aufsteigenden Infektionen werden durch Harnstauung (z. B. bei Steinbildungen) und Kälteeinwirkung begünstigt.

Akute Pyelonephritis Nach häufig vorausgehenden leichten Blasenbeschwerden (bei aufsteigenden Entzündungen) entwickelt der Patient Fieber, eventuell mit anfänglichem Schüttelfrost. Hinzu kommen Schmerzen in der Nierengegend und Abgeschlagenheit. Im Harn sind Leukozyten und Bakterien nachweisbar.
Die Therapie besteht in Bettruhe, guter Nierendurchspülung durch reichliches Trinken und Gabe antibakterieller Medikamente.

Chronische Pyelonephritis Die Erkrankung entsteht oft aus einer nicht ausgeheilten akuten Pyelonephritis. Sie ist nahezu symptomlos. Häufig sind nur uncharakterische Beschwerden wie Kopfschmerzen, Ermüdbarkeit oder Appetitlosigkeit vorhanden.
Im Spätstadium kann es jedoch durch Vernarbung des Nierengewebes zu einer Einschränkung der Nierenfunktion bis zur **Niereninsuffizienz** kommen.
Kommt es nur zu einer einseitigen Niereninsuffizienz, so übernimmt die gesunde Niere die Gesamtfunktion. Sind jedoch beide Nieren betroffen, so kommt es zur Ansammlung harnpflichtiger Substanzen im Blut. Daraus kann sich eine **Harnvergiftung (Urämie;** ouron gr. — Harn; haima gr. — Blut) mit schweren Störungen des Wasser- und Elektrolythaushaltes entwickeln.

4.11.2 Glomerulonephritis

Die Glomerulonephritis ist ein Sammelbegriff verschiedener Nierenerkrankungen mit entzündlichen Veränderungen in den Nierenkörperchen (Glomerulus = Nierenkörperchen).
Bei einigen Formen der Glomerulonephritis konnten Immunvorgänge nachgewiesen werden. So kann eine Glomerulonephritis z. B. durch Immunreaktionen nach einer Infektion mit bestimmten Streptokokken (z. B. bei einer Angina) entstehen.
Die Symptome sind Schmerzen in der Nierengegend, Ödeme (Flüssigkeitsansammlungen in den Gewebespalten), Bluthochdruck, Erythrozyten (rote Harnfarbe) und Eiweiß im Harn sowie eine verminderte Harnmenge. Bei Nierenversagen besteht eine Urämie.

4.11.3 Nephrolithiasis (Nierensteinkrankheit)

Harnsteine entstehen durch das Zusammenwirken verschiedener Faktoren. Salze, die im Harn sonst in gelöster Form vorhanden sind, fallen dabei aus und bilden Kristalle. Nach dem Ort der Steinbildung unterscheidet man **Nierensteine, Harnleitersteine** und **Blasensteine.**

Krankheiten der Nieren	
Nephritis	— Nierenentzündung
Pyelo-nephritis	— Entzündung des Nierenbeckens und des Nierengewebes
Glomerulo-nephritis	— entzündliche Erkrankung der Nierenkörperchen im Nierengewebe
Nephro-lithiasis	— Nierensteinkrankheit
Niereninsuffizienz	— eingeschränkte Fähigkeit der Nieren, harnpflichtige Substanzen auszuscheiden
Urämie	— Harnvergiftung; Anhäufung harnpflichtiger Substanzen im Blut

Krankheiten der ableitenden Harnwege	
Zystitis	— Harnblasenentzündung
Urethritis	— Harnröhrenentzündung (Urethra = Harnröhre)

Symptome bei Krankheiten der Harnorgane	
Polyurie	— krankhafte Vermehrung der Harnmenge (bis auf 10–20 Liter/Tag)
Oligurie	— verminderte Harnausscheidung (unter 500 ml/Tag)
Anurie	— Harnmenge unter 100 ml/Tag
Nykturie	— vermehrtes nächtliches Wasserlassen
Pollakisurie	— häufiges Wasserlassen jeweils kleiner Mengen
Harninkontinenz	— Unvermögen, den Harn zurückzuhalten; unfreiwilliger Harnabgang
Proteinurie	— Eiweiß im Harn
Hämaturie	— Erythrozyten im Harn
Leukozyturie	— Leukozyten im Harn
Bakteriurie	— Bakterien im Harn

Ein mit dem Harnfluß wandernder Stein kann an einer Engstelle steckenbleiben und heftige krampfartige Schmerzen verursachen, die als **Nierenkolik** bezeichnet werden. Es kann dabei zu Fieber, Erbrechen und blutigem Harn (Erythrozyten im Harn) kommen. Die Behandlung richtet sich im akuten Anfall vor allem gegen die oft äußerst heftigen Schmerzen.
Kleine Steine können spontan mit dem Harn ausgespült werden. Für größere Steine gibt es abhängig von Steinart und Steinlage die Möglichkeit der medikamentösen Steinauflösung, der Entfernung durch eine Schlinge, der Operation und der Zerstörung durch Stoßwellen (Lithotripsie; lithos gr. — Stein; thrypsis gr. — Erweichung).

4.11.4 Zystitis (Harnblasenentzündung)

Eine Harnblasenentzündung (kystis gr. — Blase) entsteht meist durch aufsteigende bakterielle Infektionen aus der Harnröhre. Frauen sind wegen der kurzen Harnröhre häufiger betroffen als Männer.
Symptome sind häufiges Wasserlassen jeweils kleiner Mengen (Pollakisurie) und Schmerzen beim Wasserlassen, wobei die letzten Tropfen Blut enthalten können. Die Therapie besteht in Bettruhe, Wärme, reichlichem Trinken zum Durchspülen der Harnorgane und Medikamenten nach Verordnung des Arztes, z. B. Schmerzmittel, antibakterielle Mittel.

4.12 Hautkrankheiten

Grundlage der **Dermatologie** (Lehre von der Haut und den Hautkrankheiten) ist die genaue Betrachtung der Haut und die exakte Beschreibung auftretender Veränderungen. Allein die präzise Beobachtung von Sitz, Form und Farbe der verschiedenen Hautveränderungen führt häufig bereits zur Diagnose.
Im Rahmen dieses Buches können leider nur wenige ausgewählte Hautkrankheiten in Kurzform beschrieben werden. Die mit Hautveränderungen einhergehenden Geschlechtskrankheiten werden in Kapitel 4.16 beschrieben.

Krankhafte Hautveränderungen		
Fleck	– Macula	im Hautniveau gelegene Verfärbung
Knötchen	– Papel	feste Erhabenheit bis Erbsgröße
Knoten	– Nodus	feste Erhabenheit über Erbsgröße
Bläschen	– Vesicula	mit Flüssigkeit gefüllter Hohlraum bis Erbsgröße
Blase	– Bulla	mit Flüssigkeit gefüllter Hohlraum über Erbsgröße
Eiterbläschen	– Pustel	mit Eiter gefüllter Hohlraum
Quaddel	– Urtica	Erhabenheit durch ein Ödem im Bereich der Lederhaut nach Serumaustritt aus den Haargefäßen
Schuppe	– Squama	Hornauflagerung, lose oder fest auf der Haut
Kruste	– Crusta	auf der Oberfläche eingetrocknetes Sekret (Blut, Serum, Eiter)
Narbe	– Cicatrix	bindegewebiger Ersatz nach einem tiefgreifenden Substanzverlust oder Gewebsuntergang
Erosion	– Erosio	oberflächlicher Gewebedefekt im Bereich der Oberhaut oder Schleimhaut
Geschwür	– Ulcus	tiefgreifender Gewebedefekt, der unter die Oberhaut oder Schleimhaut reicht
Exkoriation	– Excoriatio	Abschürfung, die bis zur Lederhaut reicht
Schrunde	– Rhagade	kleiner, oft sehr schmerzhafter spaltförmiger Einriß in Oberhaut und Lederhaut

4.12.1 Eitrige Infektionen der Haut

Eitrige Infektionen werden meistens durch Staphylokokken oder Streptokokken hervorgerufen.

Staphylokokkeninfektionen Sie sind vorwiegend im Bereich der Hautanhangsgebilde (Haarbalg, Nägel und Hautdrüsen). Die Erkrankungen sind dabei in der Regel örtlich begrenzt, wie z. B.:

Follikulitis	– Haarbalgentzündung; umschriebene kleine Pustel mit zentralem Haar
Furunkel	– eitrige Entzündung eines Haarbalgs und seiner Talgdrüse; geröteter, schmerzhafter Knoten mit zentraler Eiteransammlung
Karbunkel	– mehrere ineinander übergehende Furunkel.

Streptokokkeninfektionen Sie sind vorwiegend nicht örtlich auf den Bereich der Hautanhangsgebilde begrenzt. Ein klassisches Beispiel hierfür ist das **Erysipel (Wundrose),** eine akute, mit hohem Fieber einhergehende Streptokokkeninfektion mit flächenhafter Ausbreitung im Bereich der Haut.
Die **Impetigo contagiosa** kann sowohl von Staphylokokken als auch von Streptokokken verursacht werden. Es handelt sich hierbei um eine eitrige Infektion mit Bildung von Pusteln, die vor allem bei Kindern im Gesicht auftritt. Wenn die Pusteln platzen, kommt es durch Eintrocknung des Eiters zur Bildung von gelben Krusten.

4.12.2 Viruskrankheiten der Haut

Herpes simplex Hier liegt in der Regel ein örtlich begrenzter Bläschenausschlag der Haut oder Schleimhaut vor. Nach anfänglichem Juckreiz und Spannungsgefühl entwickeln sich gruppenweise angeordnete Bläschen auf gerötetem Grund, die später eitrig eintrüben und zu Krusten

eintrocknen können. Die Ausheilung erfolgt anschließend in der Regel ohne Narbenbildung.
Die Entzündung kehrt häufig wieder. Sie wird dabei z. B. durch UV-Strahlen (Sonnenstrahlen) oder fieberhafte Erkrankungen ausgelöst.
Insgesamt kann man beim Herpes simplex zwei verschiedene Virusstämme unterscheiden. Stamm 1 liegt beim Herpes labialis im Bereich der Lippen, Stamm 2 beim Herpes genitalis im Bereich der Geschlechtsorgane vor.

Varizellen (Windpocken) Die Varizellen sind eine leicht übertragbare Erkrankung vor allem im Vorschulalter.
2—3 Wochen nach einer Ansteckung mit dem Virus kommt es zur Ausbildung von kleinen, über den Körper verstreuten roten Flecken, begleitet von nur geringen Allgemeinerscheinungen. Aus den Flekken entwickeln sich zunächst Knötchen, die sich weiter in Bläschen und anschließend in Pusteln umwandeln. Später trocknen die Pusteln ein, und es bilden sich Krusten. Narben entstehen nur, wenn es zu Zweitinfektionen (z. B. durch Kratzen bei starkem Juckreiz) gekommen ist.

Zoster (Gürtelrose) Varizellen und Zoster werden durch einen gemeinsamen Erreger, das Varizellen-Zoster-Virus verursacht.
Patienten, die in der Kindheit Varizellen durchgemacht haben, können im Erwachsenenalter an einem Zoster erkranken, wenn sie keine Immunität gegen das Varizellen-Zoster-Virus aufweisen.
Es treten gruppenweise angeordnete Bläschen mit Rötung auf, die auf das Ausbreitungsgebiet eines oder mehrerer benachbarter Hautnerven einseitig begrenzt sind. Im Rumpfbereich kann sich eine einseitige gürtelförmige Ausdehnung der blasenbedeckten Bezirke ergeben. Durch die Beteiligung der zugehörigen Nerven bestehen meist starke Schmerzen auch nach Abheilung der Hautveränderungen.

Warzen (Verrucae; Einzahl: Verruca) Viren können fernerhin Warzen verursachen. Warzen können in Form zerklüfteter, verhornter Knötchen vorwiegend an Händen und Füßen oder als nicht stärker verhornte, flache Erhebungen vor allem im Gesicht und auf den Handrücken vorkommen. Die durch Viren hervorgerufenen **Feigwarzen** im Genitalbereich werden als **spitze Kondylome** bezeichnet. Sie können mächtige, oft blumenkohlartige Wucherungen bilden.

4.12.3 Pilzkrankheiten (Mykosen) der Haut

Pilze (mykes gr. — Pilz) sind häufige Erreger von Hauterkrankungen. Es sind vor allem Oberhaut, Kopfhaut und Nägel betroffen.
Gegenüber der gesunden Umgebung sind die erkrankten Hautpartien meist scharf begrenzt. Häufig sind es rote kreisförmige Hautveränderungen, die am Rande Schuppen bilden und in der Mitte blasser werden können. Auch Pusteln sieht man bei Pilzbefall, z. B. im Bartbereich.
Generell findet ein Pilzbefall bevorzugt im feuchten Milieu von Hautfalten statt, wie z. B. in Zwischenzehenräumen, im Genitalbereich oder im Bereich der Achselhöhlen.
Die Patienten leiden oft unter Juckreiz, kosmetisch störenden Verfärbungen der Haut oder Brennen (vorwiegend bei Schleimhautbefall).
Häufige Pilzkrankheiten sind z. B. die **Tinea pedum (Fußpilz)** und die durch den Hefepilz Candida albicans (candidus lat. — glänzend weiß; albico lat. — weißlich sein) verursachte **Candidose (Soor).**
Die Therapie besteht in der Regel in lokalen Maßnahmen, z. B. Fußbäder bei Tinea pedum, Mundspülungen bei Candidose der Mundhöhle, Gabe antimykotischer (gegen Pilze gerichteter) Lösungen, Pasten, Salben, Gele oder Puder.
Wichtig ist die **Vorbeugung** der oft hartnäckigen Pilzerkrankungen durch hygienische Maßnahmen, wie z. B. Absprühen der Füße mit Desinfektionslösungen beim Baden in Badeanstalten.

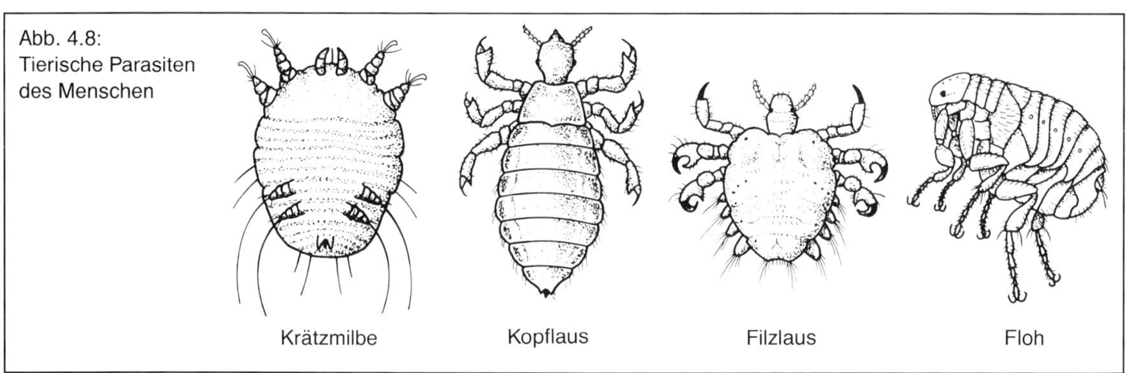

Abb. 4.8: Tierische Parasiten des Menschen

4.12.4 Hautkrankheiten durch tierische Erreger

Hauterkrankungen durch tierische Erreger treten vor allem bei schlechten hygienischen Verhältnissen auf. Tierische Erreger sind unter anderem die Krätzmilben, Zecken, Läuse, Flöhe und Wanzen.
Die durch **Milben** hervorgerufene Krätze (Scabies) ist durch oberflächliche Milbengänge in der Haut gekennzeichnet. Es kommt dadurch zu Entzündungserscheinungen mit teilweise starkem Juckreiz.
Neben starkem Juckreiz können z. B. die **Kopfläuse** zur Verfilzung der Kopfhaare, die **Kleiderläuse** durch Bisse zu stark juckenden Quaddeln und die **Filzläuse** zu Hautflecken führen.
Eine besondere Bedeutung haben die **Zecken** als Überträger einer virusbedingten Gehirnentzündung, der Frühsommer-Meningoenzephalitis.

4.12.5 Neubildungen der Haut

Gutartige Neubildungen

Ein **Naevus (Mal, Muttermal)** ist eine angeborene oder erst im späteren Leben auftretende Fehlbildung der Haut. Typisches Kennzeichen ist eine scharf begrenzte farbliche Veränderung zur Umgebung oder eine abnorme (z. B. warzige) Beschaffenheit, die im allgemeinen unverändert bestehen bleibt. Besonders auffällig ist der durch Gefäßerweiterungen verursachte rote **Naevus flammeus (Feuermal).**

Atherome (Grützbeutel) sind mit ranzigem Inhalt gefüllte Zysten, die sich entzünden können.
Vom Bindegewebe ausgehende gutartige Hauttumoren sind z. B. Tumoren des Bindegewebes **(Fibrome),** der Blutgefäße **(Hämangiome)** und des Fettgewebes **(Lipome)** (siehe 4.3.3).

Bösartige Neubildungen

Neben Karzinomen kommen im Hautbereich unter den bösartigen Tumoren vor allem Basaliome und Melanome vor.
Karzinome sind bösartige Tumoren, die vom Epithelgewebe ausgehen, lokal zerstörend wachsen und Metastasen bilden.
Basaliome kommen vorwiegend im Gesichtsbereich mit örtlich zerstörendem Wachstum vor. Von ihnen gehen aber keine Metastasen aus. Basiliome werden deshalb häufig auch als semimaligne (halbbösartige) Tumoren bezeichnet.
Maligne Melanome (malignus lat. – bösartig, mißgünstig) sind bösartige, von den pigmentbildenden Zellen (Melanozyten) ausgehende Tumoren mit meist bräunlich-schwarzer Farbe. Die Prognose dieser Tumoren hängt entscheidend von der Eindringtiefe in die Haut ab. Oberflächlich gelegene Melanome sind dabei grundsätzlich günstiger als tiefreichende Melanome, die aufgrund einer frühen Metastasierung eine sehr schlechte Prognose haben.

4.12.6 Weitere Hautkrankheiten

Akne vulgaris

Akne ist eine vorwiegend bis zum 25. Lebensjahr auftretende Erkrankung vor allem im Bereich von Gesicht, Nacken, Brust und Rücken. Bei gesteigerter und krankhaft veränderter Absonderung der Talgdrüsen kommt es durch Verstopfung der Haarfollikel zur Bildung von Mitessern (Komedonen), die durch Entzündungen Knötchen, Pusteln und sogar Abszesse ergeben können.
Ursachen sind vor allem ein gestörtes Gleichgewicht der Geschlechtshormone in der Pubertät, aber auch erbliche und seelische Faktoren sowie Magen-Darm-Störungen, z. B. durch falsche Ernährung.
Die Therapie besteht in erster Linie in täglicher gründlicher Hautreinigung, um den Abfluß der Follikel zu gewährleisten. In besonders schweren Fällen muß auch ein Antibiotikum zusätzlich zu einer speziellen äußeren Therapie eingenommen werden. Die Behandlung ist langwierig und erfordert viel Geduld.

Psoriasis

Die Psoriasis (Schuppenflechte) ist durch scharf begrenzte Hautveränderungen mit silberweißen Schuppen gekennzeichnet. Bevorzugter Sitz ist der Bereich der Ellenbogen, der Kniegelenke, des behaarten Teils des Kopfes und des Kreuzbeines.
Die Krankheit ist mit Juckreiz verbunden. Durch Kratzen treten die Schuppen deutlicher hervor. Unter den Schuppen liegt ein dünnes Häutchen, dessen Entfernung zu punktförmigen Blutungen durch die direkt daruntergelegenen Kapillaren führt (blutiger Tau).
Für die Psoriasis besteht eine erbliche Disposition (Veranlagung). Durch Infekte, Streß oder Verletzungen kann die Erkrankung ausgelöst werden. Die Psoriasis ist nicht heilbar. Akute Krankheitsschübe können jedoch durch sachgemäße Therapie vermieden werden.

Ekzem

Ein Ekzem ist eine juckende, flächenhafte Entzündung vorwiegend der Oberhaut. Typische Kennzeichen im akuten Stadium sind Juckreiz, Rötung, Bläschenbildung, Nässen und Krustenbildung. Bei chronischem Verlauf treten unter anderem eine Schuppenbildung, übermäßige Verhornung und Vergröberung der Haut zum Vorschein.
Das **Kontaktekzem** wird durch direkten Kontakt mit einer von außen auf die Haut einwirkenden Substanz ausgelöst. Das Ekzem entsteht dabei vorwiegend durch allergische Reaktionen (siehe 4.6), weniger durch örtliche chemische Schädigung.
Beim **endogenen Ekzem** (Neurodermitis atopica) handelt es sich um eine erblich bedingte Erkrankung, die zu einer stark juckenden Hautveränderung führt. Der Krankheitsbeginn liegt in der Regel in der frühen Kindheit. Häufig tritt eine Kombination mit Heuschnupfen und/oder Asthma bronchiale auf.

4.13 Krankheiten des Nervensystems

4.13.1 Krankheiten des Zentralnervensystems (ZNS)

Meningitis (Hirnhautentzündung)

Eine Hirnhautentzündung (meninx gr. — Hirn- und Rückenmarkshaut) kann durch eine Vielzahl von Erregern verursacht werden.
Typische Symptome sind Kopfschmerzen, Nackensteifheit, Übelkeit und Erbrechen, plötzliches hohes Fieber (evtl. mit Schüttelfrost) und Bewußtseinsstörungen.
Nach den Erregern unterscheidet man:

Bakterielle Meningitis

- **eitrig,** z. B. bei Meningokokken, Pneumokokken oder Staphylokokken als Erreger

– **nichteitrig,** z. B. durch Erreger der Syphilis oder Tuberkulose.

Nichtbakterielle Meningitis

– durch **Viren,** z. B. bei Masern, Mumps oder Röteln
– durch **tierische Erreger,** z. B. Toxoplasmose
– durch **Pilze.**

Die Therapie erfolgt nach dem Erregernachweis im Liquor (= Hirnwasser). Während Bakterien durch gezielte Gabe antibakterieller Medikamente bekämpft werden können, gibt es bei Virusinfekten keine spezifische Therapie. Es können dort nur symptomatische Maßnahmen erfolgen. Die Prognose hängt entscheidend vom Zeitpunkt des Behandlungsbeginns ab.

Schädel-Hirn-Verletzungen

Unter dem Begriff Schädel-Hirn-Verletzung (= **S**chädel-**H**irn-**T**rauma, SHT) werden Kopfverletzungen mit Hirnbeteiligung zusammengefaßt. Nach der Stärke der Verletzungen unterscheidet man dabei Schädel-Hirn-Traumen I. Grades (leichte Verletzungen) bis III. Grades (schwere Verletzungen). Wichtigstes Unterscheidungsmerkmal der verschiedenen Schädel-Hirn-Verletzungen ist die Länge der bestehenden Bewußtlosigkeit.

Von besonderer Bedeutung ist zusätzlich die Unterscheidung zwischen offenen und gedeckten Schädel-Hirn-Verletzungen. Bei einer **offenen Schädel-Hirn-Verletzung** liegt das Gehirn durch eine tiefreichende Verletzung mit Eröffnung der harten Hirnhaut frei, so daß Keime eindringen und zu einer Entzündung führen können. Bei einer **geschlossenen Schädel-Hirn-Verletzung** ist die harte Hirnhaut dagegen noch intakt und stellt somit eine wirksame Barriere vor eindringenden Keimen dar.

Früher wurden statt des Begriffs Schädel-Hirn-Trauma je nach Schwere der Hirnverletzung die Begriffe Commotio cerebri, Contusio cerebri und Compressio cerebri verwendet.

Commotio cerebri (Gehirnerschütterung) Bei einer Gehirnerschütterung (commotio lat. – Bewegung, Erschütterung; cerebrum lat. – Gehirn) kommt es zu einer Beeinträchtigung der Gehirnfunktion durch äußere Gewalt, ohne daß eine Gewebeschädigung vorliegt. Die Ausheilung erfolgt stets vollständig.

Eine Gehirnerschütterung ist gekennzeichnet durch eine zeitlich begrenzte Erinnerungslücke **(Amnesie),** Übelkeit und eventuell auch Erbrechen. Eine Bewußtseinstrübung kann noch hinzukommen.

Die Erinnerungslücke kann sowohl **rückwirkend** für einige Sekunden vor dem Verletzungsereignis **(retrograde Amnesie)** als auch von der Verletzung an für Minuten bis maximal 1–2 Stunden **nach der Verletzung (anterograde Amnesie)** bestehen.

Contusio cerebri (Hirnprellung) Ist das Verletzungsereignis so stark gewesen, daß es zu einer Gewebeschädigung im Hirnbereich gekommen ist, so liegt eine Contusio cerebri vor.

Compressio cerebri (Hirnquetschung) Kommt es durch Druckeinwirkung zu einer Hirnschädigung, so besteht eine Compressio cerebri. Eine typische Ursache hierfür ist eine verletzungsbedingte Blutung im Hirnbereich.

Apoplexie (Schlaganfall)

Der Schlaganfall (Apoplexie, apoplektischer Insult) kann durch eine **Gehirnblutung** mit nachfolgender Zerstörung eines Hirngebietes oder einen **Hirninfarkt** mit nachfolgendem Gewebsuntergang durch mangelhafte Blut- und Sauerstoffversorgung hervorgerufen werden. Als Grundleiden findet sich dabei häufig eine Arteriosklerose (Arterienverkalkung), oft auf der Basis einer Hypertonie (Bluthochdruck).

Typische Symptome sind Bewußtseinsstörungen bis zum Koma, Lähmungen einer Körperseite (Halbseitenlähmung = Hemiplegie), Krampfanfälle, oft auch der Verlust der Sprache.

Eine Schädigung der rechten Gehirnhälfte verursacht eine Halbseitenlähmung der linken Körperseite; bei einer Schädigung der linken Gehirnhälfte ist die Halbseitenlähmung entsprechend auf der rechten Seite.

Hirntumoren

Hirntumoren gehen von den Hirnhäuten, den Hirnnerven oder dem Hirngewebe mit seinen Nervenstützzellen aus.
Durch Druck auf umliegendes Gewebe können Hirntumoren Allgemeinsymptome und je nach Lokalisation bestimmte Lokalsymptome verursachen.

Allgemeinsymptome
Kopfschmerzen Erbrechen und Übelkeit Schwindel Krampfanfälle Wesensveränderungen Bewußtseinsstörungen
Lokalsymptome
Halbseitenlähmungen Hirnnervenausfälle Sensibilitätsstörungen Gleichgewichtsstörungen Seh- und Sprachstörungen

Epilepsie (Zerebrales Anfallsleiden)

Unter dem Begriff Epilepsie (epilepsia gr. – Fallsucht) wird eine Gruppe von Krankheiten zusammengefaßt, bei denen es meist zu anfallsartigen Bewußtseinsstörungen mit unwillkürlichen Bewegungsabläufen kommt.
Die Ursache liegt in einer gestörten Funktion der Gehirnzellen. Dazu kann es durch äußere Faktoren kommen, wie z. B. durch Tumor, Entzündung, Verletzung, Vergiftung oder Durchblutungsstörung. Epilepsien können aber auch auf der Basis einer vererbbaren Disposition ohne erkennbare Ursache auftreten.
Bekanntestes Beispiel einer Epilepsie ist der **große Krampfanfall (Grand mal),** der in jedem Lebensalter auftreten kann. Der Patient wird dabei plötzlich bewußtlos und stürzt zu Boden. Es kommt zunächst zu einer starren Anspannung der Skelettmuskulatur, die auch die Atemmuskulatur betrifft, so daß der Patient eine Zyanose entwickelt, d. h. er läuft durch Sauerstoffmangel blau an. Anschließend kommt es zu rhythmischen Zuckungen der Gliedmaßen, verstärkter Speichelabsonderung und eventuell Urin- und/oder Stuhlabgang. Durch Krampf der Kaumuskulatur kann es zum Zungenbiß kommen.
Nach dem ca. 2–4 Minuten andauernden Krampfanfall setzt das Bewußtsein langsam wieder ein, häufig jedoch gefolgt von einem Nachschlaf.
Während des Anfalls sollten Anwesende dafür sorgen, daß sich der Patient nicht verletzt (insbesondere Vorbeugung eines Zungenbisses durch einen Gummikeil).
Regelmäßig eingenommene Medikamente (Antiepileptika) können die Krampfbereitschaft herabsetzen und dadurch Anfällen vorbeugen.

Parkinson-Syndrom

Als Parkinsonismus bezeichnet man eine vom englischen Arzt James Parkinson (1755–1824) beschriebene Erkrankung im fortgeschrittenen Lebensalter, deren Ursache eine Funktionsstörung in einer Kernregion des Mittelhirns ist.
Das Parkinson-Syndrom ist vor allem mit folgenden drei Hauptsymptomen verbunden:

- Bewegungsarmut: Ausdrucksbewegungen des Gesichts und Mitbewegungen der Gliedmaßen sind spärlich, die Sprache ist leise und monoton, die Haltung ist gebückt, die Schritte sind klein und schlürfend.
- Muskelstarre (Rigor): Durch erhöhte Muskelspannung sind die Gliedmaßen passiv nur gegen einen Widerstand, ähnlich dem einer Wachskerze beim Umbiegen, zu bewegen. Die passiven Bewegungen können durch die Muskelanspannung teilweise auch ruckartig wie bei einem Zahnrad werden, bei

dem der Widerstand jedes einzelnen Zahnes nacheinander überwunden werden muß (Zahnradphänomen).
– Zittern (Tremor): Die Patienten zittern in Ruhe; bei Bewegungen (z. B. beim Schreiben) verringert sich das Zittern oder läßt ganz nach.

Seelische Krankheiten

Die seelischen Krankheiten kann man in zwei Gruppen einteilen.
Die erste Gruppe beinhaltet seelische Störungen, die nur Abweichungen von der Norm darstellen. Beispiele hierfür sind Neurosen, sexuelle Verhaltensabweichungen (z. B. Exhibitionismus), Alkoholismus und Drogenabhängigkeit. Unter einer Neurose versteht man ein gestörtes, nicht normales Verhalten und Erleben ohne körperliche Ursache. Beispiele sind Platzangst, Angst vor Tieren, Waschzwang, zwanghaftes Stehlen.
Zur ersten Gruppe seelischer Krankheiten gehören auch Erkrankungen mit körperlichen Beeinträchtigungen wie Herzbeschwerden, Luftnot oder Magenbeschwerden, wenn sie durch seelische Störungen hervorgerufen werden. Körperliche Erkrankungen durch seelische Störungen bezeichnet man auch als **psychosomatische Krankheiten** (psyche gr. – Seele; soma gr. – Körper).
Zur zweiten Gruppe gehören die **Psychosen,** die Geistes- oder Nervenkrankheiten mit erheblichen seelischen Störungen. Sie können durch äußere Einflüsse bedingt sein (z. B. durch Alkohol, durch Unfälle oder Entzündungen), aber auch ohne äußere Einflüsse und ohne nachweisbare körperliche Störungen vorhanden sein.
Die **Schizophrenie** (schizein gr. – spalten; phren gr. – Geist, Seele) ist durch eine seelische Spaltung gekennzeichnet, bei der gesunde und krankhafte Verhaltensweisen und Empfindungen nebeneinander vorkommen.

Krankheiten des Zentralnervensystems (ZNS)	
Entzündungen	
Meningitis	– Hirnhautentzündung
Enzephalitis	– Hirnentzündung
Verletzungen	
Schädel-Hirn-Trauma (SHT)	– Schädel-Hirn-Verletzung
offenes Schädel-Hirn-Trauma	– Schädel-Hirn-Verletzung mit eröffneter harter Hirnhaut und dadurch bestehender Gefahr einer Entzündung im Hirnbereich durch eindringende Erreger
geschlossenes Schädel-Hirn-Trauma	– Schädel-Hirn-Verletzung mit geschlossener harter Hirnhaut und somit wirksamer Barriere vor eindringenden Erregern
Commotio cerebri	– Gehirnerschütterung
Contusio cerebri	– Hirnprellung
Compressio cerebri	– Hirnquetschung
epidurales Hämatom	– Bluterguß oberhalb der harten Hirnhaut (Dura), unterhalb der Schädelknochen
subdurales Hämatom	– Bluterguß unterhalb der harten Hirnhaut
intrazerebrales Hämatom	– Blutung innerhalb des Gehirns
Schädelbasisfraktur	– Bruch der Schädelbasisknochen; es können dabei Gefäß- und Hirnnervenverletzungen auftreten. Symptome sind häufig Blutungen aus Ohr, Nase oder Mund bzw. in die Augenhöhlen mit Bildung eines sogenannten Brillenhämatoms.

Querschnitts-lähmung	– völlige oder teilweise Schädigung eines Rückenmarkquerschnitts mit Lähmung und Sensibilitätsstörung im Bereich der unteren Körperhälfte. Häufig sind von der Lähmung auch Blase und Mastdarm betroffen. Ursachen sind z. B. Verletzungen oder Tumoren.

Durchblutungsstörungen	
Zerebral-sklerose	– Arteriosklerose (Arterienverkalkung) der Hirngefäße
Apoplexie	– apoplektischer Insult, Schlaganfall; durch Hirnblutung oder Hirninfarkt verursachter Ausfall einer Hirnregion.
Hirninfarkt	– Untergang von Hirngewebe durch Minderversorgung mit Blut; Ursachen sind z. B. eine Thrombose oder Embolie.
Epilepsie	– Zerebrales Anfallsleiden; Zusammenfassung von Krankheiten mit meist anfallsartigen Bewußtseinsstörungen und abnormen Bewegungsabläufen. Ursache ist eine gestörte Funktion der Gehirnzellen.
Parkinson-Syndrom	– Erkrankung mit Störungen des Bewegungsablaufes, gekennzeichnet vor allem durch Bewegungsarmut, Muskelstarre und Zittern. Ursache ist eine Funktionsstörung in einer Kernregion des Mittelhirns.
Multiple Sklerose (MS)	– Erkrankung vorwiegend der weißen Substanz von Gehirn und Rückenmark mit Zerfall der Markscheiden (= fetthaltige Umhüllung der Nervenfasern). Es kann dadurch zu vielfältigen Symptomen kommen, wie Seh- und Empfindungsstörungen sowie Lähmungen. Die Ursache ist unbekannt.
Poliomyelitis	– sogenannte Kinderlähmung (siehe 4.17.3).
Hydrozephalus	– sogenannter Wasserkopf; Erweiterung der Hirnventrikel, meist durch übermäßige Ansammlung von Hirnwasser in den Hirnventrikeln.

Bezeichnungen für Lähmungen und Sensibilitätsstörungen	
Parese	– unvollständige Lähmung, Schwäche
Paralyse, Plegie	– vollständige Lähmung
Anästhesie	– Unempfindlichkeit gegen Schmerz-, Temperatur- und Berührungsreize
Hypästhesie	– herabgesetzte Empfindlichkeit
Hyperästhesie	– Überempfindlichkeit, insbesondere für Berührungsreize
Parästhesie	– krankhafte Empfindung (Mißempfindung); z. B. Kribbeln bei „eingeschlafenem Fuß“
Neuralgie	– Schmerzempfinden im Ausbreitungsgebiet eines Nerven

4.13.2 Krankheiten des peripheren Nervensystems

Neuritis	— Nervenentzündung
Polyneuritis	— Entzündung mehrerer Nerven
Polyneuropathie	— Erkrankung mehrerer oder aller peripheren Nerven, z. B. als Spätsymptom bei Diabetes mellitus oder übermäßigem Alkoholkonsum
Neurinom	— Nervenfasergeschwulst
Trigeminusneuralgie	— anfallsartige Schmerzen im Ausbreitungsgebiet eines oder mehrerer Äste des sensiblen Gesichtsnerven (N. trigeminus, V. Hirnnerv)
Fazialisparese	— Lähmung des mimischen Gesichtsnerven (N. facialis, VII. Hirnnerv)
Brachialgie	— Armschmerz
Ischialgie	— Schmerzen im Bereich des Ischiasnerven; meistens anfallsweise vom Gesäß bis in die Fersen ausstrahlend.

4.14 Krankheiten des Hormonsystems

Die Hypophyse (Hirnanhangsdrüse) ist die übergeordnete Schaltstation des Hormonsystems. Sie beeinflußt die Schilddrüse, die Nebennierenrinden und die Keimdrüsen. Zusätzlich gibt sie verschiedene weitere Hormone an den Körper ab, wie das Wachstumshormon (STH), das Prolaktin (LTH) und das Adiuretin (ADH). Über- und Unterfunktion der Hypophyse können entsprechend alle obengenannten Organe und Hormone beeinflussen.

Eine Störung des Hormonsystems kann im Bereich der Hypophyse, aber auch in jedem anderen Hormonorgan des Körpers vorliegen.

Krankheiten der Hypophyse

Hypophysenadenom	— aus Drüsengewebe aufgebauter Tumor der Hypophyse
Hypophysenvorderlappeninsuffizienz	— teilweiser oder vollständiger Ausfall der Hormonbildung im Hypophysenvorderlappen
Hypophysärer Riesenwuchs	— Riesenwuchs (Gigantismus) durch Überschuß des Wachstumshormons STH während der Wachstumsphase
Akromegalie	— (megas gr. — groß) ausgeprägte Vergrößerung der Körperenden (Akren), wie Ohren, Nase, Unterkiefer, Hände und Füße, durch Überschuß des Wachstumshormons STH nach der Wachstumsphase
Hypophysärer Zwergwuchs	— vermindertes Wachstum durch Mangel des Wachstumshormons STH während der Wachstumsphase
Diabetes insipidus	— vermehrte Urinausscheidung (Polyurie) durch unzureichende Harnkonzentration. Ursache kann ein Mangel des Hypophysenhormons Adiuretin — ADH, aber auch ein fehlendes Ansprechen der Niere auf ADH sein.

Krankheiten der Schilddrüse

Hyperthyreose (Schilddrüsenüberfunktion) Bei der Hyperthyreose liegt eine gesteigerte Bildung der Schilddrüsenhormone vor. Dadurch kommt es zu einer Beschleunigung des Stoffwechsels mit Tachykardie, Unruhe, Schweißneigung, Zittern und Gewichtsabnahme trotz gesteigerter Nahrungszufuhr. Auffällig kann ein starkes Hervortreten der Augäpfel (Exophthalmus) sein.
Beim bekannten **Morbus Basedow** liegt eine Hyperthyreose aufgrund von Immunvorgängen vor.

Hypothyreose (Schilddrüsenunterfunktion) Durch verminderte Bildung der Schilddrüsenhormone kommt es zu einer Verlangsamung des Stoffwechsels mit Leistungsabfall und Gewichtszunahme durch Wassereinlagerung mit typischer teigiger Haut **(Myxödem)**.
Eine Hypothyreose in der Kindheit führt zu Verzögerungen in der körperlichen und geistigen Entwicklung.
Ein Schilddrüsenhormonmangel bereits vor der Geburt führt zu schweren Entwicklungsstörungen der Sinnesorgane, der Haut und des Skeletts mit Intelligenzverminderungen bis zur Idiotie.

Bei einer Hyper- oder Hypothyreose, aber auch bei normaler (euthyreoter) Schilddrüsenfunktion kann es zu einer Vergrößerung der Schilddrüse kommen. Man nennt diese, vom Funktionszustand des Organs unabhängige Vergrößerung eine **Struma**.

Krankheiten der Nebenschilddrüsen (Epithelkörperchen)

Hyperparathyreoidismus	– vermehrte Bildung von Parathormon; bewirkt eine Erhöhung des Blutcalciumspiegels.
Hypoparathyreoidismus	– verminderte Bildung von Parathormon; bewirkt ein Absinken des Blutcalciumspiegels.

Krankheiten der Nebennieren

Cushing-Syndrom (nach Harvey Cushing, 1869–1939) Beim Cushing-Syndrom liegt eine übermäßige Bildung vorwiegend von Glukokortikoiden in der Nebennierenrinde mit Auswirkungen auf den Stoffwechsel vor:

- Fettstoffwechselstörungen führen zu übermäßigen Fettansammlungen im Rumpf- und Kopfbereich (Stammfettsucht, Stiernacken, Vollmondgesicht).
- Eiweißstoffwechselstörungen führen zu Osteoporose und Muskelschwund.
- Kohlenhydratstoffwechselstörungen führen zu einer Erhöhung des Blutzuckerspiegels.

Weitere Symptome können Blutbildveränderungen, Bluthochdruck, Störungen der Geschlechtsfunktion und Neigung zu Infektionen, Geschwüren und typischen Hautstreifen sein.
Die häufigste Ursache eines Cushing-Syndroms ist heutzutage eine übermäßige Einnahme von Glukokortikoiden in Form von Medikamenten!

Addison-Krankheit (nach Thomas Addison, 1793–1860) Durch unzureichende oder fehlende Bildung von **Glukokortikoiden** und **Mineralokortikoiden** in der Nebennierenrinde kommt es unter anderem zu Leistungsabfall, Gewichtsverlust und Braunfärbung von Haut und Schleimhäuten. Daher wird die Erkrankung auch als **Bronzehautkrankheit** bezeichnet.
Ursache hierfür ist eine weitreichende Gewebeschädigung in der Nebennierenrinde.

Phäochromozytom Bei dieser Erkrankung liegt ein Tumor meist im Bereich des Nebennierenmarks vor, der hauptsächlich Adrenalin bildet.
In der Folge kommt es zu Bluthochdruck, hohen Blutzuckerwerten, Schwitzen, Herzklopfen und Gewichtsverlust.

Krankheiten des Inselorgans der Bauchspeicheldrüse

Die Langerhans'schen Inseln (nach Paul Langerhans, 1847—1888) der Bauchspeicheldrüse werden in ihrer Gesamtheit auch als **Inselorgan** bezeichnet. Durch Mangel oder Fehlen des dort gebildeten Hormons Insulin entwickelt sich ein Diabetes mellitus (Zuckerkrankheit). Der Diabetes mellitus ist ausführlich in Kapitel 4.10 beschrieben.

Störungen der Hormonbildung in den Keimdrüsen

Die Geschlechtshormone werden vorwiegend in den Keimdrüsen gebildet. In den Hoden werden die männlichen Geschlechtshormone (Androgene, mit dem Hauptvertreter **Testosteron**), in den Eierstöcken die weiblichen Geschlechtshormone (**Östrogene** und **Gestagene**) produziert.
Bei Mangel oder Überschuß der Geschlechtshormone kommt es entsprechend zur Verminderung oder Verstärkung der männlichen bzw. weiblichen Geschlechtsmerkmale. Ein Überschuß der Geschlechtshormone in der Kindheit führt zu vorzeitiger geschlechtlicher Reife.
Bei der Frau können Störungen der Geschlechtshormonbildung zu Zyklusstörungen führen.

4.15 Krankheiten der Sinnesorgane

4.15.1 Augenkrankheiten

Fehlsichtigkeit

Weit verbreitet sind Minderungen der Sehleistung durch Kurz- oder Weitsichtigkeit sowie Astigmatismus. Durch Brillen oder Kontaktlinsen können diese Fehlsichtigkeiten in den meisten Fällen korrigiert werden.

Myopie (Kurzsichtigkeit) Der Patient kann nahgelegene Gegenstände scharf, entfernte Gegenstände dagegen nur unscharf sehen. Physikalisch läßt sich dies dadurch erklären, daß die parallel einfallenden Lichtstrahlen entfernter Gegenstände sich nicht auf, sondern **vor** der Netzhaut vereinigen. Die Ursache hierfür ist meist ein zu langer Augapfel, seltener eine zu starke Brechung der Lichtstrahlen.
Die Korrektur erfolgt mit einer Zerstreuungslinse. Diese konkave Glaslinse (Minusglas) ist in der Mitte dünner als an den Rändern.

Hypermetropie (Weitsichtigkeit) Bei Weitsichtigkeit ist der Augapfel meist zu kurz, seltener ist die Brechung der Lichtstrahlen zu schwach.
Parallel einfallende Lichtstrahlen entfernter Gegenstände würden sich entsprechend hier erst **hinter** der Netzhaut vereinigen. Ein Patient mit einer Hypermetropie muß die Augenlinse deshalb stärker wölben, um eine ausreichend starke Brechkraft zu erhalten. Nur bei verstärkter Linsenwölbung vereinigen sich die Lichtstrahlen auf der Netzhaut.
Ein Ausgleich kann mit einer Sammellinse erfolgen. Die konvexe Glaslinse (Plusglas) ist in der Mitte dicker als an den Rändern.

Presbyopie (altersbedingte Weitsichtigkeit) Das Nahsehen (z. B. Lesen) ist durch Elastizitätsverlust der Linse erschwert. Die Korrektur erfolgt mit einer Sammellinse beim Nahsehen (z. B. als Lesebrille).

Astigmatismus (Stabsichtigkeit) Durch ungleichmäßige Krümmung der Hornhaut werden parallel einfallende Lichtstrahlen nicht punktförmig (stigma gr. — Punkt) vereinigt. Das Bild wird dadurch verzerrt. Die Korrektur erfolgt meist durch entsprechend geformte Zylindergläser.

Entzündungen	
Konjunktivitis	– Bindehautentzündung; Symptome einer akuten Bindehautentzündung sind Rötung, Schwellung und vermehrte Flüssigkeitsabsonderung der Bindehautdrüsen. Als Ursachen kommen Fremdkörper, Verletzungen, Überanstrengungen, Infektionen und Allergien in Frage.
Keratitis	– Hornhautentzündung
Dakryozystitis	– Entzündung des Tränensacks (dakryon gr. – Träne)

Linsentrübung (Katarakt, grauer Star)

Bei einer Trübung der Augenlinse erscheint die Pupille grau. Entsprechend wird die Erkrankung auch als grauer Star bezeichnet, während der wissenschaftliche Name Katarakt ist.
Eine Linsentrübung kann angeboren, aber auch z. B. durch Verletzungen oder Stoffwechselkrankheiten (z. B. Diabetes mellitus) erworben sein. Häufig tritt ein Katarakt durch Degeneration als sogenannter Altersstar um das 60. Lebensjahr auf.
Bei weit fortgeschrittener Trübung kann die Sehkraft durch Entfernung der Linse wieder verbessert werden. Die Brechkraft der Linse wird dann z. B. durch eine Starbrille oder eine entsprechende Kontaktlinse ersetzt. Auch das Einpflanzen einer Kunstlinse an die Stelle der eigenen getrübten Linse ist heute in vielen Fällen möglich.

Erhöhter Augeninnendruck (Glaukom, grüner Star)

Krankheiten des Auges mit erhöhtem Innendruck werden unter dem Begriff Glaukom zusammengefaßt.

Abb. 4.9:
Kurz- und Weitsichtigkeit im Schema:
Die blaue Linie gibt jeweils den normalen Augapfel im Vergleich wieder.

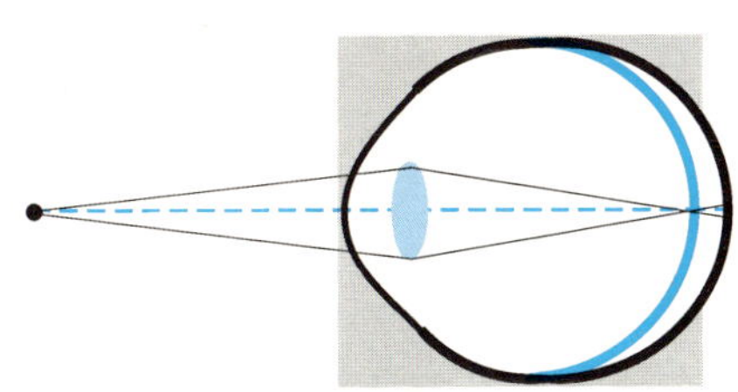

Kurzsichtigkeit bei zu langem Augapfel

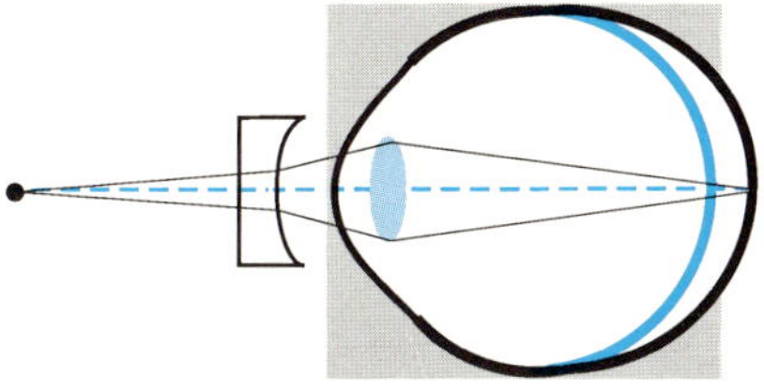

Korrektur der Kurzsichtigkeit mit einer Zerstreuungslinse

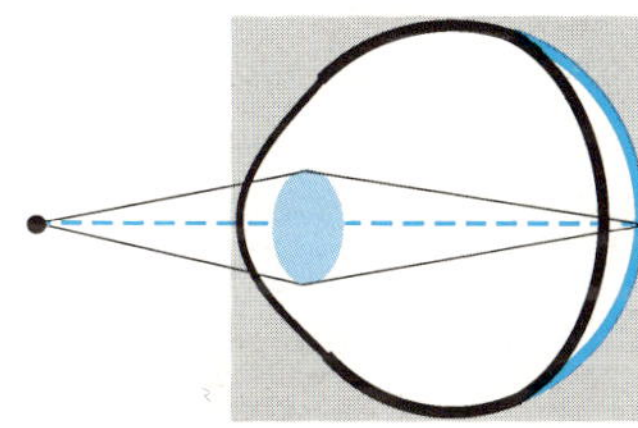

Weitsichtigkeit bei zu kurzem Augapfel

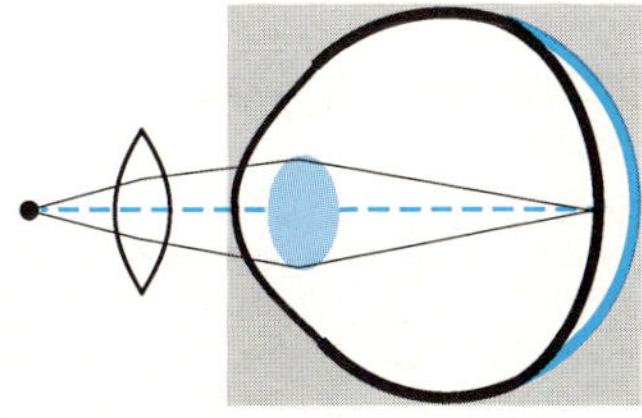

Korrektur der Weitsichtigkeit mit einer Sammellinse

Der normale Augeninnendruck beträgt 10–22 mm Hg. Liegt der Druck höher, so kann es durch eine **Durchblutungsminderung** zu einer Schädigung von Netzhaut oder Sehnerven mit allmählichem Nachlassen des Sehvermögens kommen.
Die Ursache für den erhöhten Augeninnendruck ist eine Überproduktion von Kammerwasser und/oder eine Abflußbehinderung des Kammerwassers im Schlemm'schen Kanal (siehe 3.15.1).
Ein Glaukom kann dem Patienten durch eine anfallsartige starke Druckerhöhung erhebliche Schmerzen im Auge bereiten. Weitere Symptome können z. B. Kopfschmerzen, Übelkeit, Erbrechen, Augenrötung und eine mittelweite, lichtstarre Pupille sein. Eine medikamentöse Senkung des Augeninnendrucks muß dann **schnellstens** durch einen Augenarzt erfolgen. Es kann sonst zur Erblindung kommen!
Aber auch ein nur mäßig erhöhter Augeninnendruck ist für den Patienten gefährlich. Es kommt zu einer langsamen, aber steten Schädigung des Sehvermögens mit Ausfällen von Gesichtsfeldern. Nur eine medikamentöse oder operative Druckregulierung kann den Patienten vor der Erblindung bewahren.

Netzhautablösung (Ablatio retinae)

Bei einem Riß der Netzhaut kann verflüssigter Glaskörper hinter die Retina geraten und so zu ihrer Abhebung führen.
Netzhautrisse können in jedem Lebensalter auftreten. Begünstigende Faktoren sind z. B. ein langer Augapfel (Kurzsichtigkeit), altersbedingte Degeneration der Netzhaut und Unfälle mit Schlägen auf den Augapfel.
Typische Symptome sind Lichtblitze, Sehen von schwarzen Flocken, Verzerrtsehen und Gesichtsfeldausfälle. Häufig machen sich die Gesichtsfeldausfälle bei einer Netzhautablösung wie durch einen sich von oben senkenden Vorhang oder eine von unten aufsteigende Mauer bemerkbar.
Die Behandlung erfolgt durch einen operativen Eingriff, bei kleinen Netzhautrissen genügt manchmal eine Behandlung mit Laserstrahlen.

Netzhautveränderungen bei Bluthochdruck und Diabetes mellitus

Dauerhafte Gefäßveränderungen können in der Folge von Bluthochdruck und Diabetes mellitus auftreten (siehe 4.7.2 und 4.10.1). Im Bereich der Netzhaut sind diese Gefäßveränderungen durch augenärztliche Untersuchungen besonders gut und **häufig schon im Frühstadium zu beobachten.** Sie werden dabei in verschiedene Schweregrade eingeteilt.
Neben der Grunderkrankung müssen auch die Augenveränderungen behandelt werden (z. B. durch Laserstrahlen). Die Grunderkrankung gehört zum Fachgebiet der Inneren Medizin.

Erste Hilfe bei Verletzungen des Auges

Säuren führen zur Gerinnung (Koagulation), Laugen zur Verflüssigung (Kolliquation) des Zelleiweißes. Die Prognose einer Verätzung hängt dabei entscheidend von der sofortigen Hilfe ab! Die **erste Hilfe** besteht grundsätzlich in **sofortiger Spülung mit viel Wasser!** Mit einem sauberen Augenverband (ohne Salbe) soll der Patient so schnell wie möglich zu einem Augenarzt gebracht werden!
In den Bindehautsack gelangte Fremdkörper können mit dem Zipfel eines sauberen Taschentuches entfernt werden.

Weitere Fachausdrücke aus dem Bereich der Augenheilkunde	
Miosis	– Pupillenverengung; normale Reaktion auf Lichteinfall, aber auch z. B. durch Medikamente auslösbar.
Mydriasis	– Pupillenerweiterung; normale Reaktion bei Dunkelheit, aber auch z. B. durch Medikamente auslösbar.

Exophthalmus	– krankhaftes Hervortreten des Augapfels aus der Augenhöhle; z. B. bei Verletzungen, Tumoren des Augapfels oder der Augenhöhle und bei Schilddrüsenfunktionsstörungen.
Strabismus	– Schielen; Fehlstellung der Augen durch ein Ungleichgewicht der Augenmuskeln. Die beim Blick in die Ferne normalerweise parallelen Augenachsen weichen dabei von der Parallelen ab.
Gerstenkorn (Hordeolum)	– akute eitrige Entzündung der Liddrüsen
Hagelkorn (Chalazion)	– durch Sekretstauung bedingte chronische Entzündung von Talgdrüsen in den Augenlidern

4.15.2 Ohrenkrankheiten

Die Ohren sind Hör- und Gleichgewichtsorgane. Ohrenkrankheiten können entsprechend nicht nur zu Hörstörungen, sondern auch zu Beeinträchtigungen des Gleichgewichtssinnes führen.

Mittelohrentzündung

Akute Mittelohrentzündung (akute Otitis media) Sie entsteht meist durch aufsteigende Infektionen vom Nasenrachenraum über die Ohrtrompete zum Mittelohr. Symptome sind klopfender Schmerz, Schwerhörigkeit durch verminderte Schalleitung sowie Fieber.
Betrachtet man das Trommelfell mit einem Ohrtrichter, so ist im Anfangsstadium nur eine Rötung erkennbar. Mit zunehmender Schwere der Erkrankung kommt es durch Sekretansammlung im Mittelohr jedoch zusätzlich zu einer Vorwölbung des Trommelfells, die schließlich zum Gehörgang durchbrechen kann. Es kommt dann zum „Ohrenlaufen". Die Ohrenschmerzen bessern sich dabei schlagartig durch die Druckentlastung nach dem Durchbruch des Sekrets. Die Entzündung geht anschließend in der Regel langsam wieder zurück.
Die Therapie besteht neben Bettruhe und örtlicher Wärmeanwendung (nicht bei Komplikationen!) in der Gabe von Antibiotika und abschwellenden Nasentropfen, um die Belüftung des Mittelohrs über die Ohrtrompete zu verbessern.
Bei andauerndem Fieber und starker Vorwölbung des Trommelfells wird durch einen **Trommelfellschnitt (Parazentese)** für eine Entlastung des Mittelohrs gesorgt.
Eine gefürchtete Komplikation ist die Ausbreitung der Erkrankung mit Entzündung der lufthaltigen Zellen des Warzenfortsatzes **(Mastoiditis).** Es kann dabei z. B. zur Einschmelzung der feinen Höhlenzellwände mit Ausbildung eines Abszesses kommen.

Chronische Mittelohrentzündung
Sie unterscheidet sich grundsätzlich von der akuten Entzündung.
Der Beginn erfolgt meist schleichend in der Kindheit. Es kommt dabei zu einer verminderten Ausbildung der lufthaltigen Zellen im Warzenfortsatz.
Kennzeichnend ist ein dauerhafter Trommelfelldefekt und eine unterschiedlich stark ausgeprägte Schwerhörigkeit durch Verminderung der Schalleitung. Komplikationen können das Krankheitsbild weiter verschlechtern, z. B. durch Zerstörung der umliegenden Knochenstrukturen bei Knocheneiterung.

Schwerhörigkeit

Eine Schwerhörigkeit kann grundsätzlich durch eine Störung der Schalleitung, der Schallempfindung oder der Schallwahrnehmung bedingt sein:

– Schalleitungsstörung in der Regel durch eine Behinderung der Gehörknöchelchen (Mittelohrschwerhörigkeit),

selten durch Verschluß des äußeren Gehörgangs (z. B. durch einen Ohrschmalzpfropf)
- Schallempfindungsstörung durch verminderte Reizaufnahme im Innenohr (Innenohrschwerhörigkeit)
- Schallwahrnehmungsstörung durch gestörte Wahrnehmung im Gehirn.

Weitere Ohrenkrankheiten	
Gehörgangsfurunkel	– eitrige Entzündung eines Haarbalgs und seiner Talgdrüse im Gehörgang
Ohrschmalzpfropf (Ceruminalpfropf)	– Verschluß des äußeren Gehörgangs durch Ohrenschmalz (= Cerumen)
Mastoiditis	– Entzündung der Schleimhäute des Warzenfortsatzes
Otosklerose	– Erkrankung der knöchernen Labyrinthkapsel, bei der es durch Knochenumbauprozesse im Bereich des ovalen Fensters zur Fixierung des Steigbügels kommt. Die Patienten werden schwerhörig.
Hörsturz	– hochgradige, meist einseitige Hörverminderung innerhalb von Minuten. Ursache ist wahrscheinlich eine Durchblutungsstörung im Innenohr.

4.16 Krankheiten der Geschlechtsorgane

4.16.1 Geschlechtskrankheiten

Die Lehre der Geschlechtskrankheiten ist die **Venerologie** (Venus – römische Göttin der Liebe). Sie befaßt sich mit Krankheiten, die vorwiegend beim Geschlechtsverkehr übertragen werden.
Das Gesetz zur Bekämpfung der Geschlechtskrankheiten vom 23.07.1953 definiert den Begriff „Geschlechtskrankheit" und regelt die Meldepflicht, die gegenüber dem zuständigen Gesundheitsamt beim Auftreten einer Geschlechtskrankheit besteht.
Die meldepflichtigen Geschlechtskrankheiten sind:

Syphilis	– Lues, harter Schanker
Gonorrhoe	– Tripper
Ulcus molle	– weicher Schanker
Lymphogranuloma inguinale	– Lymphopathia venerea, venerische Lymphknotenentzündung

Auf die vorwiegend in tropischen Ländern vorkommende venerische Lymphknotenentzündung wird im Rahmen dieses Buches nicht weiter eingegangen. Das erstmals 1981 als eigenes Krankheitsbild beschriebene erworbene Immundefekt-Syndrom AIDS wird in Kapitel 4.17.3 beschrieben.

Syphilis (Lues, harter Schanker)

Die chronisch verlaufende Syphilis wird durch das spiralförmige Bakterium **Treponema pallidum** hervorgerufen.
Die Erkrankung verläuft in mehreren Stadien.
Stadium I: Durchschnittlich 3 Wochen nach der Ansteckung entwickelt sich an der Eintrittsstelle der Erreger ein etwa **münzgroßes, schmerzloses Geschwür mit derbem Randwall** (= Primäraffekt). Nach weiteren 3 Wochen sind die zugehörigen Lymphknoten zusätzlich zum Primäraffekt derb und schmerzlos angeschwollen. Die angeschwollenen

Lymphknoten bilden gemeinsam mit dem Geschwür (= Primäraffekt) den Primärkomplex.

Stadium II: Insgesamt ca. 8 Wochen nach der Ansteckung beginnt das Sekundärstadium. Es kommt dabei zunächst zu fleckigen, später knötchenförmigen Hauterscheinungen und Lymphknotenschwellungen. Durch Ausbreitung der Erreger kann es zur Mitbeteiligung innerer Organe kommen, z. B. Leberentzündung, Nierenentzündung oder Hirnhautreizung.

Auch ohne Behandlung klingen alle klinischen Symptome in der Regel nach Monaten ab. Die Erkrankung besteht aber weiter und ist z. B. durch Blutuntersuchungen nachweisbar.

Stadium III: Nach jahrelanger Beschwerdefreiheit kann es an Haut, Schleimhaut, Knochen und inneren Organen zur Ausbildung einer Tertiärsyphilis kommen. Typisch sind dabei gummiartige Geschwülste (sogenannte Gummen).

Gefürchtete Komplikationen sind Wandaussackungen der Aorta bei Befall der Körperschlagader mit der Gefahr des Platzens sowie Beteiligungen des Gehirns (Progressive Paralyse mit fortschreitendem Befall der Hirnsubstanz) und des Rückenmarks (Tabes dorsalis = Rückenmarkschwindsucht).

Durch die moderne Antibiotikatherapie sind Spätformen der Syphilis heutzutage selten geworden.

Schädigungen des werdenden Kindes im Mutterleib durch Übertragung der Syphilis sind in Kapitel 4.3.1 beschrieben.

Gonorrhoe (Tripper)

Die durch Gonokokken hervorgerufene Gonorrhoe (abgekürzt: Go) ist die häufigste Geschlechtskrankheit. Die Zeit zwischen Ansteckung und ersten Symptomen beträgt durchschnittlich drei Tage.

Bei Männern ist vorwiegend die Harnröhre betroffen, wobei es zu Schmerzen beim Wasserlassen und zunächst rahmigem, später eitrigem Ausfluß aus der Harnröhre kommt. Bei Frauen sind hauptsächlich Harnröhre und Gebärmutterhals betroffen. Hauptanzeichen sind entsprechend Brennen beim Wasserlassen und grünlich-gelber Ausfluß. Die Symptome sind bei Frauen aber meistens wesentlich geringer als bei Männern, so daß bei ihnen eine Gonorrhoe anfangs unbemerkt bleiben kann!

Komplikationen können durch Ausbreitung der Erkrankung entstehen. Bei Männern kann es zur Entzündung der Nebenhoden, bei Frauen zur Entzündung von Eileiter und Eierstock (Adnexitis) kommen. Spätfolge kann Infertilität (Unfruchtbarkeit) sein. Die Therapie erfolgt mit Antibiotika.

Ulcus molle (weicher Schanker)

Das Ulcus molle ist eine Geschlechtskrankheit, die in Mitteleuropa selten vorkommt.

Ein bis drei Tage nach der Ansteckung entstehen am Ort der Infektion meist mehrere **weiche, schmerzhafte Geschwüre.** In der Regel kommt es dabei zu einer Mitbeteiligung der zugehörigen Lymphknoten, die schmerzhaft anschwellen. Die Therapie erfolgt mit Antibiotika.

4.16.2 Krankheiten der männlichen Geschlechtsorgane

Prostata-Adenom

Mehr als die Hälfte aller Männer über 50 Jahre entwickelt ein Prostata-Adenom. Durch Wachstum des Drüsengewebes im hinteren Bereich der Harnröhre kommt es bei dieser gutartigen Neubildung zu einer Einengung des Harnweges.

Symptome sind abgeschwächter Harnstrahl, häufiges Wasserlassen jeweils nur geringer Harnmengen sowie Harnrückstau im fortgeschrittenen Stadium.

Prostatakarzinom

Das Prostatakarzinom ist nach Lungen- und Magen-Darm-Karzinom der dritthäufigste Krebs beim Mann.

Das Prostatakarzinom entsteht vorwiegend im harnröhrenfernen hinteren Bereich der Vorsteherdrüse. Im Anfangsstadium treten deshalb in der Regel keine

Symptome auf. Eine **Früherkennung** ist aus diesem Grunde **nur durch regelmäßige ärztliche Untersuchung** möglich! Grundlage ist dabei die Austastung des Mastdarms (rektale Untersuchung) mit Beurteilung der Vorsteherdrüse (siehe 2.1.5).

Kryptorchismus (Hodenhochstand)

Die Hodenentwicklung beginnt in der Bauchhöhle! Erst kurz vor der Geburt gelangen die Hoden durch den Leistenkanal in den Hodensack.
Verbleiben die Hoden in der Bauchhöhle, so kommt es zur Infertilität (Unfruchtbarkeit). Die Behandlung des Hodenhochstands erfolgt durch eine Operation.

Krankheiten der männlichen Geschlechtsorgane	
Entzündungen	
Urethritis	– Harnröhrenentzündung
Balanitis	– Entzündung der Eichel und/oder der Vorhaut (balanos gr. – Eichel)
Prostatitis	– Entzündung der Vorsteherdrüse (Prostata)
Epididymitis	– Entzündung des Nebenhodens
Orchitis	– Hodenentzündung
Neubildungen	
Prostata-Adenom	– Prostatavergrößerung durch Wachstum von Drüsengewebe im hinteren Bereich der Harnröhre (wird irreführend auch als Prostatahypertrophie bezeichnet)
Prostatakarzinom	– Prostatakrebs
Hydrozele	– Flüssigkeitsansammlung um den Hoden
Varikozele	– krankhafte Erweiterung von Venen, die den Hoden umgeben
Kryptorchismus	– Hodenhochstand (kryptos gr. – verborgen, versteckt)
Phimose	– Vorhautverengung

4.16.3 Krankheiten der weiblichen Geschlechtsorgane

Endometritis und Adnexitis

Entzündungen der Gebärmutterschleimhaut (Endometrium) sowie der Eileiter und Eierstöcke (Adnexe) können durch aufsteigende Infektionen aus der Scheide oder auf dem Blutweg erfolgen.
Der mechanische Scheidenverschluß, die saure Scheidenflüssigkeit und ein im Gebärmutterhals befindlicher Schleimpfropf bieten normalerweise genügend Schutz vor aufsteigenden Infektionen. Günstige Bedingungen für das Eindringen von Keimen bestehen dagegen während der Regelblutung, nach Geburten, Fehlgeburten und nach geburtshilflichen Eingriffen.
Eine zunächst entstehende Entzündung der Gebärmutterschleimhaut (Endometritis) kann durch Übergreifen auf die Eileiter und Eierstöcke zur Adnexitis führen. Im akuten Stadium bestehen dabei erhebliche Unterleibsschmerzen und Fieber.

Kolpitis (Scheidenentzündung)

Entzündungen der Scheide werden häufig durch Trichomonaden (gehören zur Gruppe der Protozoen) oder Pilzbefall (z. B. Candidose durch den Hefepilz Candida albicans) hervorgerufen. Begünstigend wirken dabei Störungen des normalerweise sauren Scheidenmilieus z. B. durch Östrogenmangel bei älteren Frauen.
Typische Symptome sind Ausfluß (Fluor), brennende Schmerzen und Juckreiz.

Uterusmyom

Uterusmyome sind gutartige Muskelgeschwülste der Gebärmutter, die vorwiegend erst nach dem 35. Lebensjahr auftreten. Sie wachsen vor allem unter Östrogeneinfluß, so daß sie mit nachlassender Östrogenproduktion nach der Menopause nicht mehr größer werden.
Hauptsymptome sind Blutungsstörungen (verstärkte und verlängerte Blutungen, vom Zyklus unabhängige Blutungen), die

durch Blutverlust zu einer Anämie führen können. Druckgefühl, Schmerzen und Blasenentleerungsstörungen sowie Darmbeschwerden bei Verdrängung der Nachbarorgane können hinzukommen.

Uteruskarzinom (Gebärmutterkrebs)

Beim Gebärmutterkrebs unterscheidet man nach der Lokalisation zwischen Zervixkarzinom (Gebärmutterhals) und Korpuskarzinom (Gebärmutterkörper).
Das **Zervixkarzinom** ist das häufigste Karzinom im Bereich der weiblichen Genitalien. Frühstadien sind symptomlos, größere Karzinome führen dagegen zu unregelmäßigen Blutabgängen und blutigem Ausfluß aus der Scheide. Schmerzen treten erst sehr spät auf.
Die Prognose der Erkrankung hängt entscheidend von der frühzeitigen Entdekkung ab. Da es keine für die Patientinnen erkennbaren Frühsymptome gibt, ist eine **Früherkennung nur durch regelmäßige gynäkologische Untersuchungen mit zytologischer Diagnostik** möglich (siehe 2.1.5)!
Das **Korpuskarzinom** ist das zweithäufigste Karzinom im Bereich der weiblichen Genitalien. Es tritt vorwiegend nach der Menopause auf. Hauptsymptome sind **Blutungen außerhalb der Regel** und vor allem **Blutungen nach der Menopause.**

Endometriose

Bei einer Endometriose liegt Gebärmutterschleimhaut außerhalb der Gebärmutterhöhle vor (z. B. im Eierstock, im Eileiter, in der Harnblase oder im Bauchfell hinter der Gebärmutter).
Die ortsfremde Gebärmutterschleimhaut unterliegt dabei den Hormoneinflüssen und vollzieht entsprechend zyklusabhängige Veränderungen.
Hauptsymptom ist eine schmerzhafte Regelblutung.

Krankheiten der weiblichen Geschlechtsorgane	
Entzündungen	
Endometritis	– Entzündung der Gebärmutterschleimhaut
Adnexitis	– Entzündung der Adnexe (Eierstöcke und Eileiter)
Salpingitis	– Eileiterentzündung
Kolpitis	– Vaginitis; Scheidenentzündung
Vulvitis	– Entzündung der äußeren Geschlechtsorgane
Neubildungen	
Uterusmyom	– gutartiger Tumor der Gebärmuttermuskulatur; häufigste gutartige Neubildung der weiblichen Geschlechtsorgane
Zervixkarzinom	– Krebs im Gebärmutterhalsbereich
Korpuskarzinom	– Krebs im Gebärmutterkörperbereich
Ovarialtumor	– Geschwulst des Eierstocks
Descensus uteri	– Gebärmuttersenkung (descendere lat. – hinabsteigen)
Endometriose	– zyklusabhängige, außerhalb der Gebärmutterhöhle gelegene Gebärmutterschleimhaut

Symptome bei Krankheiten der weiblichen Geschlechtsorgane	
Fluor (vaginalis)	– Ausfluß (aus der Scheide); Flüssigkeitsabsonderung aus der Scheide
Amenorrhoe	– Ausbleiben der monatlichen Regelblutung
Hypomenorrhoe	– zu schwache Regelblutung

Symptome bei Krankheiten der weiblichen Geschlechtsorgane	
Hypermenorrhoe	– zu starke Regelblutung
Dysmenorrhoe	– schmerzhafte Regelblutung
Menorrhagie	– verstärkte und verlängerte Regelblutung
Metrorrhagie	– Gebärmutterblutung unabhängig vom Zyklus

4.16.4 Krankheiten der weiblichen Brust

Mastitis (Brustdrüsenentzündung)

Akute Entzündungen der Brustdrüse können während der Stillzeit auftreten. Sie entstehen durch Eindringen von Krankheitserregern im Brustwarzenbereich und werden durch Milchstauung begünstigt.
Symptome sind Fieber und lokale Entzündungszeichen (Rötung, Überwärmung, Schwellung, Schmerzen). Zur Vorbeugung ist eine einwandfreie Stillhygiene erforderlich!

Mastopathie

Eine Mastopathie ist eine Brustveränderung während der Geschlechtsreife durch eine gestörte Hormonfunktion.
Typische Symptome sind Schmerzen und teilweise auch Knotenbildungen in der Brust. Bei leichten Formen sind nur geringgradige Gewebeveränderungen feststellbar, bei stärkeren Formen kommt es jedoch zur Vermehrung des Drüsengewebes und auch zur Bildung von Zysten.

Mammakarzinom (Brustkrebs)

Das Mammakarzinom ist der häufigste bösartige Tumor der Frau.
Hauptsymptom ist ein einseitiger **Knoten in der Brust,** insbesondere wenn er derb, schlecht verschiebbar oder mit der Haut verwachsen ist. In den meisten Fällen ist dabei der obere äußere Quadrant der Brust betroffen.

Die Prognose der Erkrankung hängt wesentlich vom Zeitpunkt der Erkennung des Tumors ab. **Krebsfrüherkennungsuntersuchungen** durch den Arzt und vor allem auch die **regelmäßige Selbstuntersuchung** der Frau ermöglichen dabei die frühzeitige Erkennung eines Mammakarzinoms.
Die Bildung von Metastasen erfolgt vorwiegend auf dem Lymphweg. Bei Tumoren im oberen äußeren Quadranten sind vor allem die Lymphknoten in der Achselhöhle befallen.

4.16.5 Krankheiten während und nach der Schwangerschaft

Schwangerschaft (Gravidität) und Geburt sind natürliche Vorgänge. Zur Beratung der Schwangeren und Überwachung der Schwangerschaft werden Vorsorgeuntersuchungen durchgeführt, damit Abweichungen vom normalen Schwangerschaftsverlauf frühzeitig erkannt und entsprechende Behandlungsmaßnahmen eingeleitet werden können (siehe 2.1.4).

Extrauteringravidität

Unter einer Extrauteringravidität versteht man eine Schwangerschaft außerhalb der Gebärmutter, wenn das befruchtete Ei z. B. durch entzündliche Verklebungen nicht zum Uterus gelangt ist.
Da die Befruchtung normalerweise im oberen Bereich der Eileiter erfolgt, kommt eine Extrauteringravidität entsprechend am häufigsten in den Eileitern als sogenannte **Eileiterschwangerschaft (= Tubargravidität)** vor.
Sehr selten sind Eierstock- oder Bauchhöhlenschwangerschaften.
Bei anfangs beschwerdefreiem Verlauf kommt es aufgrund der unzureichenden Lebensbedingungen fast stets zum Fruchttod in den ersten Schwangerschaftsmonaten. Anhaltende Blutungen sind die Folge, die langsam, bei Zerreißen eines Gefäßes in der Eileiterwand aber auch plötzlich eintreten können.

Schmerzen im Unterbauch und Schmierblutungen 6–8 Wochen nach der letzten Regel können erste Symptome sein.

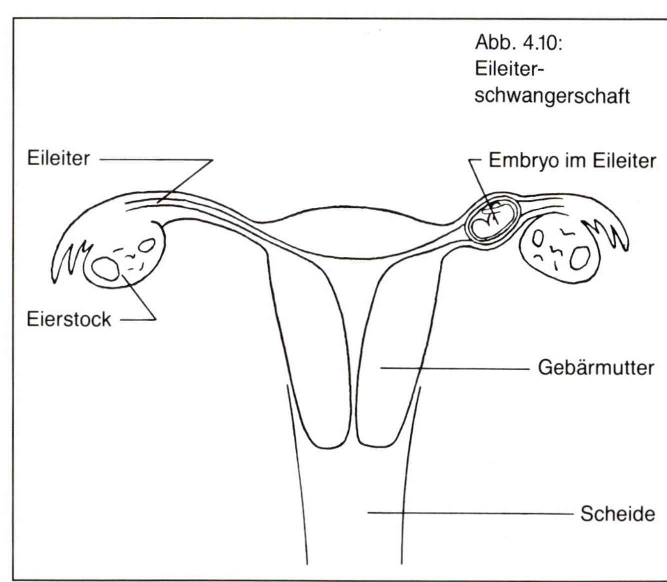

Abb. 4.10: Eileiterschwangerschaft

Gestosen (Schwangerschaftserkrankungen)

Krankheiten, die in unmittelbarem Zusammenhang mit der Schwangerschaft stehen, werden als Gestosen bezeichnet.

Hyperemesis gravidarum Morgendliche Übelkeit und gelegentliches Erbrechen (Emesis; emein gr. – sich erbrechen) sind häufige, nicht krankhafte Begleiterscheinungen in der Frühschwangerschaft.

Entwickelt sich aus dem morgendlichen Erbrechen jedoch ein übermäßiges Erbrechen mehrmals am Tage (auch bei nüchternem Magen!), so liegt eine Hyperemesis gravidarum vor. Durch starke Flüssigkeits- und Salzverluste sowie unzureichende Nahrungszufuhr kann es dabei zu schweren Stoffwechselveränderungen kommen. Die Therapie besteht in der Ausschaltung psychischer Belastungen, dem Ausgleich der Stoffwechselstörungen und vorsichtigem Aufbau einer normalen Ernährung mit Linderung des Brechreizes.

EPH-Gestose (Präeklampsie) Während die Hyperemesis gravidarum in der Frühschwangerschaft auftritt, kommt eine EPH-Gestose vor allem in den letzten Schwangerschaftsmonaten vor. Kennzeichen sind:

- Ödeme (engl. **e**dema): Sie lassen sich am einfachsten bei regelmäßigen Gewichtskontrollen durch übermäßige Gewichtszunahme nachweisen.
- **P**roteinurie: Eiweißausscheidung im Harn, die durch Teststäbchen einfach nachzuweisen ist.
- **H**ypertonie (Bluthochdruck).

Durch die EPH-Gestose bestehen Gefahren für Mutter und Kind. Der Bluthochdruck kann dabei zu einer **Plazentainsuffizienz** (Einschränkung der Plazentafunktion) führen. Dies bewirkt eine unzureichende Versorgung des Kindes mit Aufbaustoffen und Sauerstoff. In der Folge kann es zu Entwicklungsstörungen des Kindes und sogar zum Fruchttod kommen.

Bei Fortschreiten der EPH-Gestose besteht die Gefahr einer **Eklampsie.** Es kommt dabei zu Krampfanfällen der Mutter mit oder ohne Bewußtseinsverlust.

Wochenbettfieber (Kindbettfieber)

Wochenbettfieber ist die Bezeichnung für fieberhafte Infektionen im Wochenbett, die von den Geburtswunden ausgehen. Die Infektionen erfolgen meist während der Geburt durch unzureichende Hygiene (siehe 2.4.3).

Durch die großflächige Wunde in der Gebärmutter kann es zur Keimaussaat in die Blutbahn mit schwerer Allgemeininfektion (Sepsis) kommen. Der nach der Geburt auftretende Wochenfluß (Lochien) kann getrübt und übelriechend sein.

Sepsis (Blutvergiftung)	– schwere Allgemeininfektion durch Keimaussaat von einem Krankheitsherd in die Blutbahn.

Krankheiten während und nach der Schwangerschaft	
Extrauteringravidität	– Schwangerschaft außerhalb der Gebärmutter
Plazenta insuffizienz	– eingeschränkte Plazentafunktion mit der Folge einer verminderten Versorgung des Kindes mit Aufbaustoffen und Sauerstoff
Gestosen	– zusammenfassende Bezeichnung für Erkrankungen, die durch eine Schwangerschaft bedingt sind
Hyperemesis gravidarum	– übermäßiges Schwangerschaftserbrechen (Emesis = Erbrechen)
EPH-Gestose (Präeklampsie)	– Auftreten von – Ödemen (engl. **e**dema) – **P**roteinurie – **H**ypertonie während der Schwangerschaft; kann Vorbote einer Eklampsie sein.
Eklampsie	– Krämpfe mit oder ohne Bewußtlosigkeit; schwerste Form der Gestosen
Abort	– Fehlgeburt; Ausstoßung der Frucht in den ersten 28 Schwangerschaftswochen (also bis zum Ende des 7. Schwangerschaftsmonats).
Frühgeburt	– Geburt nach mehr als 28 Schwangerschaftswochen und vor Ende der 37. Schwangerschaftswoche
Wochenbettfieber	– (Kindbettfieber, Puerperalfieber; puerpera lat. – Wöchnerin); mit Fieber einhergehende Infektion im Wochenbett, die von den Geburtswunden ausgeht.

4.17 Infektionskrankheiten

4.17.1 Grundlagen

Infektion und Infektionskrankheit

Unter einer Infektion (inficere lat. – hineintun, anstecken) versteht man das Eindringen von Mikroorganismen (z. B. Bakterien, Viren, Pilze, Protozoen) in einen Makroorganismus (Mensch, Tier, Pflanze) und ihre Vermehrung in ihm.

Eine Infektion muß nicht zwangsläufig zu Symptomen führen. Die meisten Infektionen verlaufen vielmehr unbemerkt, während sie von der Körperabwehr bekämpft werden.
Entstehung und Verlauf einer Infektionskrankheit hängen von den Eigenschaften der Krankheitserreger einerseits und den Reaktionen des Makroorganismus andererseits ab.

Krankheitserregende Wirkung der Mikroorganismen

Die Entstehung einer Infektionskrankheit wird wesentlich bestimmt durch:

- die **Übertragbarkeit der Mikroorganismen** und ihre Fähigkeit in den Körper des Makroorganismus einzudringen und sich dort zu vermehren (Übertragungsweise der Krankheitserreger siehe 2.4.2)
- die **krankheitserregenden Eigenschaften** der Mikroorganismen
- die **Menge** der in den Körper eingedrungenen Mikroorganismen.

Häufig werden in diesem Zusammenhang die Begriffe Pathogenität und Virulenz verwendet.
Unter **Pathogenität** versteht man die grundlegende Eigenschaft eines Mikroorganismus, eine Krankheit auslösen zu können. Entsprechend kann man pathogene (= krankmachende) und apathogene (= nicht krankmachende) Mikro-

organismen unterscheiden, denn bekanntlich sind ja nicht alle Mikroorganismen Krankheitserreger.
Als **Virulenz** bezeichnet man den Grad der krankheitserregenden Eigenschaften eines Erregerstammes. Die Virulenz beeinflußt somit die Heftigkeit der Infektionskrankheit. Während mit dem Begriff der Pathogenität also beschrieben wird, ob ein Mikroorganismus überhaupt eine Infektionskrankheit verursachen kann, wird mit dem Begriff Virulenz dargestellt, wie stark die krankheitserregende Wirkung ist.

Reaktion des Makroorganismus

Nicht jede Infektion führt zu einer Erkrankung. Eine große Rolle spielen Resistenz, Disposition und Immunität.
Unter **Resistenz** (resistere lat. — widerstehen) versteht man einen **unspezifischen, angeborenen Schutz (Widerstandsfähigkeit)** des Makroorganismus gegenüber Infektionen oder Giften. Der mit dem Masernvirus eng verwandte Erreger der Hundestaupe kann z. B. keine Erkrankung beim Menschen verursachen. Der Mensch ist resistent gegen das Hundestaupevirus.
Die **Disposition** beschreibt dagegen die **Krankheitsanfälligkeit** des Makroorganismus. Es werden damit alle Faktoren zusammengefaßt, die eine Erkrankung begünstigen, wie z. B. Alter, Geschlecht oder Ernährungszustand (siehe 4.2.1).
Eine **spezifische, erworbene Immunität** des Makroorganismus gegenüber bestimmten Infektionskrankheiten kann sich durch Kontakt mit den betreffenden Krankheitserregern entweder durch eine vorangegangene Infektion oder Impfung entwickeln (siehe 3.7.5). Der Makroorganismus bildet dabei spezielle Antikörper, die spezifisch gegen diese Erreger gerichtet sind und sie bei erneuter Infektion sofort unschädlich machen.
Nur bei der passiven Impfung (siehe 2.1.6) bildet der Organismus die Antikörper nicht selbst, sondern erhält sie direkt als Impfstoff zugeführt!

Krankheitsablauf

Der zeitliche Ablauf einer Infektionskrankheit weist nach dem Eindringen der Erreger in den Organismus in der Regel eine mehr oder weniger lange Zeitspanne auf, in der sich die Erreger zunächst ohne Symptome vermehren. Man bezeichnet diese Zeitspanne als **Inkubationszeit** (incubare lat. — brüten).

Inkubationszeit — Zeit zwischen Ansteckung und ersten Krankheitszeichen

Am Ende der Inkubationszeit treten uncharakteristische Beschwerden wie Kopfschmerzen, Erbrechen oder Fieber auf, die wenige Stunden bis Tage andauern. Sie kennzeichnen das Vorstadium zur eigentlichen Erkrankung, das **Prodromalstadium** (prodromos gr. — Vorläufer).
Die Erkrankung selbst wird von den Eigenschaften der Erreger und der Abwehrlage des Patienten bestimmt. Die verschiedenen Krankheitserreger verursachen dabei häufig charakteristische Symptome, die oft schon alleine eine Diagnose ermöglichen.

4.17.2 Bakterielle Infektionskrankheiten

Bakterielle Infektionen sind schon vielfach in diesem Buch angesprochen worden, wie z. B. bei den eitrigen Entzündungen (4.3.2), dem rheumatischen Fieber (4.4.3), der Tuberkulose (4.8.2), den eitrigen Infektionen der Haut (4.12.1) und den Geschlechtskrankheiten (4.16.1).
An dieser Stelle wird noch auf folgende bakterielle Infektionskrankheiten besonders eingegangen:

- Diphtherie
- Keuchhusten (Pertussis)
- Scharlach (Scarlatina)
- Wundstarrkrampf (Tetanus)
- Salmonellen-Infektionen.

Diphtherie

Erreger: Corynebacterium diphtheriae

Die Diphtherie (diphthera gr. – Haut, Membran) ist eine akute Infektionskrankheit vor allem in der Kindheit, die hauptsächlich im Bereich von Nase, Rachen oder Kehlkopf festhaftende weißliche Beläge bildet, die beim Abstreifen bluten. Durch Giftwirkung (Toxinwirkung) des Bakteriums kann es zusätzlich zu einer Herzmuskelentzündung und zu Nervenschädigungen (z. B. Gaumensegellähmung) kommen.

Die Übertragung erfolgt meistens durch Tröpfcheninfektion. Die Inkubationszeit beträgt 2–7 Tage.

Nach dem Verlauf unterscheidet man im wesentlichen die örtlich begrenzte Diphtherie des Nasen-, Rachen- oder Kehlkopfbereiches von der primär-toxischen Diphtherie.

Die **Nasendiphtherie** kommt vor allem bei Säuglingen und Kleinkindern vor. Sie ist durch ein- oder beidseitigen Schnupfen mit blutigem Ausfluß bei oft nur gering gestörtem Allgemeinbefinden gekennzeichnet.

Die **Rachendiphtherie** tritt mit mäßigem Fieber (38 ° – 39 °C) und Schluckbeschwerden auf. Der insgesamt stark gerötete Rachen weist flächenhafte weiße Beläge auf. Hinzu kommt eine kloßige Sprache und ein charakteristischer süßlicher Mundgeruch. Zusätzlich sind die Halslymphknoten angeschwollen.

Die **Kehlkopfdiphtherie,** die meist durch Ausbreitung einer Rachendiphtherie entsteht, führt durch Beläge auf den Stimmbändern zu Heiserkeit, bellendem Husten und verschieden ausgeprägter Atemnot (sogenannter Krupp).

Die **primär-toxische Diphtherie** stellt eine besonders schwere Form mit ausgeprägtem Befund im Rachen- und Halsbereich sowie erheblich reduziertem Allgemeinbefinden dar.

Die Behandlung der Diphtherie besteht in der Gabe von Serum mit Abwehrstoffen sowie Antibiotika und Beruhigungsmitteln. In schweren Fällen mit starker Luftnot ist eine künstliche Beatmung erforderlich.

Zur Vorbeugung wird die Impfung gegen Diphtherie empfohlen (siehe 2.1.6).

Keuchhusten (Pertussis)

Erreger: Bordetella pertussis

Der Keuchhusten (tussis lat. – Husten) ist eine akute Infektionskrankheit der Atemwege mit krampfhaften Hustenanfällen vor allem in der Kindheit.

Die Übertragung erfolgt durch Tröpfcheninfektion (Anhusten). Nach einer Inkubationszeit von 7–14 Tagen entwickelt sich zunächst ein uncharakteristischer Husten mit leichter Temperaturerhöhung ohne nennenswerte Störung des Allgemeinbefindens (**Stadium catarrhale**).

Nach weiteren 7–14 Tagen kommt es zu den typischen Keuchhustenanfällen mit Serien kurzer, heftiger Hustenstöße, die von mühsamer, laut pfeifender Einatmung gefolgt sind (**Stadium convulsivum**).

Schließlich kommt es nach einigen Wochen wieder zur Abnahme der Hustenanfälle (**Stadium decrementi**) und zur Genesung des Patienten.

Die Behandlung besteht in einer sorgsamen Pflege mit aufbauender Ernährung, viel frischer Luft, eventuell hustendämpfenden Medikamenten, teilweise auch Gabe von Antibiotika.

Die aktive Schutzimpfung wird nur bei besonders gefährdeten Kindern empfohlen (siehe 2.1.6).

Durchschnittlicher Keuchhustenverlauf	
Inkubation	1– 2 Wochen
Stadium catarrhale	1– 2 Wochen
Stadium convulsivum	3– 6 Wochen
Stadium decrementi	2– 4 Wochen
Gesamtdauer	6–12 Wochen

Scharlach (Scarlatina)

Erreger: hämolysierende Streptokokken (Streptokokken, deren Bakterienkolonien bei der Anzüchtung im Labor typische Reaktionen im Nährmedium durch Abbau roter Blutkörperchen zeigen)

Scharlach ist eine häufige, akute Infektionskrankheit vor allem in der Kindheit mit einer Gaumenmandelentzündung (Angina) und einem charakteristischen feinfleckigen Hautausschlag (feinfleckigem Exanthem).
Die Übertragung erfolgt hauptsächlich durch Tröpfcheninfektion. Nach einer Inkubationszeit von 2—7 Tagen entwickelt sich plötzlich eine Gaumenmandelentzündung mit feuerrotem Rachen und Lymphknotenschwellungen, begleitet von Kopfschmerzen, hohem Fieber (über 39 °C) und häufig auch Erbrechen. Am zweiten Krankheitstag beginnt eine feinfleckige Rötung der Haut. An der anfangs weißlich belegten Zunge stößt sich der Belag von den Rändern her ab, so daß die frischroten Zungenpapillen deutlich hervortreten. Man spricht dann auch von einer **Himbeerzunge.**
Nach 3—4 Tagen sinkt das hohe Fieber. Gleichzeitig blaßt der Hautausschlag ab, und es kommt zu einer Abschuppung der Haut.
Die Behandlung erfolgt mit Penizillin und Bettruhe. Eine Impfung bietet noch keinen sicheren Schutz.
Nach einer erscheinungsfreien Phase kann es nach Scharlach zu einer Folgekrankheit kommen, wie z. B. eine Nieren-, Mittelohr- oder Herzmuskelentzündung.

Wundstarrkrampf (Tetanus)

Erreger: Clostridium tetani

Der Wundstarrkrampf ist eine in jedem Lebensalter auftretende, schwere, akute Infektionskrankheit, die zu einer krampfhaften Starre der Skelettmuskulatur führt. Der im Erdreich und im Straßenstaub vorkommende sporenbildende Erreger gelangt durch offene Wunden in den Körper. Nach einer Inkubationszeit von 3—14 Tagen (selten bis zu mehreren Monaten) kommt es durch Giftwirkung des Tetanuserregers in der Regel zunächst zu anhaltenden Krämpfen der Kiefer- und Zungenmuskulatur. Nach und nach wird die Muskulatur von Nacken, Rücken, Bauch und Gliedmaßen betroffen. Störungen der Atmung und sogar Frakturen durch den außergewöhnlich starken Muskelzug können die Folge sein.
Die Behandlung der oft tödlich ausgehenden Erkrankung besteht in einer Serumtherapie und medikamentösen Linderung der Muskelkrämpfe. In schweren Fällen ist eine Intensivpflege mit künstlicher Beatmung erforderlich.
Unbedingt ist deshalb auch bei banalen Verletzungen an die Möglichkeit einer Infektion mit Tetanuserregern zu denken! Besteht kein wirksamer Impfschutz, so muß selbst bei geringfügigen Verletzungen mit der Gefahr einer Tetanusinfektion eine Simultanimpfung durchgeführt werden (siehe 2.1.6)!

Salmonellen-Infektionen

Erreger: Salmonellen

Zur Gruppe der Salmonellen gehören die Erreger von Typhus abdominalis und Paratyphus, eine Reihe von Durchfallerregern (Salmonellen-Enteritis) sowie verschiedene Erreger von Tiererkrankungen.

Die Übertragung erfolgt vorwiegend durch orale Aufnahme der Erreger mit infizierten Nahrungsmitteln oder Wasser.
Der **Typhus abdominalis** (Bauchtyphus) beginnt nach einer Inkubationszeit von 1—3 Wochen mit Abgeschlagenheit, Kopf- und Gliederschmerzen sowie allmählichem Fieberanstieg. Das Fieber bleibt 1—3 Wochen gleichmäßig hoch bei ca. 40 °C. Der Bauch ist dabei im allgemeinen aufgetrieben, die Milz deutlich angeschwollen und die Bauchhaut weist feine Flecken auf. In dieser Zeit kommt es typischerweise zu erbsbreiähnlichen Durchfällen. Darmblutungen und Darmperforationen mit nachfolgender Bauchfellentzündung können als Komplikationen hinzukommen. Nach mehreren Wochen kommt es bei komplikationslosem Verlauf in der Regel zu einer stufenweisen Entfieberung und langsamen Genesung des Patienten.
Die Behandlung erfolgt durch Antibiotika, zusätzlich Ausgleich der Flüssigkeits- und Elektrolytverluste, kalorienreiche

Nahrung und Unterstützung von Herz und Kreislauf.
Vorbeugen kann man mit hygienischen Maßnahmen, wie z. B. Kochen von Trinkwasser und Speisen, sowie mit einer Schutzimpfung.
Paratyphus verläuft ähnlich wie Typhus. Die Krankheitssymptome sind im allgemeinen jedoch milder. Die Therapie ist entsprechend.
Die **Salmonellen-Enteritis** tritt vor allem als Lebensmittelvergiftung wenige Stunden bis maximal 10 Tage nach Aufnahme infizierter Nahrung auf. Seltener sind Kranke oder symptomfreie Ausscheider die Infektionsquelle.
Heftig beginnende Durchfälle und Fieber nicht über 39 ° C für mehrere Tage sind typisch. Die Durchfälle können reiswasserähnlich sein, gelegentlich auch Blut und Schleim enthalten. Durch Wasser- und Salzverlust kann es zum Kreislaufkollaps kommen.
Die Behandlung hat daher vor allem einen Ausgleich der Flüssigkeits- und Elektrolytverluste sowie eine Kreislaufunterstützung zum Ziel.

Bakterielle Infektionskrankheiten

Erreger	Typische Erkrankungen
Staphylokokken	Follikulitis (Haarbalgentzündung), Furunkel, Karbunkel
Streptokokken	Scharlach, Streptokokken-Angina, Erysipel (Wundrose), rheumatisches Fieber
Diplokokken	Pneumonie, Meningitis, Gonorrhoe (Tripper)
Sporenbildende Stäbchen	Wundstarrkrampf (Tetanus), Milzbrand, Gasbrand, Botulismus (Lebensmittelvergiftung)
Nicht sporenbildende Stäbchen	Diphtherie, Keuchhusten (Pertussis), Tuberkulose, Lepra, Typhus, Paratyphus, Salmonellen-Enteritis, Cholera, Bakterienruhr
Spiralförmige Bakterien (Spirochäten)	Syphilis

4.17.3 Viruskrankheiten

In diesem Buch sind schon mehrere Viruskrankheiten besprochen worden, wie z. B. der Schnupfen (4.8.1), die Virushepatitis (4.9.5) und die Virusinfektionen der Haut (4.12.2).
An dieser Stelle wird noch auf folgende Viruskrankheiten eingegangen:

- Masern (Morbilli)
- Röteln (Rubeola)
- Mumps (Parotitis epidemica)
- Pfeiffer'sches Drüsenfieber (Mononucleosis infectiosa)
- Grippe (Influenza)
- Poliomyelitis (sogenannte Kinderlähmung)
- AIDS (erworbenes Immundefekt-Syndrom).

Masern (Morbilli)

Die sehr ansteckende Infektionskrankheit Masern tritt in den meisten Fällen schon im Kindesalter auf. Die Übertragung erfolgt durch Tröpfcheninfektion auch über mehrere Meter Entfernung (fliegende Infektion).
Einer Inkubationszeit von ca. 11 Tagen folgt ein **Prodromalstadium** mit Schnupfen, Husten, Bindehautentzündung und Fieber um 39 °C. Es entwickelt sich dadurch ein typisches verquollenes Aussehen des Patienten mit deutlicher Lichtscheu. Charakteristisch in diesem Stadium sind weißliche, kalkspritzerartige Stippchen mit gerötetem Hof im Bereich der Wangenschleimhaut, die als **Koplik'sche Flecken** (nach Henry Koplik, Kinderarzt in New York, 1858—1927) bezeichnet werden.
Nach ca. 4 Tagen geht das Prodromalstadium in das **Exanthemstadium** über. Es kommt dabei zu einem erneuten Anstieg der Körpertemperatur auf 39—40 °C. Das Exanthem (Hautausschlag) beginnt hinter den Ohren und breitet sich über Gesicht und Hals auf den Rumpf und die Gliedmaßen aus. Der Hautausschlag besteht aus leicht erhabenen rötlichen Flecken, die zusammenfließen können.

Nach 3 Tagen bildet sich der großfleckige Hautausschlag im allgemeinen wieder zurück. Es kommt dabei zum Abfall der erhöhten Körpertemperatur und zur Besserung des deutlich beeinträchtigten Allgemeinbefindens.
Als folgenschwere Komplikation kann es bei Masern unter anderem zu Lungenentzündung, Mittelohrentzündung, Pseudokrupp oder einer gefürchteten Hirnentzündung kommen.
Eine gezielte Bekämpfung des Masernvirus ist nicht möglich. Symptomatisch können fiebersenkende und hustenstillende Medikamente angewendet werden. Aufgrund des Fiebers besteht ein erhöhter Flüssigkeitsbedarf, der durch ausreichende Zufuhr ausgeglichen werden muß.
Zur Vorbeugung wird — insbesondere wegen der Gefahr einer Hirnentzündung — die Impfung gegen Masern empfohlen (2.1.6).

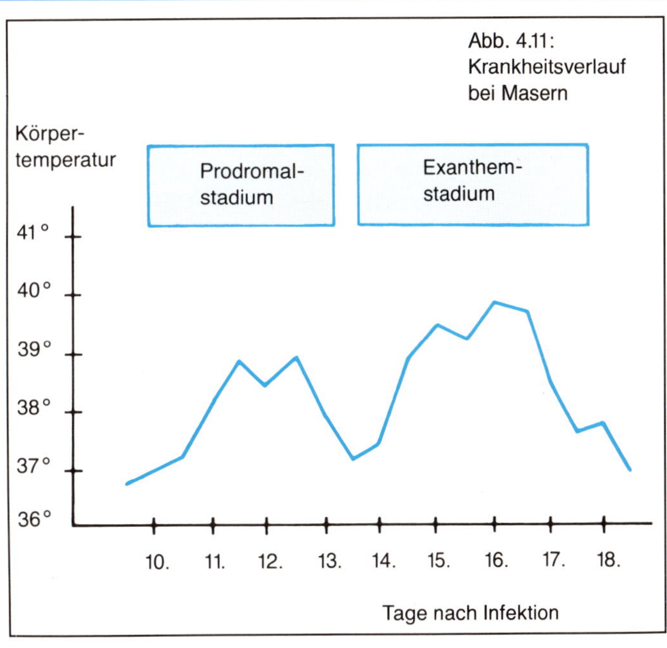

Abb. 4.11: Krankheitsverlauf bei Masern

Röteln (Rubeola)

Röteln sind eine leicht verlaufende Infektionskrankheit mit einem fleckigen Hautausschlag und Lymphknotenschwellungen.
Hauptsächlich erkranken ältere Kinder und jugendliche Erwachsene.
Die Übertragung erfolgt durch Tröpfcheninfektion. Nach einer Inkubationszeit von 2—3 Wochen kommt es zu einem Hautausschlag mit kleinen, wenig erhabenen, rosaroten Flecken, die nicht zusammenfließen. Die Einzelflecken sind in der Regel größer als bei Scharlach und kleiner als bei Masern.
Der Hautausschlag beginnt im Gesicht und breitet sich über den Rumpf auf die Gliedmaßen aus. Zusätzlich kommt es zu Lymphknotenschwellungen insbesondere im Nackenbereich und hinter den Ohren.
Nach 2—3 Tagen klingen die Hauterscheinungen in der Regel wieder ab. Das Allgemeinbefinden ist während der Erkrankung meist nur gering beeinträchtigt. Fieber tritt in der Regel nur um 38° C auf. Eine Behandlung ist im allgemeinen nicht erforderlich.
Gefürchtet sind die Röteln in der Schwangerschaft wegen der großen Gefahr von Mißbildungen der kindlichen Frucht (siehe 4.3.1). Eine Schwangere sollte sich daher während der ganzen Schwangerschaft von Rötelninfizierten fernhalten. Zusätzlich wird zur Vorbeugung eine Schutzimpfung aller Mädchen vom 11.—15. Lebensjahr empfohlen (siehe 2.1.6).

Mumps (Parotitis epidemica)

Mumps, auch als Ziegenpeter, Bauernwetzel oder Wochentölpel bezeichnet, ist eine akute Viruserkrankung, die hauptsächlich die Ohrspeicheldrüse befällt.
Die Übertragung erfolgt vor allem durch Tröpfcheninfektion über die Mundschleimhaut im 3.—8. Lebensjahr.
Nach einer Inkubationszeit von 2—4 Wochen (im Mittel 16—20 Tagen) kommt es unter leichtem Fieberanstieg, Kopf- und Gliederschmerzen zur druckempfindlichen Anschwellung einer Ohrspeicheldrüse. Die Schwellung liegt dabei vor und

unter dem Ohr, wodurch das Ohrläppchen in typischer Weise absteht. In 70—80 % aller Fälle folgt 1—3 Tage später die Schwellung der anderen Seite.
Nach einigen Tagen geht die Schwellung unter Fieberabfall wieder zurück. Die Krankheit heilt in der Regel folgenlos ab.
Die Behandlung beschränkt sich im allgemeinen auf milde Wärmeanwendungen, Mundspülungen und evtl. Gabe von Schmerzmitteln.
Nicht selten kommt es zur Erkrankung weiterer Speicheldrüsen. Als Komplikation kann es zu einer Bauchspeicheldrüsenentzündung, Tränendrüsenbeteiligung, einer Hirnhautentzündung mit der Gefahr einer Schädigung des Hörnerven, nach der Pubertät bei Jungen auch zur Hodenentzündung mit der Gefahr der nachfolgenden Sterilität kommen. Zur Vorbeugung wird deshalb die Impfung gegen Mumps empfohlen (siehe 2.1.6).

Pfeiffer'sches Drüsenfieber (Mononucleosis infectiosa)

Die nach dem Wiesbadener Kinderarzt Emil Pfeiffer (1846—1921) benannte infektiöse Mononukleose ist eine akute Virusinfektion des lymphatischen Systems mit typischen Blutbildveränderungen.
Die Übertragung erfolgt über die Schleimhäute vor allem bei älteren Kindern und jugendlichen Erwachsenen.
Nach einer Inkubationszeit von 1—3 Wochen kommt es zu Fieber bis 39 °C, Kopf- und Gliederschmerzen sowie Lymphknotenschwellungen. Die Tonsillen sind entzündet mit häufig schmutzig-grauen Belägen. Zusätzlich kann eine Milz-, oft auch eine Lebervergrößerung getastet werden.
Nach einer Dauer von einigen Tagen bis zu mehreren Wochen heilt die Erkrankung im allgemeinen folgenlos ab.
Die Behandlung erfolgt in der Regel nur symptomatisch mit allgemeiner Schonung und eventuell fiebersenkenden Mitteln. Bei zusätzlicher Ansteckung mit Bakterien können auch Antibiotika verordnet werden. Gegen die Viren gibt es jedoch keine Medikamente.

Grippe (Influenza)

Grippe (Influenza) ist eine akute fieberhafte Infektionskrankheit der Atmungsorgane, die durch Tröpfcheninfektion übertragen wird und sich rasch in Epidemien ausbreiten kann. Sie ist nicht zu verwechseln mit einem einfachen **grippalen Infekt,** der meist mit einer Schleimhautentzündung der Atemwege einhergeht, ebenfalls durch Viren verursacht wird und meist nur geringe Symptome wie Schnupfen, Husten und leicht erhöhte Körpertemperatur aufweist (siehe 4.8.1).
Die echte Grippe beginnt plötzlich nach einer Inkubationszeit von Stunden bis zu vier Tagen mit hohem Fieber, Kopf- und Gliederschmerzen sowie Rachenbeschwerden (Pharyngitis), die bald von Heiserkeit und Husten (Laryngitis und Tracheitis) begleitet sind. Es kann zusätzlich zu Erbrechen und Durchfällen (Darmgrippe) kommen. Durch hinzukommende bakterielle Infektionen kann das Krankheitsbild verschlimmert werden. Bei schweren Krankheitsverläufen kann es dabei zum Kreislaufkollaps kommen.
Bei unkompliziertem Verlauf bildet sich die Grippe nach einigen Tagen wieder zurück mit anschließender langsamer Erholung des Patienten.
Die Behandlung ist überwiegend symptomatisch mit Schonung sowie eventuell fiebersenkenden und entzündungshemmenden Medikamenten. Zusätzliche bakterielle Infektionen können durch Antibiotika behandelt werden.
Eine Vorbeugung ist aufgrund wechselnder Virusstämme nur zum Teil durch Schutzimpfung möglich. Die letzten weltweiten Grippeinfektionen, nach ihren Ursprungsorten benannt, waren die asiatische Grippe 1957/58 und die Hongkong-Grippe 1968/69.

Poliomyelitis (sogenannte Kinderlähmung)

Die Poliomyelitis ist eine Virusinfektion, die durch schwere Schädigungen des Zentralnervensystems zu Lähmungen

und zum Tod führen kann. Die Krankheitsprozesse kommen dabei nicht nur bei Kindern, sondern auch bei Erwachsenen vor. Die Übertragung erfolgt durch Schmier- oder Tröpfcheninfektion. Die Inkubationszeit beträgt 1—2 Wochen.
In den meisten Fällen kommt es nur zu leichten Krankheitserscheinungen wie Kopf- und Gliederschmerzen sowie geringem Fieber mit anschließender Genesung. Bei einem geringen Teil der Infektionen kommt es jedoch zu einer Hirnhautentzündung und Untergang von Nervenzellen, vor allem im Bereich des Rückenmarks mit Ausbildung von Lähmungen.
Die Behandlung kann leider nur symptomatisch sein. Im Falle einer Atemlähmung wird eine künstliche Beatmung erforderlich.
Zur Vorbeugung wird die Schluckimpfung empfohlen (siehe 2.1.6). Da es vom Erreger drei Stämme gibt, enthält der Impfstoff entsprechend drei Virustypen. Man spricht deshalb auch von einer trivalenten (dreiwertigen) Schluckimpfung.

AIDS (erworbenes Immundefekt-Syndrom)

AIDS (engl. **A**cquired **I**mmune **D**eficiency **S**yndrome) wurde erstmals 1981 als eigenständiges Krankheitsbild beschrieben. Die körpereigene Abwehr ist dabei so geschwächt, daß vom Körper normalerweise leicht zu beherrschende Krankheitskeime zu schweren Erkrankungen und schließlich zum Tod führen können. Daneben werden verschiedene bösartige Tumoren beobachtet.
1983/84 wurde ein Virus als Erreger entdeckt, das zunächst mit der Abkürzung HTLV III bzw. LAV bezeichnet wurde. Diese ersten Bezeichnungen des Erregers wurden 1986 durch die Abkürzung HIV (**H**uman **I**mmunodeficiency **V**irus) ersetzt. In neuerer Zeit werden zwei verschiedene HIV-Varianten unterschieden.
Die Übertragung erfolgt durch Kontakt mit infizierten Körperflüssigkeiten, vor allem Blut, Samen- und Scheidensekret. Eine Infektionsgefahr besteht hauptsächlich beim Geschlechtsverkehr und beim gemeinsamen Gebrauch von Spritzbestekken durch Drogensüchtige.
Risikogruppen sind daher:

- Männer mit häufig wechselnden homosexuellen oder bisexuellen Kontakten
- Drogenabhängige
- Bluter, die vor 1985 Blut oder Blutprodukte erhalten haben (Seit dem 1.10.1985 werden alle Blutspenden auf HIV-Antikörper geprüft.)
- Neugeborene von Virusträgerinnen
- Frauen und Männer mit häufig wechselnden Sexualkontakten
- Frauen mit Sexualkontakten zu bisexuellen Männern.

Außerhalb des Körpers wird das Virus leicht zerstört. Durch die üblichen strengen Hygiene- und Desinfektionsregeln in der Medizin ist bis heute kein Fall bekannt geworden, daß sich ein Patient beim Arzt oder Zahnarzt angesteckt hat.
Die Inkubationszeit der Erkrankung beträgt bis zu sechs Jahren. Einige Wochen nach der Infektion treten aber meist schon nachweisbare Antikörper im Blut gegen HIV auf, so daß eine Infektion bereits weit vor den erkennbaren Krankheitssymptomen nachgewiesen werden kann..
Das Krankheitsbild beginnt mit Allgemeinsymptomen wie Leistungsabfall, Müdigkeit, Gewichtsabnahme, Durchfällen, Fieber, Lymphknotenschwellungen und langwierigen Hautausschlägen. Durch fortschreitenden Virusbefall verschiedener Blutzellen, vor allem der T-Lymphozyten, die eine Schlüsselfunktion im Immunsystem haben (siehe 3.7.5), kommt es zur weiteren Schwächung der körpereigenen Abwehr. In der Folge entstehen schwere Infektionskrankheiten mit Erregern, die für Menschen mit funktionierender Körperabwehr keine Gefahr darstellen. Zusätzlich können bösartige, sonst seltene Tumoren auftreten. Da es bisher keine ursächliche Therapie gibt, führt die Abwehrschwäche schließlich zum Tod. Eine Impfung existiert bisher nicht.

Die bedrohlich schnelle Ausbreitung dieser tödlichen Erkrankung in den letzten Jahren hat allseits zu einer erheblichen Furcht vor AIDS geführt. Eine hysterische AIDS-Angst ist jedoch nicht angebracht, läßt sich die Übertragung doch durch übliche hygienische Maßnahmen verhindern. Keine Gefahr einer Ansteckung besteht z. B. beim gemeinsamen Gebrauch von Eßgeschirr, bei Umarmungen oder Händeschütteln sowie bei Krankenhausbesuchen oder auf Toiletten.

AIDS wird jedoch zum Umdenken bei sexuellen Kontakten führen, denn jeder Sexualkontakt mit einem HIV-Positiven birgt ein tödliches Risiko!

Viruskrankheiten	
ohne Hautausschlag	
Mumps	— Parotitis epidemica
Pfeiffer'sches Drüsenfieber	— Mononucleosis infectiosa
Virusinfektionen der oberen Luftwege	— sogenannte Erkältungskrankheiten
Grippe	— Influenza
Poliomyelitis	— sogenannte Kinderlähmung
Virushepatitis	— infektiöse Leberentzündung
Tollwut	— Lyssa, Rabies
AIDS	— erworbenes Immundefekt-Syndrom

Abb. 4.12: Anzeige der Bundeszentrale für gesundheitliche Aufklärung

HIER DROHT AIDS:

AIDS kann nur durch Eindringen des AIDS-Erregers HIV in die Blutbahn übertragen werden. Vor allem:

- **Durch Geschlechtsverkehr.** **Partnerschaftliche Treue ist der beste Schutz. Kondome vermindern das Risiko!**
- **Durch infiziertes Blut, vor allem beim gemeinsamen Gebrauch von Spritzen und Nadeln. Keine Spritzen und Nadeln austauschen! Drogenberatung aufsuchen!**
- **Durch eine angesteckte Mutter auf ihr Kind während der Schwangerschaft, bei der Geburt oder eventuell beim Stillen. Vom Arzt oder Gesundheitsamt beraten lassen!**

HIER NICHT:

Nach heutigem Wissen wird AIDS auf folgenden Wegen nicht übertragen:

- **Durch Körperkontakte wie Händeschütteln, Umarmen, Zärtlichkeiten oder Wangenküsse.**
- **Durch Anatmen oder Anhusten.**
- **Durch Besuche im Schwimmbad, in der Sauna oder beim Sport.**
- **Durch Zusammenleben mit Infizierten oder Kranken.**
- **Durch gemeinsames Arbeiten im Betrieb.**
- **Durch Benutzen von Toilette, Bad und Dusche.**
- **Durch Insektenstiche und Haustiere.**
- **Durch das Spenden von Blut.**

Das Wichtigste über Aids steht in dieser Anzeige. Mehr über die Krankheit, ihren Verlauf und über weitere Themen finden Sie in der Broschüre „Was jeder über AIDS wissen sollte". Sie beantwortet Ihnen die zwanzig wichtigsten Fragen. Die Broschüre können Sie bei der Bundeszentrale für gesundheitliche Aufklärung, Postfach 91 01 52, 5000 Köln 91 anfordern. Wenn Sie darüber hinausgehende Fragen gern persönlich besprechen möchten, rufen Sie bei uns an: Aids - Telefonberatung ☎ 02 21 / 89 20 31.

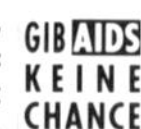

DAS BUNDESMINISTERIUM FÜR JUGEND, FAMILIE UND GESUNDHEIT

Viruskrankheiten	
mit flächenhaftem Hautausschlag	
Masern	– Morbilli
Röteln	– Rubeola
mit bläschenförmigem Hautausschlag	
Windpocken	– Varizellen
Gürtelrose	– Zoster
Pocken	– Variola
Herpes simplex	

4.17.4 Pilzkrankheiten (Mykosen)

Pilzkrankheiten werden durch zahlreiche Pilzarten hervorgerufen. Sie können die Haut (siehe 4.12.3), Haare, Schleimhäute und innere Organe betreffen.
Der Pilzbefall von Organen kommt vor allem durch Einatmung von Pilzsporen vor. Erster Infektionsort ist folglich die Lunge.
Zusätzlich kann es über Verletzungen der Haut oder Schleimhaut zu Pilzinfektionen unter der Haut im Bindegewebe, in seltenen Fällen sogar im Knochen kommen.
Die Diagnose einer Pilzinfektion wird aufgrund des klinischen Bildes vermutet und durch Nachweis von Pilzen in gewonnenem Untersuchungsmaterial gesichert. Zur Identifizierung des Pilzstammes dient dabei die Anfertigung einer Pilzkultur im Labor auf speziellen Nährböden.

4.17.5 Erkrankungen durch Protozoen

Die bekannteste durch Protozoen (tierische Einzeller) verursachte Infektionskrankheit ist wahrscheinlich die durch Stechmücken im tropischen und subtropischen Raum übertragene **Malaria.** Gefährdet sind dabei nicht nur die dort ansässige Bevölkerung, sondern durch den zunehmenden Ferntourismus in wachsendem Maße auch Tropenreisende. Bei Reisen in Gebiete mit Malaria-Risiko ist daher eine medikamentöse Vorbeugung erforderlich!

Weitere häufige Protozoenerkrankungen sind die Toxoplasmose und die Infektion mit Trichomonaden.
Die Übertragung der **Toxoplasmose** auf den Menschen erfolgt am häufigsten durch Genuß von rohem Fleisch von Schlachttieren, die vermehrungsfähige Erreger enthalten. Daneben besteht auch die Möglichkeit einer Infektion durch Kontakt mit Katzenkot (Schmierinfektion). Nur selten kommt es zu krankheitsbedingten Symptomen wie Lymphknotenschwellungen, Angina oder leichtem Fieber. Sehr selten sind schwere Verlaufsformen.
Gefürchtet ist jedoch die erstmalige Toxoplasmainfektion in der Schwangerschaft wegen der Gefahr schwerer körperlicher und geistiger Schäden des Fetus (siehe 4.3.1).
Trichomonaden werden vor allem beim Geschlechtsverkehr übertragen. Sie können Scheiden- und Harnröhrenentzündungen verursachen, die unter anderem durch Ausfluß und Brennen an den Geschlechtsorganen gekennzeichnet sein können.

4.17.6 Wurmkrankheiten

Würmer sind vielzellige Lebewesen, die dem Tierreich angehören. Besondere medizinische Bedeutung haben die **Saugwürmer** (z. B. Leberegel), **Bandwürmer** (z. B. Fisch-, Rinder- und Schweinebandwürmer sowie Echinococcus-Arten) und **Fadenwürmer** (z. B. Spulwurm, Madenwurm, Trichinen).
Als Erreger von Infektionskrankheiten können sie beim Menschen durch Aufnahme über den Mund zunächst in den Darm gelangen. Zusätzlich ist bei verschiedenen Arten ein Wurmbefall weiterer Organe wie Leber, Lunge, Muskulatur und Zentralnervensystem möglich.
Wichtig für die Diagnose von Wurmkrankheiten ist der Nachweis von Wurmeiern vor allem im Stuhl. Darüber hinaus können oft auch Antikörper im Blut nachgewiesen werden.

5 Diagnose und Therapie – Patientenbetreuung

5.1 Anamnese

Die Anamnese (anamnesis gr. – Erinnerung) ist die Vorgeschichte des Kranken und seiner Krankheit.
In der Regel erhebt der Arzt die Anamnese vor der Untersuchung. Durch Anamnese und Untersuchung versucht der Arzt zur Diagnose einer Erkrankung zu gelangen, um daraufhin eine Behandlung (Therapie) einleiten zu können.

Die Anamnese gliedert sich in:

Jetzige Anamnese Der Patient berichtet, weshalb er den Arzt aufsucht. Die jetzigen Beschwerden werden genau in ihrer Entwicklung aufgezeichnet. Bisherige ärztliche Untersuchungen und Behandlungen dieser Beschwerden werden ermittelt.

Persönliche Anamnese Frühere Erkrankungen, Krankenhausaufenthalte, ärztliche Untersuchungen und Operationen werden erfragt. Von besonderer Wichtigkeit sind dabei frühere allergische Reaktionen.
Ferner werden Fragen zu wichtigen Körperfunktionen gestellt. Gefragt wird unter anderem nach der körperlichen und geistigen Leistungsfähigkeit, nach Appetit, Durst, Gewicht, Stuhlgang, Wasserlassen, Husten, Auswurf, Schlaf, Sexualität, bei Frauen nach Dauer, Stärke und Abständen der Regelblutungen sowie früheren Schwangerschaften.
Zur persönlichen Anamnese gehört zusätzlich noch Art und Menge eingenommener Genußmittel wie Alkohol und Nikotin. Weiterhin wird festgestellt, welche Medikamente der Patient einnimmt.

Familienanamnese Alter, Gesundheitszustand und Krankheiten der Eltern und anderer naher Verwandter werden erfragt. So können unter anderem Erb- und Stoffwechselkrankheiten in der Familie ermittelt werden.

Soziale Anamnese Zur Abrundung des Gesamtbildes kann nach beruflicher Situation, Familienstand und familiären Verhältnissen, Freizeitverhalten sowie individuellen Lebensgewohnheiten gefragt werden.
Beantwortet der Patient die Fragen selbst, so spricht man auch von einer **Eigenanamnese.** Kann der Patient jedoch selber nicht antworten, muß also ein anderer die Fragen für ihn beantworten, so spricht man von einer **Fremdanamnese.** Eine Fremdanamnese kann z. B. bei Kindern oder psychisch Kranken erforderlich sein.

5.2 Untersuchung

5.2.1 Allgemeinuntersuchung

Grundlagen

Die Allgemeinuntersuchung wird mit wenigen technischen Hilfsmitteln durchgeführt. Wichtiger als die vielgepriesene Apparatemedizin ist die eingehende körperliche Untersuchung durch den Arzt, der allein mit seinen Sinnen unter Zuhilfenahme weniger Hilfsmittel bereits wesentliche Befunde erheben kann. Zusätzlich werden bei der Allgemeinuntersuchung Körpergröße, Körpergewicht, Körpertemperatur, Puls und Blutdruck gemessen.
Hilfsmittel bei der Allgemeinuntersuchung sind:
Taschenlampe, Stethoskop, Blutdruckmeßgerät, Reflexhammer, Bandmaß, Holzspatel, Gummihandschuhe, Watteträger, Thermometer und Waage.
Grundlegende Untersuchungsmethoden des Arztes:

Betrachten (Inspektion) Allgemein- und Ernährungszustand, Körperbau, Haltung, Gesichtsausdruck, Hautbeschaffenheit, Narben und eventuelle Verletzungen werden betrachtet. Durch seitenvergleichende Betrachtung läßt sich dabei das Ausmaß einer Veränderung abschätzen.

Tasten (Palpation) Durch Betasten mit der Hand können Spannung und Elastizität von Haut und Unterhautgewebe, Größe und Lage in der Tiefe liegender Organe, Pulsationen von Arterien und Temperaturunterschiede der Haut festgestellt werden. Die Palpation hat insbesondere große Bedeutung bei der Untersuchung der Bauchorgane (z. B. Leber, Milz). Zusätzlich können weitere Befunde durch Austasten der Körperöffnungen (Mund, Rektum, Vagina) erhoben werden.

Beklopfen (Perkussion) Durch Beklopfen der Hautoberfläche können aus dem Schall Rückschlüsse auf die Beschaffenheit innerer Organe gezogen werden. Die Perkussion wird im Brust- und Bauchbereich angewendet, um Organgrenzen (z. B. Ausdehnung der Lunge oder der Leber) und krankhafte Veränderungen (z. B. Flüssigkeitsansammlungen) festzustellen.

Hören (Auskultation) Durch die Tätigkeit von Herz, Lunge und Darm entstehen charakteristische Töne und Geräusche, die direkt durch Anlegen des Ohres oder mit Hilfe eines Stethoskops abgehorcht werden können. Veränderungen können auf Erkrankungen hinweisen.

Körpergröße und Körpergewicht

Körpergröße Es wird die Länge vom Scheitel bis zur Sohle bei aufrechter Haltung ohne Schuhe gemessen.

Körpergewicht Der Patient wird ohne Schuhe am besten morgens nüchtern gewogen. Es ist dabei zu notieren, ob der Patient ganz oder teilweise bekleidet ist.

Körpergröße und Körpergewicht hängen insbesondere von Alter und Geschlecht ab. Durch Vergleich von Größe und Gewicht kann der Ernährungszustand des Patienten objektiv erfaßt werden. Bei Kontrolluntersuchungen ist später auf gleiche Untersuchungsbedingungen (Kleidung, Tageszeit) zu achten.

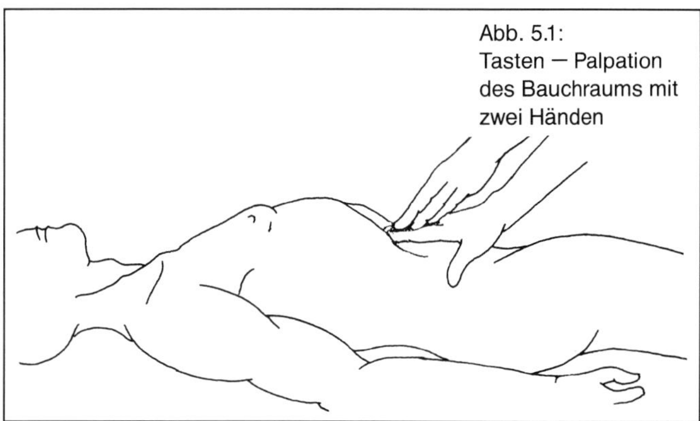

Abb. 5.1: Tasten – Palpation des Bauchraums mit zwei Händen

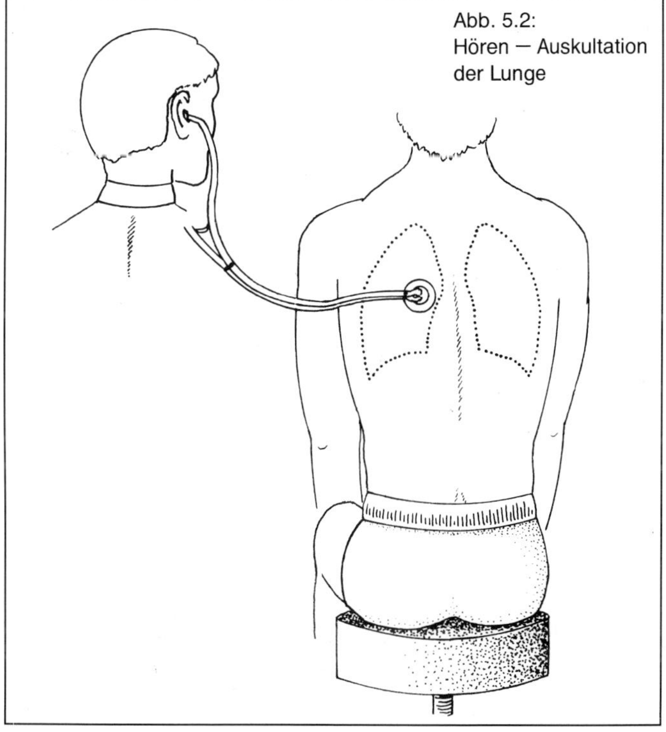

Abb. 5.2: Hören – Auskultation der Lunge

Kleinkinder lassen sich oft nur schwer wiegen, wenn sie auf der Waage nicht still stehen bleiben. Man wiegt dann am besten zunächst das Kind auf dem Arm der Mutter und anschließend die Mutter ohne Kind. Die Differenz beider Messungen ergibt das Gewicht des Kindes.

Säuglinge werden in der Waagschale einer speziellen Säuglingswaage gewogen, die mit einer Unterlage ausgepolstert wird. Das Gewicht der Polsterung muß natürlich vom Meßergebnis abgezogen werden.

Körpertemperatur

Die Körpertemperatur unterliegt durch körperliche Betätigung, Außentemperatur, Tageszeit und Hormonhaushalt (z. B. beim Menstruationszyklus) geringgradigen Schwankungen.
Frühmorgens ist die Körpertemperatur am niedrigsten, nachmittags und abends am höchsten. Nach körperlicher Anstrengung oder nach einem heißen Bad kann die Temperatur zeitweise 38 °C übersteigen.
Die Körpertemperatur wird mit einem Fieberthermometer gemessen:
- rektal (im Mastdarm)
- axillar (in der Achselhöhle)
- oral (im Mund).

Die rektale Messung ist am genauesten.
Die Normaltemperatur beträgt vormittags zwischen 36,5 und 37,0 °C rektal, nachmittags und abends bis 37,5 °C. Axillar gemessene Werte liegen durchschnittlich 0,5 ° C niedriger.

rektale Temperatur = axillare Temperatur + 0,5 °C

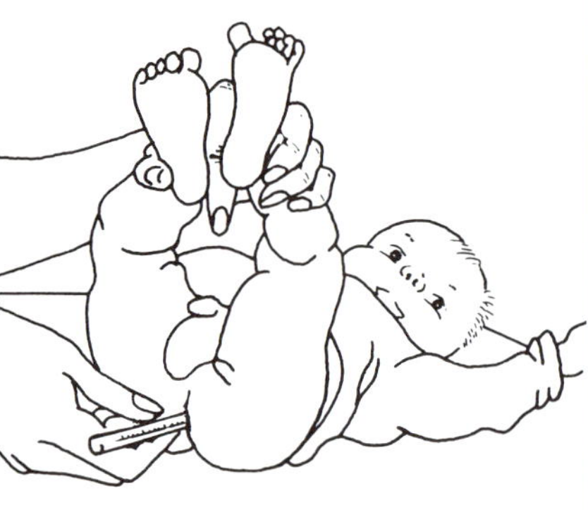

Abb. 5.3: Rektale Fiebermessung bei Säuglingen und Kleinkindern: Mit der linken Hand werden die Beine des Kindes hochgehoben, während das Thermometer mit der rechten Hand eingeführt und bis zum Ende der Messung festgehalten wird.

Das Quecksilberthermometer hat eine Temperaturskala von 35—42 °C. Bei Erwärmung dehnt sich das Quecksilber im Thermometer aus, so daß die Quecksilbersäule ansteigt. Am oberen Rand der Quecksilbersäule läßt sich dann die Temperatur ablesen.
Nach dem Messen zieht sich das Quecksilber durch Erkalten wieder zusammen. Die Quecksilbersäule geht jedoch an der Meßskala nicht von selbst wieder zurück. Sie muß deshalb nach jeder Messung mit der Hand wieder auf 35 °C heruntergeschlagen werden.
Die Messung mit dem Quecksilberthermometer dauert ca. drei Minuten. Elektrische Thermometer zeigen erheblich schneller die Körpertemperatur an.
Zur rektalen Messung kann eine Schutzfolie über das Thermometer gezogen werden. Durch eine Salbe kann das Thermometer gleitfähig gemacht werden. Nach der Messung wird die Schutzfolie weggeworfen und das Thermometer desinfiziert.
Bei Kindern wird das Thermometer bis zum Ende der Messung festgehalten. Das Thermometer kann sonst bei plötzlichen Bewegungen der Kinder brechen und so zu Verletzungen führen.

Beurteilung der rektal gemessenen Körpertemperatur	
unter 36,5 °C	Untertemperatur
36,5 — 37,5 °C	Normaltemperatur
37,5 — 38,0 °C	subfebrile Temperatur*
38,0 — 39,0 °C	mäßiges Fieber
39,0 — 40,5 °C	hohes Fieber
über 40,5 °C	sehr hohes Fieber

* febris lat. — Fieber; sub lat. — unterhalb

Pulsmessung (siehe auch 3.8.5)

Der Puls kann an den Körperstellen getastet werden, wo eine Arterie oberflächlich verläuft und durch Druck der Fingerkuppen gegen eine Unterlage gepreßt werden kann.

Geeignete Arterien sind z. B.:

Speichenschlagader — A. radialis
Halsschlagader — A. carotis
Leistenschlagader — A. femoralis.

In der Regel wird die Speichenschlagader auf der Daumenseite des Unterarmes oberhalb des Handgelenkes zur Pulsmessung aufgesucht. Die Schlagader liegt dort zwischen der Speiche und Sehnen, die zur Hand ziehen. Man tastet stets mit den Fingerkuppen, während der Daumen sich auf der Rückseite des Unterarmes abstützen kann.

Zum Pulsmessen wird eine Uhr mit Sekundenzeiger verwendet. Üblicherweise zählt man die Pulsschläge in einer Viertelminute und multipliziert das Ergebnis mit vier. Bei langsamem und unregelmäßigem Puls zählt man dagegen eine ganze Minute. Unregelmäßigkeiten sind dabei zu notieren.

Beurteilung der Pulsschläge/Min.		
Normalwert	beim Säugling	ca. 120/Min.
	beim Kind	90 — 120/Min.
	beim Erwachsenen	60 — 80/Min.

Pulsverlangsamung	— Bradykardie
Pulsbeschleunigung	— Tachykardie

Blutdruckmessung (siehe auch 3.8.5)

Der Blutdruck wird in der Regel mit dem Apparat nach Riva-Rocci (Arzt in Pavia, 1863—1937) gemessen. Dazu wird eine Oberarmmanschette verwendet, die über ein Schlauchsystem mit einer Pumpe aufgeblasen wird. An einem Manometer wird der Manschettendruck abgelesen.

Die Blutdruckmanschette wird eng um den Oberarm des Patienten gelegt. Wird nun Luft in die Manschette gepumpt, so drückt sie mit steigendem Luftdruck immer stärker auf den Oberarm.

Ab einem bestimmten Druck wird die Oberarmarterie vollständig zusammengedrückt, so daß kein Blut mehr hindurchströmen kann. Es ist jetzt kein Puls mehr an der Speichenarterie zu tasten, mit dem Stethoskop ist kein Geräusch in der Ellenbeuge zu hören.

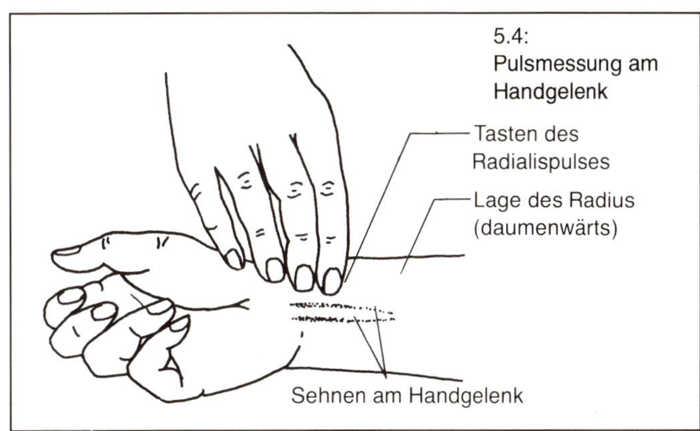

5.4: Pulsmessung am Handgelenk

Nun läßt man langsam Luft aus der Manschette entweichen, so daß der Druck auf die Arterie sinkt. Sobald der Luftdruck in der Armmanschette den systolischen Druck in der Armarterie unterschreitet, strömt wieder Blut durch die Arterie. Dies ist als Puls an der Speichenarterie tastbar. Außerdem entstehen unterhalb der durch die Manschette verengten Arterie Strömungsgeräusche (sogenannte **Korotkow-Geräusche**), die mit einem Stethoskop wahrgenommen werden können. Sobald das erste Geräusch zu hören ist, wird der **obere (systolische) Blutdruckwert** abgelesen.

Läßt man nun weiter Luft aus der Manschette entweichen, so wird die Oberarmarterie immer weniger eingeengt. Die Strömungsgeräusche werden dabei leiser und sind in der Regel nicht mehr zu hören, sobald der Luftdruck in der Armmanschette dem diastolischen Druck entspricht. Das Gefäß ist dann nicht mehr eingeengt. Beim letzten hörbaren Korotkow-Geräusch oder bei deutlich nachlassendem Geräusch wird der **untere (diastolische) Wert** abgelesen.

systolischer Blutdruckwert	— oberer Grenzwert der Korotkow-Geräusche
diastolischer Blutdruckwert	— unterer Grenzwert der Korotkow-Geräusche

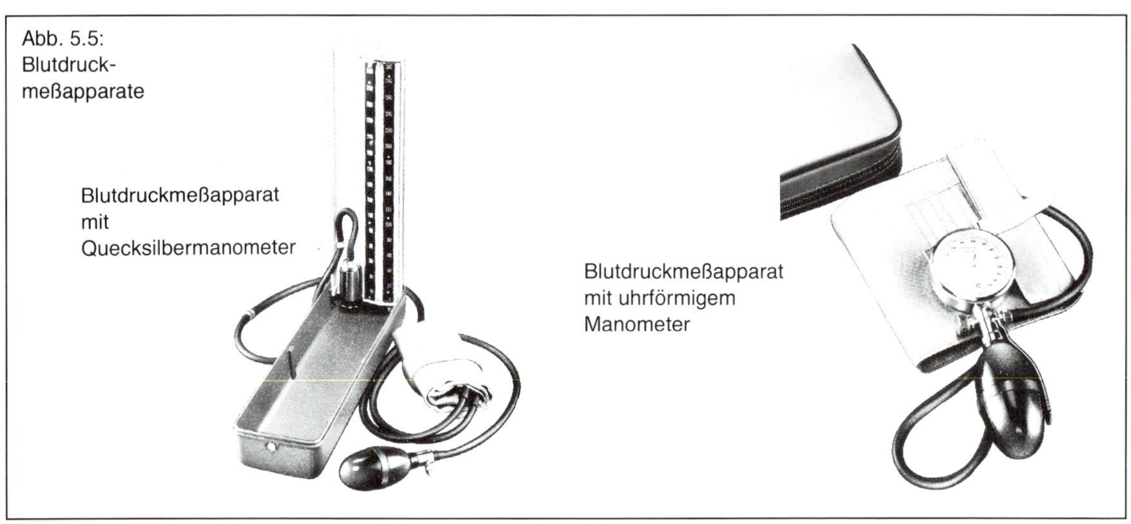

Abb. 5.5: Blutdruckmeßapparate

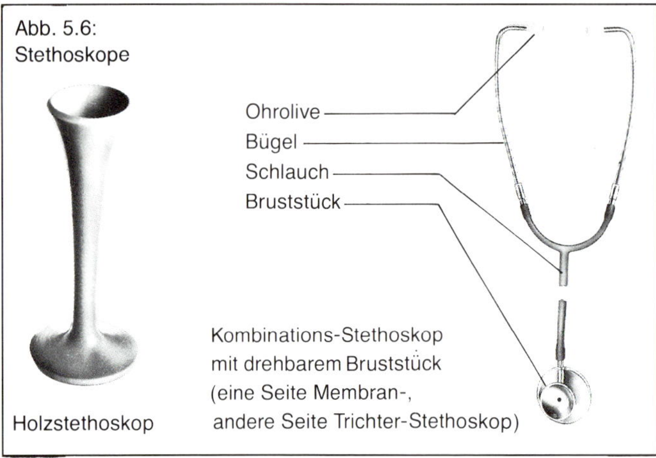

Abb. 5.6: Stethoskope

Beurteilung der Blutdruckwerte

	systolisch	diastolisch
beim Mann		
Hypotonie	unter 110 mmHg	unter 60 mmHg
Normalwert	110 – 140 mmHg	60 – 90 mmHg
Grenzwert zur Hypertonie	140 – 160 mmHg	90 – 95 mmHg
Hypertonie	über 160 mmHg	über 95 mmHg
bei der Frau		
Hypotonie	unter 100 mmHg	unter 60 mmHg
Normalwert	100 – 140 mmHg	60 – 90 mmHg
Grenzwert zur Hypertonie	140 – 160 mmHg	90 – 95 mmHg
Hypertonie	über 160 mmHg	über 95 mmHg

Die Blutdruckwerte werden in Erinnerung an Riva-Rocci mit der Abkürzung RR versehen. Als erster Wert wird stets der systolische Wert, als zweiter nach einem Schrägstrich der diastolische Wert angegeben. Ein Blutdruck von systolisch 120 mmHg und diastolisch 80 mmHg wird somit abgekürzt RR 120/80 mmHg geschrieben.
Da der Blutdruck stark von Belastungen abhängt, sollte stets bei körperlicher Entspannung im Liegen oder Sitzen gemessen werden. Beachte: Die Werte im Liegen, Sitzen und Stehen weichen voneinander ab!

Stethoskop: Man unterscheidet Schlauchstethoskope und die älteren Holzstethoskope. Schlauchstethoskope bestehen aus einem Bügel mit den Ohroliven und einem Bruststück mit einer Membran und/oder einem Trichter.

Umfang-, Längen- und Winkelmessung

Zur genauen Diagnostik werden Umfang-, Längen- und Winkelmessungen durchgeführt. Bei den Gliedmaßen ist dabei vor allem ein Vergleich mit der Gegenseite wichtig.

Bei Unfällen mit Verletzungen im Bauchraum können größer werdende Werte bei wiederholten Umfangmessungen des Bauches auf eine innere Blutung hinweisen. Wichtig ist dabei, daß die Messungen stets an der gleichen Stelle durchgeführt werden.

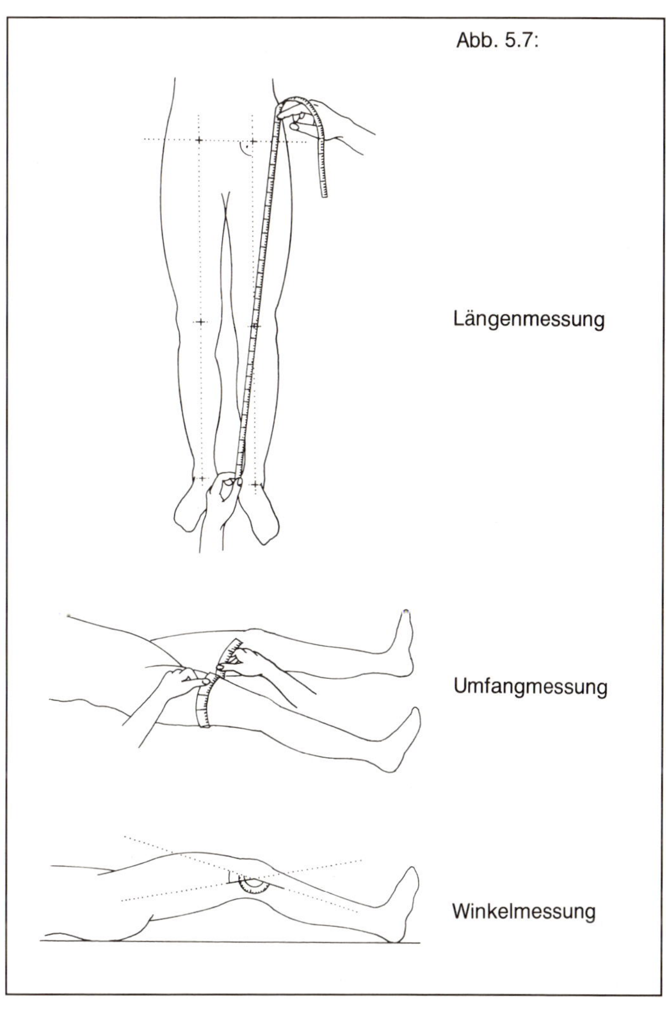

Abb. 5.7:

Längenmessung

Umfangmessung

Winkelmessung

Untersuchung der Augen

Bei der Allgemeinuntersuchung werden neben einer Inspektion verschiedene Funktionsteste der Augen durchgeführt. So wird die Augenbeweglichkeit in allen Blickrichtungen sowie die Pupillenreaktion auf Licht geprüft. Dazu wird eine Taschenlampe verwendet. Wird damit ein Auge angestrahlt, so verengt sich automatisch die Pupille, um sich dem vermehrten Lichteinfall anzupassen.
Weitere Untersuchungen können durchgeführt werden, um das Gesichtsfeld zu bestimmen, den Augeninnendruck zu prüfen oder das Augeninnere zu betrachten. Zur Betrachtung des Augenhintergrundes wird ein Augenspiegel (Ophthalmoskop) benutzt.

Gesichtsfeld	– Wahrnehmungsgebiet bei unbewegtem Blick geradeaus
Augeninnendruck	– Druck im Inneren des Auges (ist z. B. bei einem Glaukom erhöht)

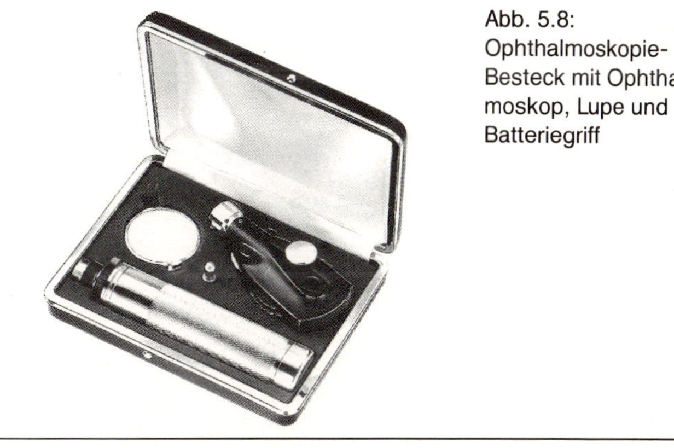

Abb. 5.8:
Ophthalmoskopie-Besteck mit Ophthalmoskop, Lupe und Batteriegriff

Untersuchung der Ohren

Die Ohren können entweder mit einem von einer Lichtquelle angestrahlten Stirnspiegel oder mit einem elektrischen Ohrenspiegel (Otoskop) untersucht werden. In den Gehörgang wird ein Ohrtrichter eingeführt, so daß der Blick direkt auf das Trommelfell gerichtet wird. Ohrenschmalz (Cerumen) kann vorher mit einer stumpfen Ohrkürette oder durch Ohrspülung entfernt werden.

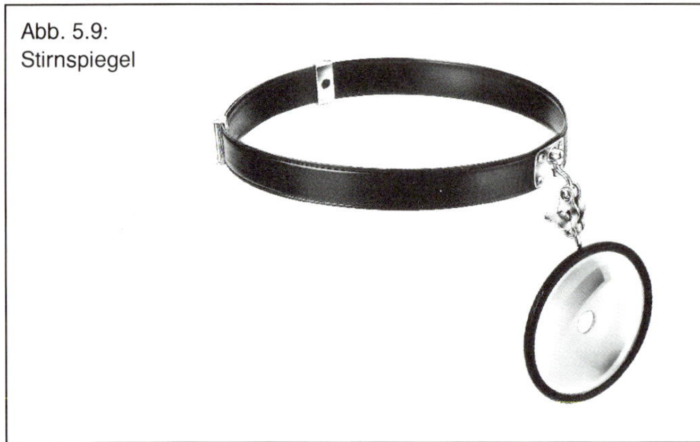
Abb. 5.9: Stirnspiegel

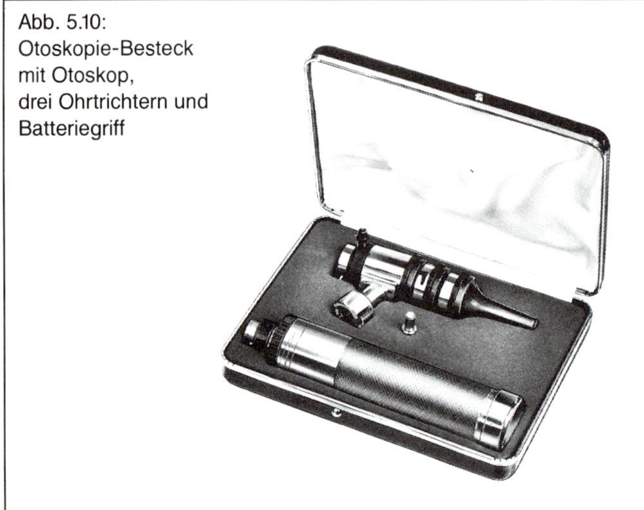
Abb. 5.10: Otoskopie-Besteck mit Otoskop, drei Ohrtrichtern und Batteriegriff

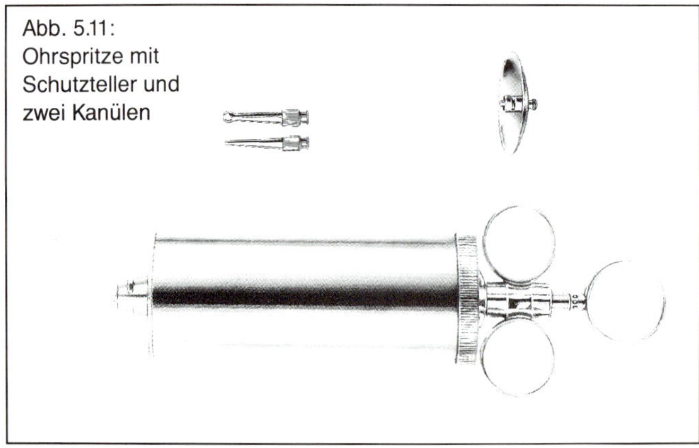
Abb. 5.11: Ohrspritze mit Schutzteller und zwei Kanülen

Zur Ohrspülung wird lauwarmes Wasser in das Ohr gespritzt, das anschließend mit einer Nierenschale wieder aufgefangen wird. Bei Trommelfellverletzungen darf jedoch keine Ohrspülung durchgeführt werden, da sonst eine große Infektionsgefahr für das Mittelohr besteht.

Otoskopie – Ohrenspiegelung
Ophthalmoskopie – Augenspiegelung

Untersuchung von Nase, Mund, Rachen und Kehlkopf

Nase Der vordere Nasenbereich wird mit Hilfe eines Nasenspekulums eingesehen. Dies ist ein einfaches Spreizinstrument für die Nasenflügel. Der hintere Nasenbereich kann zusammen mit einer Kehlkopfspiegelung untersucht werden.

Mund und Rachen Eine orientierende Untersuchung kann mit Einmalspateln aus Holz oder Metallspateln erfolgen. Mit dem Spatel wird die Zunge heruntergedrückt, während Mund und Rachen ausgeleuchtet werden. Dazu reicht bereits eine einfache Taschenlampe aus.

Kehlkopfspiegelung (Laryngoskopie) Bei der Kehlkopfspiegelung wird normalerweise ein Stirnspiegel zur Ausleuchtung verwendet. Während der Arzt mit der linken Hand die Zunge des Patienten mit einem Mulltupfer nach vorne zieht, untersucht er den Kehlkopf mit einem vorher angewärmten speziellen Kehlkopfspiegel in der rechten Hand. Durch das Anwärmen wird verhindert, daß der Kehlkopfspiegel im Rachen beschlägt. Mit einem besonders kleinen Spiegel kann mit dieser Technik auch der Nasenrachen mit dem hinteren Anteil der Nase eingesehen werden, wenn man den Spiegel nach oben dreht.

Untersuchung des Nervensystems

Bei der Untersuchung des Nervensystems (neurologische Untersuchung) werden unter anderem Bewußtsein, Hirnnerven, Motorik (Bewegung), Sensibilität

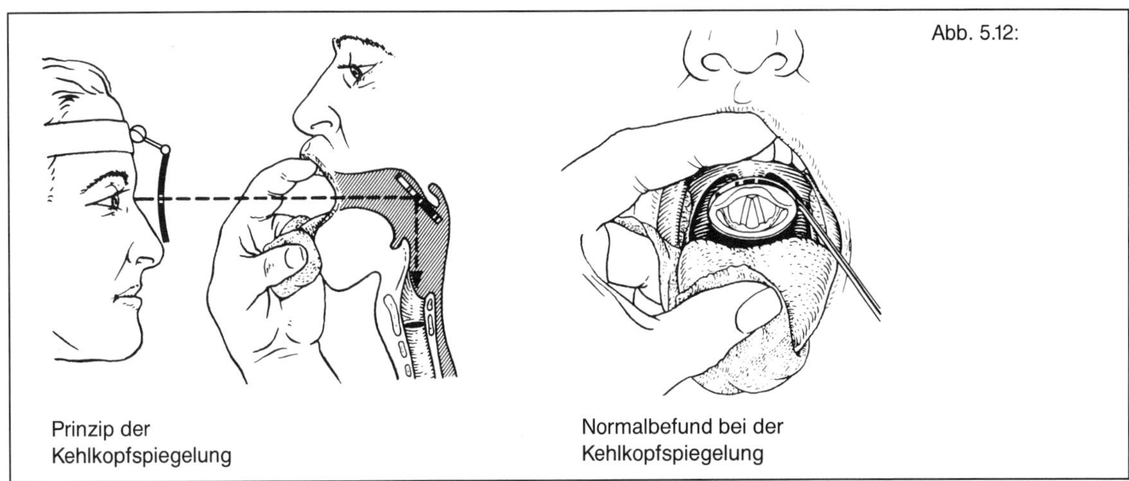
Abb. 5.12:

Prinzip der Kehlkopfspiegelung

Normalbefund bei der Kehlkopfspiegelung

(Empfindung), Reflexe (z. B. Kniesehnenreflex, siehe 3.13.2), Koordination und Sprache geprüft. Klassisches Untersuchungsinstrument ist der Reflexhammer, der als Zusatzinstrumente eine Nadel und einen Pinsel zur Prüfung der Sensibilität enthalten kann.

Rektale Untersuchung

Bei der rektalen Untersuchung werden der Mastdarm und die benachbarten Organe beurteilt, soweit sie mit dem Finger zu tasten sind. Beim Mann läßt sich vom Mastdarm aus die Prostata (Vorsteherdrüse) beurteilen, bei der Frau lassen sich von der rektalen Untersuchung aus auch Rückschlüsse auf die weiblichen Genitale ziehen.
Besonders große Bedeutung hat die rektale Untersuchung bei der Krebsfrüherkennung, weshalb Männer und Frauen ab dem 45. Lebensjahr einen versicherungsrechtlichen Anspruch auf eine jährliche rektale Untersuchung haben.
Die Untersuchung erfolgt mit dem Zeigefinger und übergezogenem Einmalhandschuh, der mit einem Gleitmittel (z. B. Vaseline) bestrichen wird. Der Patient befindet sich während der Untersuchung in Seitenlage, Knie-Ellenbogen-Lage oder er steht mit nach vorn gebeugtem Oberkörper (Abb. 5.16).

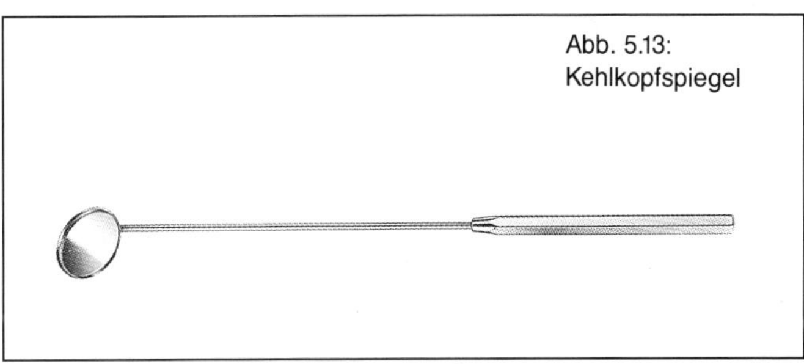
Abb. 5.13: Kehlkopfspiegel

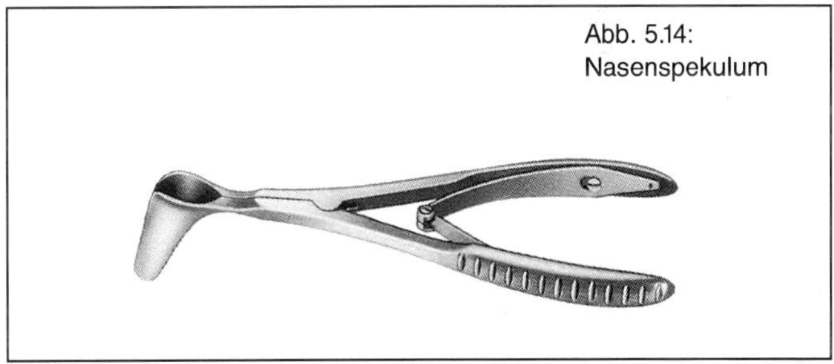
Abb. 5.14: Nasenspekulum

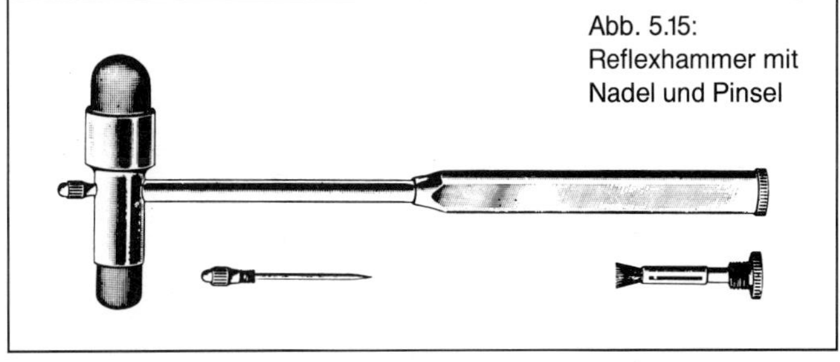
Abb. 5.15: Reflexhammer mit Nadel und Pinsel

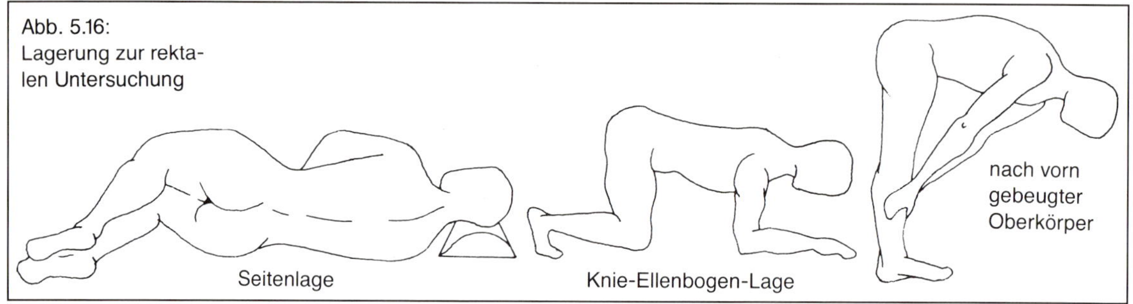

Abb. 5.16: Lagerung zur rektalen Untersuchung

Katheterisierung

Zur Harnuntersuchung wird normalerweise Mittelstrahlurin verwendet. Dazu wird bei der Harnentleerung die mittlere Harnportion aufgefangen, während die erste und letzte Harnportion verworfen werden. Vor der Harnentleerung werden die Genitale gründlich mit Wasser und Seife gewaschen.

Zur exakten Diagnostik kann der Harn auch unter absolut sterilen Bedingungen durch eine Katheterisierung der Harnblase gewonnen werden. Besonders wichtig ist dabei die vorherige sorgfältige Reinigung der Genitale sowie die Sterilität der verwendeten Katheter und Auffanggefäße.

In der Praxis werden heute in der Regel nur noch Einmalkatheter verwendet. Neben den Kathetern zur einmaligen Harngewinnung unterscheidet man Dauer- oder Verweilkatheter, die meist in der Ausführung als Ballonkatheter benutzt werden. Diese Katheter sind an der Spitze mit einer aufpumpbaren, ballonähnlichen Manschette versehen. Dadurch erhalten die Katheter einen Halt in der Blase.

Der Durchmesser der Katheter wird in Charrière (Instrumentenmacher in Paris, 1803–1876) gemessen.

> 1 Charrière (Ch.)
> = 1/3 mm Durchmesser

Ein Katheter von 18 Charrière hat somit 6 mm Durchmesser.

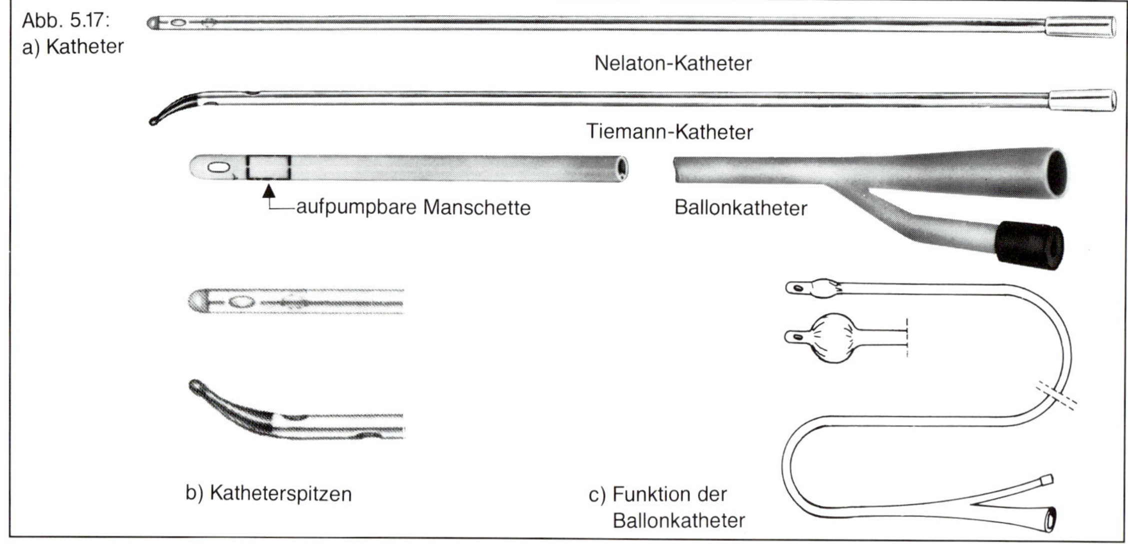

Abb. 5.17:
a) Katheter
b) Katheterspitzen
c) Funktion der Ballonkatheter

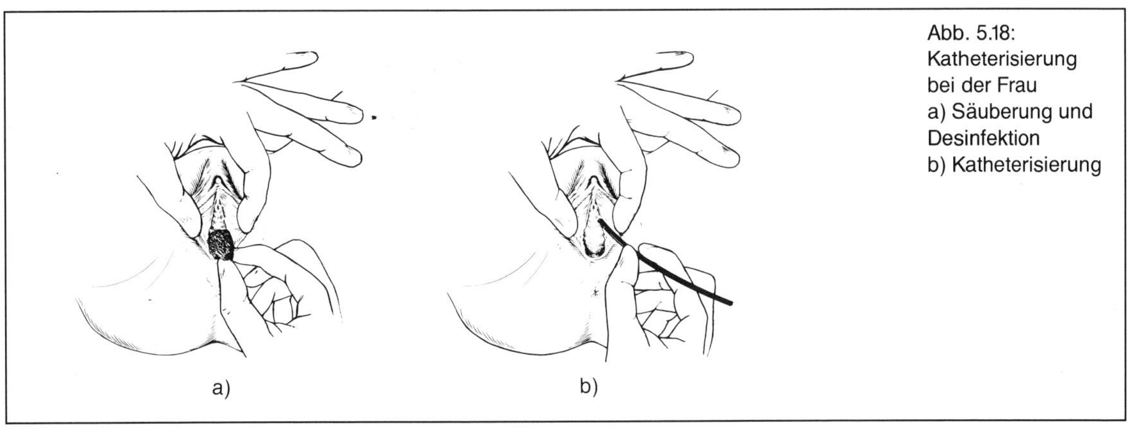

Abb. 5.18:
Katheterisierung bei der Frau
a) Säuberung und Desinfektion
b) Katheterisierung

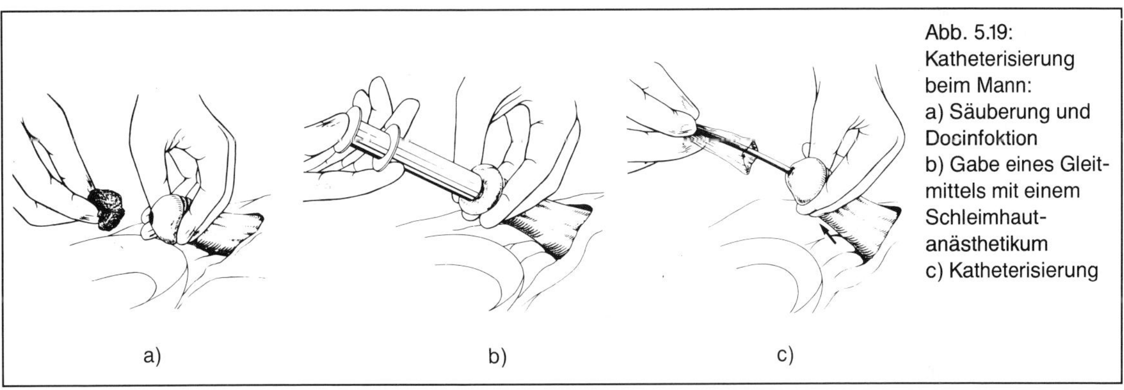

Abb. 5.19:
Katheterisierung beim Mann:
a) Säuberung und Docinfoktion
b) Gabe eines Gleitmittels mit einem Schleimhautanästhetikum
c) Katheterisierung

5.2.2 Elektrokardiographie (EKG)

Grundlagen

Bei der Herztätigkeit laufen elektrische Vorgänge ab, die in Form eines Elektrokardiogramms (kardia — gr. Herz; graphein gr. — schreiben) aufgezeichnet werden können.

Es werden dabei Spannungen im Bereich weniger Millivolt (mV) gemessen. Da sich die Spannungen im Zeitablauf der Herztätigkeit ändern, werden die Spannungswerte fortlaufend in Abhängigkeit von der Zeit auf einem Papierstreifen aufgezeichnet. Man erhält somit eine **Spannungs-Zeit-Kurve,** das **Elektrokardiogramm.**

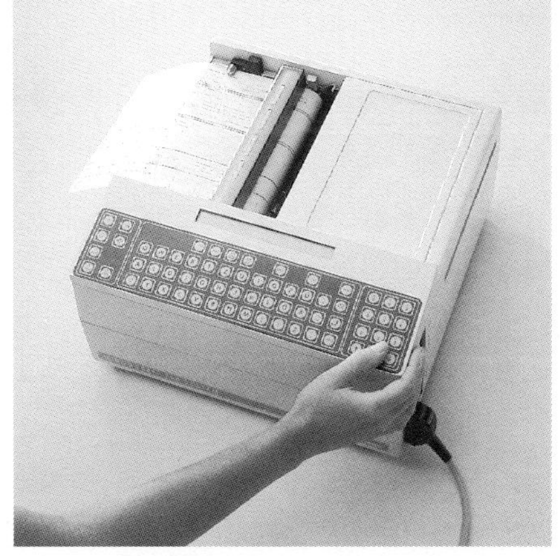

Abb. 5.20:
EKG-Gerät

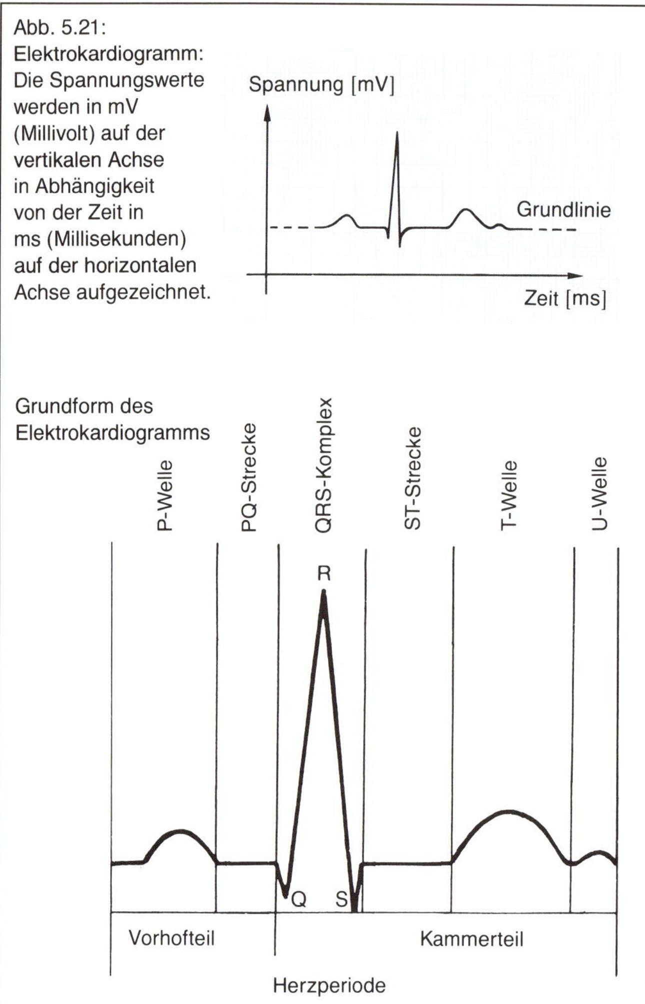

Abb. 5.21: Elektrokardiogramm: Die Spannungswerte werden in mV (Millivolt) auf der vertikalen Achse in Abhängigkeit von der Zeit in ms (Millisekunden) auf der horizontalen Achse aufgezeichnet.

Zusammenhang zwischen EKG und Herztätigkeit	
P-Welle	— Erregungsausbreitung in den Vorhöfen
PQ-Strecke	— Überleitungszeit von den Vorhöfen zu den Kammern
QRS-Komplex	— Kammerkomplex, Erregungsausbreitung in den Kammern
ST-Strecke	— Zeit zwischen dem Ende der Erregungsausbreitung und dem Beginn der Erregungsrückbildung
T-Welle	— Erregungsrückbildung in den Kammern
U-Welle	— Nachschwankung, letzter Ausdruck der Kammererregung

Im Elektrokardiogramm lassen sich Wellen und Zacken erkennen.

Aus dem Kurvenverlauf lassen sich unter anderem Herzrhythmusstörungen und Schädigungen des Herzmuskels — etwa bei einem Herzinfarkt — feststellen.

Die Kurven und Zacken werden in alphabetischer Reihenfolge mit den Buchstaben P, Q, R, S, T und U versehen. Dazwischenliegende Strecken werden mit Anfangs- und Endpunkt als PQ-Strecke sowie ST-Strecke bezeichnet. Die Q-, R- und S-Zacke werden als QRS-Komplex zusammengefaßt.

EKG-Ableitungen

Die elektrischen Vorgänge während der Herztätigkeit können zur Aufzeichnung im EKG-Gerät durch Metallplatten (Elektroden) abgeleitet werden. In der Praxis werden vor allem Extremitätenableitungen und Brustwandableitungen angewendet. Die EKG-Kurve verändert sich dabei in Abhängigkeit von der gewählten Ableitung.

Bereits 1903 hat der Physiologe Einthoven (1860—1927) die nach ihm benannten Standardableitungen I—III durchgeführt. Ergänzend werden in der ärztlichen Praxis meist noch die Extremitätenableitungen nach Goldberger und die Brustwandableitungen nach Wilson gewählt.

Extremitätenableitungen Bei den Extremitätenableitungen werden die Elektroden an den Unterarmen oberhalb der Handgelenke und an beiden Unterschenkeln oberhalb der Knöchel befestigt. Zum besseren Kontakt werden die Metallflächen dabei mit einem Kontaktgel versehen oder mit angefeuchtetem Stoff oder Papier überzogen. Die Elektroden sollen fest anliegen, jedoch Arme und Beine nicht abschnüren.

Die Elektroden werden durch farbig gekennzeichnete Kabel mit dem EKG-Gerät verbunden.

Es gilt folgender Farbcode:
rotes Kabel — **r**echter Arm
gelbes Kabel — linker Arm
grünes Kabel — linkes Bein
schwarzes Kabel — rechtes Bein
im Uhrzeigersinn:
rot — gelb — grün — schwarz

Mit diesen vier Elektroden können die Standardableitungen nach Einthoven und nach Goldberger durch jeweils verschiedene Schaltungen im EKG-Gerät aufgezeichnet werden. Die Kabel dürfen dabei nicht vertauscht werden, da sich sonst falsche Aufzeichnungen ergeben.

Elektrische Schaltungen bei den Extremitätenableitungen

Extremitätenableitungen nach Einthoven

Ableitung I	zwischen rechtem und linkem Arm
Ableitung II	zwischen rechtem Arm und linkem Bein
Ableitung III	zwischen linkem Arm und linkem Bein

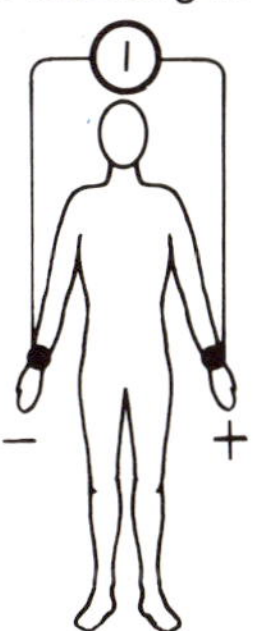

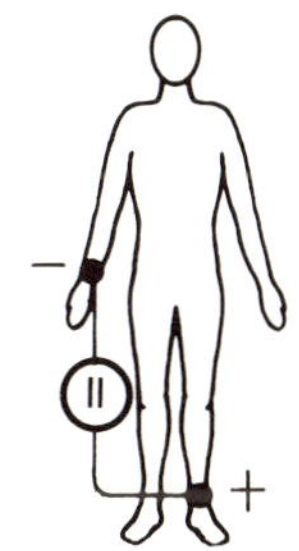

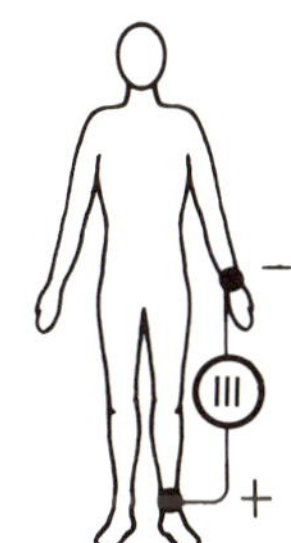

Extremitätenableitungen nach Goldberger

Ableitung aVR	zwischen rechtem Arm und den zusammengeschalteten Elektroden von linkem Arm und linkem Bein
Ableitung aVL	zwischen linkem Arm und den zusammengeschalteten Elektroden von rechtem Arm und linkem Bein
Ableitung aVF	zwischen linkem Fuß und den zusammengeschalteten Elektroden von beiden Armen

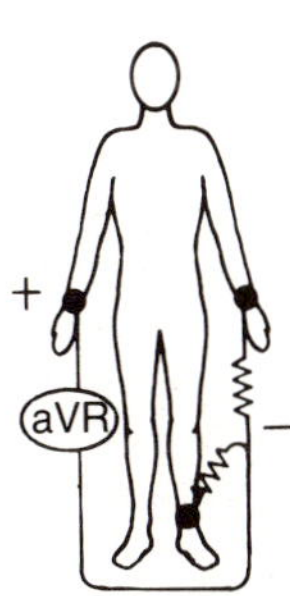

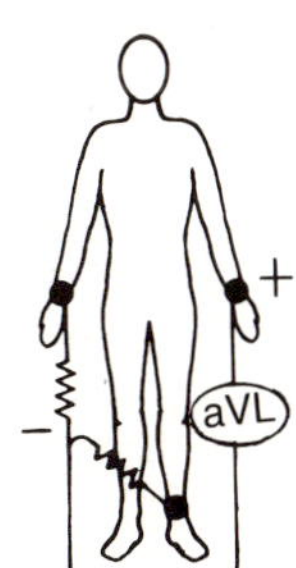

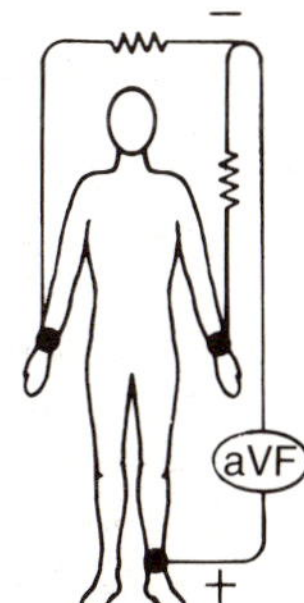

Die Ableitungen erfolgen jeweils zwischen den verschiedenen Elektroden. Die Elektrode am rechten Bein dient jeweils als Erdung.

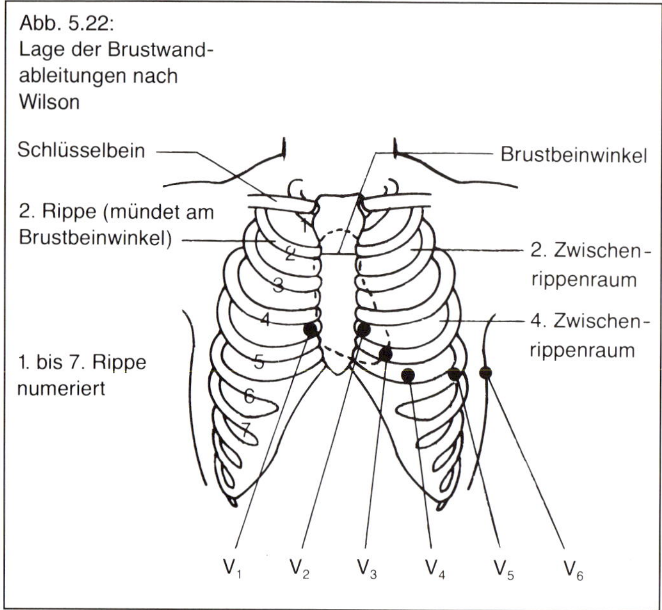

Abb. 5.22:
Lage der Brustwandableitungen nach Wilson

Brustwandableitungen nach Wilson Zusätzlich zu den Extremitätenkabeln werden sechs Elektroden an der Brustwand befestigt. Man verwendet dazu z. B. Saug- oder Klebeelektroden (Abb. 5.22).
Die sechs Abnahmestellen sind auf der Brustwand wie folgt vorgeschrieben:

V_1	4. Zwischenrippenraum am rechten Brustbeinrand
V_2	4. Zwischenrippenraum am linken Brustbeinrand
V_3	auf der 5. Rippe zwischen V_2 und V_4
V_4	5. Zwischenrippenraum in der gedachten Verlängerung der Mitte des linken Schlüsselbeins
V_5	in gleicher Höhe wie V_4 im Schnittpunkt mit der gedachten Verlängerung der linken vorderen Begrenzung der Achselhöhle
V_6	in gleicher Höhe wie V_4 im Schnittpunkt mit der gedachten Verlängerung der Mitte der linken Achselhöhle

Zählt man die Zwischenrippenräume ab, so ist zu beachten, daß die 1. Rippe unterhalb des Schlüsselbeins in der Regel nicht zu tasten ist. Der 1. Zwischenrippenraum befindet sich also über der ersten tastbaren Rippe!

Die Extremitätenableitungen bleiben bei den Ableitungen nach Wilson angeschlossen, da sie im EKG-Gerät zusammen als Gegenelektrode benötigt werden.

EKG-Aufzeichnung

Technik der EKG-Aufzeichnung Der Untersuchungsraum muß ausreichend warm sein, damit der Patient ruhig und entspannt liegen kann. Der Patient soll kein Metall am Körper tragen. Er darf nicht sprechen und soll sich nicht bewegen. Zittert der Patient, so stört dieses Muskelzittern das Elektrokardiogramm.
Am Anfang jeder Aufzeichnung wird die Empfindlichkeit des Gerätes mit einer Eichzacke geprüft. Dabei soll 1 mV üblicherweise einem Ausschlag von 10 mm entsprechen. Durch Vergleich mit der Eichzacke kann der Arzt das EKG später exakt auswerten und ausmessen.

Arbeitsschritte
bei der EKG-Aufzeichnung

- Gerät einschalten
- Ableitungsprogramm wählen (z. B. I, II, III)
- Registriergeschwindigkeit wählen (25 oder 50 mm/s nach Anweisung des Arztes)
- Eichtaste drücken (vor jeder Ableitung!)
- Ableitung aufzeichnen
- zum Schluß: Gerät ausschalten; Untersuchungsdatum, Ableitungsprogramm, Registriergeschwindigkeit, Name und Geburtsdatum des Patienten auf dem EKG-Streifen notieren

Störungen der EKG-Aufzeichnung

Muskelzittern: Durch Frieren, Muskelanspannung oder Zittern des Patienten bei Aufregung wird das EKG infolge elektrischer Vorgänge in der Muskulatur überlagert. Das EKG weist dann eine unregelmäßige Verzitterung auf.
Maßnahmen: Patienten beruhigen, Raumtemperatur erhöhen, Gliedmaßen mit Sandsäcken abstützen.

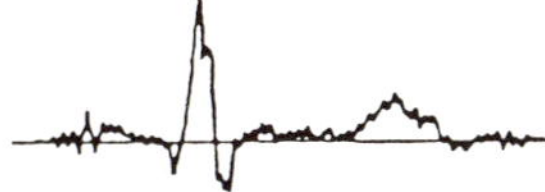

Wechselstrom: Durch Wechselstromspannungen von Geräten oder stromführenden Kabeln in der Nähe kann es zu einer sägezahnähnlichen Überlagerung des EKG kommen.
Maßnahmen: Fremdgeräte ausschalten, Liege von der Wand abrücken, Elektroden fester anziehen.

Schwankungen der Grundlinie: Schwankt die Grundlinie der EKG-Kurve auf und ab, so kann dies an zu lockeren oder trockenen Elektroden sowie Bewegungen des Patienten liegen.
Maßnahmen: Elektroden überprüfen, Patienten beruhigen.

Belastungs-EKG

Zur Beurteilung der Leistungsfähigkeit des Herzens wird ein EKG vor, während und nach einer körperlichen Belastung durchgeführt. In der Praxis wird dazu in der Regel ein Standfahrrad mit einstellbarem Widerstand (Fahrrad-Ergometer) verwendet.
Das Belastungs-EKG darf nur im Beisein eines Arztes durchgeführt werden, der die Untersuchung bei drohender Überlastung des Patienten abbrechen und bei Zwischenfällen sofort eine Behandlung einleiten kann.

5.2.3 Sonographie (Ultraschalldiagnostik)

Grundlagen

Die Sonographie (sonus lat. – Laut, Ton; graphein gr. – schreiben) wird in der Diagnostik zur Darstellung von Strukturen im Inneren des Körpers eingesetzt. Es werden dabei Schallwellen mit Frequenzen oberhalb des Hörbereichs (Ultraschallwellen) verwendet. Das Verfahren ist somit für den Patienten vollkommen ungefährlich und kann sogar bei Schwangeren angewendet werden.

hörbarer Schallbereich	16-20 000 Hz (Hertz)
üblicher Schallbereich in der Sonographie	ca. 3,5-10 MHz (Megahertz) (1 MHz = 1 000 000 Hz)

Man unterscheidet das Impulsechoverfahren und das Dauerschallverfahren (Doppler-Verfahren).

Impulsechoverfahren

Bei der Untersuchung werden kurze Ultraschallimpulse von einem Schallkopf ausgesendet und mit Hilfe einer Ankopplungssubstanz (z. B. Gel) in den menschlichen Körper geleitet. Dort werden die

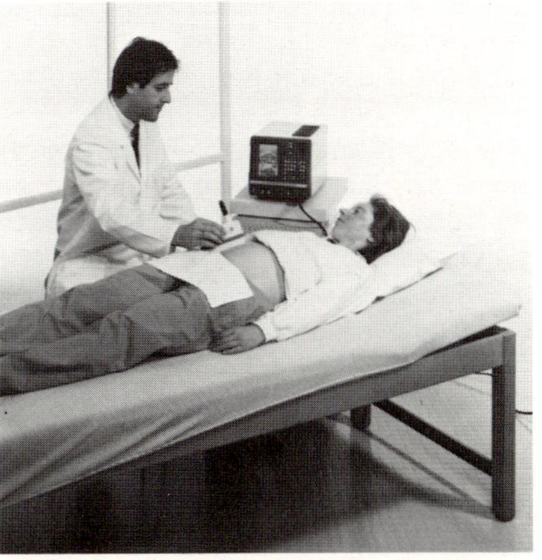

Abb. 5.23: Ultraschall-Untersuchung

Schallwellen von den Körperstrukturen unterschiedlich stark reflektiert und zum Schallkopf zurückgeleitet. Der Schallkopf ist somit Sender und Empfänger der Schallwellen.
Die reflektierten Schallwellen werden im Schallkopf in elektrische Impulse umgewandelt, im Sonographiegerät verstärkt und auf einer Bildröhre dargestellt. Mit einer Sofortbildkamera kann das Echobild dabei als Dokument festgehalten werden.

Man unterscheidet zwei verschiedene Impulsechoverfahren:

A-Bild (A-Scan, Amplituden-Scan; scan engl. — abtasten) Der Ultraschall dringt förmlich wie ein Meßstab in das Gewebe ein und ergibt je nach Stärke der Reflexion unterschiedlich große Zacken auf einer Geraden im Bildschirm. Die Abstände der Zacken sind dabei ein Maß für die Entfernung der reflektierenden Flächen vom Schallkopf, während die Größe der Zacken (Amplitude) ein Maß für die Stärke der Echos ist und Rückschlüsse auf die Gewebestrukturen erlaubt.
Es liegt somit ein **eindimensionales Bild** vor, mit dem Lage und Größe von Körperstrukturen ausgemessen werden können.

B-Bild (B-Scan, Brightness-Scan, Helligkeits-Scan; brightness engl. — Helligkeit) Beim B-Scan wird mit dem Ultraschall jeweils eine Schnittfläche des Körpers abgetastet. Die Echos werden auf einem Monitor als Lichtpunkte abgebildet, wobei die Helligkeit der Lichtpunkte ein Maß für die Stärke der Echos ist.
Wird mehrmals in der Sekunde immer wieder ein neues Bild erzeugt, so können mit dieser Methode sogar Bewegungen (z. B. Herzbewegungen) sichtbar gemacht werden. Diese Methode wird auch als Real-time-Verfahren bezeichnet.
Es liegt stets ein **zweidimensionales Bild** vor, mit dem Lage und Größe von Körperstrukturen festgestellt und sogar Bewegungen dargestellt werden können. Das B-Bild wird deshalb vielseitig in der medizinischen Diagnostik angewendet.

Dauerschallverfahren (Doppler-Verfahren)

Es wird ein Dauerschall vom Schallkopf ausgesendet. Trifft dieser Dauerschall auf sich bewegende Grenzflächen (z. B. Pulswelle), so wird ein Teil des Schalls mit geringfügig geänderter Frequenz (Doppler-Effekt; nach Christian Doppler, Physiker, 1803—1853) reflektiert. Durch die Differenz von ausgesandter und reflektierter Schallfrequenz entsteht ein hörbares Geräusch. Trifft der Dauerschall z. B. auf eine Arterie, so ist durch die Pulswellen ein charakteristisches, peitschendes Geräusch zu hören. Das Doppler-Verfahren wird unter anderem zur Feststellung von Gefäßkrankheiten sowie zur Überwachung kindlicher Herztöne in der Schwangerschaft verwendet.

Praxis der Sonographie

Der Bauchraum (Abdomen) wird routinemäßig mit dem B-Bildverfahren untersucht. Der Patient muß dazu nüchtern sein. Am Vortage dürfen keine blähenden Speisen eingenommen werden, da Luft im Schallweg zu unerwünschten Störungen führt.
Die Untersuchungen erfolgen meist im Liegen. Bei Untersuchungen des Halses, z. B. zur Schilddrüsendiagnostik, wird der Kopf überstreckt. Unter die Schulter wird dazu ein Polster gelegt.

5.2.4 Endoskopie

Grundlagen

Durch eine Endoskopie (endon gr. — innen; skopein gr. — betrachten) können Innenflächen von Hohlräumen untersucht werden, wobei durch das Endoskop gleichzeitig kleine operative Eingriffe durchgeführt werden können. Mit einem Endoskop können heute Körperbereiche eingesehen werden, die früher gar nicht oder nur unter großem operativen Aufwand zugänglich waren. So ist mit modernen Endoskopen z. B. eine Untersuchung des Magen-Darm-Traktes vom Mund bis zum After möglich.

Beispiele endoskopischer Untersuchungen	
Magen-Darm-Trakt	
Ösophagoskopie	– Speiseröhrenspiegelung
Gastroskopie	– Magenspiegelung
Duodenoskopie	– Zwölffingerdarmspiegelung
Gastroduodenoskopie	– Magen-Zwölffingerdarm-Spiegelung
Enteroskopie	– Darmspiegelung
Koloskopie	– Dickdarmspiegelung
Rektoskopie	– Mastdarmspiegelung
Luftwege	
Tracheoskopie	– Luftröhrenspiegelung
Bronchoskopie	– Spiegelung des Bronchialsystems
Urogenitalsystem	
Urethroskopie	– Harnröhrenspiegelung
Zystoskopie	– Blasenspiegelung
Gelenke	
Arthroskopie	– Gelenkspiegelung
Körperhöhlen	
Thorakoskopie	– Brusthöhlenspiegelung
Laparoskopie	– Bauchhöhlenspiegelung
Antroskopie (Sinuskopie)	– Kieferhöhlenspiegelung

Starre und flexible Endoskope

Man unterscheidet **starre** und **flexible Endoskope.** Mit der Entwicklung flexibler Geräte konnte das Einsatzgebiet der Endoskope gegenüber den starren Instrumenten erheblich erweitert werden, z. B. zur Durchführung von Magen- und Zwölffingerdarmspiegelungen.

Moderne flexible Endoskope haben eine Glasfaseroptik. Gebündelte, leicht bewegliche Glasfasern dienen dabei als Lichtleiter. Dadurch haben diese Endoskope eine große Beweglichkeit. Aufgrund der Faseroptik nennt man sie auch **Fiberendoskope** oder **Fiberskope** (fibra lat. – Faser).

An der Spitze des Endoskops kann sich eine gerade Optik mit Blick nach vorn oder eine Seitenblickoptik befinden. Mit Drehknöpfen kann die Spitze bei hochwertigen flexiblen Endoskopen zusätzlich abgewinkelt werden, so daß alle Bereiche (z. B. der Magenschleimhaut) einsehbar sind. Spül- und Absaugvorrichtungen sorgen beim Endoskop für freie Sicht. Zusätzlich kann ein Seitenkanal zum Einführen von chirurgischen Instrumenten vorhanden sein, um operative Eingriffe unter Sicht durchführen zu können, wie z. B. eine Polypenentfernung, Fremdkörperentfernung oder Gewebeentnahme zu diagnostischen Zwecken (Biopsie).

Bestandteile eines Endoskops

- Lichtquelle
- Lichtleiter
- Optik
- Arbeitsgeräte (z. B. Biopsiezange, Metallschlinge)

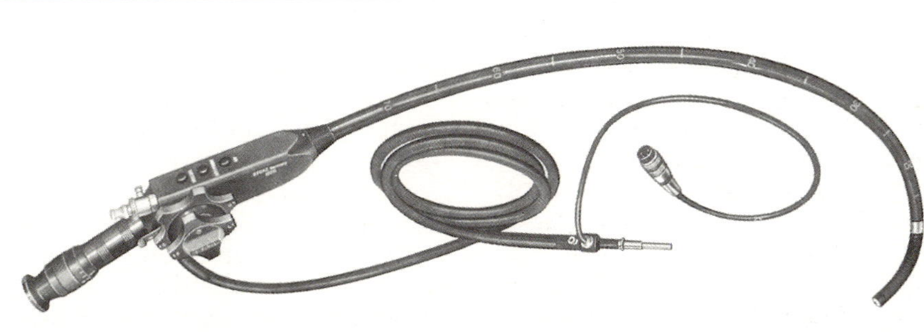

Abb. 5.24: Fiberskop zur Untersuchung von Magen, Zwölffingerdarm und Speiseröhre

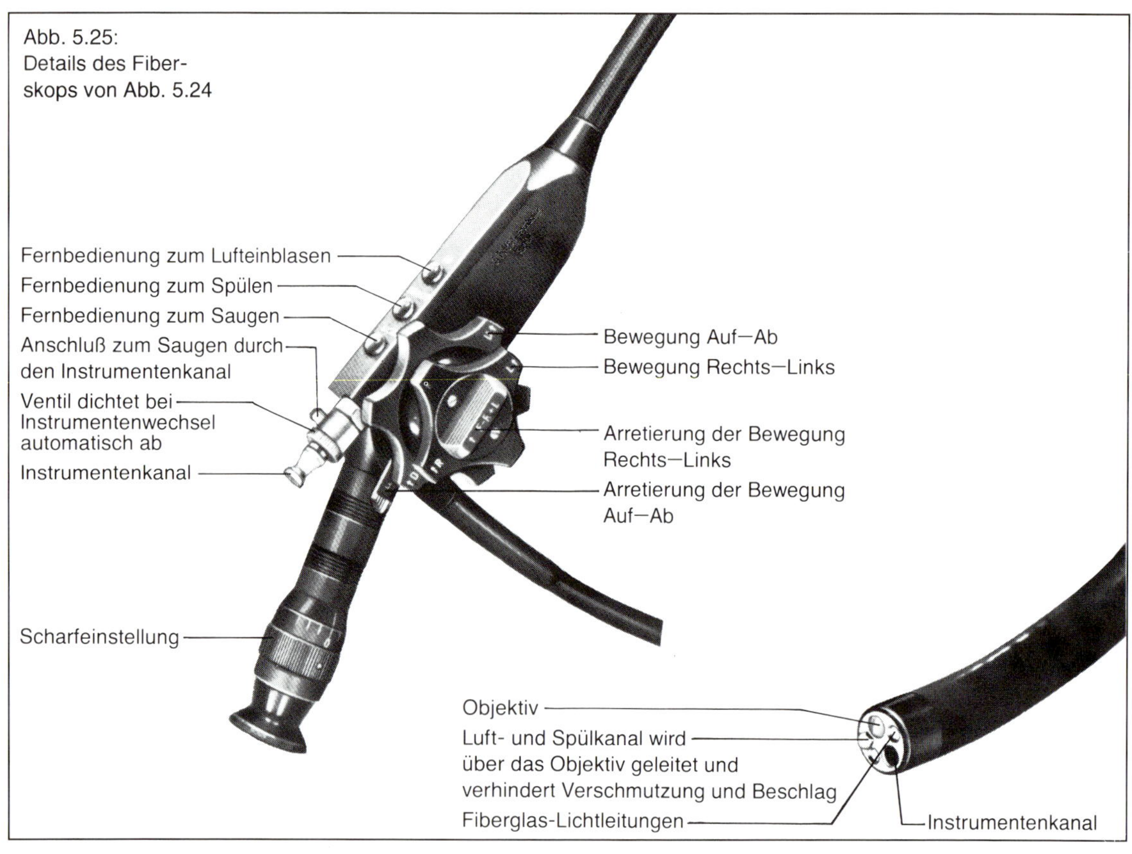

Abb. 5.25: Details des Fiberskops von Abb. 5.24

5.2.5 Röntgendiagnostik

Geschichte

Die Röntgenstrahlen wurden 1895 von Wilhelm Conrad Röntgen (Physiker, 1845–1923) entdeckt und von ihm X-Strahlen genannt. Er untersuchte eingehend ihre Eigenschaften und erhielt für seine Arbeit 1901 als erster den Nobelpreis für Physik.

Seit ihrer Entdeckung werden mit Röntgenstrahlen auch Aufnahmen von inneren Strukturen des menschlichen Körpers gemacht. Von Wilhelm Röntgen selbst sind Röntgenaufnahmen seiner Hand aus dem Jahr 1895 erhalten.

Nach anfangs sorglosem Umgang mit diesen neuen Strahlen wurden bald erste schädliche Wirkungen bekannt, die mit zunehmendem Wissen zu den heutigen Strahlenschutzbestimmungen geführt haben.

Eigenschaften der Röntgenstrahlen

Röntgenstrahlen entsprechen in ihren Eigenschaften grundsätzlich den Lichtstrahlen: Sie breiten sich wie die Lichtstrahlen aus, sie können reflektiert, gebeugt und gebrochen werden und haben auch dieselbe Ausbreitungsgeschwindigkeit wie Licht (in Luft ca. 300 000 km/s). Im Vergleich zu den Lichtstrahlen haben sie jedoch eine viel geringere Wellenlänge, woraus sich Unterschiede zu den Lichtstrahlen ergeben.

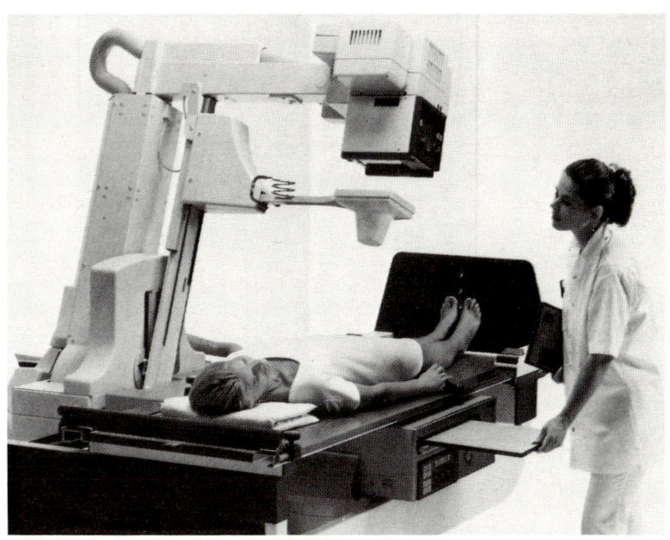

Abb. 5.26: Röntgengerät

Eigenschaften der Röntgenstrahlen

- Röntgenstrahlen sind unsichtbar.
- Röntgenstrahlen breiten sich geradlinig aus.
- Röntgenstrahlen durchdringen Körper und Stoffe unabhängig von ihren optischen Eigenschaften.
- Röntgenstrahlen können durch Schutzwände und Schutzhüllen abgeschirmt werden.
- Röntgenstrahlen belichten photographische Filme. Man kann also mit Röntgenstrahlen photographieren.
- Röntgenstrahlen lassen fluoreszierende Substanzen aufleuchten.
- Röntgenstrahlen ionisieren Gase und machen sie elektrisch leitend.
- Röntgenstrahlen haben eine biologische Wirkung. Sie hemmen die Zellvermehrung und zerstören Gewebe.

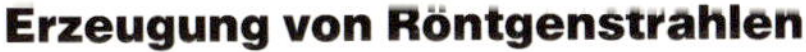

Erzeugung von Röntgenstrahlen

Röntgenstrahlen werden in Röntgenröhren erzeugt, an die eine Hochspannung angelegt wird. Diese Hochspannung befindet sich zwischen Kathode ⊖ und Anode ⊕ (auch als Antikathode = Gegenkathode bezeichnet) in einem luftleeren Raum (siehe Abb. 5.27).

Heizt man nun die Kathode durch einen separaten Stromkreis auf (Glühkathode), so tritt ein Elektronenstrom aus der aufgeheizten Kathode aus. Die Elektronen werden durch die Hochspannung gebündelt in Richtung Anode beschleunigt, wo sie mit hoher Geschwindigkeit aufprallen. Beim plötzlichen Abbremsen der Elektronen auf der Anode entsteht eine völlig neue Strahlenart – die Röntgenstrahlung.

Röntgenstrahlen entstehen, wenn energiereiche Elektronen mit hoher Geschwindigkeit auf ein Metall prallen.

Der Großteil der Bewegungsenergie der Elektronen wird beim Aufprall auf die Anode jedoch nicht in Röntgenstrahlung, sondern in Wärme umgewandelt. Nur aus einem Bruchteil der Energie entstehen Röntgenstrahlen, wovon nur ein geringer Teil aus dem Austrittsfenster des röntgendichten Schutzmantels gelangt. Die übrigen Röntgenstrahlen sind als Streustrahlung im Gerät nicht nutzbar. Insgesamt wird nur ca. 0,1 % der Bewegungsenergie der Elektronen beim Aufprall auf die Anode zur Röntgendiagnostik genutzt.

Die auf der Anode freiwerdende Energie kann Temperaturen bis zu 2000 °C erzeugen, weshalb die Anode zur Schonung des Materials ständig gedreht wird (Drehanode). Zusätzlich besteht die Anode wie die Glühkathode aus dem hitzebeständigen Metall Wolfram.

Röntgenstrahlen in der medizinischen Diagnostik

Röntgenstrahlen werden in der medizinischen Diagnostik zur Untersuchung innerer Körperstrukturen angewendet. Die Durchdringungsfähigkeit der Röntgenstrahlen (Härte) ist dabei um so größer, je höher die Spannung (in kV = Kilovolt) an der Röntgenröhre gewählt wird.

Weiche Strahlen können in der Röntgendiagnostik nur für Weichteilaufnahmen benutzt werden, da sie nur wenig in den Körper eindringen können. Zu harte Strahlen ergeben dagegen kaum noch Kontraste auf den Röntgenaufnahmen,

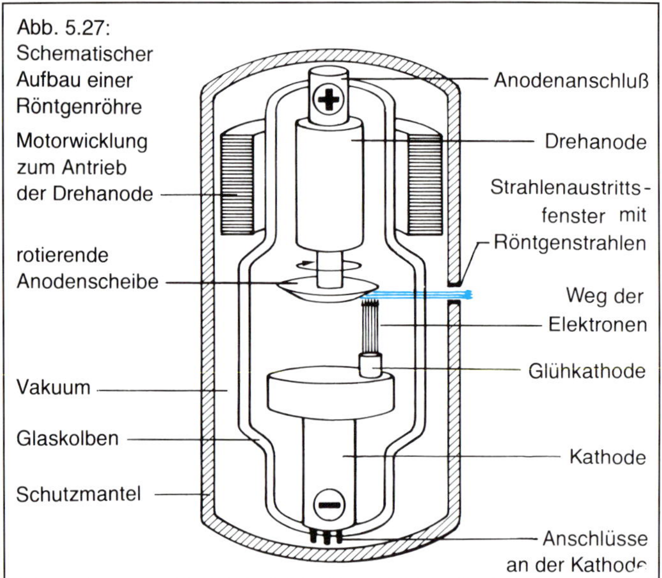

Abb. 5.27: Schematischer Aufbau einer Röntgenröhre

da sie den Körper fast ungehindert durchdringen. Es werden deshalb je nach Untersuchung bestimmte Ober- und Untergrenzen der Hochspannung in der Röntgenröhre eingehalten. Nicht zu verwertende, vor allem die Haut belastende weiche Strahlen können herausgefiltert werden.

Röntgenaufnahmen

Bei Röntgenaufnahmen wird die photographische Schicht eines Röntgenfilms in Abhängigkeit von den Körperstrukturen im Strahlengang unterschiedlich stark belichtet. Mineralreiche Körpersubstanzen (Knochen, Zähne) sind dabei für Röntgenstrahlen schwerer zu durchdringen als mineralarmes Weichgewebe. Entsprechend wird der Röntgenfilm hinter Knochengewebe weniger durch Röntgenstrahlen belichtet als hinter Weichgewebe.
Bei der Entwicklung der Röntgenfilme werden die belichteten Flächen geschwärzt. Im entstehenden **Röntgennegativ** erscheinen Knochen aufgrund der geringen Belichtung dabei hell (geringe Schwärzung), Weichgewebe grau (mittlere Schwärzung) und lufthaltige Räume aufgrund des ungehinderten Strahlendurchgangs schwarz (starke Schwärzung).
Wird nun ein **Röntgenpositiv** hergestellt, so werden Knochen dort dunkel, Weichgewebe grau und lufthaltige Räume hell dargestellt.
Üblicherweise wird in der Praxis nur mit Röntgennegativen gearbeitet. Erkennt man nun im Röntgennegativ eine dunkel erscheinende Veränderung, so wird diese im Hinblick auf das Bild im Röntgenpositiv als Aufhellung, eine helle Veränderung entsprechend als Verschattung bezeichnet.

Aufhellung	– im Röntgennegativ dunkel erscheinende Veränderung
Verschattung	– im Röntgennegativ hell erscheinende Veränderung

Zur technischen Durchführung werden die zu benutzenden Röntgenfilme in lichtabgeschlossene, jedoch für Röntgenstrahlen durchlässige Röntgenkassetten gelegt. Dadurch wird eine unerwünschte Belichtung der Röntgenfilme durch das natürliche Licht verhindert.
In die Röntgenkassetten können zusätzlich sogenannte **Verstärkerfolien** eingelegt werden. Dadurch wird die Belichtung der Röntgenfilme verstärkt, so daß man bereits mit geringeren Strahlendosen röntgen kann.
Zur Darstellung von Hohlräumen kann man dem Patienten ein **Kontrastmittel** verabreichen. Zur Darstellung von Magen und Darm kann der Patient das Kontrastmittel trinken (z. B. Bariumbrei), zur Darstellung von Gelenken kann das Kontrastmittel in den Gelenkspalt gepritzt werden, bei anderen Untersuchungen wiederum wird das Kontrastmittel in eine Vene gespritzt. Bei Kontrastmitteln ist stets besondere Vorsicht zu wahren, da sie teilweise – insbesondere bei Injektionen in eine Vene – zu lebensbedrohlichen allergischen Reaktionen führen können!

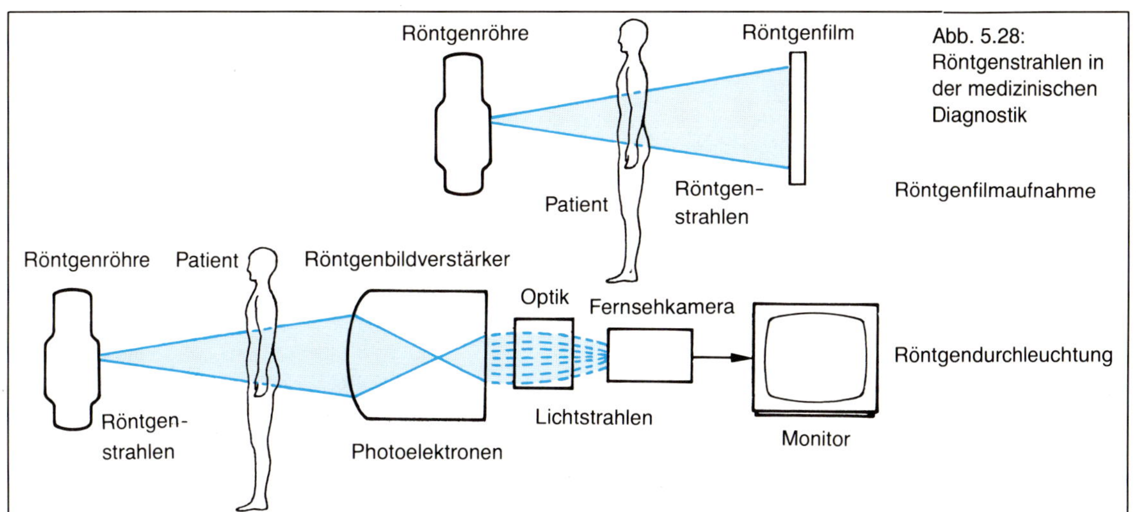

Abb. 5.28: Röntgenstrahlen in der medizinischen Diagnostik

Kontrastmitteldarstellungen

Bezeichnung	Untersuchungsobjekt
Magen-Darm-Passage	Magen und Darm
Cholezystographie	Gallenblase
Urographie	Nierenkelche, Nierenbecken, Harnleiter und Blase
Angiographie	Gefäße (Arterien, Venen oder Lymphgefäße)

Zur weitergehenden Röntgendiagnostik besteht die Möglichkeit, spezielle **Schichtaufnahmen (Tomographien)** anzufertigen. Dabei werden Röntgenröhre und Film bei ruhendem Patienten gegensinnig gedreht, wobei nur die Schicht in der Drehebene scharf abgebildet wird.
Durch Anwendung einer Rechenanlage kann die Schwärzung in einzelne Meßwerte umgesetzt und auf einem Schirm als Bild dargestellt werden. Durch kombinierte Anwendung einer Rechenanlage mit der Schichtaufnahmetechnik (Tomographie) wurde das aussagekräftige Röntgenverfahren der **Computer-Tomographie (CT)** entwickelt. Die Computer-Tomographie wird insbesondere zur Schädel- und Gehirndiagnostik sowie zur Abklärung unklarer Befunde im Brust- und Bauchbereich eingesetzt.
Als neuestes Verfahren wurde die **Kernspin-Tomographie** eingeführt. Es werden hierbei keine Röntgenstrahlen benutzt! Stattdessen wird ein starkes Magnetfeld angewendet und die Auswirkungen dieses Magnetfeldes auf den untersuchten Körper gemessen. Durch Einsatz eines Rechners kann dabei ein Bild auf einem Monitor sichtbar gemacht werden.

Entwicklung und Fixierung

Nach der Belichtung müssen die Röntgenfilme entwickelt und fixiert werden. Dies erfolgt in einer Dunkelkammer oder in einem Automaten.
Die Röntgenfilme werden dazu aus der Kassette genommen und die belichteten Stellen in einem Entwicklungsbad durch eine chemische Umwandlung geschwärzt. Der Grad der Schwärzung entspricht dabei der Stärke der Belichtung.
Nach einer Zwischenwässerung muß das Bild noch fixiert werden. Dadurch wird verhindert, daß bislang unbelichtete Stellen anschließend durch Lichteinwirkung nachbelichtet werden.
Abschließend erfolgt eine Schlußwässerung und Trocknung des Röntgenfilms.

Röntgendurchleuchtung

Röntgenstrahlen können nicht nur durch Schwärzung einer photographischen Schicht, sondern in der klassischen Technik der Röntgendurchleuchtung auch direkt auf einem strahlenempfindlichen Schirm sichtbar gemacht und beurteilt werden. Aus Strahlenschutzgründen wird zur Röntgendurchleuchtung jedoch heute ein Röntgenbildverstärker benutzt und das Bild mit einer Fernsehkamera auf einen Monitor übertragen (Abb. 5.28).
Mit Hilfe einer Röntgendurchleuchtung können diagnostische und therapeutische Eingriffe direkt kontrolliert und bei Bedarf auch dokumentiert werden.

Röntgenverordnung

Am 01.01.1988 ist eine neue Röntgenverordnung in Kraft getreten. Sie regelt den Betrieb von Röntgeneinrichtungen und gibt Anweisungen zur Anwendung von Röntgenstrahlen beim Menschen mit genau festgelegten Schutzbestimmungen. Die Röntgenverordnung ist im vollen Wortlaut in Arztpraxen mit Röntgeneinrichtungen auszulegen.
Arzthelferinnen dürfen nur unter ständiger Aufsicht und Verantwortung eines Arztes (oder Zahnarztes) Röntgenstrahlen anwenden, wenn sie die entsprechenden Kenntnisse im Strahlenschutz haben. Ab 1991 benötigen Arzthelferinnen darüber hinaus eine spezielle Bescheinigung über die erforderlichen Strahlenschutzkenntnisse, um röntgen zu dürfen.
Bei Röntgenuntersuchungen ist die **Strahlenbelastung** stets so gering wie möglich zu halten! Körperbereiche, die nicht geröntgt werden sollen, sind stets so weit wie möglich zu schützen. In der Praxis geschieht dies in der Regel durch Bleischürzen, insbesondere zum Schutz der strahlenempfindlichen Keimdrüsen.
Vor der Anwendung von Röntgenstrahlen sind in jedem Fall aufzuzeichnen:

- frühere Anwendungen von Strahlen, soweit sie für die vorgesehene Röntgenuntersuchung von Bedeutung sind
- Angaben über das Bestehen einer Schwangerschaft bei Frauen im gebärfähigen Alter.

Bei jeder Anwendung von Röntgenstrahlen sind Zeitpunkt, Art der Anwendung, Körperregion sowie technische Daten zur Ermittlung der Strahlendosis zu notieren.

Aufzeichnungen über Röntgenuntersuchungen sind 10 Jahre aufzubewahren, Aufzeichnungen über Röntgenbehandlungen (Strahlentherapie) sogar 30 Jahre! Röntgenaufnahmen und Röntgenaufzeichnungen sind zur Vermeidung von Doppelaufnahmen anderen untersuchenden und behandelnden Ärzten und Zahnärzten auf Verlangen vorübergehend zur Verfügung zu stellen. Die Unterlagen können dabei den Patienten mitgegeben werden.

Der Patient hat Anspruch auf eine Abschrift oder Ablichtung der Röntgenaufzeichnungen. Wird ein **Röntgennachweisheft (Röntgenpaß)** vorgelegt, so sind die darin vorgesehenen Eintragungen vorzunehmen!

Die Röntgeneinrichtung selbst wird zu Beginn des Röntgenbetriebes gründlich geprüft. Dabei werden auch Aufnahmen von Prüfkörpern durchgeführt. Die Aufnahmen des Prüfkörpers sind zur Qualitätssicherung monatlich in der Arztpraxis zu wiederholen und mit der Ursprungsaufnahme zu vergleichen!

Der Bereich mit höherer Strahlengefährdung ist ab einem bestimmten Strahlenwert als **Kontrollbereich** deutlich abzugrenzen. Er muß während der Einschaltzeit gekennzeichnet sein. Dabei muß deutlich zu lesen sein „Kein Zutritt – Röntgen". Neben dem Kontrollbereich wird ein **betrieblicher Überwachungsbereich** mit geringerer Strahlenbelastung für jede Arztpraxis festgelegt.

Röntgenaufnahmen dürfen – von wenigen Ausnahmen abgesehen – nur in einem abgeschlossenen Raum (Röntgenraum) durchgeführt werden. Alle Personen haben im Kontrollbereich eine ausreichende **Schutzkleidung** zu tragen, soweit nicht durch die Einrichtung ein ausreichender Schutz besteht.

Schwangeren Frauen und Personen unter 18 Jahren ist der Zutritt zum Kontrollbereich einer Röntgeneinrichtung nur erlaubt, wenn sie untersucht oder behandelt werden. Zu Ausbildungszwecken dürfen sich jedoch Personen zwischen 16 und 18 Jahren unter ständiger Aufsicht im Kontrollbereich aufhalten, wenn dies zur Erreichung des Ausbildungsziels notwendig ist. Dies gilt nicht für schwangere Frauen.

Die Röntgenverordnung legt **höchstzulässige Strahlendosen** fest. Zur Ermittlung der Strahlenbelastung trägt das Personal im Kontrollbereich Strahlenmeßgeräte (Dosimeter).

Personen, die Zutritt zum Kontrollbereich haben, und Personen, die Röntgenstrahlen anwenden, sind vorher über die Arbeitsmethoden, die möglichen Gefahren, die anzuwendenden Schutzmaßnahmen, den für ihre Tätigkeit wesentlichen Inhalt der Röntgenverordnung und erteilte Genehmigungen zu belehren. Die Belehrung ist dabei halbjährlich zu wiederholen. Über Inhalt und Zeitpunkt der Belehrung sind Aufzeichnungen zu führen, die von den belehrten Personen zu unterzeichnen sind. Die Aufzeichnungen sind 5 Jahre aufzubewahren.

Für das Personal im Kontrollbereich sind zusätzlich gesundheitliche Untersuchungen bei dazu gesondert ermächtigten Ärzten vorgeschrieben.

5.2.6 Sonstige technische Untersuchungen

Phonokardiographie (phone gr. — Stimme; kardia gr. — Herz) Aufzeichnung der Herztöne und eventuell entstehender Herzgeräusche mit einem Mikrophon und einem Verstärker im EKG-Gerät.

Anwendung: Diagnostik z. B. bei Erkrankungen der Herzklappen und bei Herzscheidewanddefekten.

Echokardiographie (Ultraschall-Kardiographie) Spezielle Ultraschalluntersuchung des Herzens.

Anwendung: Diagnostik bei Erkrankungen der Herzklappen, des Herzmuskels und Herzbeutels.

Vektorkardiographie Ergänzungsmethode zum EKG mit deren Hilfe auf Herzlage und Herzmasse geschlossen werden kann.

Anwendung: Unklare EKG-Befunde können in bestimmten Fällen durch die Vektorkardiographie ergänzt und weiter geklärt werden.

Elektroenzephalographie (EEG) (enkephalos gr. — Gehirn) Aufzeichnung der Hirnstromwellen mit Elektroden auf der Kopfhaut und einem Verstärker.

Anwendung: Diagnostik bei Funktionsstörungen des Gehirns, z. B. bei zerebralen Krampfleiden (Epilepsie), Hirnblutungen, Hirninfarkten und Tumoren.

Thermographie (therme gr. — Wärme) Verfahren, das die Wärmestrahlung des Körpers als Farb- oder Schwarzweißbild sichtbar macht.

Anwendung: Diagnostik insbesondere zur Feststellung von Brustkrebs bei der Frau (von der Mammographie zu unterscheiden, die eine spezielle Röntgendarstellung der weiblichen Brust ebenfalls zur Krebsdiagnostik ist).

Szintigraphie (scintillare lat. — funkeln, flimmern) Verfahren, bei dem zunächst spezielle radioaktive Substanzen dem Körper über eine Vene oder den Mund zugeführt werden. Anschließend wird die Verteilung dieser Substanzen aufgrund ihrer Strahlung registriert. Die Bilddarstellung erfolgt dabei häufig als sogenanntes Strichrasterbild, bei dem die Höhe der ermittelten Strahlung durch die Anzahl bzw. Färbung kleiner Striche wiedergegeben wird.

Anwendung: Untersuchung von Tumoren oder Entzündungen, bei denen es z. B. zu einer Mehranreicherung der radioaktiven Substanzen kommen kann; Funktionsdiagnostik, z. B. der Schilddrüse.

5.3 Behandlung

5.3.1 Instrumente

Spritzen und Kanülen

Mit Spritzen und Kanülen können sowohl Injektionen (Einspritzungen) von Flüssigkeiten oder Gasen als auch Punktionen (Einstiche) zur Entnahme von Körperflüssigkeiten oder Geweben vorgenommen werden. Für die verschiedenen Anwendungsbereiche gibt es jeweils dazu passende Spritzen- und Kanülenformen.

Spritzen Eine Spritze setzt sich aus einem Gehäuse und einem darin beweglichen Stempel (Kolben) zusammen. Auf das vordere Ende der Spritze, den Spritzenkonus, können Kanülen aufgesetzt werden.
Auf dem Spritzengehäuse befindet sich eine Stricheinteilung mit Zahlen zur Volumenbestimmung. Diese Stricheinteilung ist um so genauer, je kleiner das Volumen der Spritze ist.
Der Spritzenkonus kann zentrisch (in der Mitte) oder exzentrisch (am Rande) angebracht sein.
Es gibt zwei Standardformen für den Spritzenkonus, den schmalen Rekord-Konus und den breiteren Luer-Konus. Heutzutage wird vor allem der breitere Luer-Konus verwendet, da er der Kanüle einen besseren Halt gibt als der Rekord-Konus. Der spezielle Luer-Lock-Ansatz hat zusätzlich eine Schließvorrichtung, um den Halt der Kanüle zu sichern.

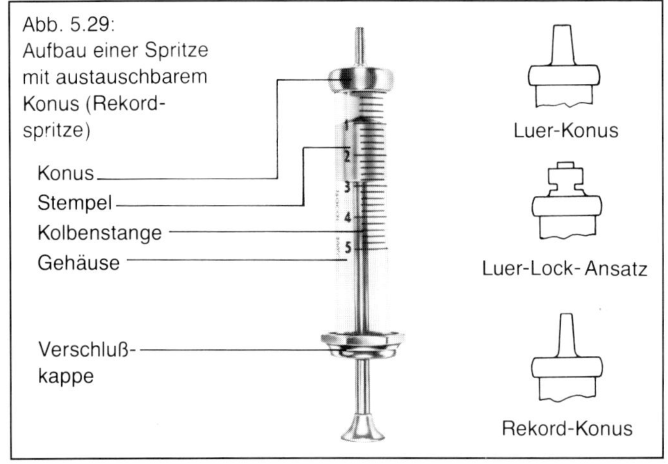

Abb. 5.29: Aufbau einer Spritze mit austauschbarem Konus (Rekordspritze)

Man unterscheidet nach den Materialien:
- Glasspritzen: Gehäuse und Stempel bestehen aus Glas.
- Rekordspritzen: Das Gehäuse ist aus Glas; Konus und Stempel mit Kolbenstange, Griff und Verschlußkappe sind aus Metall (Abb. 5.29).
- Kunststoffspritzen: Die Spritzen bestehen komplett aus Kunststoff. Sie sind preiswert und werden daher in der Regel als Einmalartikel verwendet.

Einmalspritzen aus Kunststoff haben den großen Vorteil, daß die zeitraubende Sterilisation in der Praxis entfällt. Benutzt man Glas- und Rekordspritzen, so müssen sie in üblicher Reihenfolge desinfiziert, gereinigt und sterilisiert werden. Glasartikel dürfen jedoch nur dann mit Heißluft sterilisiert werden, wenn sie den Aufdruck 200 °C enthalten. Aufgrund der unterschiedlichen Wärmeausdehnung sind die Metallteile der Spritzen bei der Sterilisation von den Glasbestandteilen zu trennen. Sonst könnte es unter der Sterilisationshitze zum Bruch der Instrumente kommen.

Spezielle Spritzen:
- Insulinspritzen enthalten 1 oder 2 ml Volumen. Ihre Stricheinteilung ermöglicht, sowohl das Flüssigkeitsvolumen in ml als auch die Insulinmenge in Insulineinheiten (I. E.) exakt abzulesen.

1 ml Volumen = 40 I. E. (Insulineinheiten)
0,1 ml Volumen = 4 I. E.

- Tuberkulinspritzen sind besonders lang und schmal. Sie enthalten 1 ml mit einer besonders feinen Stricheinteilung. Ein Teilstrich entspricht dabei 0,01 ml.
- Ohrspritzen können bis zu 100 ml Flüssigkeit zum Spülen der Ohren enthalten. Sie haben drei Griffringe zum Gebrauch mit einer Hand.
- Wund- und Blasenspritzen enthalten bis zu 200 ml Volumen.

Kanülen Eine Kanüle ist eine metallische Hohlnadel mit einem Spritzenansatz und einer geschliffenen Spitze. Kanülen gibt es je nach Anwendungsgebiet in verschiedenen Formen, Stärken und Längen.

Für die alltäglichen Blutentnahmen und Injektionen werden heutzutage in der Regel Einmalkanülen verwendet. Wiederverwendbare Kanülen werden immer weniger eingesetzt.

Die häufig benutzten **Injektionskanülen** sind standardisiert in verschiedene Stärken eingeteilt. Die dickste Kanüle hat die Stärke 1 (0,9 mm). Es folgen mit abnehmender Dicke die Kanülenstärken 2 (0,8 mm), 12 (0,7 mm), 14 (0,65 mm), 16 (0,6 mm), 18 (0,5 mm) und 20 (0,45 mm).

Werden Kanülen wiederverwendet, so muß in üblicher Reihenfolge eine Desinfektion, Reinigung und Sterilisation erfolgen. Werden die Kanülen weggeworfen, so muß gewährleistet sein, daß sich niemand daran verletzen kann. Kanülen gehören deshalb in einen stabilen Abfallbehälter.

Venenverweilkanülen (Braunülen) enthalten eine dünne Metallkanüle in einem Kunststoffröhrchen. Nach Punktion der Vene wird die Metallkanüle zurückgezogen, während das Kunststoffröhrchen in der Vene bleibt. Durch seitlich angebrachte Flügel läßt sich die Verweilkanüle gut auf der Haut fixieren.

Verweilkanülen bieten einen sicheren venösen Zugang. Sie können in der Regel mehrere Tage belassen werden, so daß dem Patienten dadurch unter Umständen spätere erneute Punktionen erspart bleiben.

Punktionsnadeln bestehen aus einer Kanüle mit einem darin befindlichen, genau passenden Stab (Mandrin). Zur Punktion (Einstich) bleibt der scharf geschliffene Mandrin in der Kanüle. Ist das betreffende Organ punktiert, wird der Mandrin entfernt und der Zugang zum punktierten Organ liegt frei.

Punktionskanülen werden unter anderem für Sternalpunktionen (Brustbeinpunktionen), Lumbalpunktionen (Punktionen des Lendenwirbelkanals) und Gelenkpunktionen eingesetzt.

Eine besondere Form hat der **Trokar** (trois quarts frz. – dreikantig). Es handelt sich dabei um eine kräftige Nadel mit Griff und dreikantiger Spitze in einem Röhrchen. Damit kann z. B. eine Bauchpunktion durchgeführt werden. Die kräftige Nadel wird nach der Punktion aus dem Röhrchen gezogen.

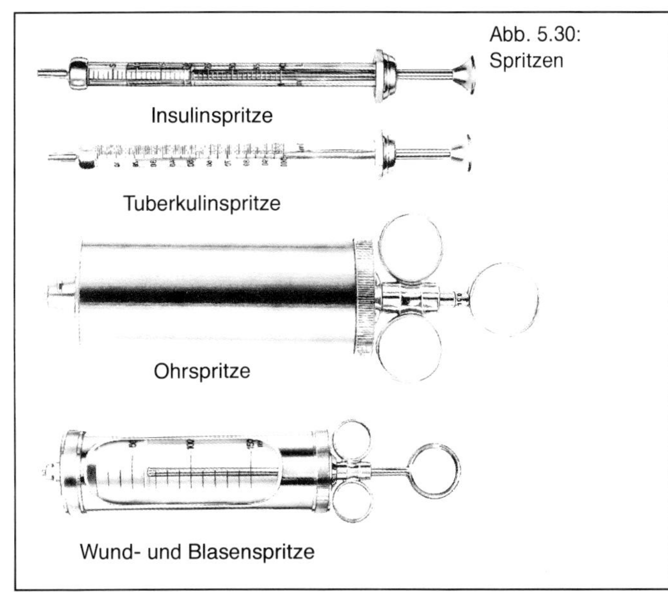

Abb. 5.30: Spritzen

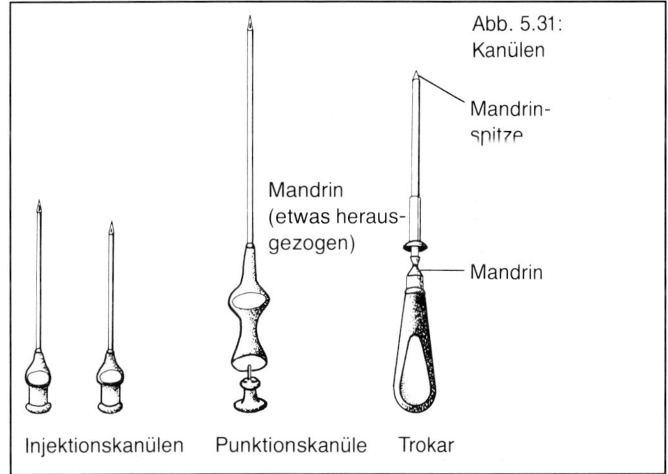

Abb. 5.31: Kanülen

Schneidende Instrumente

Skalpelle Chirurgische Messer werden Skalpelle genannt (scalpellum lat. – chirurgisches Messer). Man unterscheidet Skalpelle mit Metallgriff zum mehrfachen Gebrauch und Einmalskalpelle mit Kunststoffgriff. Die Metallskalpelle können eine festsitzende oder eine auswechselbare Klinge haben. Für die einzelnen chirurgischen Eingriffe gibt es dabei eine Fülle von verschiedenen Klingenformen.

Scheren Für die verschiedenen Einsatzgebiete gibt es jeweils spezielle Scheren. Sie können gerade oder gebogen sein und vorne spitz oder stumpf enden.
Scheren, mit denen der Arzt anatomische Strukturen bei Operationen sauber freilegen (freipräparieren) kann, werden **Präparierscheren** genannt.
Verbandscheren sind meist in Höhe des Scherengelenkes abgeknickt. Die Branchen sind dabei unterschiedlich lang und

Abb. 5.32: Skalpelle

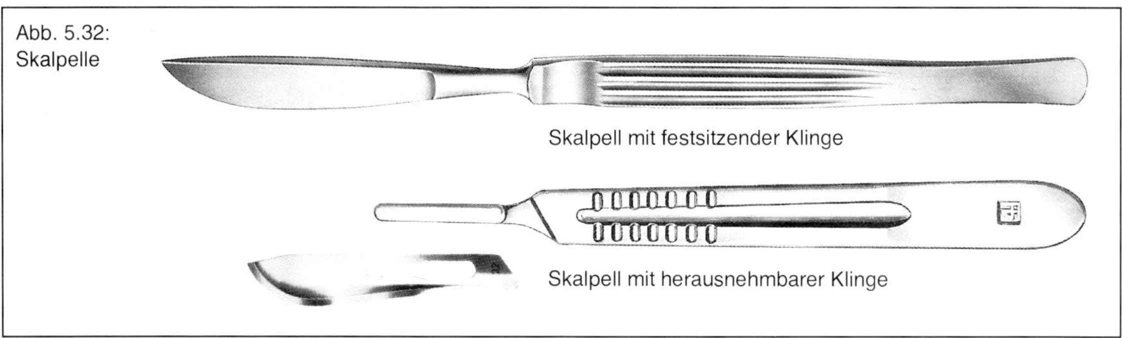

Abb. 5.33: Verschiedene Klingenformen

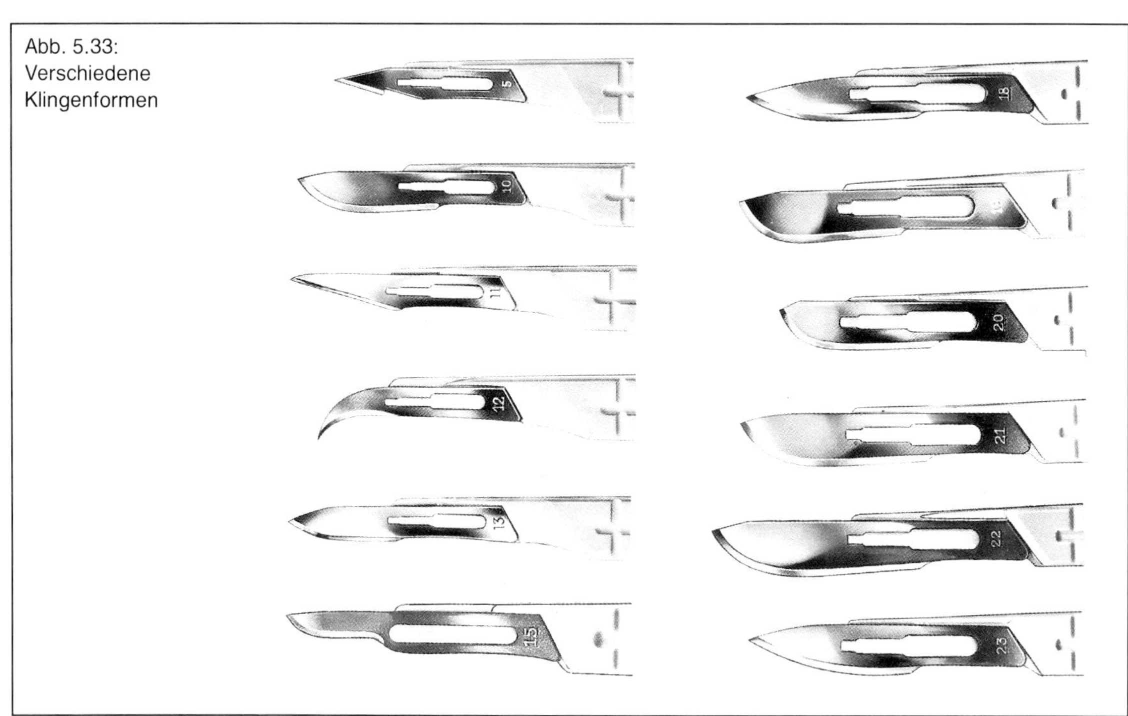

am vorderen Ende abgestumpft. Zum Hautschutz kann die längere Branche mit einer flachen, knopfartigen Verdickung enden.
Scheren sollen nur für die vorgesehenen Zwecke eingesetzt werden. Operationsscheren dürfen z. B. nicht gebraucht werden, um Pflaster zu schneiden oder Mull zu durchtrennen. Sie würden sonst schnell stumpf werden!

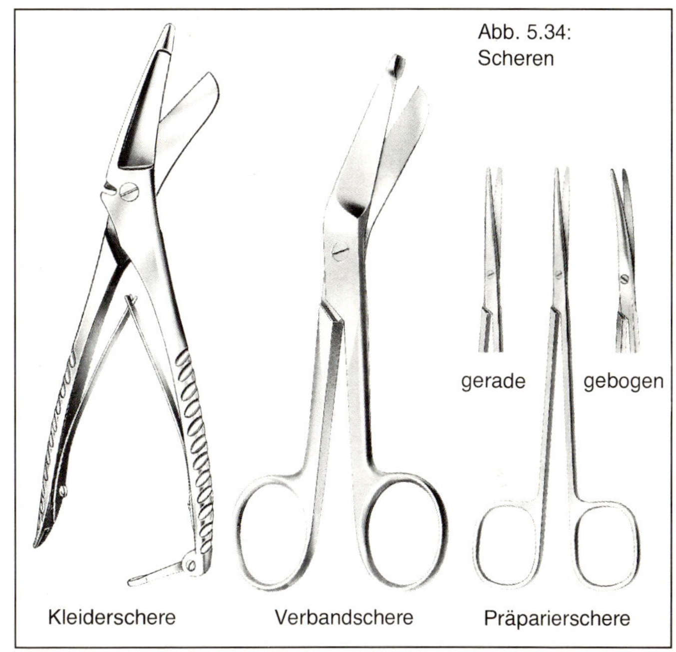

Abb. 5.34: Scheren

Schabende Instrumente

Raspatorien Instrumente zum Abschaben der Knochenhaut vom Knochen (Einzahl: Raspatorium).

Scharfe Löffel Löffelartige Instrumente mit scharfen Rändern zum Auskratzen von Gewebe.

Küretten Instrumente zum Ausschaben. Die Uteruskürette zur Ausschabung der Gebärmutter (Uteruskürette) hat einen langen Handgriff mit einer Metallschlaufe am Arbeitsende.

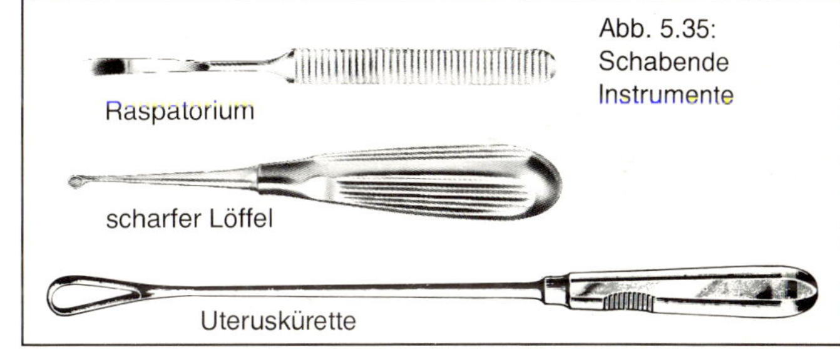

Abb. 5.35: Schabende Instrumente

Fassende Instrumente

Pinzetten Man unterscheidet grundsätzlich zwischen anatomischen und chirurgischen Pinzetten.

- Anatomische Pinzetten sind stumpf. Sie haben feine Rillen am Arbeitsende.
- Chirurgische Pinzetten sind scharf. Sie haben am Arbeitsende kleine, spitze Haken, die beim Zusammendrücken zahnartig ineinander greifen.

Nach der Form unterscheidet man z. B. bajonettförmig abgewinkelte und kniegebogene Pinzetten.
Nach dem Aufgabengebiet unterscheidet man unter anderem:

- Splitterpinzetten: vorne spitz zulaufende Pinzetten zur Splitterentfernung.
- Klammerpinzetten: zum Anlegen und/oder Abnehmen von Wundklammern. (Wundklammern werden zum Wundverschluß an Stelle von Nähten verwendet.)

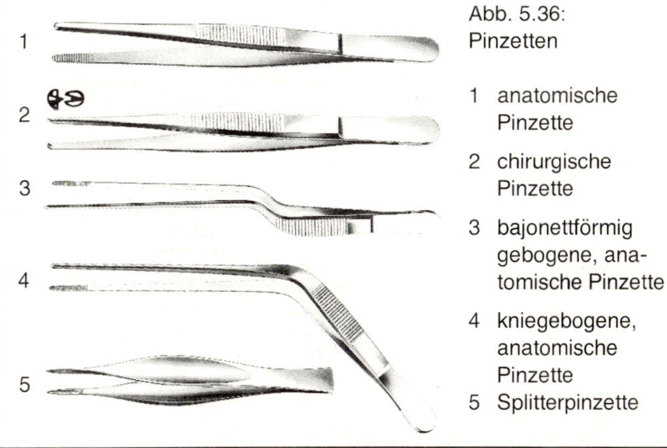

Abb. 5.36: Pinzetten

1 anatomische Pinzette
2 chirurgische Pinzette
3 bajonettförmig gebogene, anatomische Pinzette
4 kniegebogene, anatomische Pinzette
5 Splitterpinzette

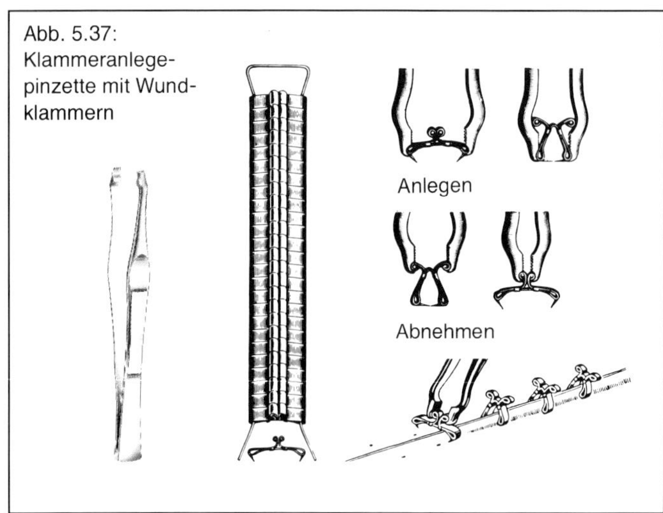

Abb. 5.37: Klammeranlegepinzette mit Wundklammern

Zangen

- Kornzange: Faßzange mit Kerben auf den Innenseiten der Branchen. Sie kann unter anderem benutzt werden, um Tupfer zu fassen und damit z. B. Körperhöhlen auszuwischen oder um Instrumente steril zu fassen.
- Gewebefaßzange: Man unterscheidet stumpfe und scharfe Gewebefaßzangen. Sie werden vor allem in der großen Chirurgie verwendet.
- Biopsiezange: Zange zum Entnehmen von Gewebe (Biopsie) aus einem Hohlraum.
- Geburtszange: Instrument in der Geburtshilfe, das um den Kopf des Kindes gelegt wird, um es herauszuziehen.

Abb. 5.38: Zangen

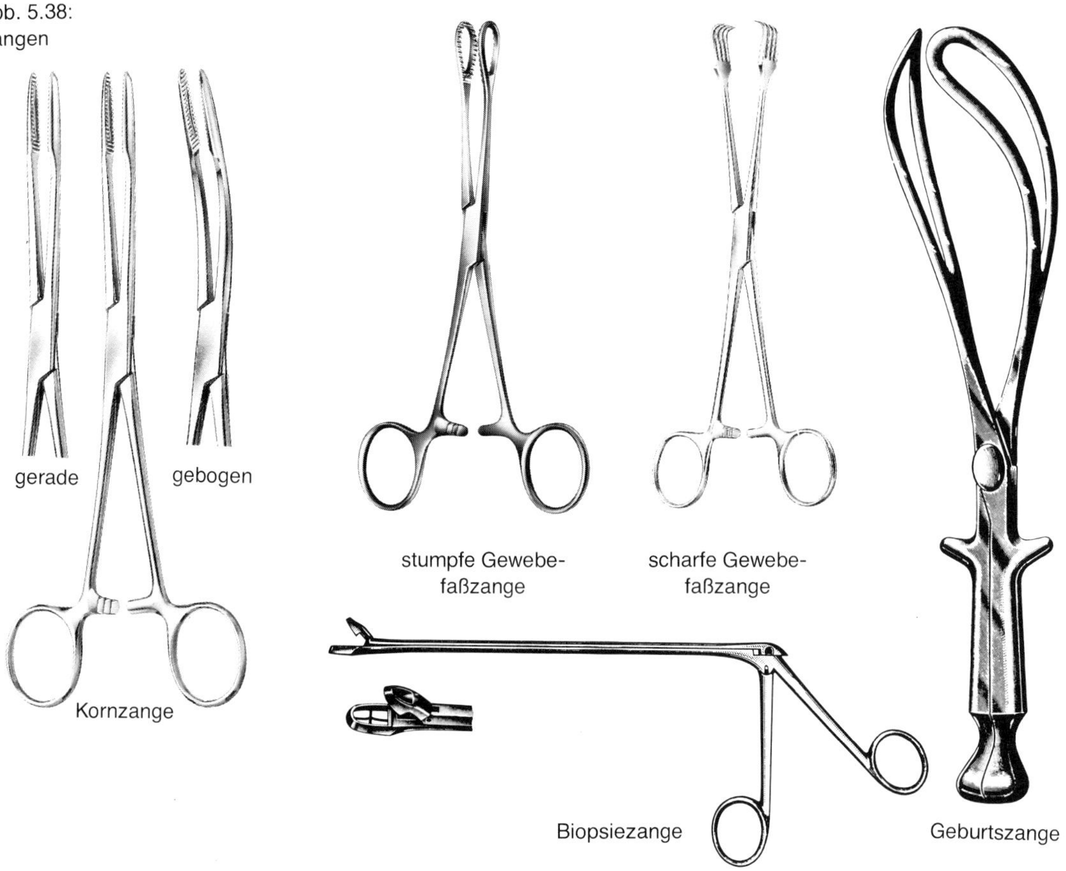

gerade
gebogen
Kornzange
stumpfe Gewebefaßzange
scharfe Gewebefaßzange
Biopsiezange
Geburtszange

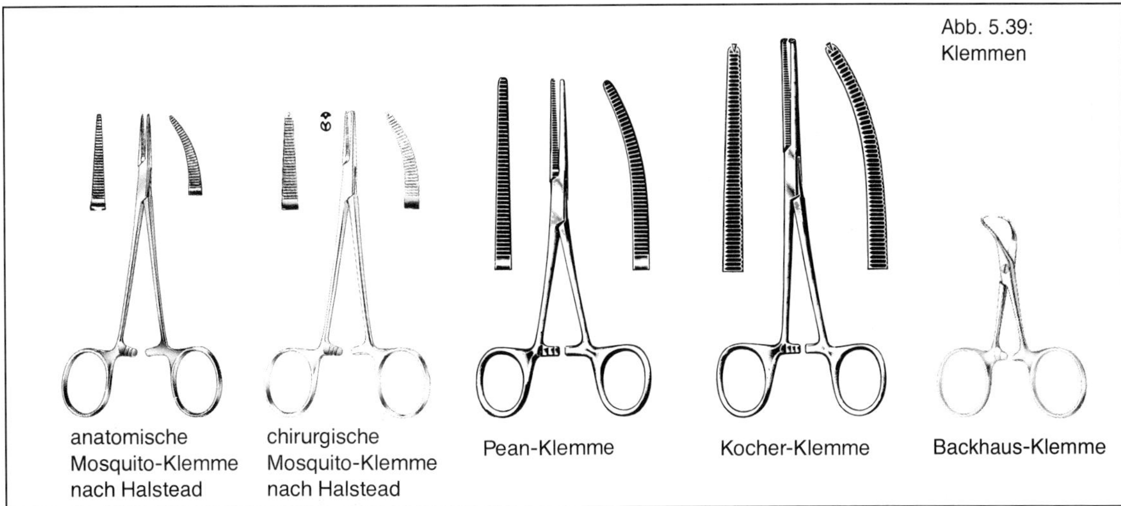

Abb. 5.39: Klemmen

Klemmen

- Tuchklemme: zur Befestigung von Operationstüchern. Besonders bekannt ist die Backhaus-Klemme.
- Gefäßklemme: zum Abklemmen blutender Gefäße.
  Weit verbreitet sind die Mosquito-Klemmen nach Halstead (anatomisch oder chirurgisch), die Pean-Klemmen (anatomisch) und die Kocher-Klemmen (chirurgisch).

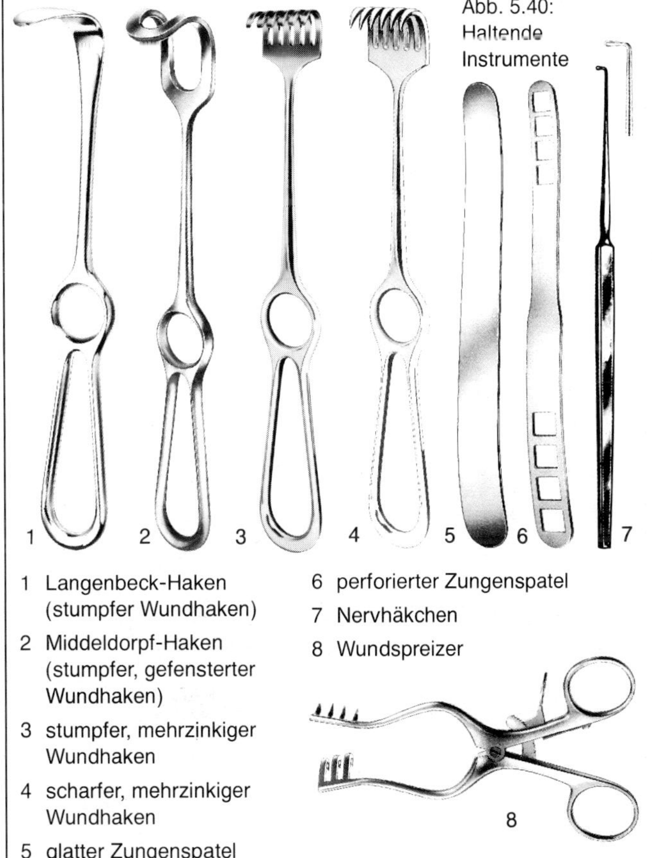

Abb. 5.40: Haltende Instrumente

1 Langenbeck-Haken (stumpfer Wundhaken)
2 Middeldorpf-Haken (stumpfer, gefensterter Wundhaken)
3 stumpfer, mehrzinkiger Wundhaken
4 scharfer, mehrzinkiger Wundhaken
5 glatter Zungenspatel
6 perforierter Zungenspatel
7 Nervhäkchen
8 Wundspreizer

Haltende Instrumente

Spatel Flächige Halteinstrumente. Sie werden z. B. als Zungenspatel bei Untersuchung und Behandlung im Mund verwendet.

Haken Abgebogene Halteinstrumente. Scharfe Haken haben ein oder mehrere, vorne spitz zulaufende Zinken. Stumpfe Haken sind dagegen abgerundet.

Wundspreizer Selbsthaltende Instrumente zum Spreizen von Wunden bei operativen Eingriffen.

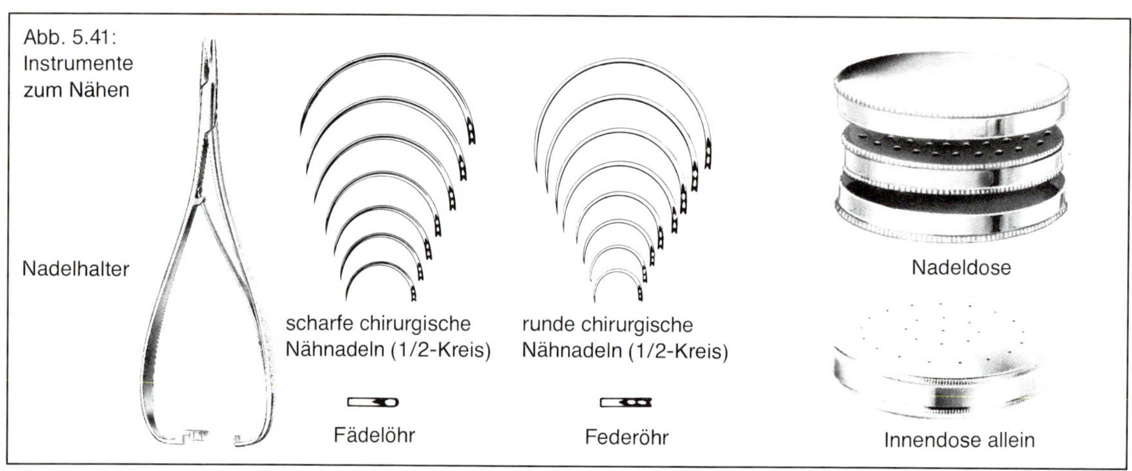

Abb. 5.41: Instrumente zum Nähen

Instrumente zum Nähen

Für die verschiedenen chirurgischen Aufgaben gibt es eine Fülle unterschiedlicher Nadelhalter, Nadeln und Nahtmaterialien.

Nadeln Man unterscheidet:

scharfe Nadeln	– dreikantige Nadeln für festes Gewebe
runde Nadeln	– für empfindliches Gewebe
Öhrnadeln	– mit geschlossenem Fädelöhr oder offenem Federöhr
öhrlose Nadeln (atraumatische Nadeln)	– Der Faden ist direkt am Nadelende befestigt, so daß eine Schädigung des Gewebes durch ein Öhr entfällt.

Die Nadeln gibt es jeweils in verschiedenen Größen und Biegungen. Zur Aufbewahrung dienen spezielle Nadeldosen, die zur Sterilisation durchlöchert sind.

Chirurgisches Nahtmaterial
(mit Beispielen aus dem Handel)

	resorbierbar	nicht resorbierbar
pflanzlicher Herkunft	–	Zwirn
tierischer Herkunft	Catgut	Seide
synthetische Kunststoffe	Dexon, Vicryl	Supramid, Mersilene,
Stahl	–	chir. Stahldraht

Nahtmaterial Die Industrie liefert vor allem gebrauchsfertiges, in sterilen Einzelpackungen zugeschnittenes Nahtmaterial. Daneben gibt es auch noch Nahtmaterial in Rollenform, wo man jeweils benötigte Fadenlängen abschneiden kann.
Eine Einteilung der Nahtmaterialien ist nach verschiedenen Gesichtspunkten möglich.

Man unterscheidet:
- resorbierbare Fäden: Die Fäden werden vom Körper aufgenommen und brauchen deshalb nicht entfernt zu werden.
- nicht resorbierbare Fäden: Die Fäden können vom Körper nicht aufgenommen werden. Sie werden deshalb in der Regel entfernt.
- geflochtene Fäden: Die Fäden setzen sich aus mehreren miteinander verflochtenen Einzelfäden zusammen.
- monofile Fäden: Die Fäden bestehen nur aus einem einzelnen Faden und sind dadurch in der Regel besonders glatt.

Weitere Instrumente

Sonden Starre oder elastische Instrumente in Stab- oder Röhrenform.
Sie können in Hohlorgane eingeführt werden und dienen z. B. in Form von stumpfen Knopfsonden zum Aufspüren von Fisteln.

Gipsinstrumente Man kann unter anderem Gipsmesser, Gipsscheren und Gipssägen unterscheiden. Diese Instrumente dienen zur Gipsbearbeitung und auch zur Gipsentfernung.

Behälter Hierzu gehören Sterilisierbehälter für Instrumente sowie Tupfertrommeln. Weiterhin kann man zu dieser Gruppe auch die nach ihrer Form benannten Nierenschalen zählen, die in vielfacher Weise als Ablagebehälter zu benutzen sind.

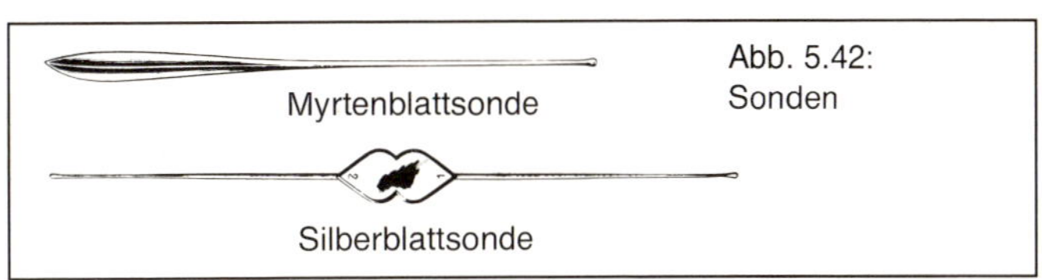

Abb. 5.42: Sonden

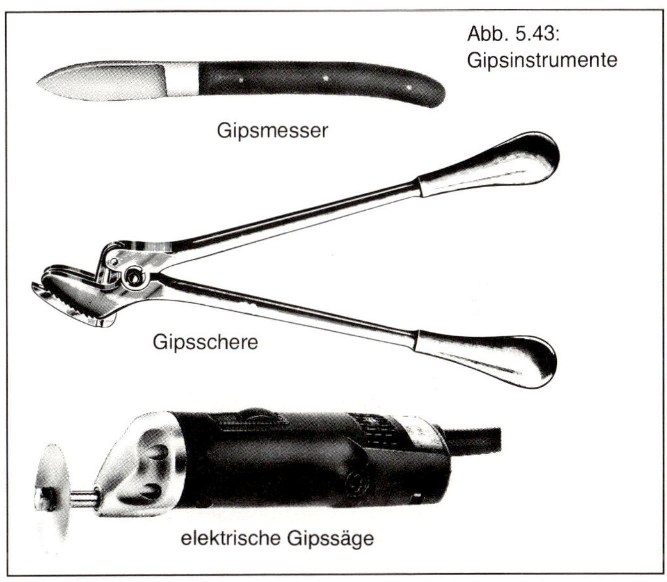

Abb. 5.43: Gipsinstrumente

5.3.2 Injektionen

Injektionen werden durchgeführt, um flüssige Arzneimittel unter Umgehung des Magen-Darm-Traktes für Untersuchungen oder Behandlungen in den Körper zu bringen. Die meisten Injektionen erfolgen in die Haut (intrakutan), unter die Haut (subkutan), in einen Muskel (intramuskulär) oder in eine Vene (intravenös) (Abb. 5.45).

Injektionsarten	
intrakutan (intracutan)	— in die Haut
subkutan (s.c.) (subcutan)	— unter die Haut
intramuskulär (i.m.)	— in einen Muskel
intravenös (i.v.)	— in eine Vene
submukös	— unter die Schleimhaut
intraartikulär	— in ein Gelenk
intraarteriell	— in eine Arterie
intrakardial	— in das Herz
intratracheal	— in die Luftröhre

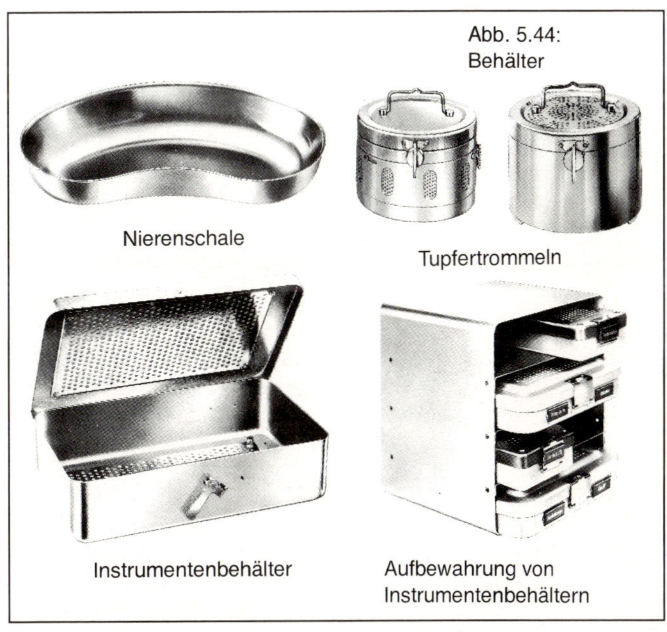

Abb. 5.44: Behälter

Intrakutane Injektion

Die intrakutane Injektion erfolgt **in** die Haut. Sie wird vor allem bei der Tuberkulose-Schutzimpfung (BCG-Impfung) und zur Testung von allergischen Reaktionen durchgeführt.
Hilfsmittel: Tuberkulinspritze (1 ml), dünne, kurze Kanüle, Tupfer, Desinfektionsmittel, Heftpflaster.

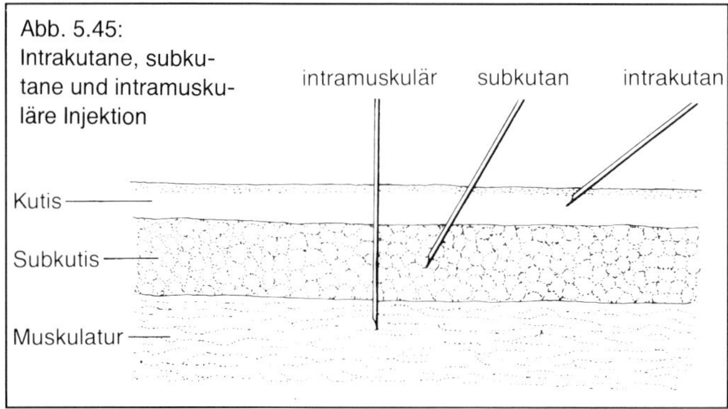

Abb. 5.45: Intrakutane, subkutane und intramuskuläre Injektion

Technik: Nach der Hautdesinfektion wird die Kanüle annähernd parallel zur Oberfläche in die Haut eingestochen. Das Medikament wird anschließend langsam injiziert, wobei sich bei richtiger Lage der Kanüle eine blasse, leicht erhabene Quaddel mit vergrößertem Hautrelief bildet.

Subkutane Injektion (s. c.)

Die subkutane Injektion erfolgt **unter** die Haut in das Unterhautfettgewebe. Sie ist einfach durchzuführen und wird z. B. von blutzuckerkranken Patienten selbst zur Injektion von Insulin angewendet. Die subkutane Injektion ist nicht für gewebereizende Mittel geeignet.
Hilfsmittel: kleine Spritze (2—5 ml), dünne Kanüle, Tupfer, Desinfektionsmittel, Heftpflaster.
Technik: Nach der Hautdesinfektion wird eine Hautfalte mit Daumen und Zeigefinger der linken Hand angehoben. Darauf wird die Kanüle mit der rechten Hand im Winkel von annähernd 45° zur Oberfläche eingestochen. Durch kurzes Ziehen am Spritzenkolben (Aspirationsprobe) prüft man, daß die Kanüle nicht in einer Vene liegt. Dann erfolgt die langsame subkutane Injektion.
Bevorzugte Injektionsstellen sind Oberarme, Oberschenkel und Bauchhaut.
Gefahren: Nicht alle injizierbaren Medikamente dürfen auch subkutan verabreicht werden! Durch gewebeschädigende Medikamente kann es zur Entzündung des empfindlichen Unterhautfettgewebes und sogar zum Absterben von Gewebe kommen. Man achte deshalb stets genau auf die Packungsangaben, ob auch eine subkutane Injektion möglich ist!

Intramuskuläre Injektion (i. m.)

Die intramuskuläre Injektion erfolgt in die gut durchblutete Muskulatur. Durch die vielen Muskelgefäße wird ein injiziertes Medikament schnell in den Blutkreislauf aufgenommen. Der Wirkungseintritt von Arzneimitteln ist dabei zwar langsamer als bei intravenöser Injektion, jedoch deutlich schneller als bei subkutaner Verabreichung.
Hilfsmittel: Spritzen (2—10 ml), größere Kanülen (normalerweise 6 cm lang, bei Fettleibigen 8—10 cm lang), Tupfer, Desinfektionsmittel, Heftpflaster.
Technik: Die intramuskuläre Injektion erfolgt am häufigsten in die Gesäßmuskulatur. Der Patient legt sich mit leicht angezogenen Beinen auf die Seite, damit die Muskeln entspannt sind.
Um keine großen Nerven oder Gefäße zu treffen, wird die Technik nach v. Hochstetter durchgeführt. Dazu tastet man den Beckenkamm mit gespreiztem Zeige- und Mittelfinger der linken Hand wie in Abb. 5.46. Die Spitze des vorderen Fingers (bei Injektionen auf der linken Körperseite der Mittelfinger, auf der rechten Körperseite der Zeigefinger) tastet den vorderen Darmbeinstachel (Spina iliaca anterior superior); der abgespreizte hintere Finger tastet den Darmbeinhöcker am Beckenkamm. Durch Zeige- und Mittelfinger wird nun ein Hautdreieck begrenzt, in dessen untere Spitze injiziert wird.
Nach Hautdesinfektion wird dazu die Spritze leicht nach oben geneigt, senkrecht auf den Beckenknochen zu in den Muskel eingestochen. Falls der Knochen getroffen wird, zieht man die Kanüle ca. 1 cm zurück.
Vor der Injektion überzeugt man sich durch kurzes Zurückziehen des Spritzenkolbens (Aspirationsprobe), daß kein Gefäß getroffen wurde. Man injiziert langsam

und zieht die Kanüle nach der Injektion schnell heraus.

Gefahren: Bei der Technik nach v. Hochstetter ist kaum mit Komplikationen zu rechnen. Injiziert man jedoch zu schnell, so sind kurzzeitige Schmerzen möglich.

Injiziert man nicht nach der oben beschriebenen Methode, so kann es bei der intramuskulären Injektion in den Gesäßmuskel zu einer Schädigung des Ischiasnerven mit der Gefahr einer Lähmung der Beinmuskulatur kommen.

Ist der Einstich nicht tief genug, so erfolgt die Injektion irrtümlich in das Unterhautfettgewebe. Bei gewebeschädigenden Substanzen kann es dabei zum Absterben von Gewebe kommen.

Injiziert man versehentlich ölige Substanzen in ein Blutgefäß, so kann es zu einer Thrombose kommen. Man macht also stets eine Aspirationsprobe vor der Injektion!

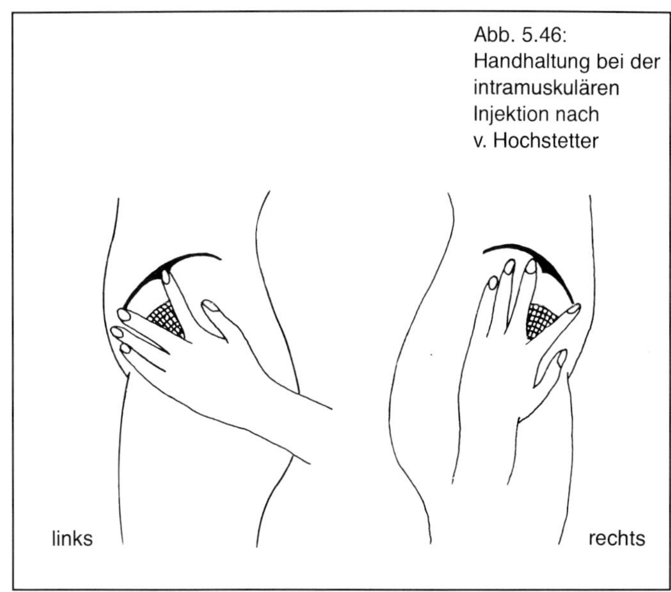

Abb. 5.46: Handhaltung bei der intramuskulären Injektion nach v. Hochstetter

Intravenöse Injektion (i. v.)

Die intravenöse Injektion erfolgt in eine Vene. Dadurch ist ein Medikament sofort im Kreislauf verfügbar und kann seine Wirkung rasch entfalten.

Es sind jedoch nicht alle Medikamente für eine intravenöse Gabe geeignet. Es ist deshalb stets sorgfältig auf die Packungshinweise zu achten, ob ein Medikament auch in eine Vene injiziert werden darf. Die Injektion erfolgt durch einen Arzt.

Hilfsmittel: Spritzen (2–20 ml), Kanülen verschiedenen Durchmessers, Staubinde, Tupfer, Desinfektionsmittel, Heftpflaster.

Technik: Die intravenöse Injektion kann an vielen Venen durchgeführt werden. Im allgemeinen werden jedoch die Venen im Bereich der Arme bevorzugt. Bei empfindlichen oder kollapsgefährdeten Patienten führt man die Injektion im Liegen durch, ansonsten kann sie auch im Sitzen erfolgen.

Man legt zunächst am Oberarm eine Staubinde an, so daß der Blutrückstrom über die Venen gedrosselt, der Arterienstrom jedoch nicht behindert wird. Der Staudruck muß also zwischen systolischem und diastolischem Druck liegen. Der Puls muß dabei am Handgelenk noch tastbar sein.

Damit sich die Venen gut füllen, wird der Patient zusätzlich aufgefordert, die Faust kräftig zu schließen. Dadurch werden die Venen in der Regel gut sichtbar oder zumindest tastbar. Bei schlecht auffindbaren Venen kann man zusätzlich mit der flachen Hand auf die vorgesehene Einstichstelle klopfen, so daß die Venen besser zum Vorschein kommen.

Nach Desinfektion der Einstichstelle wird die Haut über der Vene mit der linken Hand gespannt, so daß das Blutgefäß fixiert ist und der Kanüle nicht entweichen kann. Darauf wird im spitzen Winkel zur Hautoberfläche in Richtung auf die Vene eingestochen. Der Anschliff der Kanülenspitze soll dabei nach oben zeigen.

Ist die Vene getroffen, so zieht man den Spritzenkolben kurz zurück (Aspirationsprobe). Bei intravenöser Lage zieht man dabei etwas Blut in die Spritze. Falls gewünscht, kann nun auch eine **Blutentnahme** zu diagnostischen Zwecken erfolgen.

Zur Injektion löst man die Staubinde. Mit der linken Hand wird die Spritze festgehalten, während das Medikament mit der rechten Hand eingespritzt wird. Selbstverständlich darf neben dem Medikament keine Luft in der Spritze enthalten sein, da es sonst zu einer Luftembolie kommen kann. Hochwirksame Medikamente werden nur sehr langsam unter dauernder Beobachtung der Wirkung eingespritzt. Nach der Injektion zieht man die Kanüle heraus und drückt zur Blutstillung mit einem Tupfer auf die Einstichstelle.

Gefahren: Injiziert man versehentlich neben eine Vene (paravenös), so kann es dort zu einer Gewebeschädigung mit teilweise heftigen Schmerzen kommen. Es können dadurch sogar Gewebenekrosen hervorgerufen werden!

Besondere Gefahr besteht auch bei versehentlicher Injektion in eine Arterie (intraarterielle Injektion). Es kann dadurch bei bestimmten Medikamenten sogar zum Absterben des Unterarmes kommen!

Das Durchstechen der Vene beim Einstich ist dagegen weit harmloser und führt in der Regel nur zu einem kleinen Bluterguß (Hämatom).

Nach Injektion venenreizender Medikamente kann es weiterhin zu einer Venenentzündung (Thrombophlebitis) kommen, die sich durch die typischen Entzündungszeichen Rötung, Schwellung, örtliche Überwärmung, Schmerz und eingeschränkte Funktionsfähigkeit bemerkbar machen kann.

Bei zu schneller Injektion kann es kurzfristig zu Übelkeit und Schwindel kommen, was jedoch in der Regel schnell wieder nachläßt.

Besonders gefährlich sind dagegen Unverträglichkeitsreaktionen (Allergien), die lebensbedrohlich sein können und sofortiges Handeln durch den Arzt erfordern!

Blutentnahme

Die Technik der Blutentnahme entspricht im wesentlichen der intravenösen Injektion. Die Staubinde bleibt dabei zum Blutentnehmen gespannt und wird erst anschließend gelöst.

5.3.3 Assistenz bei ärztlichen Untersuchungen und Behandlungen

Anästhesie

Unter Anästhesie versteht man die Unempfindlichkeit gegen Schmerz-, Temperatur- und Berührungsreize (anaisthesia gr. — Unempfindlichkeit). Die künstlich herbeigeführte Anästhesie erst ermöglicht viele, sonst schmerzhafte Untersuchungen und Behandlungen. Man unterscheidet zwischen Allgemeinanästhesie (Narkose) und Lokalanästhesie (örtliche Betäubung).

Bedenkt man, daß erst 1842 die erste Narkose und 1884 die erste Lokalanästhesie durchgeführt wurde, so kann man hier einen segensreichen Fortschritt bis zu den heutigen modernen Anästhesieformen erkennen. Chirurgische Eingriffe mußten vor 150 Jahren noch grundsätzlich ohne Anästhesie durchgeführt werden!

Lokalanästhesie Man unterscheidet drei Arten von örtlichen Betäubungen:
- Oberflächenanästhesie
- Infiltrationsanästhesie
- Leitungsanästhesie.

Mit Hilfe der **Oberflächenanästhesie** können die Schleimhäute des Magen-Darm-Traktes, der Atemwege und des Urogenitaltraktes sowie die Horn- und Bindehäute der Augen flächenhaft betäubt werden. Durch Auftragung des örtlichen Betäubungsmittels (Lokalanästhetikums) wird der entsprechende Bereich unempfindlich gemacht, so daß Untersuchungen und kleinere Eingriffe möglich werden.

Bei der **Infiltrationsanästhesie** wird das Operationsgebiet umspritzt oder unterspritzt, damit das Lokalanästhetikum in das Gewebe eindringen (infiltrieren) kann. Dadurch werden kleinere chirurgische Eingriffe und Wundversorgungen schmerzfrei möglich.

Bei der **Leitungsanästhesie** wird ein Lokalanästhetikum im Bereich eines Nerven injiziert, um die Erregungsleitung im Nerven zu blockieren. In der Folge kommt es zu einer Unempfindlichkeit des Körperbereichs, für den dieser Nerv zuständig ist.
In der ambulanten Chirurgie wird häufig die Oberst'sche Leitungsanästhesie durchgeführt. Dies ist eine Leitungsanästhesie im Bereich der Finger- oder Zehenbasis, um chirurgische Eingriffe schmerzfrei an den Fingern oder Zehen durchzuführen (Abb. 5.47).
Zur Gruppe der Leitungsanästhesien gehören auch die rückenmarksnahen Anästhesien (Spinalanästhesie, Epiduralanästhesie). Die Ausdehnung der Anästhesie hängt dabei von der Zahl der blockierten Rückenmarksnerven ab.

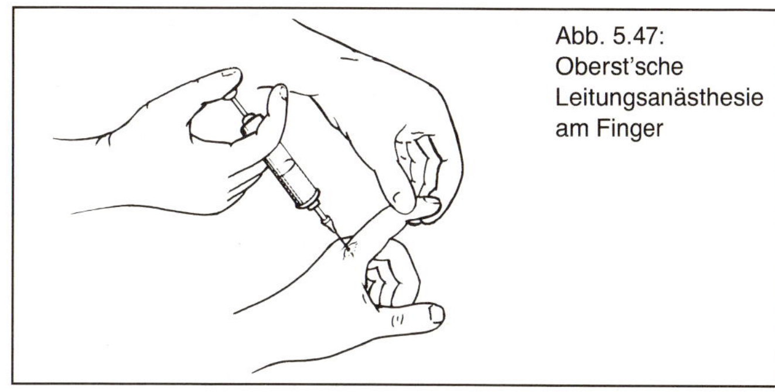
Abb. 5.47: Oberst'sche Leitungsanästhesie am Finger

Allgemeinanästhesie Bei der Allgemeinanästhesie (Narkose) werden das Bewußtsein und das Schmerzempfinden durch Narkosemittel ausgeschaltet. Die Narkose wird häufig durch eine Injektion in eine Armvene eingeleitet (Injektionsnarkose) und durch Einatmung eines Narkosegases fortgeführt (Inhalationsnarkose). Daneben gibt es jedoch auch alleinige Injektionsnarkosen oder Inhalationsnarkosen.
Für die Narkosetiefe gibt es vier klassische Narkosestadien:

Stadium I Schmerzlosigkeit – Analgesie: Es kommt zu einem allmählichen Bewußtseinsschwund mit zunehmender Schmerzlosigkeit.

Stadium II Erregung – Exzitation: Die Reflexe sind gesteigert. Teilweise kommt es zu heftigen Abwehrreaktionen. Die Atmung ist unregelmäßig und verstärkt.
Bei modernen Narkosen wird dieses Stadium rasch überwunden.

Stadium III Toleranzstadium – Stadium, in dem operiert wird: Die Reflexe sind abgeschwächt oder ausgelöscht, der Muskeltonus ist herabgesetzt. In diesem Stadium kann der entspannte Patient schmerzfrei operiert werden.

Stadium IV Atemstillstand – Asphyxie: Durch Lähmung lebenswichtiger Hirnzentren kommt es zunächst zum Atemstillstand und anschließend auch zum Kreislaufstillstand. In diesem Stadium sind sofortige Wiederbelebungsmaßnahmen erforderlich!

In der ärztlichen Praxis werden nur wenige Allgemeinanästhesien durchgeführt. Es handelt sich dabei vor allem um intravenöse Kurznarkosen.

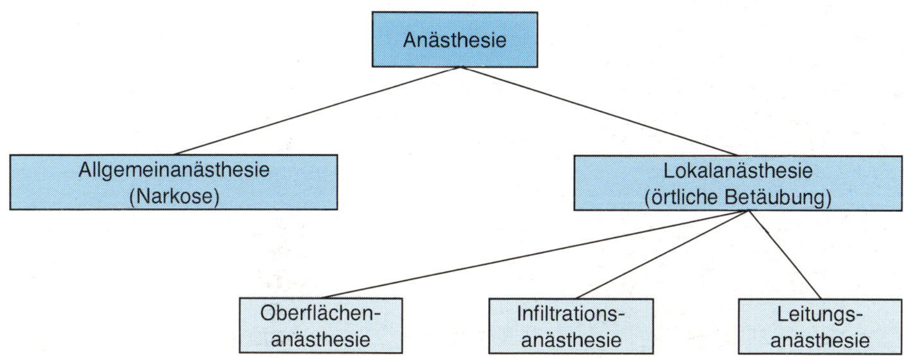

Assistenz in der Chirurgie

Wundversorgung Zur chirurgischen Wundversorgung gehört in der Regel eine Säuberung der Wunde mit Blutstillung und anschließendem Wundverschluß und Wundverband. Die Wundversorgung erfolgt in der Praxis vor allem in Lokalanästhesie.

Hilfsmittel:

Spritzen und Kanülen für die örtliche Betäubung,
Hautdesinfektionsmittel,
Mulltupfer und Mullplatten,
eventuell Einmalrasiermesser,
sterile Handschuhe,
sterile Abdecktücher (z. B. Schlitztuch),
physiologische Kochsalzlösung zur Wundspülung,
Skalpell,
chirurgische Schere,
anatomische Pinzette,
chirurgische Pinzette,
eventuell Splitterpinzette,
Wundhaken,
chirurgische Klemme,
Nadelhalter,
Nahtmaterial,
Fadenschere,
Verbandmaterial,
(eventuell Klammern und Klammerpinzette anstelle des Nahtmaterials).

Die Instrumente müssen selbstverständlich steril sein. Vor der Wundversorgung hat man seine eigenen Hände gründlich zu reinigen und zu desinfizieren. Die Wunde wird nur mit sterilen Handschuhen angefaßt!

Ist keine weitere Arzthelferin vorhanden, so hat man alle für die Wundversorgung benötigten Instrumente vorher bereitzustellen und auch die Anästhesielösung vorher aufzuziehen, um den sterilen Arbeitsgang anschließend nicht zu unterbrechen.

Am Anfang erfolgt eine Säuberung der Wunde mit Desinfektion der Haut. Das Wundgebiet wird dabei mit einem sterilen Mulltupfer abgewischt, wobei man von der Wunde nach außen hin wischt, damit nicht zusätzlich Keime beim Abwischen in die Wunde gelangen (Abb. 5.48). Störende Haare können im Wundgebiet mit einem Einmalrasierer entfernt werden, mit Ausnahme der kosmetisch wichtigen Augenbrauen bei Wundversorgungen im Gesichtsbereich.

Zur anschließenden Abdeckung im Randbereich der Wunde kann bei kleineren Verletzungen ein einfaches Schlitztuch verwendet werden. Bei größeren Verletzungen kann das Wundgebiet auch mit vier Tüchern umgeben werden, die mit Tuchklemmen gehalten werden (Abb. 5.49).

Darauf erfolgt die Lokalanästhesie. Das Lokalanästhetikum muß dazu häufig erst aus einer Ampulle aufgezogen werden. Dabei wird die Ampulle im Bereich des Ampullenhalses mit einer kleinen Ampullensäge angesägt, um den Ampullenkopf anschließend abzubrechen (Abb. 5.50). Bei manchen Ampullen läßt sich der Ampullenkopf auch ohne Ansägen abbre-

Abb. 5.48: Hautdesinfektion zur Wundversorgung von innen nach außen

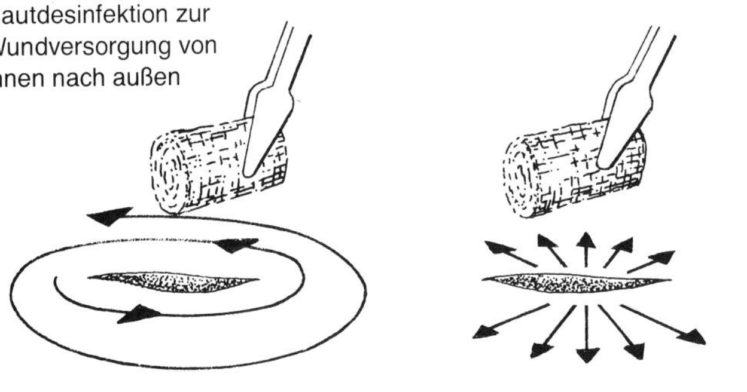

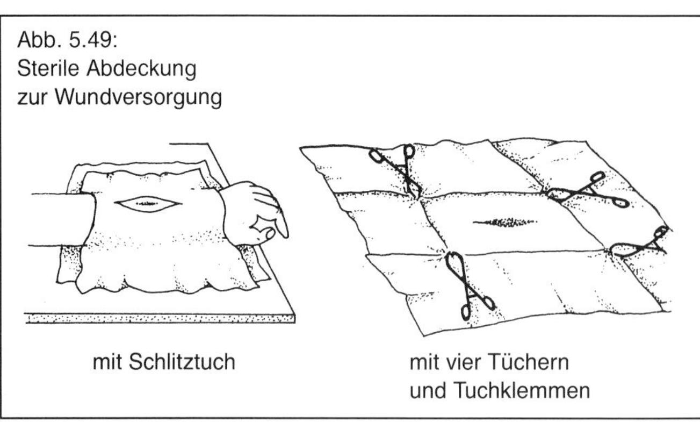

Abb. 5.49: Sterile Abdeckung zur Wundversorgung

chen. Um sich nicht zu verletzen, kann man den Ampullenkopf mit einem Mulltupfer anfassen.

Die Anästhesielösung wird mit Hilfe einer Kanüle in die Spritze aufgezogen (Abb. 5.51). Dabei wird meist auch etwas Luft mit aufgezogen, die anschließend bei nach oben gehaltener Spritze wieder herausgedrückt wird. Auf keinen Fall darf die Luft in das Gewebe eingespritzt werden!

Die leere Ampulle wird neben die aufgezogene Spritze gelegt oder als Schutz über die Kanüle gestülpt, so daß man sofort erkennen kann, welche Lösung die Spritze enthält.

Erst nach der örtlichen Betäubung können verdreckte offene Wunden schmerzfrei gesäubert werden. Dies wird gründlich durchgeführt, da verbliebene Schmutzreste wie Tätowierungsstoffe wirken können. Die Wunden würden sonst später durch die Schmutzreste stets deutlich sichtbar bleiben.

Blutungen können bei der Wundversorgung durch Nähte oder elektrische Verschorfung (Elektrokoagulation) gestillt werden, flächige Blutungen auch durch einfache Drucktamponade.

Der Wundverschluß erfolgt von innen nach außen. Zuerst werden die tiefen Schichten mit resorbierbarem Nahtmaterial (siehe 5.3.1) verschlossen. Zum Schluß erfolgt die Hautnaht in der Regel durch nicht resorbierbare Fäden, die wieder entfernt werden müssen. Statt Fäden können auch Klammern und bei nicht zu großen Wunden auch Klammerpflaster zum Wundverschluß verwendet werden.

Die Hautnähte können im Gesichtsbereich in der Regel bereits innerhalb einer Woche wieder entfernt werden, im Bereich der Kopfhaut, des Rumpfes und der Gliedmaßen in der Regel innerhalb der zweiten Woche, in seltenen Fällen erst nach mehr als zwei Wochen. Die Nähte werden dabei mit einer anatomischen Pinzette gefaßt, um die Fadenschlinge hochzuziehen und unmittelbar über der Haut auf einer Seite mit einer Schere oder einem Skalpell zu durchtrennen (Abb. 5.54).

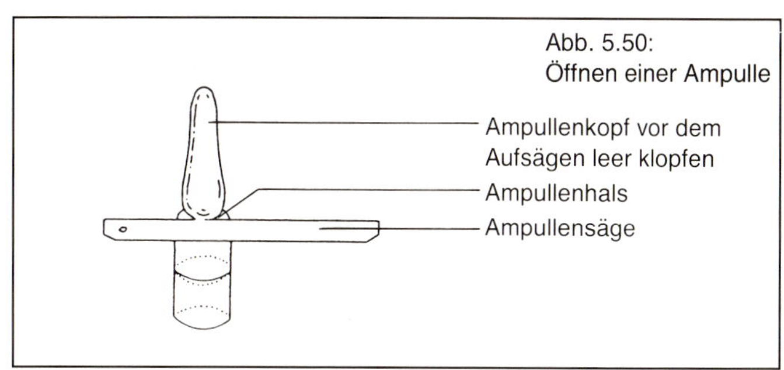

Abb. 5.50: Öffnen einer Ampulle

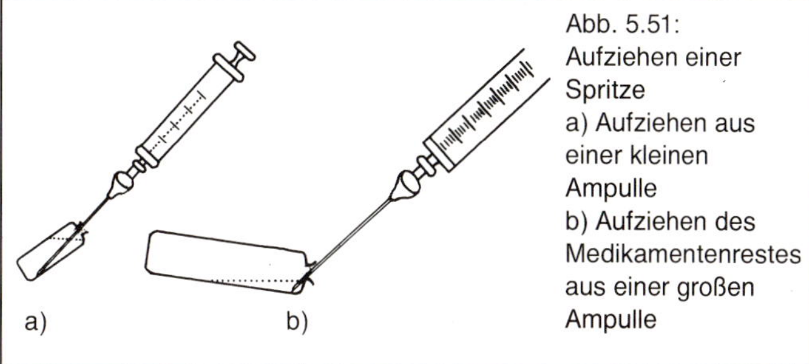

Abb. 5.51: Aufziehen einer Spritze
a) Aufziehen aus einer kleinen Ampulle
b) Aufziehen des Medikamentenrestes aus einer großen Ampulle

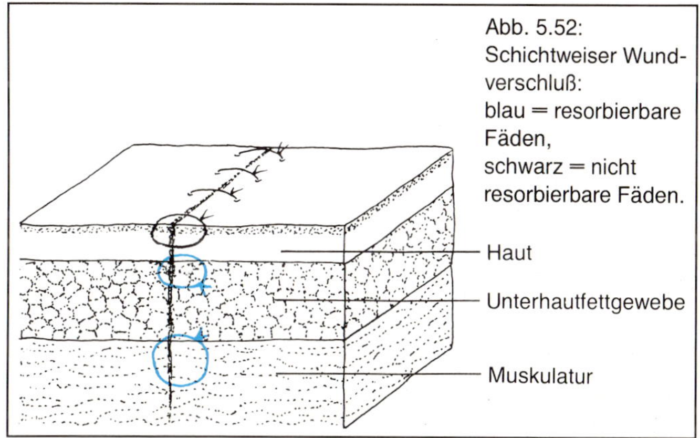

Abb. 5.52: Schichtweiser Wundverschluß: blau = resorbierbare Fäden, schwarz = nicht resorbierbare Fäden.

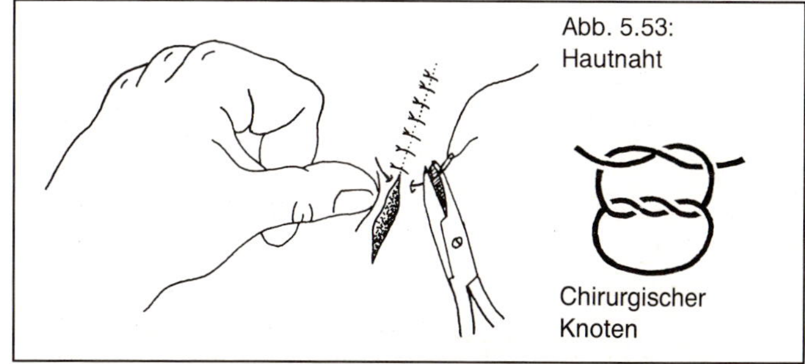

Abb. 5.53: Hautnaht

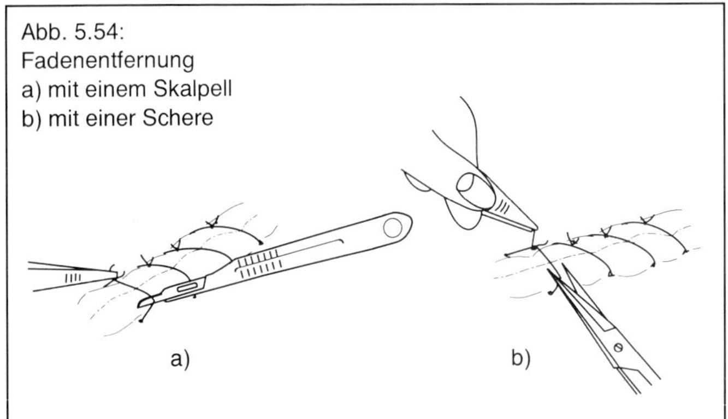

Abb. 5.54:
Fadenentfernung
a) mit einem Skalpell
b) mit einer Schere

angrenzenden Haut zu entfernen, da es sonst zu einem erneuten Atherom (Rezidiv) kommen kann. Das Atherom wird dazu nach spindelförmigem Hautschnitt aus dem umgebenden Gewebe herausgelöst und möglichst ohne Eröffnung der Zystenwand entfernt.
Hat sich ein Atherom jedoch infiziert und ist es dabei zu einem Abszeß gekommen, so erfolgt zunächst eine Eiterentleerung durch einen Schnitt in den Abszeß. Nach Abklingen der Entzündung wird dann das Atherom vollständig entfernt.

Entfernung kleiner Hauttumoren
Kleine Hauttumoren können gut in örtlicher Betäubung entfernt werden. Um das Risiko von Infektionen zu vermindern, ist steriles Arbeiten dazu eine selbstverständliche Voraussetzung.
Die Hauttumoren werden in der Regel spindelförmig umschnitten und einem Pathologen anschließend zur feingeweblichen Untersuchung zugeschickt. Das Herausschneiden des Hauttumors wird dabei als **Exzision** bezeichnet.

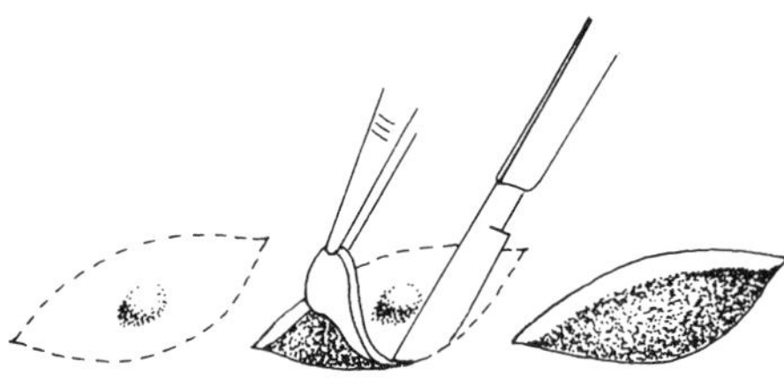

Spindelförmige Entnahme eines kleinen Hauttumors

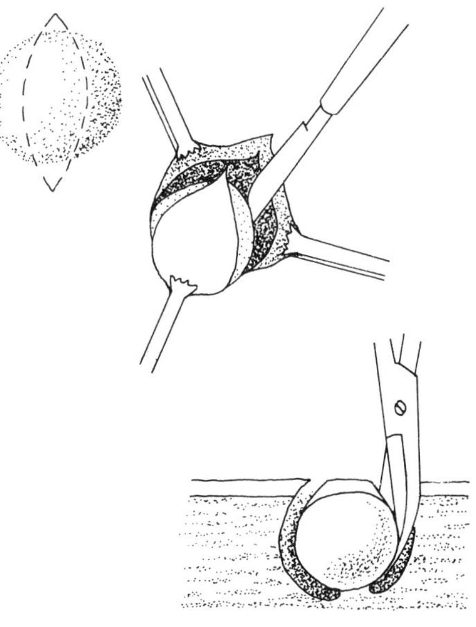

Entfernung eines Atheroms

Entfernung eines Atheroms Atherome – im Volksmund auch als Grützbeutel bezeichnet – sind abgegrenzte, in der Regel gut verschiebbare Weichteilzysten im Hautbereich mit einem breiigen Inhalt. Sie neigen häufig zu Entzündungen, wobei es zu Eiteransammlungen kommen kann.
Kleinere Atherome können gut in örtlicher Betäubung entfernt werden. Es ist dabei wichtig, das Atherom vollständig mit der

Abszeßinzision Ein Abszeß ist eine abgekapselte Eiteransammlung. Es kann sich dabei z. B. um ein Furunkel, Karbunkel oder infiziertes Atherom handeln.
Zur Behandlung eröffnet man den Abszeß durch einen Schnitt **(Inzision),** so daß der Eiter abfließen kann. Die Abszeßhöhle wird gründlich gespült. Anschließend sorgt man z. B. mit einer Gummilasche oder einem Kunststoffröhrchen für einen Abfluß (Drainage) aus der Abszeßhöhle, so daß sich kein neuer Eiter ansammeln

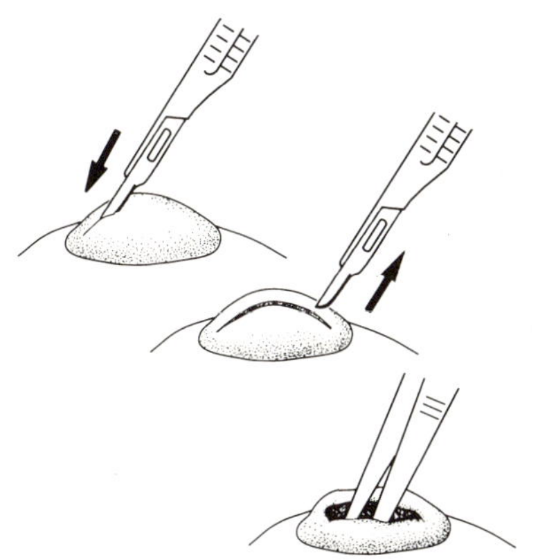

Inzision eines Abszesses

kann. Der Schnitt darf nicht vernäht werden, da es sonst zu einer erneuten Eiteransammlung kommen kann.

Inzision – Einschnitt
Exzision – Herausschneiden von Gewebe

Assistenz in der Gynäkologie

Die Arzthelferin hat in der gynäkologischen Praxis neben der reinen Hilfeleistung auch große psychologische und juristische Bedeutung bei Untersuchungen und Behandlungen. Durch sachliche Mitarbeit wird sie dabei zu einer wichtigen Stütze für Arzt und Patientin.

Die Arzthelferin kann der Patientin beim An- und Auskleiden helfen und durch bequeme Einstellung des gynäkologischen Untersuchungsstuhls sowie eine vertrauensvolle Hilfe bei der Untersuchung für eine entkrampfte Lage der Patientin sorgen.

Die Patientin ist zur Untersuchung bis zur Nabelhöhe entkleidet. Der Oberkörper wird etwas erhöht gelagert, während die Beine in den Hüft- und Kniegelenken gebeugt abgespreizt sind. Diese Lagerung auf dem Rücken wird auch als **Steinschnittlage** bezeichnet.

Zur gynäkologischen Untersuchung gehört zunächst eine Inspektion (Betrachten) und Palpation (Tasten) des Bauches und der äußeren Genitale. Anschließend erfolgt die **Spekulumuntersuchung** der inneren Genitale. Dabei können Scheidenspekula mit getrennten Blättern oder sogenannte Selbsthaltespekula mit einer Vorrichtung zur Arretierung verwendet werden.

Zur Krebsfrüherkennung (siehe 2.1.5) wird bei der Spekulumuntersuchung mit je einem Watteträger ein Abstrich von der Portiooberfläche und vom Gebärmutterhals genommen. Dabei werden oberflächliche Schleimhautzellen mit den Watteträgern abgestrichen. Die Watteträger werden anschließend sorgfältig auf Objektträgern ausgerollt. Diese mit dem Patientennamen versehenen Objektträger werden darauf in eine Fixierlösung gelegt. Die so vorbereiteten Objektträger können anschließend zur Zelluntersuchung an ein zytologisches Labor versandt werden, falls der Frauenarzt kein eigenes zytologisches Praxislabor hat. Dort werden die Zellen unter dem Mikroskop nach vorheriger spezieller Anfärbung auf Veränderungen untersucht. Krebsvorstadien und Krebszellen, aber auch entzündliche Veränderungen können dabei einfach und sicher festgestellt werden. Diese Zelluntersuchungen sind daher Bestandteil jeder Vorsorgeuntersuchung zur Krebsfrüherkennung bei Frauen!

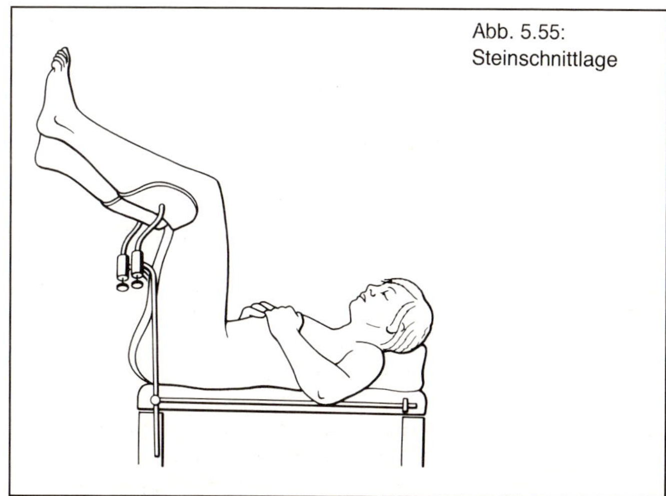

Abb. 5.55: Steinschnittlage

Abb. 5.56: Scheidenspekula

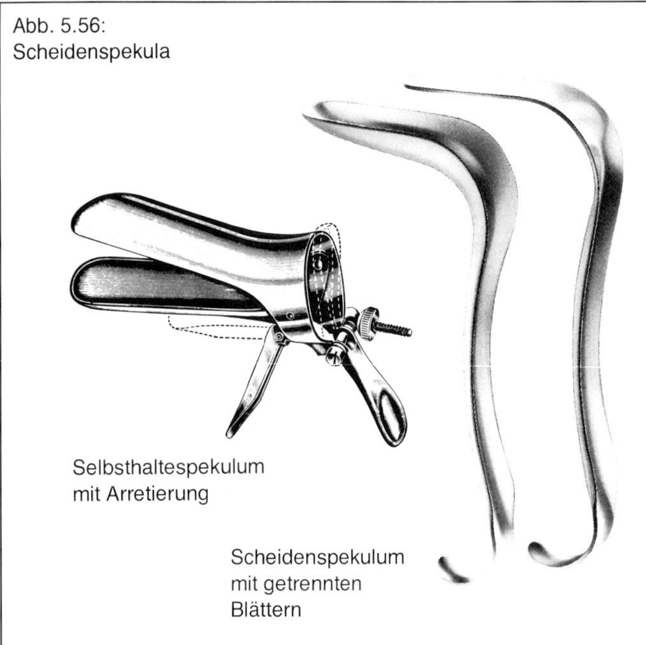

Um zusätzlich die Bakterien in der Scheide sowie die Schleimhautzellen der Scheide beurteilen zu können, wird mit einer Öse aus Platin Scheidensekret entnommen und mit einem Tropfen 0,9 %iger Kochsalzlösung auf einen Objektträger gebracht. Unter dem Mikroskop kann diese Entnahme sofort untersucht werden. Dadurch können unter anderem auch Infektionen der Scheide schnell erkannt und entsprechende Behandlungen eingeleitet werden. Die Platinöse kann anschließend durch einfaches Ausglühen über einer Flamme schnell und sicher sterilisiert werden. Ansonsten werden die Instrumente nach Abschluß der Untersuchung in üblicher Weise desinfiziert, gereinigt und sterilisiert.

Zur weiteren Untersuchung tastet der Arzt die Scheide mit einem Finger aus, wobei er mit der anderen Hand auf der Bauchdecke gegendrückt. Es folgen eine Austastung des Mastdarms (rektale Untersuchung) und eine Untersuchung der Brust mit dem Lymphabflußgebiet in den Achselhöhlen und über den Schlüsselbeinen.

5.3.4 Verbandlehre

Verbandstoffe

Verbandstoffe bestehen in der Regel aus Fasermaterial. Sie dienen dazu, Wunden abzudecken, Blutungen zu stillen, Sekrete aufzusaugen, Arzneimittel zu verabreichen oder Körperteile zu stützen oder zu schienen.

Die Textilgrundlage der Verbandstoffe läßt sich in drei Hauptgruppen unterteilen:

natürliche Fasern	– Baumwolle und Zellstoff
halbsynthetische Fasern	– Zellwolle
synthetische Fasern	– Polyamide, Polyester, Polyurethane.

Zu dieser Grundlage können je nach Anwendungsbereich noch verschiedene Stoffe hinzukommen, wie Gips für Stützverbände und Zinkoxid für Zinkleimverbände.

Eine Sonderstellung bei den Verbandstoffen nehmen die Sprühpflaster ein, die eine wertvolle Ergänzung zu den üblichen Fasermaterialien sind.

Verbandmull wird aus Baumwolle oder Zellwolle hergestellt. Baumwollmull wird wegen seiner hohen Saugfähigkeit, Reinheit und vielfältigen Verwendungsmöglichkeit bevorzugt.

Mull wird unter anderem in Form von Kompressen, Tupfern, Binden und Tamponaden verwendet. Für Operationen wird Mull mit einem eingewebten Röntgenkontrastfaden benutzt, um versehentlich bei einer Operation im Körper belassenes Material im Röntgenbild erkennen zu können.

Verbandwatte wird aus Baumwolle, Zellwolle oder einem Gemisch von beiden Stoffen hergestellt. Watte wird als Augenwatte, Polsterwatte und Watte für Kosmetik und Hygiene z. B. in Form von Wattestäbchen verwendet.

Zellstoff wird aus Holz hergestellt. Aufgrund seiner Saugfähigkeit, einfachen Handhabung und des niedrigen Preises wird Zellstoff vielfältig z. B. in Form von Tupfern, Kompressen, Windeln, Damenbinden und Vorlagen verwendet.

Zellwolle entsteht durch ein chemisches Verfahren aus Zellstoff. Nach dem Herstellungsprozeß wird Zellwolle auch als Viskose oder Cupro bezeichnet.

Zellwolle hat ähnliche Eigenschaften und Anwendungsgebiete wie Baumwolle, sie hat jedoch eine geringere Saugfähigkeit und weniger Elastizität.

Synthetische Fasern zeichnen sich in der Regel durch hohe Zugfestigkeit und Beständigkeit gegen Pilze und Bakterien aus. Sie werden als dauerhaft elastische Binden, Polstermaterial und Wundauflagen verwendet.

Vliesstoffe sind nicht gewebte Textilien aus Baumwolle, Zellwolle oder synthetischen Fasern. Sie sind in der Herstellung billiger als gewebte Stoffe. Vliesstoffe werden z. B. als Wundauflagen, OP-Hauben und -Masken, Einmaltücher und Einmalunterlagen verwendet.

Wundauflagen

Der Wundverband hat großen Einfluß auf die Wundheilung. Die Wundauflage soll dabei nicht allein der Blutstillung und dem Schutz der Wunde dienen, sondern sie soll auch die Heilung durch ihre **Saugfähigkeit** und **Luftdurchlässigkeit** unterstützen.

In jeder Wunde sammelt sich anfangs Sekret. Es enthält für die Heilung wichtige Zellen, kann aber auch mit abgestoßenen Zellen, Schmutz und Keimen durchsetzt sein. Überschüssiges Wundsekret soll zusammen mit Bakterien und abgestoßenen Zellen durch den Verband abgesaugt werden. Gleichzeitig muß der Verband eine genügende Luftdurchlässigkeit haben, da eine ausreichende Sauerstoffzufuhr entscheidend für die Wundheilung ist. Auf der Wunde verbleibendes Sekret kann dagegen bei mangelhafter Luftzufuhr zu einer sogenannten **feuchten Kammer** führen, die bei der Körpertemperatur von 37 °C ideale Wachstumsbedingungen für Bakterien bietet.

Wichtig für die Wundheilung ist zudem ein gleichmäßiger, flächenhafter Druck durch die Wundauflage, um die Haut auf die Unterlage zu pressen und somit eine Flüssigkeitsansammlung im Wundgebiet (Wundödem) zu vermindern. Der Verband muß ausreichend fixiert sein, um schädliche Bewegungsreize auf die Wunde durch das Verbandmaterial zu vermeiden. Um die Wundheilung durch den Verband nicht zu stören, darf der Verband nicht mit der Wunde verkleben. Sonst besteht beim Verbandwechsel die Gefahr, daß frische Gewebeteile von der Wunde abgerissen werden.

Selbstverständlich muß die Wundauflage steril sein, damit durch den Verband nicht zusätzlich Keime in die Wunde gelangen. Die von der Industrie angebotenen Wundauflagen werden daher in der Regel gebrauchsfertig steril geliefert.

Anforderungen an eine Wundauflage

Saugfähigkeit
Luftdurchlässigkeit
flächenhafter Druck
Vermeidung von Bewegungsreizen
keine Verklebung mit der Wunde
Sterilität

Trockene, chirurgisch versorgte Wunden sowie oberflächliche Schürfwunden brauchen häufig überhaupt keine Wundabdeckung. Kleinere Verletzungen können jedoch zum Schutz auch mit Pflastern oder Sprühverbänden abgedeckt werden. Klammerpflaster können dabei die Wundränder anstelle einer Naht zusammenhalten oder als Zusatz zur Entlastung von Nähten verwendet werden.

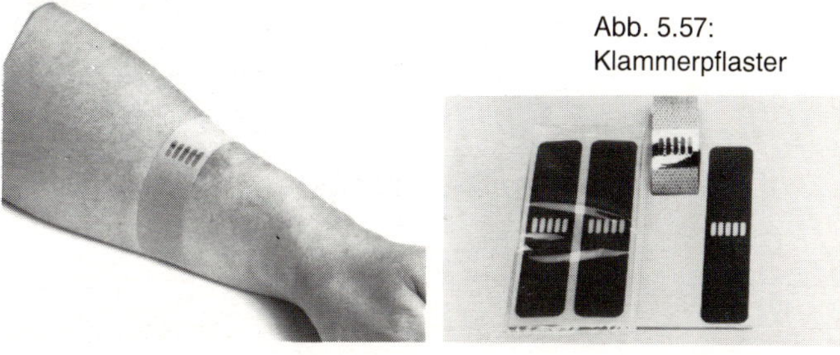

Abb. 5.57: Klammerpflaster

Nässende Wunden werden mit sekretaufsaugenden, nicht verklebenden Verbänden versorgt. Dabei ist zu bedenken, daß jeder saugende Verbandstoff dazu neigt, mit der Wunde zu verkleben. Deshalb soll zwischen Wunde und Saugschicht des Verbands eine wasserabweisende Schicht liegen, die das Sekret jedoch zur Saugauflage durchläßt. Derartige wasserabweisende Wundauflagen können aus Kunstfasern (z. B. Polyamid), aluminiumbedampften Vliesstoffen (z. B. Metalline) oder mit Salben imprägnierten Verbandstoffen (z. B. Adaptic, Branolind) bestehen. Durch Imprägnierung mit Salben verlieren Kompressen ihre Saugfähigkeit, lassen aber Sekrete und Luft gut durch ihre Zwischenräume hindurch, so daß Sekretstauungen vermieden werden.
Zur Förderung der Wundheilung und Behandlung von Infektionen können noch Arzneimittel nach Maßgabe des Arztes hinzugesetzt werden. Man sollte dabei jedoch beachten, daß ein zusammenhängender Salbenauftrag den Sekretabfluß behindern und durch Luftabschluß zu einer feuchten Kammer führen kann!
Eine Wundauflage mit imprägnierten Salbenkompressen besteht in der Regel aus drei Schichten:

- salbenimprägnierte, nicht verklebende Wundauflage
- sekretaufsaugende mittlere Schicht
- befestigende äußere Schicht.

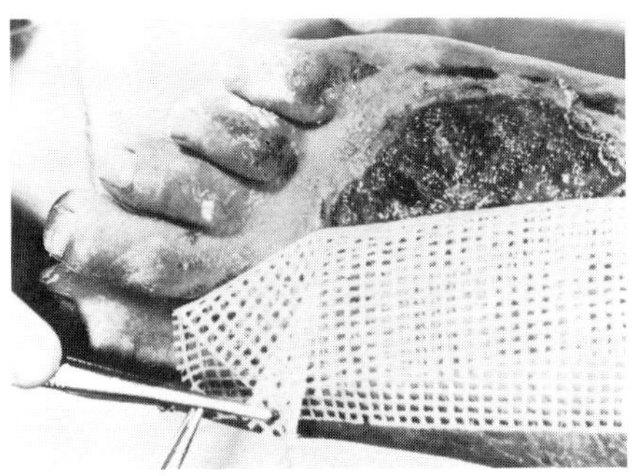

Abb. 5.58: Salbenkompresse als Wundauflage

Befestigungsverbände

Durch einen Befestigungsverband soll ein Verrutschen der Wundauflage verhindert werden, so daß keine die Heilung störende Bewegungsreize für die Wunde entstehen.
Während kleinere Wunden durch Pflaster in verschiedenen Ausführungen versorgt werden können, erfolgt der klassische Befestigungsverband durch Mullbinden oder elastische Fixierbinden. Eine wesentliche Ergänzung dazu stellen die elastischen Schlauchverbände dar, die in der Regel einfach und schnell angelegt werden können. Tuchverbände, z. B. mit einem Dreiecktuch, werden dagegen heutzutage meist nur noch als Notverbände in der Ersten Hilfe eingesetzt.

Bindenverbände Man unterscheidet einfache Mullbinden und elastische Binden zum Befestigen von Wundauflagen. Mullbinden bestehen aus Zellwolle oder Baumwolle. Sie werden meist in einer Länge von 4 m und einer Breite zwischen 4 und 20 cm angeboten. Sie sind nicht elastisch und können daher leicht rutschen.
Elastische Binden passen sich dagegen durch ihre Dehnbarkeit leichter auch unterschiedlichen Körperformen an als einfache Mullbinden, so daß sie nicht so schnell rutschen. Je nach Material lassen sie sich um 60—200 % dehnen.
An einer Binde unterscheidet man den zusammengerollten Bindenkopf vom freien Bindenende. Zum Anwickeln des Bindenverbandes nimmt man den Bindenkopf im allgemeinen in die rechte und das freie Bindenende in die linke Hand und rollt den Bindenkopf unter leichtem, gleichmäßigen Zug dicht auf dem Körper ab. Der Bindenverband wird dabei in der Regel von links nach rechts und vom Körperende zur Körpermitte hin angelegt, also z. B. am Beim vom Fuß zum Oberschenkel hin. Dadurch wird das Blut herzwärts gepreßt und ein Blutstau am Körperende vermieden. Die Breite der

Binde soll den Durchmesser des zu verbindenden Körperteils im allgemeinen nicht überschreiten.
Am Anfang eines Verbandes werden zur Verankerung zunächst **Kreistouren** durchgeführt, wobei jede Tour die vorhergehende vollständig bedeckt. Zum besseren Halt wird ein Zipfel des Bindenendes über der ersten Tour eingeschlagen und mit einer zweiten Kreistour befestigt.

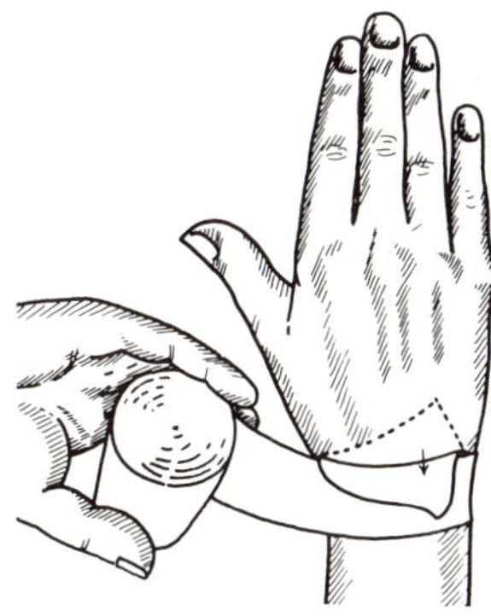

Kreistour

Durch **Schrauben- bzw. Spiraltouren** können größere Körperabschnitte verbunden werden. Dabei wird die Binde spiralförmig gewickelt, wobei sich die einzelnen Touren jeweils um etwa die Hälfte überdecken. Zum Schluß erfolgt wieder eine Kreistour, damit der Verband nach oben und unten einen sicheren Halt hat. Das Bindenende kann durch Pflaster oder Verbandklammern befestigt werden.
An Körperabschnitten, die rasch an Dicke zunehmen, wie etwa am Unterschenkel vom Knöchel zur Wade, ist bei Verwendung starrer Binden mit der Schraubentour oft kein sicherer Halt zu finden. Die einzelnen Touren lassen sich dabei nicht glatt und faltenfrei der Körperoberfläche anschmiegen und es ergeben sich sogenannte Tüten oder Nasen.
Man behilft sich dann mit **Umschlagtouren.** Dabei wird die Binde bei jeder Tour umgeschlagen, so daß sich die Bindenrichtung jeweils ändert. Die Binde wird dazu mit dem Zeigefinger oder Daumen der linken Hand an der oberen Bindenkante festgehalten, während der Bindenkopf mit der rechten Hand gedreht wird. Die einzelnen Umschläge sollen dabei ordentlich in einer Linie übereinander liegen.

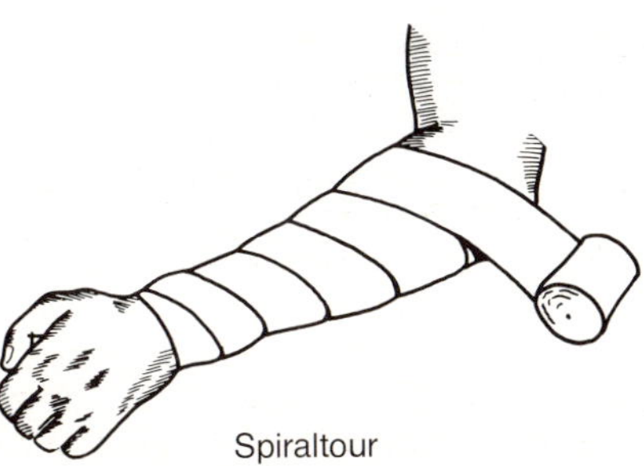

Spiraltour

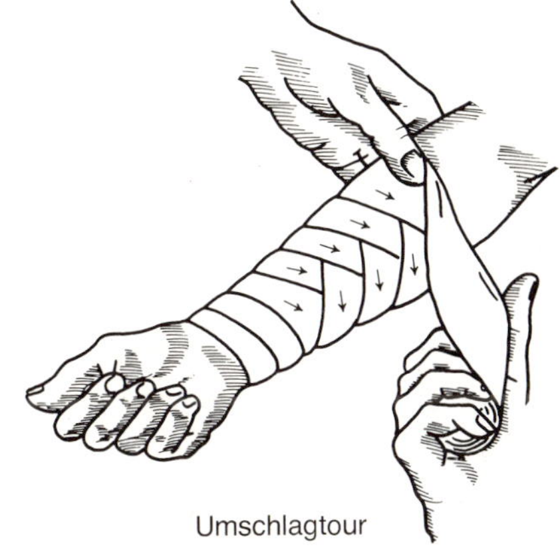

Umschlagtour

Bei der **Schlangen- bzw. Serpentinentour** wird die Binde der Körperform folgend, ohne Rücksicht auf Deckung der einzelnen Touren, in weiten Windungen angewickelt. Dadurch können großflächige Wundauflagen schnell befestigt werden. Stets müssen die entstehenden Lükken jedoch anschließend durch weitere Bindentouren verschlossen werden. Das Bindenende wird anschließend mit Pflastern oder Verbandklammern fixiert.

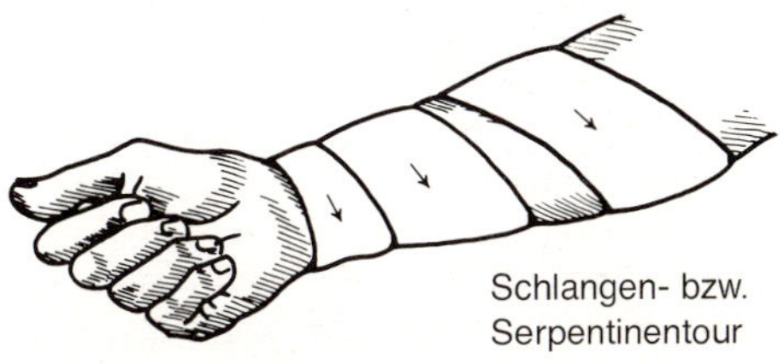

Schlangen- bzw. Serpentinentour

Im Bereich von Gelenken werden **Achtertouren** durchgeführt. Wie der Name bereits sagt, wird die Binde in Form einer Acht angelegt. Man unterscheidet dabei den **Schildkröten-** und den **Kornährenverband.**

Schildkrötenverband

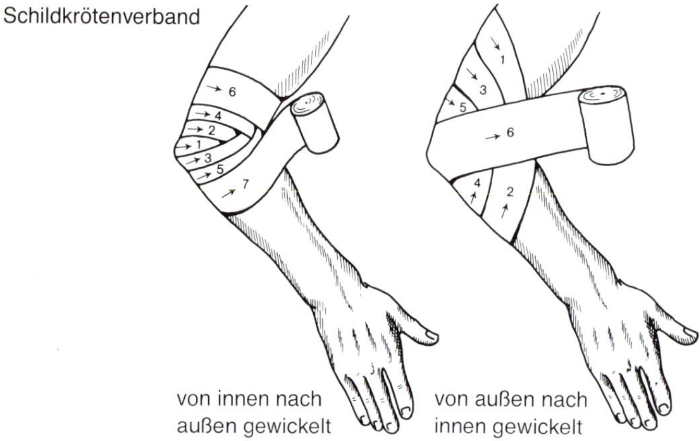

Kornährenverband

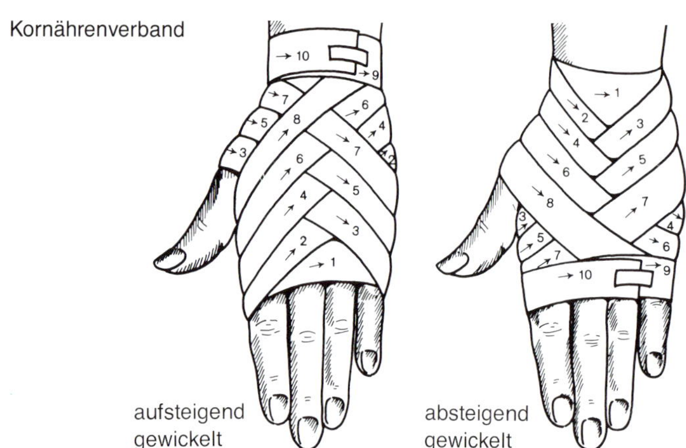

Schlauchverbände Eine einfache und schnelle Methode zur Befestigung von Wundauflagen sind Schlauchverbände. Dazu werden rundgestrickte, elastische Schläuche verwendet, die über die Wundauflage gestülpt werden. Der Schlauchmull weitet sich dabei durch Dehnen und verengt sich durch Strecken. Als Hilfe beim Anlegen der Schlauchverbände werden von der Industrie kleine Trommeln, sogenannte Applikatoren, angeboten. Für die verschiedenen Körperbereiche stehen Schlauchverbände in unterschiedlichen Breiten zur Verfügung.

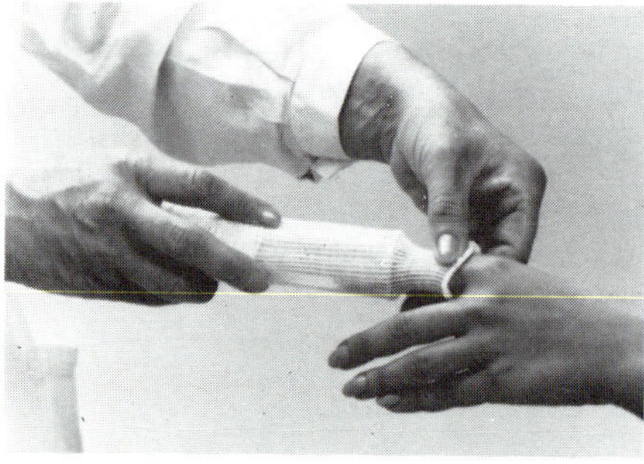

Der Applikator wird mit dem Schlauchmull über den Finger geschoben.

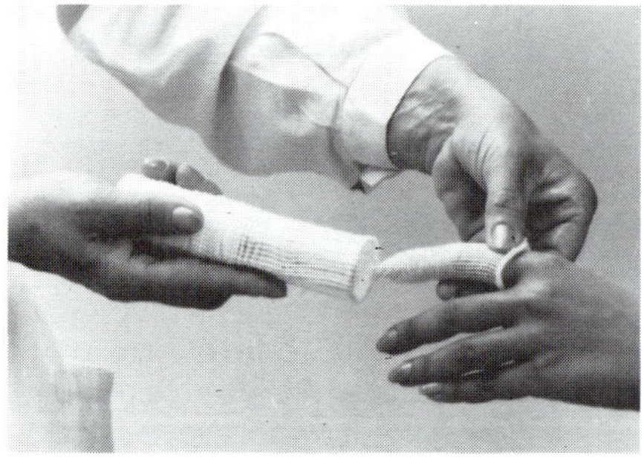

Der Schlauchmull wird an der Fingerbasis festgehalten, während der Applikator wieder zurückgezogen wird. Durch Drehung des Applikators wird der Verband über der Fingerkuppe geschlossen.

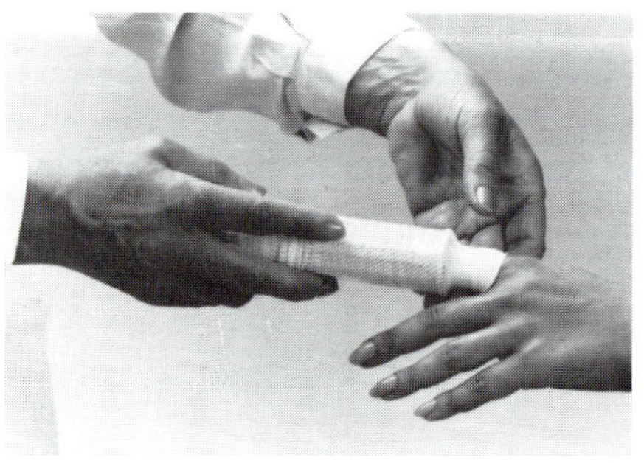

Der Applikator wird erneut zur Fingerbasis geschoben und nach Drehung wieder zurückgezogen.

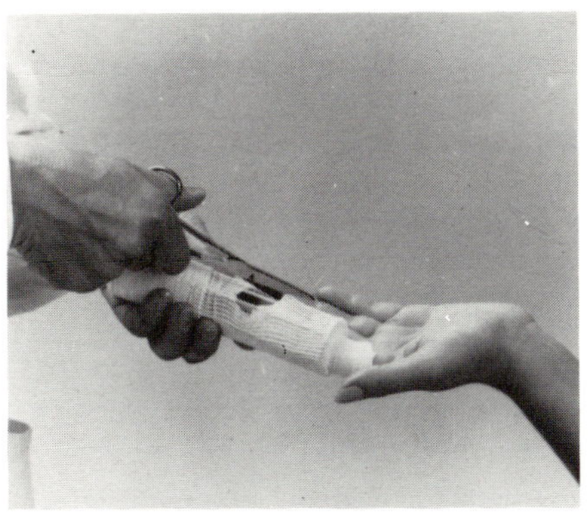

Die letzte Schlauchmullage wird an der Beugeseite längs eingeschnitten.

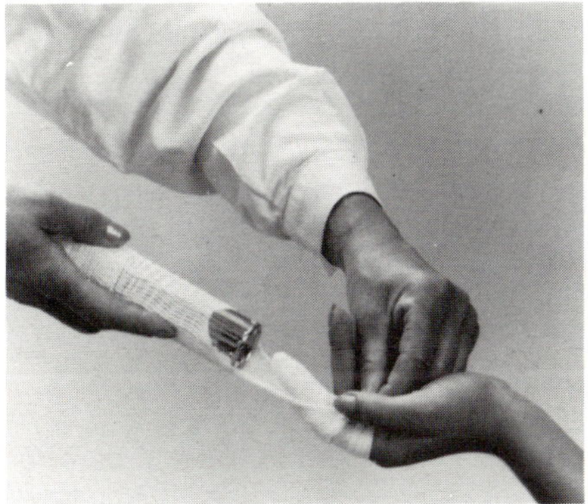

Der Finger wird nun durch den gebildeten Schlitz herausgeführt.

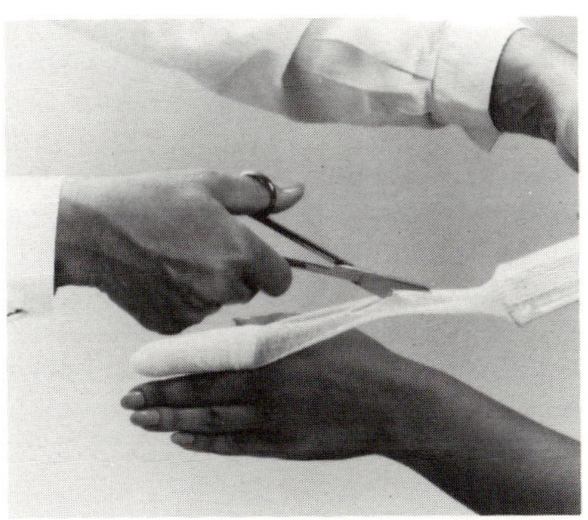

Der Schlauchmull wird über das Handgelenk geführt und dort gespalten, so daß 2 Bänder entstehen.

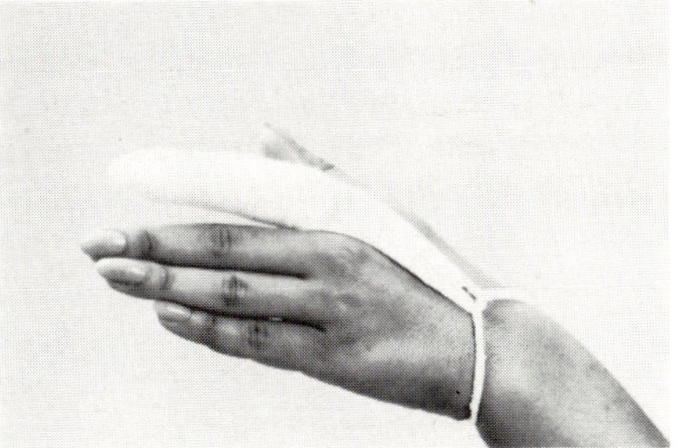

Die Bänder des Schlauchmulls werden über dem Handgelenk miteinander verknotet.

Grundzüge der Verbandtechnik

Die Verbände müssen sicher befestigt sein und dürfen nicht rutschen, um den Wundbereich sauber abzudecken. Die Verbände dürfen dabei jedoch nicht zu stramm sitzen, um einen Blutstau unterhalb des Verbandes zu vermeiden. Keinesfalls darf sich der Körperbereich unterhalb des Verbandes bläulich oder gar weißlich verfärben. Der Verband sitzt dann zu stramm und muß gelockert werden.
Der Verband muß luftdurchlässig sein und soll einen flächenhaften Druck auf die Wundauflage ausüben. Die Wundauflage muß steril sein und darf nicht mit der Wunde verkleben. Durchgeblutete Verbände werden gewechselt.

Kompressionsverbände

Während Befestigungsverbände dazu dienen, Wundauflagen zu fixieren und vor dem Verrutschen zu sichern, werden Kompressionsverbände vor allem zur Behandlung von Venenleiden im Beinbereich, Verletzungen des Halte- und Bewegungsapparates und stark blutenden Wunden angelegt.

Kompressionsverband bei Erkrankungen der Beinvenen Im Bereich der Beine unterscheidet man ein tiefes und ein oberflächliches Venensystem (siehe 4.7.3). Die häufigste Erkrankung ist hierbei die Krampfaderbildung (Varikose) der oberflächlichen Beinvenen, wobei sack- oder schlauchförmig überdehnte, deutlich geschlängelte Venen sichtbar werden. Diese Krampfaderbildung wird durch einen ererbten oder altersbedingten Elastizitätsschwund der Venenwände verursacht, der durch Bewegungsmangel, Entzündungen und Hormoneinfluß in der Schwangerschaft begünstigt sein kann.

Da die oberflächlichen Venen nur etwa 10 % des Venenblutes zum Herzen zurücktransportieren, kann ein Ausfall einzelner Venen dort in der Regel ohne Probleme verkraftet werden. Sind jedoch auch die tiefen Beinvenen betroffen, so kann es zu einer deutlichen Verlangsamung des Blutrückflusses kommen. Dadurch wird das gesamte Gefäßsystem im Beinbereich überlastet und der Stoffaustausch im Gewebe vor allem im Bereich der Haut und Unterhaut beeinträchtigt. Es kommt zu Hautveränderungen und schließlich zum Unterschenkelgeschwür (Ulcus cruris).

Der Kompressionsverband hat für die Behandlung dieser Beinvenenleiden große Bedeutung. Er übt einen allseitigen Druck auf das Bein aus, so daß krankhaft erweiterte Venen verengt werden. Dadurch können die Venenklappen wieder schließen und zusammen mit der Muskelpumpe (siehe 3.8.3) für den Rücktransport des Blutes sorgen.

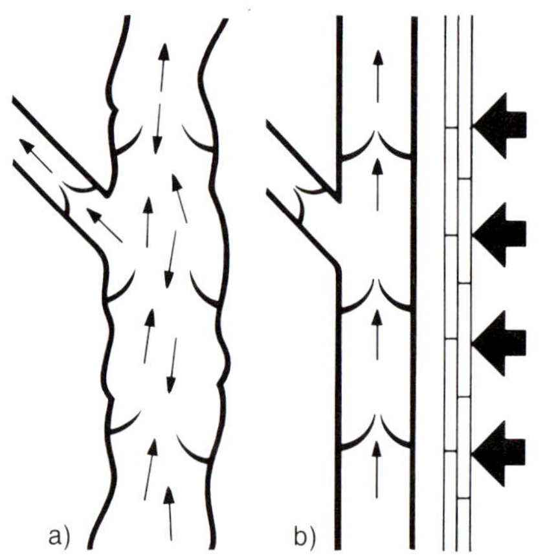

Abb. 5.59: Wirkung eines Kompressionsverbandes bei Krampfaderleiden
a) Überdehnte Beinvene, bei der die Venenklappen nicht mehr schließen können
b) Dieselbe Beinvene mit angelegtem Kompressionsverband und dadurch wieder schließenden Venenklappen

Der Kompressionsverband bringt somit in Verbindung mit Bewegung eine deutliche Besserung des Blutrückflusses und dadurch auch der Stoffwechselbedingungen im Bein.

Man unterscheidet:
- unnachgiebige Verbände aus Zinkleimbinden
- wenig dehnbare Verbände aus Binden mit kurzem Zug
- gut dehnbare Verbände aus Binden mit langem Zug.

Die unnachgiebigen Zinkleimbinden und die wenig dehnbaren Binden mit kurzem Zug werden bevorzugt, da sie der Muskulatur bei ihrer Tätigkeit den größten Widerstand entgegensetzen, so daß die Muskelpumpe hierbei sehr effektiv für einen raschen Blutrückfluß sorgen kann. Im Ruhezustand ist der Druck auf das Bein dagegen gerade bei den Zinkleimbinden gering, da sie keinen elastischen Druck ausüben, so daß das Bein dann eine deutliche Entlastung zur neuen Versorgung mit arteriellem Blut erfährt.

Binden mit langem Zug werden eher für die langfristige Nachbehandlung und Vorbeugung von Beinvenenleiden eingesetzt. Sie bieten der Muskulatur bei ihrer Tätigkeit nur einen geringen Widerstand, üben durch ihren elastischen Zug jedoch einen beständigen Druck auf das Bein aus.

Verband bei Verletzungen des Halte- und Bewegungsapparates Die häufigsten Schädigungen des Halte- und Bewegungsapparates sind stumpfe Gewalteinwirkungen, wie Stöße und Schläge sowie Überdehnungen der Gelenke. Typische stumpfe Verletzungen des Halte- und Bewegungsapparates sind Kontusionen, Distorsionen und Luxationen (siehe 4.4.1).

Durch diese Gewalteinwirkungen zerreißen kleine Gefäße, so daß sich in der Folge ein Bluterguß (Hämatom) bildet. Dadurch kommt es zu Stoffwechselveränderungen, die zu den klassischen Entzündungszeichen Rötung, Überwärmung,

Schwellung, Schmerz und Funktionseinschränkung führen können.
Ein komprimierender und stützender Verband kann die Bildung eines Hämatoms verringern, eine Entstauung der geschädigten Körperregion bewirken und den Bewegungsapparat dabei führen und entlasten. Somit ist der Kompressionsverband eine wichtige Hilfe bei vielen Sportverletzungen.

Druckverband zur Blutstillung Stärkere Blutungen können durch einen Druckverband gestillt werden. Dazu wird auf die Wunde zunächst eine sterile Wundauflage gelegt. Darauf kommt ein Druckpolster aus Mull, das durch eine elastische Binde fest angewickelt wird. Das Druckpolster soll dabei zur Blutstillung direkt auf die Wunde drücken.

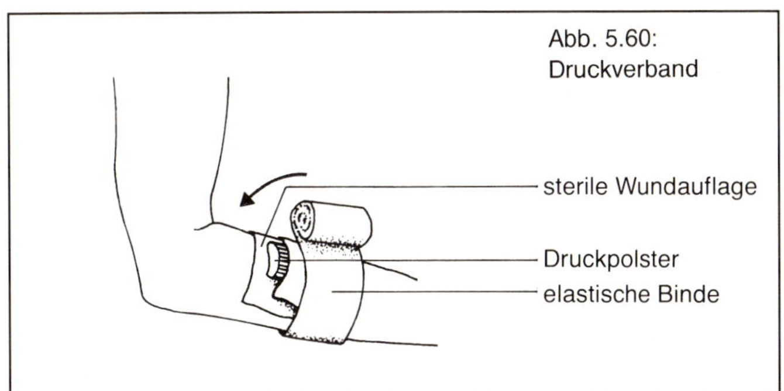

Abb. 5.60: Druckverband

Heilmittelverbände

Verbände können auch dazu verwendet werden, Heilmittel zu verabreichen. So kann z. B. ein Alkoholverband bei flächigen Hautentzündungen, Sehnenscheidenentzündungen und Entzündungen der Lymphwege verwendet werden. Der Verband hat eine desinfizierende und kühlende Wirkung. Einzelne alkoholgetränkte Mullplatten werden dazu mit einer Mullbinde auf der zu behandelnden Körperregion fixiert.
Neben Flüssigkeiten können auch Salben aufgebracht werden. Dazu wird die Haut mit der verordneten Salbe bestrichen und anschließend mit Mullplatten und Mullbinden abgedeckt.
Eine Sonderform nehmen die modernen Medikamentenpflaster ein, wie sie z. B. als Nitroglyzerin-Pflaster zur Vorbeugung einer Angina pectoris verwendet werden.

Gips- und Kunststoffverbände

Gips- und Kunststoffverbände werden zur Ruhigstellung des Halte- und Bewegungsapparates nicht nur bei Knochenbrüchen (Frakturen), sondern auch bei Entzündungen, Weichteilverletzungen, Gelenkverletzungen und nach operativen Eingriffen eingesetzt. Neben den bewährten Gipsverbänden werden auch Kunststoffverbände verwendet, die in der Regel leichter, jedoch auch teurer als Gipsverbände sind.

Grundregeln Für Gipsverbände gibt es folgende wichtige Regeln, die analog auch für Kunststoffverbände gelten:

- Gelenke in der Nachbarschaft von Verletzungen werden bis auf wenige Ausnahmen in Funktionsstellung in den Gipsverband einbezogen.
- Druckempfindliche Stellen, wie Knochenvorsprünge, Sehnen und Nerven, werden sorgfältig gepolstert.
- Der Gipsverband wird immer mit der flachen Hand gehalten und modelliert, da Fingerabdrücke nach Aushärtung des Verbandes Druckstellen verursachen können.
- Bei frischen Verletzungen und Entzündungen wird der Gipsverband immer bis zur letzten Faser gespalten, da es zu ernsthaften Durchblutungsstörungen bei der noch zu erwartenden Anschwellung der Körperregion kommen kann.
- Es werden regelmäßig die Empfindlichkeit (Sensibilität), Beweglichkeit (Motorik) und Durchblutung geprüft, um Druckschäden durch den Gips rechtzeitig zu erkennen.
- Nach Abschwellung einer frischen Verletzung ist ein neuer Gipsverband erforderlich, um eine ausreichende Stabilität zu erhalten.

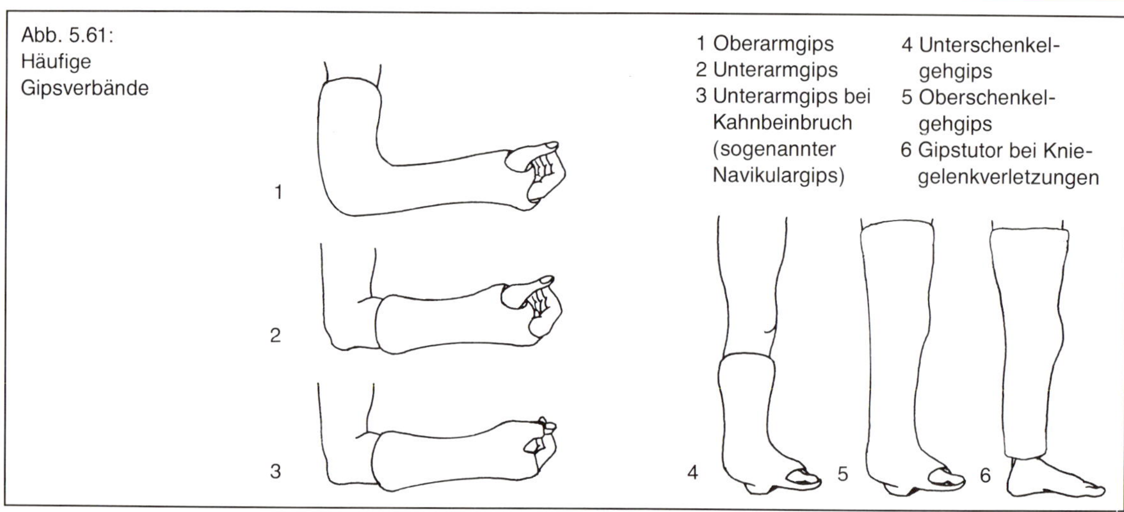

Abb. 5.61: Häufige Gipsverbände

1 Oberarmgips
2 Unterarmgips
3 Unterarmgips bei Kahnbeinbruch (sogenannter Navikulargips)
4 Unterschenkelgehgips
5 Oberschenkelgehgips
6 Gipstutor bei Kniegelenkverletzungen

Abb. 5.62: Arbeitsschritte bei einem Gipsverband

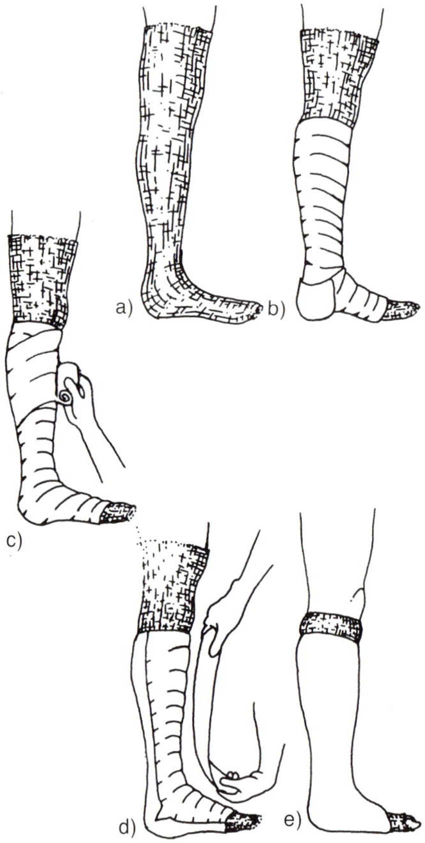

a) Überstreifen eines elastischen Strumpfes über die Haut

b) Polsterung mit Watte (insbesondere im Fersenbereich)

c) Anwickeln der ersten Gipsbinden vom Fußende zur Körpermitte

d) Verstärkung des Gipsverbandes im vorderen und hinteren Bereich

e) Anwickeln der abschließenden Gipsbinden und Umschlagen der Enden des elastischen Strumpfes

Gipstechnik Gipsverbände werden grundsätzlich vom Arzt angelegt. Die Arzthelferin assistiert, indem sie die Gipsbinden vorbereitet und das einzugipsende Körperteil in der angewiesenen Position hält.

Die Gipsbinden werden unmittelbar vor Gebrauch in Wasser getaucht, bis keine Luftblasen mehr aufsteigen. Anschließend werden sie aus dem Wasser genommen und leicht ausgepreßt, bevor sie an dem vorher abgepolsterten Körperteil angewickelt werden. Die einzelnen Arbeitsschritte bei einem Gipsverband sind in Abb. 5.62 wiedergegeben.

Gipsentfernung Wurde nur eine einfache Gipsschiene auf einem Körperteil angebracht (z. B. auf der Rückseite von Hand und Unterarm), so läßt sich der Gips leicht abheben. Umschließt der Gips jedoch das Körperteil vollständig, so muß der Gips mit einer Gipsschere oder elektrischen Gipssäge aufgetrennt werden (siehe Abb. 5.43).

Ein Gipsmesser soll dagegen bei der Gipsentfernung wegen der damit verbundenen hohen Verletzungsgefahr nicht benutzt werden. Das Gipsmesser wird vielmehr nur beim frischen Gipsverband zur Bearbeitung von eventuell vorhandenen scharfen Ecken und Kanten verwendet.

5.3.5 Physikalische Therapie

Grundlagen

Unter physikalischer Therapie – auch Physiotherapie genannt – versteht man die Anwendung physikalischer Mittel, wie Wärme, Kälte, Wasser, Luft, Licht, Elektrizität und die Anwendung mechanischer Hilfen. Ionisierende Strahlen, z. B. Röntgen- und Gammastrahlen, gehören nicht zur physikalischen Therapie.
Zum Verständnis der verschiedenen Strahlenanwendungen in der physikalischen Therapie ist die Kenntnis der elektromagnetischen Wellen wichtig. Hierzu gehören unter anderem die Radiowellen, aber auch Wärmewellen, Lichtwellen und Wellen der Röntgen- und Gammastrahlung.
Elektromagnetische Wellen breiten sich mit Lichtgeschwindigkeit aus. Dies sind in Luft ca. 300 000 km/s. Wesentliche Kennzeichen der elektromagnetischen Wellen sind ihre Frequenz (= Zahl der Schwingungen pro Sekunde), ihre Wellenlänge und ihre Energie. Zwischen Frequenz einer Welle und ihrer Wellenlänge besteht dabei folgende Beziehung:

Wellenlänge · Frequenz = Lichtgeschwindigkeit

Ist die Wellenlänge gering, so liegt also eine hohe Frequenz vor! Mit steigender Frequenz wiederum nimmt die Energie einer elektromagnetischen Welle zu. Hochfrequente Strahlen wie UV-Strahlen oder Röntgenstrahlen sind somit energiereicher als die Strahlen des sichtbaren Lichts mit ihren höheren Wellenlängen und niedrigeren Frequenzen. Entsprechend können diese Strahlen besonders schnell zu Gesundheitsschäden führen.

Wärmetherapie

Wärme steigert den Stoffwechsel, fördert die Durchblutung, entspannt die Muskulatur und wirkt oft schmerzlindernd. Die Förderung der Durchblutung beruht dabei auf einer Erweiterung der Kapillaren durch die Wärmeeinwirkung.

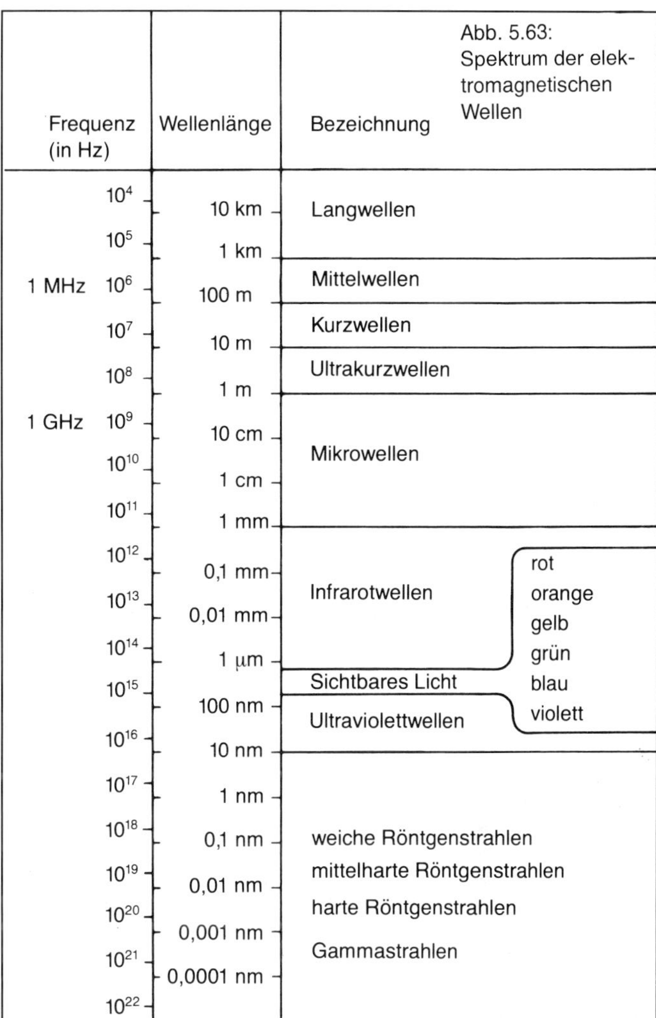

Abb. 5.63: Spektrum der elektromagnetischen Wellen

Die vermehrte Blutfülle – auch als Hyperämie bezeichnet – sorgt für eine bessere Ernährung des erwärmten Körpergebietes. Deshalb wird eine Wärmetherapie vor allem bei chronischen Entzündungen und rheumatischen Beschwerden angewendet.
Bei einer akuten Entzündung oder Verletzung darf dagegen keine Wärmebehandlung erfolgen, da es sonst zu einer deutlichen Verschlimmerung der Erkrankung kommen kann! Weiterhin gibt es Einschränkungen der Wärmetherapie bei

Tuberkulose, bösartigen Tumoren, Patienten mit Herzschrittmachern, Schwangeren und Kleinkindern.
Die einzelnen Verfahren zur Wärmebehandlung sind:
trockene Wärmezufuhr durch Heizkissen, Wärmflasche, Heißluft;
feuchte Wärmezufuhr durch feuchten Umschlag, Wickel, Heilpackung, Kataplasma (heißer Breiumschlag);
Bestrahlung durch Infrarotbestrahlung, Kurzwellenbestrahlung, Dezimeterwellenbestrahlung, Mikrowellenbestrahlung;
Ultraschallbehandlung.
Heizkissen und Wärmflaschen werden vor allem zur Wärmebehandlung zu Hause angewendet. Bei elektrischen Heizkissen ist dabei besonders zu beachten:

- Heizkissen nicht knicken oder zusammenfalten.
- Keine spitzen Gegenstände zur Befestigung des Heizkissens verwenden.
- Bei kleinen Kindern und schlafenden Patienten nur unter Aufsicht verwenden.

Heiße Luft kann erhebliche Temperaturreize als Saunabad mit Temperaturen von 90—100 °C oder Dampfbad mit Temperaturen von 40—50 °C ausüben. Temperaturen über 50 °C können im Dampfbad kaum toleriert werden, da die mit Wasserdampf übersättigte Luft keine Schweißverdunstung und somit keine Abkühlung durch Schwitzen ermöglicht.

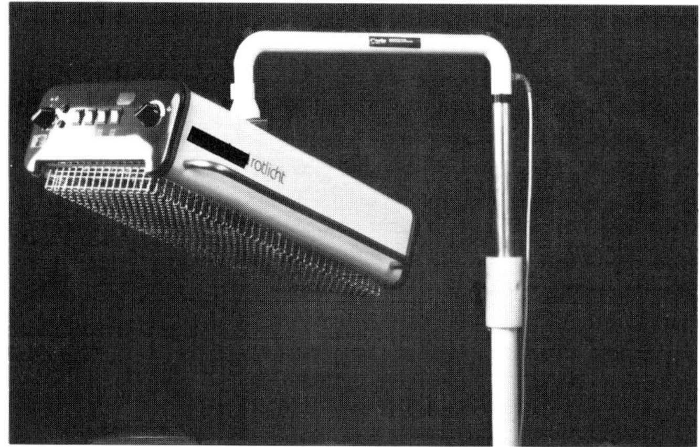

Abb. 5.64: Infrarot-Großflächenstrahler

Durch Wickel kann das feuchtwarme Milieu eines Dampfbades oder das trockenheiße Milieu eines Heißluftbades über einem begrenzten Hautareal nachgeahmt werden. Es gibt dabei vielfältige Möglichkeiten von einfachen Umschlägen bis zu Kataplasmen (heiße Breiumschläge).

Infrarotbestrahlung Die unsichtbaren Infrarotstrahlen (IR-Strahlen) werden nicht als Licht, sondern als Wärme empfunden. Im elektromagnetischen Wellenspektrum grenzen sie an den Rotbereich des sichtbaren Lichts (Abb. 5.63).
Schon wenige Minuten nach Beginn einer Infrarotbestrahlung kommt es bei ausreichender Strahlenstärke zu einer Hyperämie als Folge der gesteigerten Durchblutung. Die entstehende Hautrötung wird als Erythem bezeichnet.
Lichtkästen nutzen ebenfalls die Wirkung der Infrarotstrahlen. Sie enthalten in der Regel normale Glühlampen. Die von diesen Glühlampen ausgehende Wärme kann durch die Kastenform nur wenig entweichen, so daß eine intensive Wärmewirkung erfolgt. Die Lichtkästen gibt es in verschiedenen Größen für Kopf-, Extremitäten- und Rumpflichtbäder.
Bei der Handhabung eines Lichtkastens ist zu beachten:

- Alle Metallteile müssen von der Haut des Patienten entfernt werden (Verbrennungsgefahr).
- Augen mit dunklem Stoff schützen.
- Patienten die Möglichkeit geben, den Lichtkasten selbst auszustellen.
- Öffnungen des Lichtkastens mit einem Tuch abdecken, damit keine Wärme verlorengeht.
- Den Patienten nach der Behandlung abtrocknen und warm zudecken, um plötzliche Temperaturänderungen zu vermeiden.

Hochfrequenz-Wärmetherapie Bei der Hochfrequenztherapie werden Kurzwellen, Dezimeterwellen (Ultrahochfrequenz) und Mikrowellen angewendet. Im Körpergewebe bewirkt eine Bestrahlung mit diesen elektrischen Wellen eine deutliche Erwärmung. Die von der Post zugelassenen, in der Praxis verwendeten Frequenzen und Wellenlängen sind in der folgenden Übersicht wiedergegeben.

Strahlung	Frequenz	Wellenlänge
Kurzwelle	27,12 MHz	11,06 m
Dezimeterwelle (= Ultrahochfrequenz, UHF)	433,92 MHz	0,69 m
Mikrowelle	2450,00 MHz	0,12 m

Eine Hochfrequenz-Wärmetherapie kann bei allen Erkrankungen eingesetzt werden, bei denen Wärme unter der Körperoberfläche den Heilungsprozeß unterstützt. Dies sind vor allem chronische Erkrankungen.
Hochfrequenzen dürfen in der Regel nicht angewendet werden bei:

- akuten Entzündungen
- Blutungen und Blutungsgefahren
- Tuberkulose
- Patienten mit Herzschrittmachern
- Metallfremdkörpern im Bestrahlungsfeld (z. B. Gelenkprothesen, Granatsplitter)
- gestörtem Wärmeempfindungsvermögen
- Schwangerschaft.

Kurzwellentherapie Kurzwellen können mit zwei unterschiedlichen Methoden angewendet werden, der Kondensatorfeldmethode und der Spulenfeldmethode. Bei der **Kondensatorfeldmethode** befindet sich die zu behandelnde Körperregion zwischen zwei Kondensatorplatten, den Behandlungselektroden. Der Patient ist somit Teil eines Stromkreises. Sobald ein hochfrequenter Wechselstrom angelegt wird, kommt es zwischen den Behandlungselektroden zu einer Wärmewirkung im Körper. Der Patient erfährt dabei eine besonders starke Erwärmung im Haut- und Fettbereich und eine relativ geringe Erwärmung im tiefen Muskelbereich.

Als Elektroden können Glasschalenelektroden oder schmiegsame Weichgummielektroden verwendet werden (Abb. 5.65).

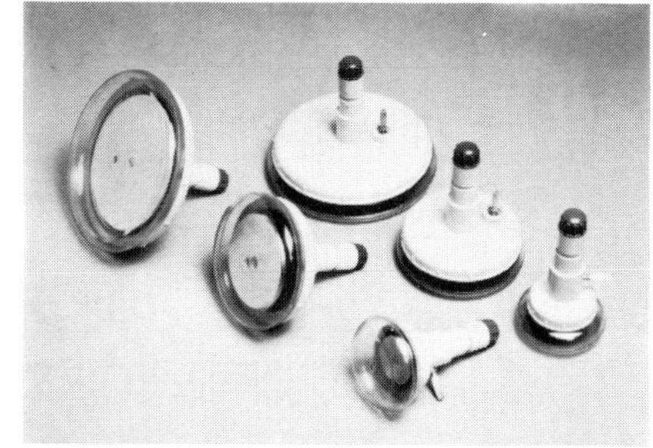

Abb. 5.65: Elektroden für die Kondensatorfeldmethode

Glasschalenelektroden

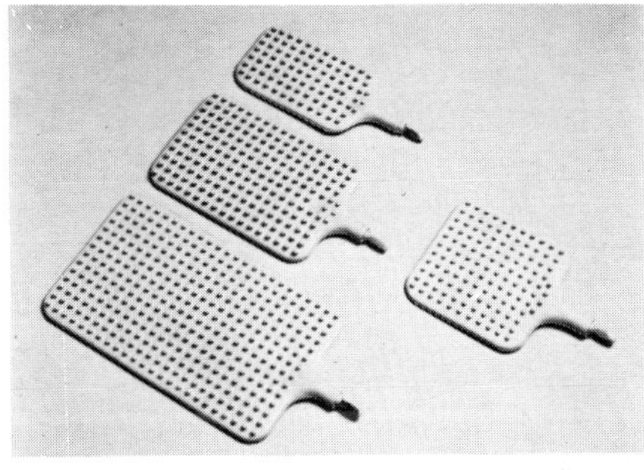

Weichgummielektroden

Die Elektroden werden stets parallel zur Hautoberfläche angelegt. Verkantet man die Elektroden, so kann es zu Verbrennungen kommen (Abb. 5.66). Grundsätzlich ist auch darauf zu achten, daß kein Metall und keine Feuchtigkeit in der Nähe des Patienten ist, da es sonst ebenfalls zu Verbrennungen kommen kann.

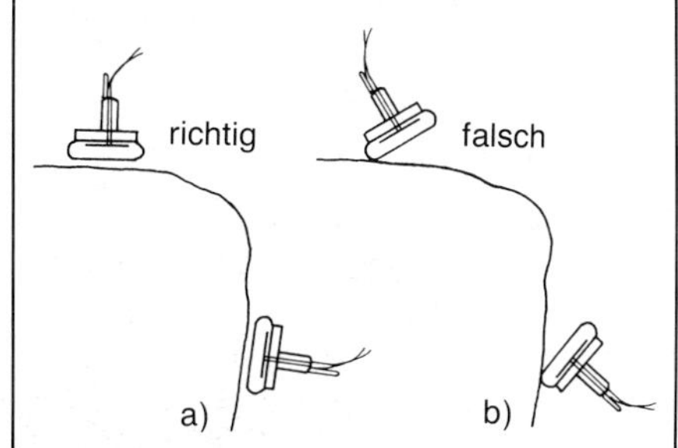

Abb. 5.66: Kurzwellentherapie mit der Kondensatorfeldmethode
a) richtiges Anlegen der Elektroden
b) falsches Anlegen der Elektroden

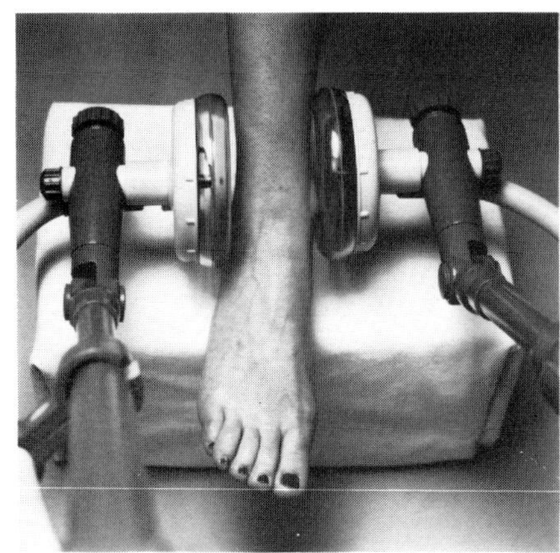

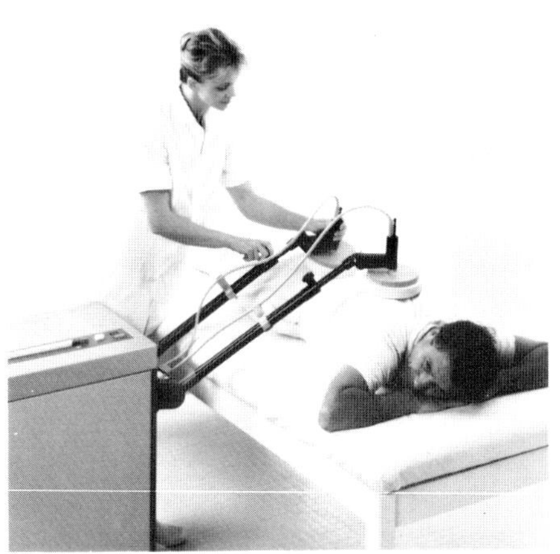

Abb. 5.67: Kurzwellentherapie (Kondensatorfeldmethode) mit Querdurchflutung im Bereich des Sprunggelenkes (links) und mit Längsdurchflutung im Wirbelsäulenbereich (rechts)

Werden die Elektroden einander gegenübergestellt, so spricht man von Querdurchflutung. Zur Längsdurchflutung werden die Elektroden längs des Körpers angelegt (Abb. 5.67).

Bei der **Spulenfeldmethode** wird die magnetische Wirkung eines hochfrequenten Wechselstroms im Bereich einer Spule ausgenutzt. Es wird eine Spulenfeldelektrode (Wirbelstrom-Elektrode, Abb. 5.68) oder ein Spezialkabel (Induktionskabel) verwendet. Dabei kommt es zu einer besonders starken Erwärmung im Muskelbereich und einer relativ geringen Erwärmung im Haut- und Fettbereich.

Ultrahochfrequenztherapie Bei der Ultrahochfrequenztherapie werden Dezimeterwellen gebündelt auf den Körper des Patienten abgestrahlt. Im Körpergewebe wird die Strahlenenergie in Wärmeenergie umgewandelt. Es kommt dabei zu einer besonders starken Erwärmung im Muskelbereich bei relativ geringer Erwärmung im Haut- und Fettbereich. Je nach Anwendungsgebiet werden muldenförmige, runde oder längliche Strahler verwendet (Abb. 5.69).

Mikrowellentherapie Mikrowellen werden wie bei der Ultrahochfrequenztherapie gezielt auf den Körper des Patienten abgestrahlt, wo die Strahlenenergie in Wärmeenergie umgewandelt wird. Es kommt dabei zu einer besonders starken Erwärmung der oberflächennahen Muskulatur. Fettgewebe wird dagegen von Mikrowellen nur wenig erwärmt. Für die verschiedenen Anwendungsgebiete gibt es Strahler in unterschiedlichen Formen (Abb. 5.70).

Ultraschalltherapie Bei der Ultraschalltherapie werden Schallimpulse jenseits der Hörgrenze verwendet. Man erzielt dadurch eine Erwärmung im Gewebe sowie eine Mikromassage. Die Erwärmung ist dabei an Gewebegrenzen besonders stark, sie läßt sich jedoch insgesamt nur schwer steuern. Je nach Anwendungsgebiet gibt es verschiedene Schallköpfe.

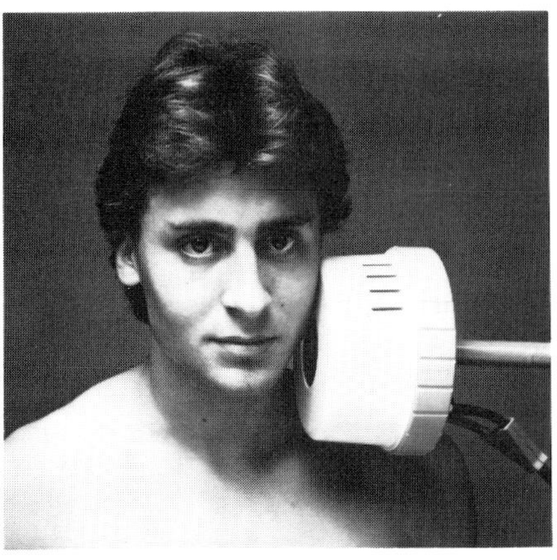

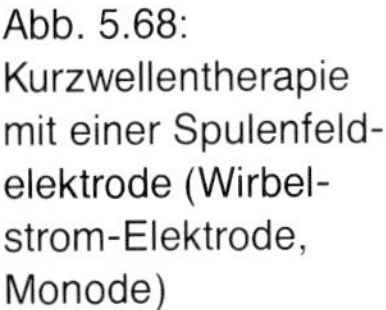

Abb. 5.68: Kurzwellentherapie mit einer Spulenfeldelektrode (Wirbelstrom-Elektrode, Monode)

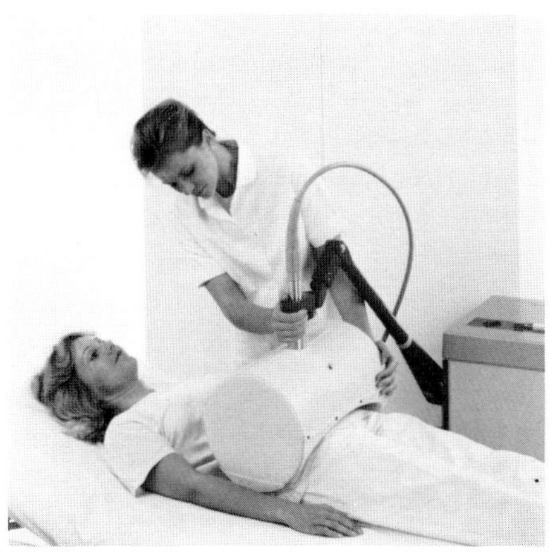

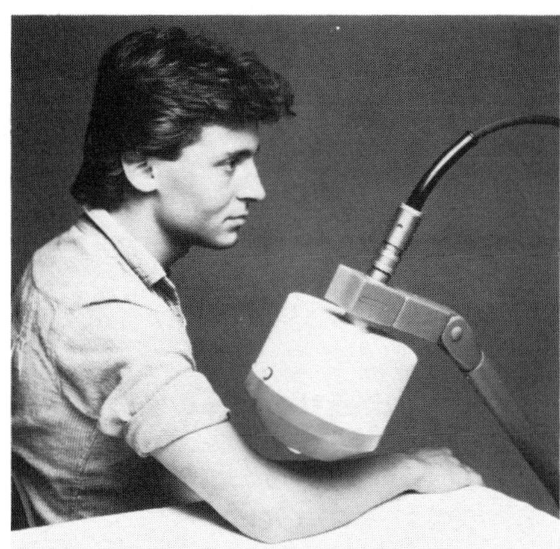

Abb. 5.69: Ultrahochfrequenztherapie mit Muldenstrahler (links) und Rundfeldstrahler (rechts)

Kältetherapie

Kälte entzieht dem Körper Wärme und verengt die Blutgefäße. Es kommt dadurch zu:

- Temperatursenkung
- verminderter Durchblutung
- Unterstützung der Blutstillung
- Milderung von Blutergüssen
- Entzündungshemmung
- Schmerzstillung.

Diese Wirkungen halten jedoch nur so lange an, wie die Kälte angewendet wird. Insbesondere nach kurzer, intensiver Kälteanwendung kommt es anschließend schnell zu einer reaktiven Mehrdurchblutung (Hyperämie) mit deutlicher Erwärmung. Dies wird z. B. bei Wechselbädern zur Anregung des Kreislaufes ausgenutzt.
Kälte wird unter anderem zur Minderung von Schwellungen nach operativen Eingriffen und bei entzündlichen Erkrankungen angewendet.
Es kommt dabei weniger auf besonders tiefe Temperaturen, sondern mehr auf die langandauernde Anwendung an. Besonders günstig sind dafür feuchtkalte Umschläge, die etwa die Temperatur von kaltem Leitungswasser haben. Die direkte Anwendung von Eis schadet dagegen eher, da es hierbei schnell zu einer reaktiven Hyperämie kommen kann. Von der Industrie angebotene Eisblasen, Eiskrawatten und Kühlelemente sind somit bei direkter Anwendung ohne ein dazwischengelegtes Tuch zu kalt.
Alkoholische Lösungen ergeben durch Verdunstung ebenfalls einen kurze Zeit andauernden Kältereiz. Sie werden z. B. zum Atemtraining angewendet, indem der Rücken mit Franzbranntwein abgerieben wird. Durch den Kältereiz wird der Patient dabei zum tiefen Einatmen veranlaßt.

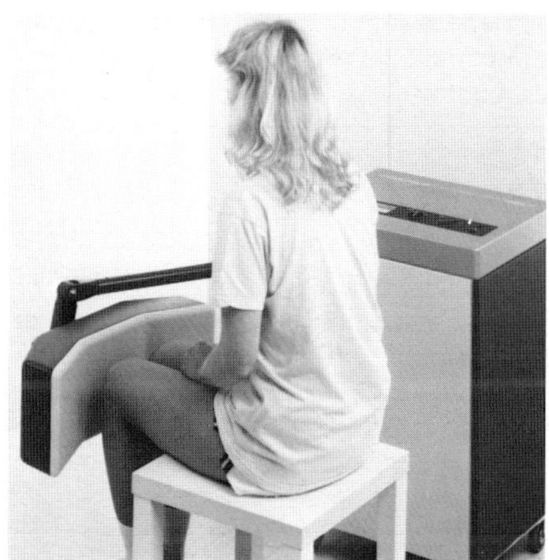

Abb. 5.70: Mikrowellentherapie mit Muldenstrahler

Lichttherapie

Die elektromagnetischen Wellen mit einer Wellenlänge von ca. 400–750 nm werden vom menschlichen Auge als Licht wahrgenommen. An den Wellenbereich des

sichtbaren Lichts schließen die längeren Infrarotwellen und die kürzeren Ultraviolettwellen an (siehe Abb. 5.63).
Die Lichttherapie nutzt die elektromagnetischen Wellen sowohl des sichtbaren Lichts als auch der Infrarot- und Ultraviolettstrahlung zur Behandlung aus. Die Infrarotbestrahlung wurde aufgrund ihrer Wärmewirkung bereits im Abschnitt Wärmetherapie erläutert.

Ultraviolettbestrahlung Die ultravioletten Strahlen (UV-Strahlen) grenzen mit einer Wellenlänge von 100—400 nm an den Violettbereich des sichtbaren Lichts heran. UV-Strahlen röten und bräunen die Haut, bauen Vitamin D aus dem Provitamin D in der Haut auf (antirachitische Wirkung) und töten Keime ab.
Man unterscheidet:

UV-A	315—400 nm
UV-B	280—315 nm
UV-C	100—280 nm

Das Sonnenlicht enthält vor allem UV-A-Strahlen und den langwelligen Teil der UV-B-Strahlen. Die kurzwelligen, energiereichen und für den Körper gefährlichen UV-C-Strahlen werden in der Atmosphäre absorbiert und erreichen somit die Erdoberfläche kaum.
In der Praxis können UV-Strahlen durch Quecksilberdampflampen erzeugt werden. Durch Herausfiltern der unerwünschten UV-C-Strahlen und Verminderung der UV-B-Strahlen kann das Wellenspektrum dieser Lampen dem UV-Spektrum des Sonnenlichts angeglichen werden.
UV-Strahlen werden bei Rachitis und verschiedenen Hautkrankheiten angewendet. Nach UV-Bestrahlung kommt es dabei im Gegensatz zur Infrarotbestrahlung erst nach einigen Stunden zu einer Hautrötung (Erythem).
Zur Behandlung wird meist eine Serie von 10 Bestrahlungen in Abständen von jeweils 2—3 Tagen durchgeführt. Anfangs ist die Bestrahlungszeit nur kurz. Mit zunehmender Gewöhnung der Haut wird die Bestrahlungszeit langsam verlängert.
UV-Strahlen können bereits nach kurzer Einwirkung Verbrennungen verursachen. Es sind deshalb einige Vorsichtsmaßnahmen zu beachten:

- Augen stets schützen, z. B. durch Schutzbrille.
- Bestrahlungszeit und -abstand sorgfältig einhalten.
- Ältere Patienten und Kinder stets beaufsichtigen.
- Nach Unterbrechung der Bestrahlungsserie erst wieder mit kürzeren Bestrahlungszeiten anfangen.

Da das Gerät nach dem Einschalten zunächst eine Einbrennzeit von ca. 3 Min. benötigt, wird erst nach dieser Zeit mit der Behandlung begonnen. Zum Schutz des Gerätes darf die Quarzlampe nicht mit den Händen berührt werden.

Elektrotherapie

Unter Elektrotherapie versteht man die Anwendung von elektrischem Strom zu Heilzwecken. Dazu gehört die Behandlung mit Gleichströmen niedriger Spannung und Stromstärke sowie Wechselströmen niedriger Frequenz (Niederfrequenztherapie).
Man unterscheidet hierbei:
- Galvanisation (Gleichstromtherapie)
- Iontophorese
- Niederfrequenz-Reizstromtherapie
- Diadynamische Stromtherapie

Die Behandlung mit hochfrequenten Wechselströmen (Kurzwellen, Dezimeterwellen, Mikrowellen) gehört im weiteren Sinn ebenfalls zur Elektrotherapie. Wegen ihrer vorwiegenden Anwendung zur Wärmebehandlung wurden sie jedoch bereits im Abschnitt Wärmetherapie erläutert.
Weiterhin kann elektrischer Strom zur Blutstillung durch Elektrokoagulation und zur elektrischen Defibrillation bei der Wiederbelebung (siehe 5.4.1) angewendet werden.

Galvanisation Gleichstrom wird auch als galvanischer Strom bezeichnet. Entsprechend wird die Behandlung mit

Gleichstrom auch Galvanisation genannt. Es fließt hierbei ein konstanter Strom mit gleichbleibender Stromrichtung und Stromstärke.

Der Patient ist bei der Gleichstrombehandlung Teil des Stromkreises. Dazu werden zwei Elektroden auf der Haut befestigt und über Zuleitungskabel mit dem Behandlungsgerät verbunden. Der Strom fließt dann vom **positiven Pol (Anode, in der Praxis rot)** zum Patienten und gelangt über den **negativen Pol (Kathode, in der Praxis blau)** wieder zurück.

Durch den Gleichstrom kommt es im Körper des Patienten zu folgenden Wirkungen:

- Unter der Kathode (Minuspol) wird die Erregbarkeit der Muskulatur gesteigert.
- Unter der Anode (Pluspol) kommt es zu einer Verminderung der Erregbarkeit und zu einer Schmerzberuhigung. Diese schmerzlindernde Wirkung kann z. B. zur Behandlung schmerzempfindlicher Körperregionen genutzt werden.
- Unabhängig von der Polung führt der Gleichstrom zu einer Mehrdurchblutung (Hyperämie) durch Erweiterung der Kapillaren. Gleichstrom kann daher zur Durchblutungsverbesserung angewendet werden.

Die technische Durchführung kann grundsätzlich mit den bereits oben beschriebenen Hautelektroden aber auch mit sogenannten Wasserelektroden erfolgen.

Bei den Hautelektroden ist stets darauf zu achten, daß kein Metall in direkten Kontakt mit der Haut kommt. Metallelektroden werden daher stets mit gut angefeuchteten Tuchplatten oder feuchtem Frottierstoff unterpolstert.

Wasserelektroden werden bei elektromedizinischen Bädern z. B. als Vierzellenbad oder Stangerbad angewendet. Dabei wird zwischen aufsteigender und absteigender Galvanisation unterschieden. Die aufsteigende Galvanisation (oben Minuspol, unten Pluspol) wird zur Steigerung der Erregbarkeit, die absteigende Galvanisation (oben Pluspol, unten Minuspol) zur Verminderung der Erregbarkeit angewendet.

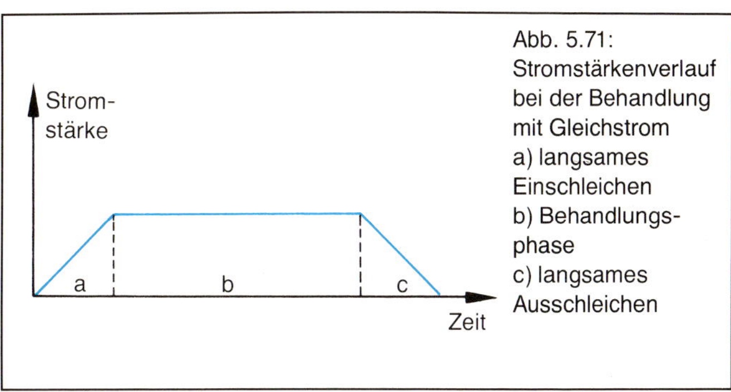

Abb. 5.71: Stromstärkenverlauf bei der Behandlung mit Gleichstrom
a) langsames Einschleichen
b) Behandlungsphase
c) langsames Ausschleichen

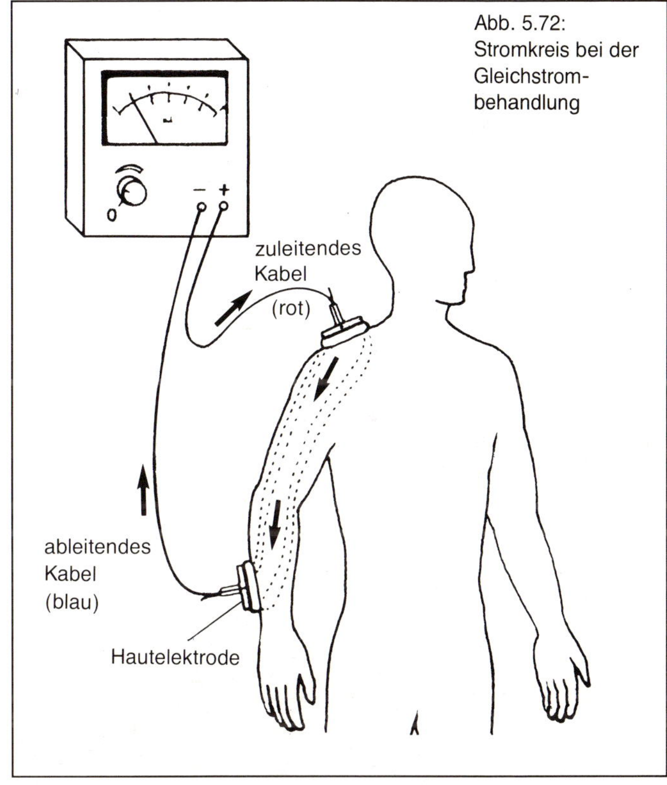

Abb. 5.72: Stromkreis bei der Gleichstrombehandlung

Die Stromstärke wird bei der Galvanisation so gewählt, daß sie für den Patienten nicht unangenehm wirkt. Dazu beginnt man mit langsam steigender Stromstärke und hört mit langsam sinkenden Stromstärken wieder auf. Man bezeichnet dies auch als Ein- und Ausschleichen (Abb. 5.71).

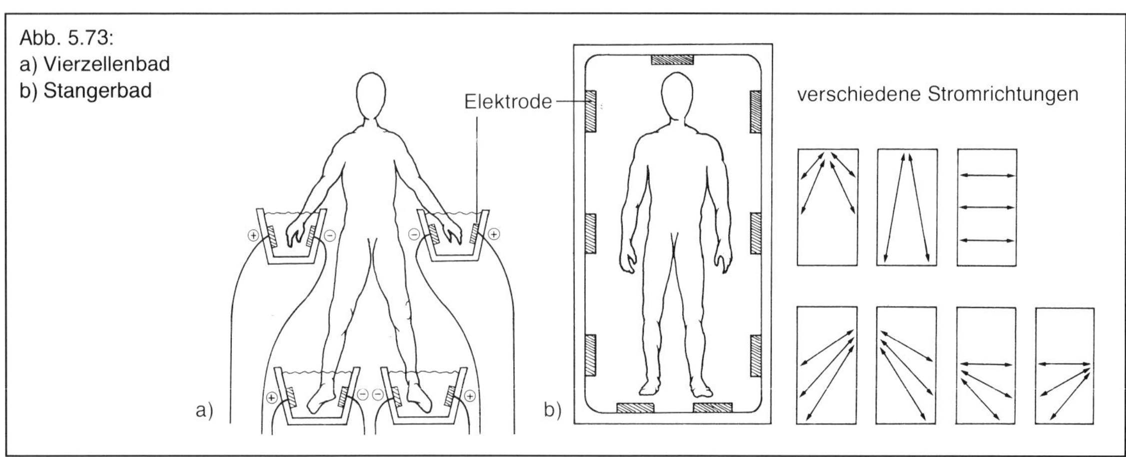

Abb. 5.73:
a) Vierzellenbad
b) Stangerbad

Iontophorese Bei der Iontophorese werden dem Körper Medikamente mit Hilfe von Gleichstrom durch die unverletzte Haut oder Schleimhaut zugeführt. Man nutzt dazu den Effekt aus, daß Ionen — also elektrisch geladene Atome oder Moleküle — im Gleichstromfeld wandern. Positiv geladene Ionen (= Kationen) wandern dabei von der Anode zur Kathode, negativ geladene Ionen (= Anionen) von der Kathode zur Anode.

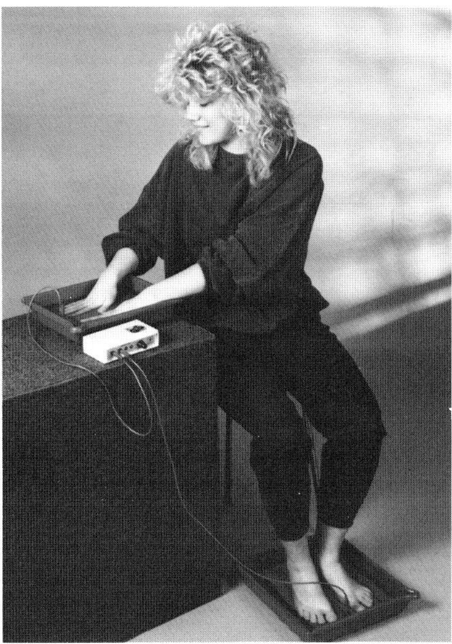

Abb. 5.74: Leitungswasser-Iontophorese zur Behandlung von starkem Schwitzen an Händen und Füßen

Durch eine besondere Form der Iontophorese (Leitungswasser-Iontophorese) kann auch auf einfache Weise starkes Schwitzen an Händen und Füßen behandelt werden.

Niederfrequenz-Reizstromtherapie Während bei der Gleichstrombehandlung ein konstanter Strom mit gleichbleibender Stromrichtung und Stromstärke verwendet wird (Abb. 5.75 a), arbeitet man bei der Niederfrequenz-Reizstromtherapie mit kurz aufeinanderfolgenden Stromimpulsen. Diese Stromimpulse können stets gleich groß sein (Abb. 5.75 b), sie können aber auch jeweils langsam anschwellen, um anschließend wieder abzufallen (Schwellstrom, Abb. 5.75 c).

Niederfrequente Ströme haben bei ihrer Anwendung eine Reizwirkung auf die Muskulatur. Bei ausreichender Reizstärke können sie eine Dauerkontraktion eines Muskels auslösen. Elektrische Serienimpulse, die zu einer Muskelkontraktion führen, werden dabei auch als faradische Ströme bezeichnet. Der Vorgang wird **Faradisation** genannt. Man kann damit unter anderem Übungsbehandlungen für die Muskulatur (Elektrogymnastik) durchführen. Zusätzlich haben niederfrequente Reizströme eine schmerzstillende und durchblutungsfördernde Wirkung.

Diadynamische Stromtherapie Der französische Zahnarzt Bernard ermittelte, daß eine Kombination eines Impulsstroms mit einem Gleichstrom eine besonders gute schmerzlindernde und durchblutungsfördernde Wirkung hat. Diese Kombination wird als diadynamischer Strom oder Bernard'scher Strom bezeichnet.

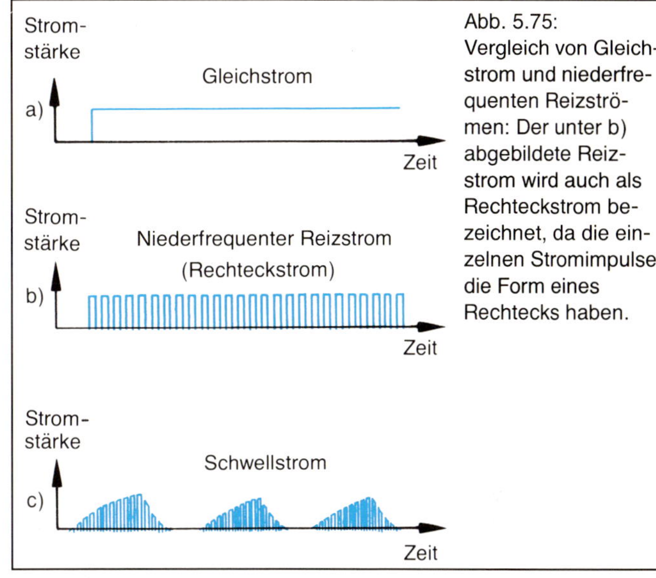

Abb. 5.75: Vergleich von Gleichstrom und niederfrequenten Reizströmen: Der unter b) abgebildete Reizstrom wird auch als Rechteckstrom bezeichnet, da die einzelnen Stromimpulse die Form eines Rechtecks haben.

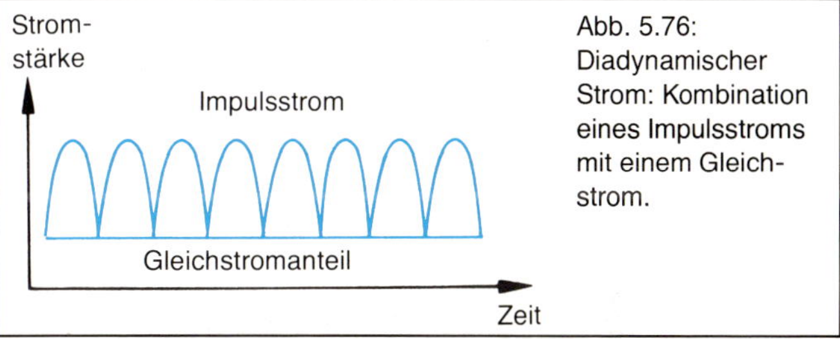

Abb. 5.76: Diadynamischer Strom: Kombination eines Impulsstroms mit einem Gleichstrom.

Richtlinien für die Elektrotherapie

- Vor Inbetriebnahme des Gerätes sämtliche Bedienungselemente auf Null stellen.
- Patienten so lagern, daß er nicht mit Metallteilen in Berührung kommt.
- Elektroden nur auf gesunder Haut anbringen; deshalb sorgfältig auf Hautveränderungen achten.
- Elektroden unterpolstern, so daß kein direkter Kontakt zwischen Metallelektroden und der Haut des Patienten besteht.
- Elektroden sicher befestigen, so daß sie nicht verrutschen oder abfallen können.
- Zum besseren Stromkontakt starken Haarwuchs im Bereich der Elektroden entfernen.
- Elektroden entsprechend den Herstellerangaben mit dem Gerät verbinden. Im Normalfall gilt: rot = Anode, blau = Kathode.
- Elektrodensitz vor Einschalten des Gerätes und während der Behandlung überprüfen.
- Während der Behandlung darf es nicht zu Mißempfindungen oder Schmerzen kommen.
- Elektroden nach Abschluß der Behandlung erst abnehmen, wenn kein Strom mehr fließt.
- Elektroden und Zubehör nach jeder Anwendung gründlich reinigen.
- Keine Elektrotherapie in der Nähe brennbarer Gase, Dämpfe oder Nebel.
- Keine Elektrotherapie in der Schwangerschaft, bei akuten entzündlichen Erkrankungen, Patienten mit Herzschrittmachern und bei Blutungsneigung.

Inhalationstherapie

Unter einer Inhalation (inhalare lat. – einatmen) versteht man die Einatmung von Dämpfen, Gasen oder Aerosolen. Aerosole sind feste oder flüssige Schwebstoffe, die fein verteilt in Luft vorliegen.
Eine Inhalationstherapie wird bei Erkrankungen der Lunge und der Luftwege durchgeführt. Eingeatmete Medikamente können dabei örtlich auf die Schleimhaut und nach Aufnahme in die Blutbahn auch auf den gesamten Körper einwirken. Je kleiner die eingeatmeten Stoffe sind, desto weiter gelangen sie bei der Einatmung in den Atemtrakt.
Zur Behandlung von Erkrankungen der oberen Luftwege (Schnupfen, Nasennebenhöhlenentzündungen) eignet sich zur einfachen Anwendung zu Hause das **Kopfdampfbad.** Dazu benötigt man eine geeignete Schüssel für ca. 2 l heißes Wasser, ein Handtuch zum Haarschutz und ein Badetuch zum Abdecken. In das heiße Wasser werden ätherische Öle, Kamillenauszüge oder andere Zusätze je nach Erkrankung hinzugesetzt.
Zum Kopfdampfbad wird das heiße Wasser in die Schüssel gegeben. Der Patient

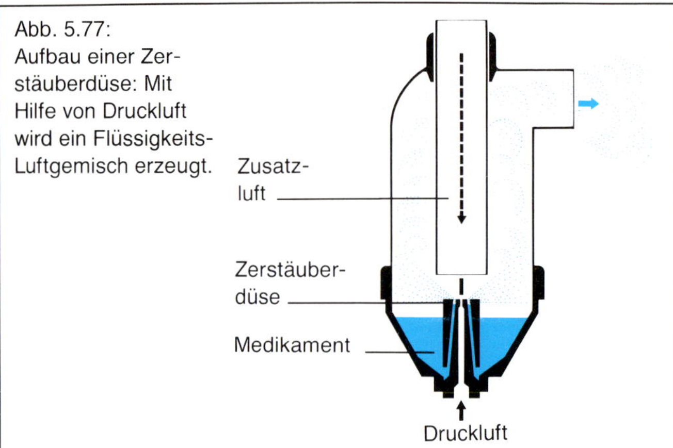

Abb. 5.77: Aufbau einer Zerstäuberdüse: Mit Hilfe von Druckluft wird ein Flüssigkeits-Luftgemisch erzeugt.

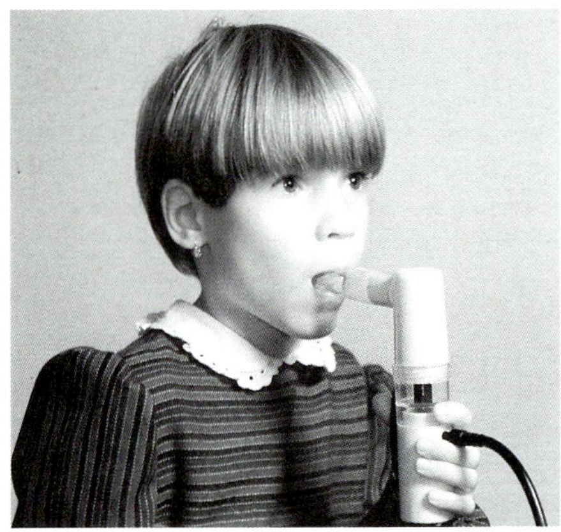

Abb. 5.78: Aerosolinhalation

hält dann den Kopf über die dampfende Flüssigkeit, wobei er das Haar mit dem Handtuch schützen kann. Um ein zu schnelles Entweichen des Dampfes zu verhindern, wird ein Badetuch über den Kopf des Patienten und die darunterstehende Schüssel mit dem heißen Wasser gelegt.

Zur Behandlung können Salzlösungen (Sole), Heilwasser, ätherische Öle usw. verwendet werden. Der Patient soll die Dämpfe mit offenem Mund einatmen. Steigen keine Dämpfe mehr auf, so ist der Patient gründlich abzutrocknen. Er sollte anschließend ausruhen und nicht sofort ins Freie gehen, um sich nicht zu erkälten.

Zur Behandlung von Erkrankungen der unteren Luftwege (Bronchitis, Asthma bronchiale) sind Inhalationsgeräte entwickelt worden, mit denen fein verstäubte Aerosolen eingeatmet werden können **(Aerosolinhalation).** Durch geeignete Konstruktion der Inhalationsgeräte können die Aerosole dabei in das Bronchialsystem der Lunge gelangen. Zur Aerosolerzeugung eignen sich Zerstäuberdüsen und Ultraschallvernebler.

Verschiedene, vom Arzt verordnete Medikamente können inhaliert werden. Die Inhalation erfolgt über ein Mundstück oder eine Maske. Der Raum sollte dazu frische, zugfreie Luft enthalten. Der Patient soll aufrecht und entspannt mit abgestützten Ellenbogen sitzen und in Ruhe gleichmäßig atmen. Auswurf soll nicht hinuntergeschluckt, sondern in eine bereitstehende Schale mit Zellstoff ausgespuckt werden.

Wegen der Gefahr einer Erkältung, insbesondere bei naßkalter Witterung, soll der Patient nach der Inhalation nicht sofort ins Freie gehen. Das Gerät ist nach der Inhalation gründlich zu reinigen und zu desinfizieren, der Raum ist zu lüften.

Hydrotherapie

Bei der Hydrotherapie wird Wasser zur Behandlung angewendet. Man kann dabei die mechanische Wasserwirkung und die Temperaturwirkung bei Anwendung von kaltem oder warmem Wasser nutzen. Kaltwasserbehandlungen bewirken eine Aktivierung des Kreislaufes, Warmwasserbehandlungen eine Beruhigung.

Folgende Anwendungen werden durchgeführt:

- Voll-, Halb- und Teilbäder
- Heilbäder mit natürlichen oder künstlichen Wirkstoffen (z. B. Moorbäder, Solbäder)
- Wärme- und Kältebäder, Wechselbäder
- Bewegungsbäder
- Massagebäder
- Dampfbäder
- Duschen
- Güsse und Strahlbehandlungen
- feuchte Wickel, Umschläge und Heilpackungen.

Krankengymnastik

Krankengymnastik wird insbesondere in der Orthopädie und Chirurgie bei Erkrankungen des Halte- und Bewegungsapparates, in der Inneren Medizin zum Kreislauf- und Lungentraining sowie in der Neurologie bei Erkrankungen des Nervensystems durchgeführt. Bewegungsübungen können dabei die Muskulatur stärken und die Beweglichkeit der Gelenke erhalten. Eine besondere Form ist die Schwangerschaftsgymnastik.
Man unterscheidet:
- aktive Übungen, bei denen sich der Patient selbst unter Anleitung bewegt
- assistierte Übungen, bei denen die Bewegungen des Patienten unterstützt werden
- passive Übungen, bei denen die Gliedmaßen der Patienten durch den Krankengymnasten bewegt werden.

Massage

Bei Massagen wird der Körper durch planmäßiges Streichen, Reiben, Kneten, Klopfen, Klatschen oder Erschüttern behandelt. Es kommt dadurch zu einer Durchblutungssteigerung und Lockerung der Weichteile. Neben Haut, Unterhautgewebe und Muskulatur werden dabei auch innere Organe über das Nervensystem beeinflußt. Hauptanwendungsgebiete sind Erkrankungen des Halte- und Bewegungsapparates.
Man unterscheidet:

- Ganzmassagen des Körpers und Teilmassagen einzelner Körperabschnitte
- Sportmassagen vor und nach sportlichen Übungen
- Bindegewebemassagen bzw. Reflexzonenmassagen, die vom Unterhautbindegewebe aus über das Nervensystem gezielt innere Organe beeinflussen sollen
- Lymphdrainagen, die in Form von Streichmassagen Lymphstauungen beseitigen sollen
- Unterwassermassagen und Unterwasser-Druckstrahlmassagen.

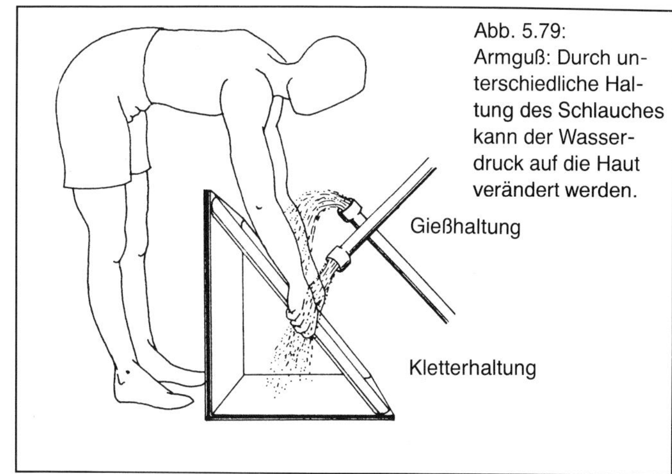

Abb. 5.79: Armguß: Durch unterschiedliche Haltung des Schlauches kann der Wasserdruck auf die Haut verändert werden.

5.4 Hilfeleistung bei Notfällen

5.4.1 Lebensrettende Sofortmaßnahmen

Grundlagen

Bei einem lebensbedrohlichen Notfall kommt es auf gezieltes, schnelles Handeln an. Die Grundsätze der Ersten Hilfe müssen dabei jedem bekannt sein, so daß eine Notfallbehandlung von jedem eingeleitet und bis zum Eintreffen eines Arztes selbständig durchgeführt werden kann!
Jeder muß in der Lage sein,
- einen **Notfall zu erkennen** und
- die **richtigen Sofortmaßnahmen** sicher durchzuführen.

Zur Einschätzung eines Notfalls sind folgende Befunde vorrangig zu erheben:
Äußere Gefahren: Befindet sich der Patient in einer gefährlichen Situation, z. B. durch giftige Gase, Feuer oder elektrischen Strom?
Bewußtsein: Ist der Patient ansprechbar oder ist er bewußtlos?
Atmung: Sind mit flach auf Brustkorb oder Oberbauch gelegten Händen Atembewegungen zu tasten oder liegt eine Atemstörung oder gar ein Atemstillstand vor?

Kreislauf: Ist der Puls an der Halsschlagader oder der Beinschlagader in der Leistenbeuge tastbar; ist er verändert, beschleunigt oder nicht mehr zu tasten (Kreislaufstillstand)?

Blutungen: Liegt eine stärkere, spritzende Blutung (Schlagaderverletzung) vor?

Nach kurzer gezielter Untersuchung wird ohne Verzögerung mit den Sofortmaßnahmen zur Abwendung einer akuten Lebensgefahr mit Wiederbelebung und Schockbekämpfung begonnen. Eine vorherige Bergung des Patienten wird nur bei lebensbedrohlicher Gefährdung durch äußere Gefahren wie giftige Gase oder Feuer durchgeführt. Ist der Patient in Kontakt mit elektrischem Strom, so ist zunächst der Stromkreis zu unterbrechen.

Keinesfalls darf man sich mit den Erstmaßnahmen verzetteln, da die Sicherung von Atmung und Kreislauf vorrangig ist. Kleinere Blutungen können später gestillt werden.

Man bedenke stets, daß die Überlebenschancen des Patienten bei einem Atem- und Kreislaufstillstand entscheidend vom Beginn der Wiederbelebung abhängen. Ist die Sauerstoffzufuhr zum Gehirn länger als 3 Min. unterbrochen, so ist mit nicht mehr behebbaren Hirnschäden zu rechnen! Die Wiederbelebungsmaßnahmen müssen daher innerhalb dieser Frist begonnen werden. Nur unter besonderen Umständen, wie starker Unterkühlung oder bei Schlafmittelvergiftungen, treten Hirnschäden erst später auf.

Verhalten im Notfall	
Beurteilung der Notfallsituation	– Äußere Gefahren, Bewußtsein, Atmung, Kreislauf, Blutungen?
Sofortmaßnahmen	– Sicherung von Atmung und Kreislauf, Abwendung äußerer Gefahren, Information des Arztes
Weitere Maßnahmen	– Stabilisierung von Atmung und Kreislauf, Überwachung, Verbände, Notfallprotokoll, Transport zum Krankenhaus

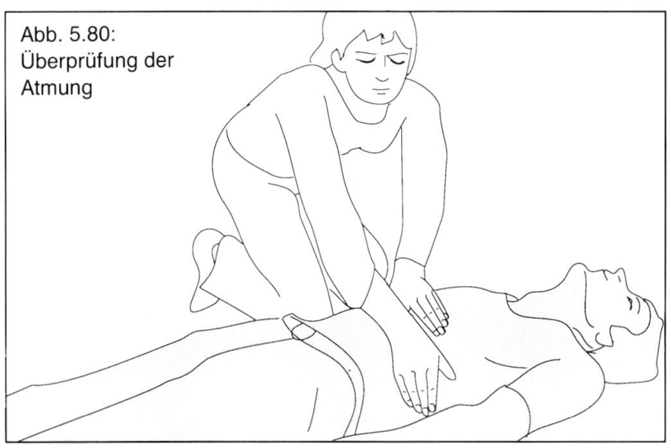

Abb. 5.80: Überprüfung der Atmung

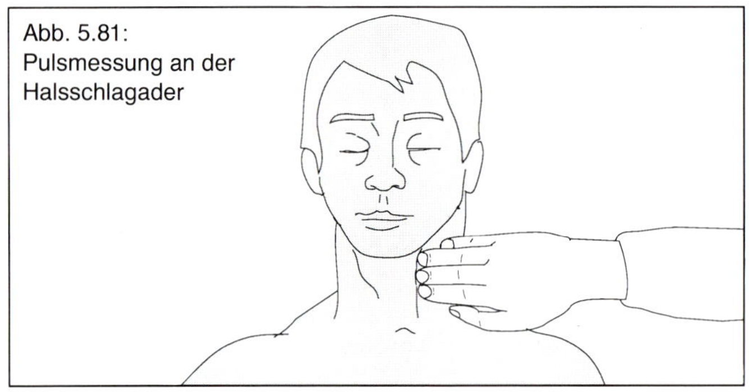

Abb. 5.81: Pulsmessung an der Halsschlagader

Bergung und Lagerung

Bergung Die schnelle und schonende Bergung eines Patienten erfolgt mit dem **Rautek-Rettungsgriff.** Man steht dazu am Kopfende des Patienten, umfaßt den Nacken und richtet den Oberkörper des Betroffenen auf. Dann greift man unter beiden Achselhöhlen des Patienten nach vorne und faßt einen Unterarm mit beiden Händen. Der Patient kann so leicht angehoben und rückwärts abtransportiert werden. Ein Helfer kann zusätzlich die Beine anheben.

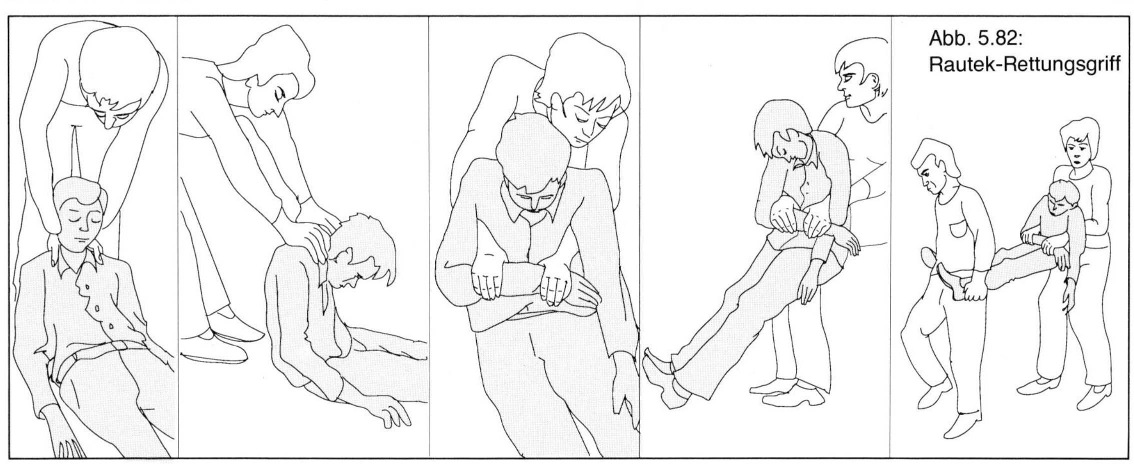

Abb. 5.82: Rautek-Rettungsgriff

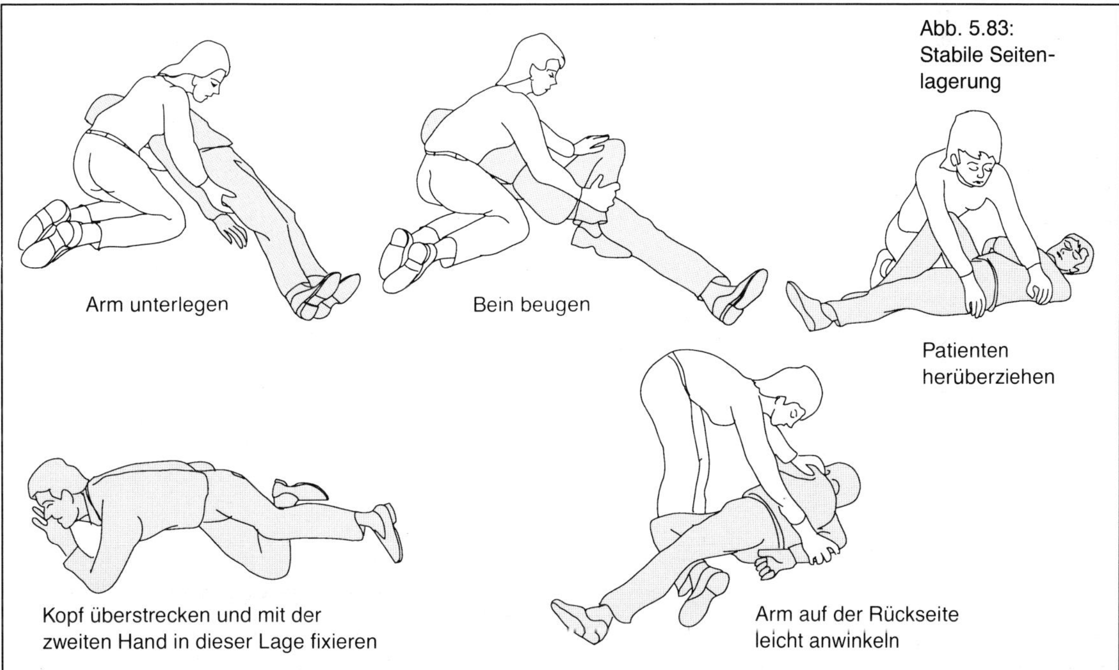

Abb. 5.83: Stabile Seitenlagerung

Lagerung Der geborgene Patient wird entsprechend der Bewußtseinslage und der Erkrankung fachgerecht gelagert. Der bewußtlose Patient mit aufgehobenen Schutzreflexen wird dazu in **stabile Seitenlage** gebracht, um die Atemwege freizuhalten. So wird verhindert, daß der Patient Blut oder Erbrochenes einatmet.

Der bewußtlose Patient bleibt nur dann in Rückenlage, wenn eine sofortige Beatmung erfolgen muß oder wenn eine Wirbelsäulenverletzung vorliegt, damit das Rückenmark nicht geschädigt wird. Die Atmung des Patienten muß dabei jedoch ununterbrochen überwacht werden.

Abb. 5.84: Lagerung des Patienten

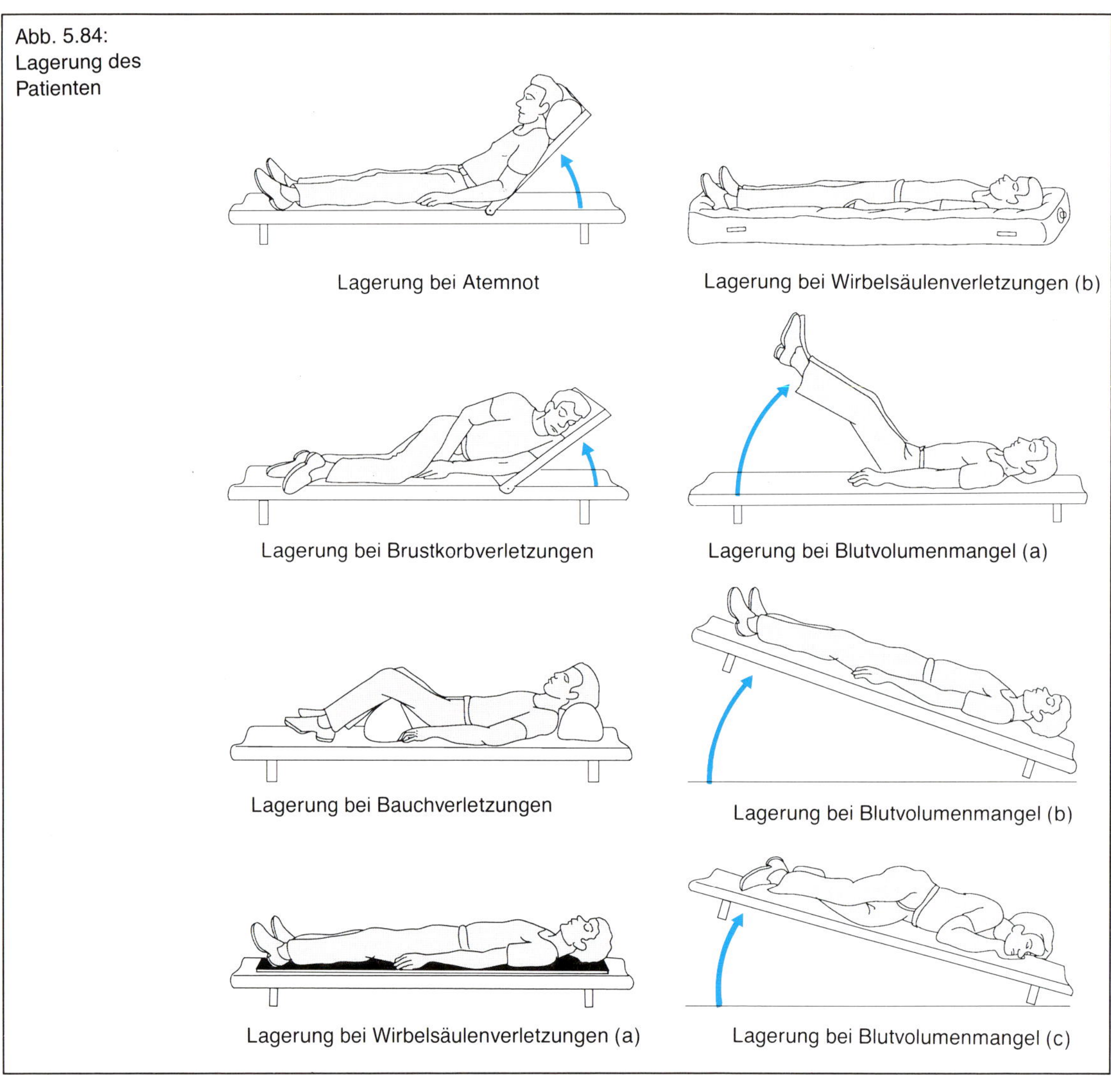

ABC-Schema

Atemstillstand	→ A →	Atemwege freimachen
↓		
Atemstillstand bleibt	→ B →	Beatmen
↓		
Kreislaufstillstand bleibt	→ C →	Cirkulation wiederherstellen durch Herzmassage, Fortführen der Beatmung.

Wiederbelebung

Jede Wiederbelebung beginnt mit Maßnahmen zur Wiederherstellung der Atemfunktion. Es ist dabei unerheblich, ob zuerst ein Atemstillstand oder ein Kreislaufstillstand vorlag.

Die Wiederbelebung läuft nach dem **ABC-Schema** ab. Zunächst muß dem Körper Sauerstoff zugeführt werden, der über den Blutkreislauf zu den lebenswichtigen Organen transportiert wird.

Atemwege freimachen

Beim Bewußtlosen können die Atemwege in Rückenlage durch Herabsinken von Unterkiefer und Zunge blockiert werden. Um den Bewußtlosen vor dem Ersticken zu bewahren, wird der Kopf dann zum Nacken hin überstreckt und der Unterkiefer angehoben, wobei der Mund geschlossen bleibt. Besteht jedoch eine Behinderung der Nasenatmung, so läßt man den Mund leicht geöffnet.

Befindet sich ein Fremdkörper, Blut, Schleim oder Erbrochenes im Luftweg, so wird der Mund mit dem Esmarch'schen Handgriff geöffnet und die Mund- und Rachenhöhle gereinigt. Zahnprothesen werden entfernt. Wenn ein Absauger vorhanden ist, sollte er zur Reinigung von Mund- und Rachenhöhle verwendet werden.

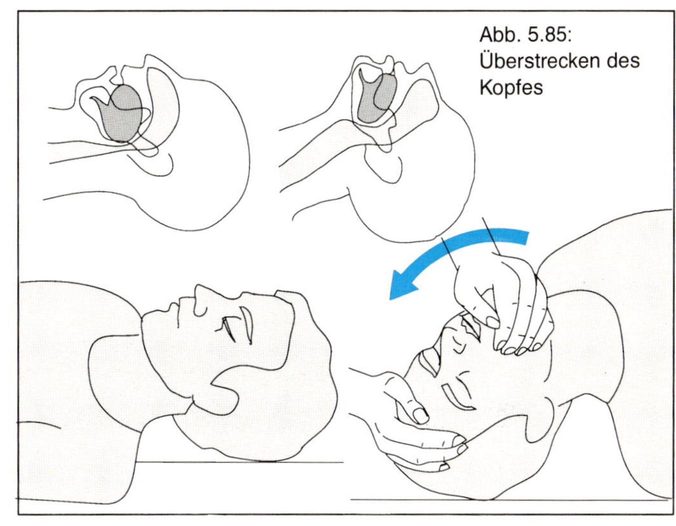

Abb. 5.85: Überstrecken des Kopfes

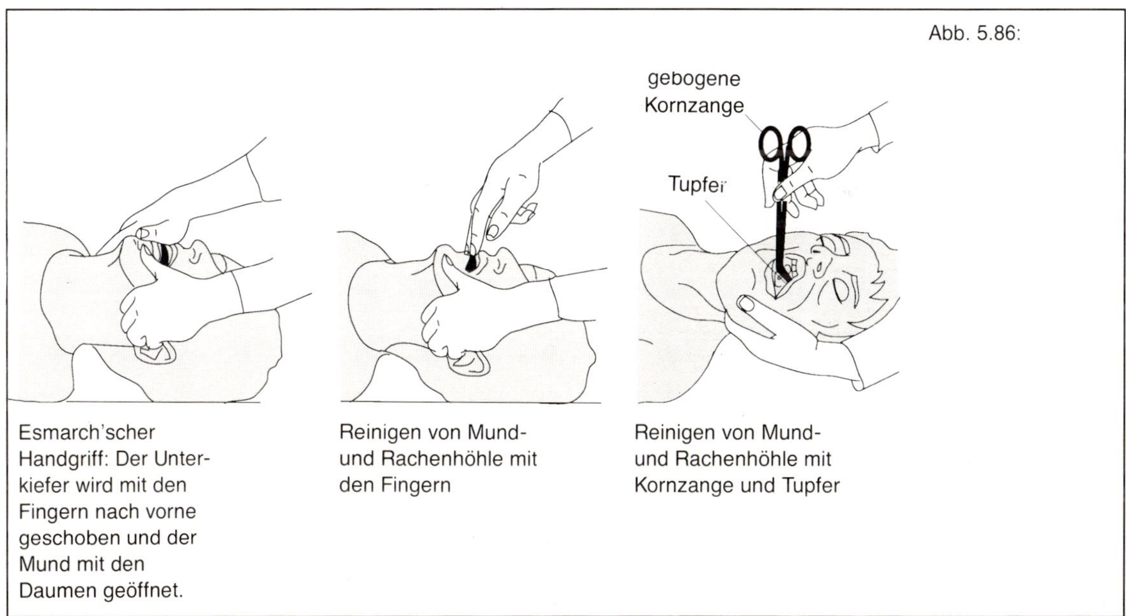

Abb. 5.86:

Esmarch'scher Handgriff: Der Unterkiefer wird mit den Fingern nach vorne geschoben und der Mund mit den Daumen geöffnet.

Reinigen von Mund- und Rachenhöhle mit den Fingern

Reinigen von Mund- und Rachenhöhle mit Kornzange und Tupfer

Um die Atemwege anschließend freizuhalten, können verschiedene Hilfsmittel benutzt werden. Häufig wird dazu ein Guedel-Tubus verwendet, der durch seine Form den Zungengrund anhebt und dadurch den Luftweg zwischen Lippen und Kehlkopfeingang freihält. Statt des Guedel-Tubus kann auch ein Wendl-Tubus verwendet werden, der über die Nase eingeführt wird. Diese Tuben dürfen jedoch nur bei genügender Übung verwendet werden!

Abb. 5.87: Einführen des Guedel-Tubus

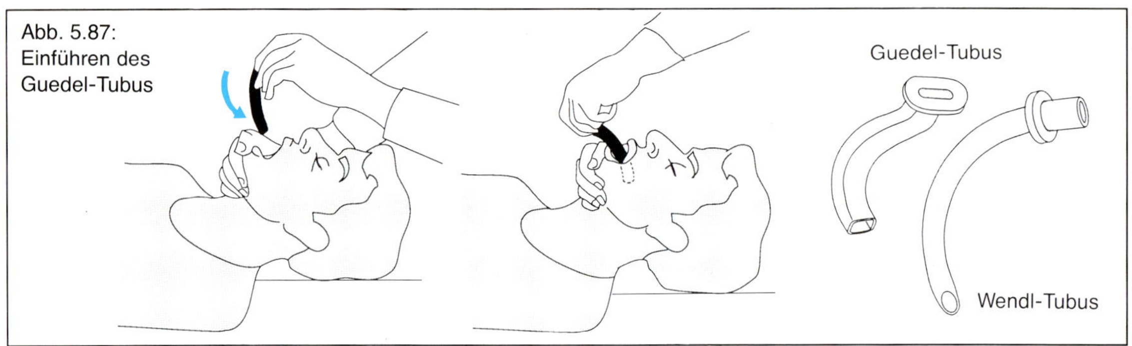

Beatmen

Setzt die Atmung des Patienten nicht ein, nachdem die Atemwege freigemacht wurden, so ist unverzüglich mit einer Beatmung zu beginnen. Sind keine Hilfsmittel vorhanden, so führt man eine Mund-zu-Nase-Beatmung durch. Sind die Nasenwege verlegt, so erfolgt eine Mund-zu-Mund-Beatmung.

Der Kopf wird zur Beatmung nackenwärts überstreckt, der Unterkiefer nach vorne geschoben und der Mund mit dem Daumen verschlossen. Anschließend atmet man ein, öffnet den Mund weit und setzt ihn auf die Nase des Patienten, wobei die Lippen allseits luftundurchlässig abdichten müssen. Nun kann die Ausatemluft eingeblasen werden. Anschließend setzt man den Mund wieder ab, um neu einatmen zu können, während die Luft aus der Lunge des Patienten entweicht.

Bei effektiver Beatmung sind Bewegungen des Brustkorbs bzw. Oberbauchs zu erkennen. Die ausströmende Luft ist dabei in der Ausatemphase deutlich zu hören und zu fühlen.

Führt man eine Mund-zu-Mund-Beatmung durch, so läßt man den Mund des Patienten leicht geöffnet und verschließt seine Nasenlöcher mit Daumen und Zeigefinger. Mit einem auf Mund oder Nase gelegten Taschentuch kann der direkte Kontakt mit dem Patienten bei der Beatmung vermieden werden.

Abb. 5.88: Überstrecken des Kopfes

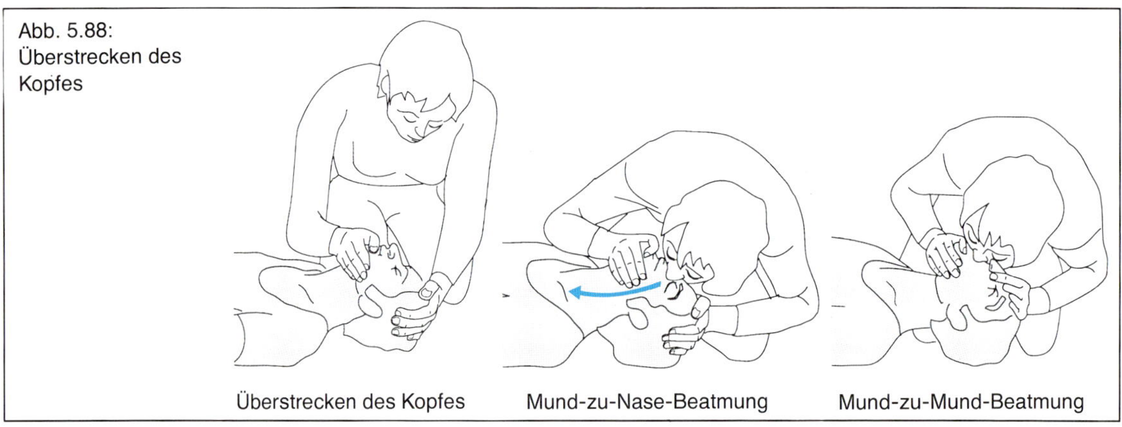

Beim Säugling wird aufgrund der kleinen anatomischen Verhältnisse über Mund und Nase des Kindes gleichzeitig beatmet.

Die Atemspende beginnt stets mit 3–5 schnell aufeinander folgenden Beatmungen, um dem Patienten zunächst wieder genügend Sauerstoff zuzuführen. Anschließend werden beim Erwachsenen 12 Beatmungen pro Minute durchgeführt. Beim Kind erfolgen mehr Atemzüge pro Minute, wobei das Beatmungsvolumen jeweils deutlich geringer als beim Erwachsenen ist.

Als einfaches Hilfsmittel kann ein Beatmungsbeutel mit einer Maske verwendet werden. Dabei kann zusätzlich noch Sauerstoff hinzugegeben werden.

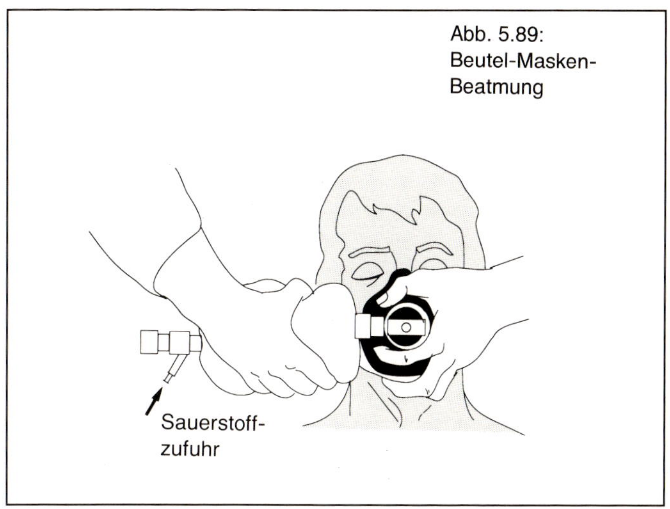

Abb. 5.89: Beutel-Masken-Beatmung

Cirkulation wiederherstellen

Bleibt auch nach Freimachen der Atemwege und Beatmung ein Kreislaufstillstand bestehen, so ist unverzüglich eine kombinierte Herz-Lungen-Wiederbelebung durchzuführen. Einfachstes Kennzeichen eines Kreislaufstillstandes ist der fehlende Puls an der Halsschlagader (Abb. 5.81).

Zur Herzmassage muß der Patient auf einer harten Unterlage liegen. Man sucht den Druckpunkt für die Herzmassage beim Erwachsenen im unteren Bereich des Brustbeines durchschnittlich drei Querfinger oberhalb des Brustbeinunterrandes auf und drückt dort mit übereinandergelegten Handballen, wobei die Finger freibleiben. Das Brustbein wird rhythmisch ca. 4 cm senkrecht gegen die Wirbelsäule gedrückt. Die Druck- und Entlastungsphasen sollen dabei gleich lang sein. Bei einer effektiven Herzmassage ist ein Pulsschlag an der Halsschlagader durch die rhythmischen Massagestöße zu tasten.

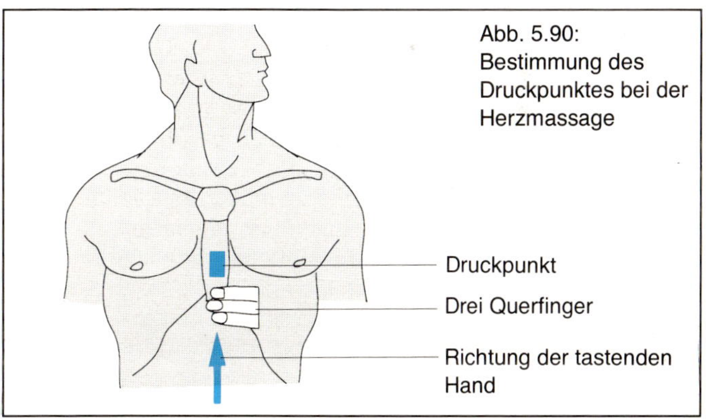

Abb. 5.90: Bestimmung des Druckpunktes bei der Herzmassage

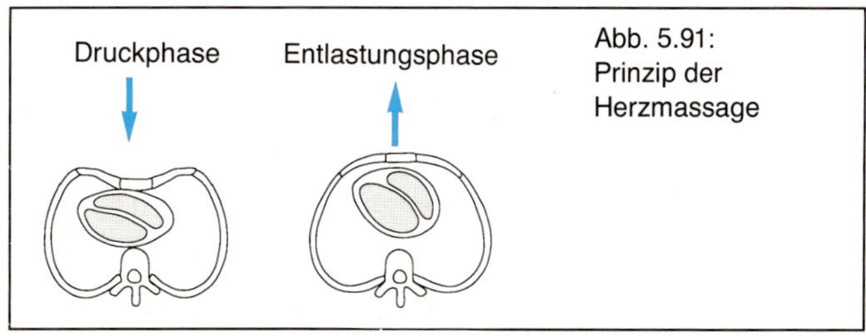

Abb. 5.91: Prinzip der Herzmassage

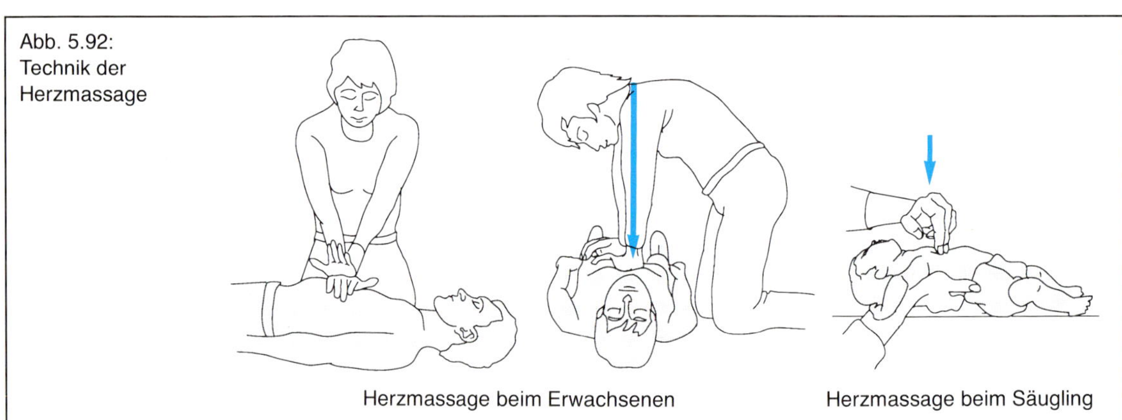

Abb. 5.92: Technik der Herzmassage

Herzmassage beim Erwachsenen

Herzmassage beim Säugling

Bei Säuglingen erfolgt die Herzmassage wohldosiert nur mit den Fingern, bei Kleinkindern nur mit einem Handballen. Muß man die Herz-Lungen-Wiederbelebung alleine durchführen, so beginnt man zunächst mit 3–5 Atemspenden und führt darauf 15 Herzmassagestöße durch. In der Folge wird ein Rhythmus von jeweils 2 Beatmungen und 15 Herzmassagestößen eingehalten. Beim Erwachsenen erfolgen 70–80 Herzmassagestöße pro Minute, beim Kind ca. 100 und beim Säugling ca. 120 pro Minute.

Kann die Herz-Lungen-Wiederbelebung zu zweit durchgeführt werden, so beginnt ein Helfer zunächst mit 3–5 Atemspenden, anschließend führt der zweite Helfer 5 Herzmassagestöße durch. In der Folge wird ein Rhythmus von jeweils 1 Beatmung und 5 Herzmassagestößen eingehalten. Um sich nicht gegenseitig zu behindern, stellen sich die beiden Helfer einander gegenüber neben dem Patienten auf.

Herz-Lungen-Wiederbelebung		
anfangs	3–5 Beatmungen	
darauf	bei 1 Helfer jeweils	15 Massagestöße 2 Beatmungen
	bei 2 Helfern jeweils	5 Massagestöße 1 Beatmung

Wichtig ist stets, daß der Beginn der Wiederbelebung festgehalten wird. Bei einer effektiven Wiederbelebung ist durch die Herzmassage ein Pulsschlag an der Halsschlagader zu spüren, die Atmung ist an sichtbaren Atembewegungen zu erkennen und der Ausatmungsstrom ist hör- und fühlbar. Die anfangs meist weiten Pupillen des Patienten werden enger, die zunächst blasse Haut wird rosig.

Ist die Wiederbelebung erfolgreich, so setzen Atmung und Kreislauf des Patienten schließlich wieder ein.

Blutstillung

Äußere Blutungen werden zunächst mit einem Druckverband versorgt (siehe Abb. 5.60), wodurch die meisten Blutungen zuverlässig gestillt werden können. Unterstützend kann man die betroffene Gliedmaße hochlagern.

Bei den seltenen, starken arteriellen Blutungen ist das Gefäß sofort an dafür geeigneten Körperstellen abzudrücken. Im Notfall kann auch in der Wunde abgedrückt werden.

Nur in Ausnahmefällen muß eine Gliedmaße abgebunden werden. Dazu wird ein

Dreiecktuch krawattenförmig zusammengelegt, an den Enden verknotet und anschließend um Oberarm oder Oberschenkel gelegt. Ein Stab wird dazwischen geschoben und im Uhrzeigersinn gedreht, so daß ein starker Druck auf die Gliedmaße ausgeübt wird, bis die Blutung steht. Der Zeitpunkt des Abbindens ist zu notieren.

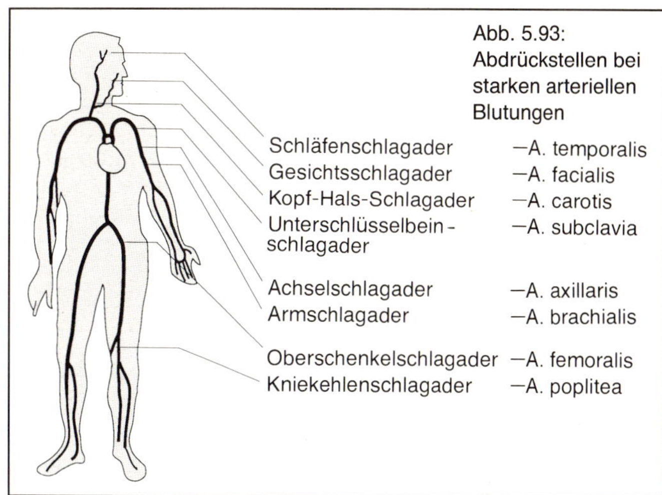

Abb. 5.93: Abdrückstellen bei starken arteriellen Blutungen

Schockbekämpfung

Vorgänge beim Schock Schock ist ein Kreislaufversagen, das durch ein Mißverhältnis zwischen dem Blutbedarf der Organe und der Blutzufuhr über die Gefäße bedingt ist. Es kommt dabei zu einer verminderten Gewebedurchblutung, die zu Sauerstoffmangel und Stoffwechselstörungen in den Zellen führt.
Ursachen können unter anderem sein:

- Flüssigkeitsverlust (Volumenmangelschock, z. B. durch Blutverlust oder nach Verbrennung)
- Herzversagen (kardiogener Schock)
- Krankheitserreger (septischer Schock)
- allergische Reaktionen (anaphylaktischer Schock).

Um die Durchblutung der lebenswichtigen zentralen Organe (Gehirn, Herz, Lunge, Leber und Nieren) aufrechtzuerhalten, drosselt der Körper in der ersten Schockphase zunächst die Durchblutung der Gliedmaßen und der Haut zugunsten dieser Organe. Die Gliedmaßen sind in der Folge kalt, blaß und teilweise sogar bläulich verfärbt. Man spricht dabei von einer **Zentralisation** des Kreislaufes.
Bei Fortschreiten des Schocks kommt es auch zu einer verminderten Durchblutung von Leber und Nieren, schließlich auch von Gehirn, Herz und Lunge. In dieser Phase ist der Schock oft nicht mehr beherrschbar und führt zum Tod des Patienten. Durch frühzeitige Einleitung der richtigen Maßnahmen kann dieses fortgeschrittene Schockstadium meist verhindert und das Leben des Patienten dadurch gerettet werden.

Symptome eines Schocks

- beschleunigter, nur schwer zu tastender Puls
- zunächst wenig, später stark erniedrigter Blutdruck
- kalte, blasse Haut, kalter Schweiß
- ängstlicher, unruhiger, häufig auch bewußtseinsgetrübter Patient
- beschleunigte Atmung
- verminderte Ausscheidung.

Je nach Ausmaß des Schocks sind die einzelnen Symptome unterschiedlich stark ausgeprägt. Zur Einschätzung der Schwere eines Schocks haben dabei Pulsfrequenz und Blutdruck eine besondere Bedeutung. Steigende Pulswerte bei zunächst normalen, später sinkenden Blutdruckwerten sind ein wichtiger Hinweis für einen beginnenden Schock. Die Schwere des Schocks läßt sich dabei mit dem Schockindex leicht abschätzen.

$$\text{Schockindex} = \frac{\text{Pulsfrequenz/Min.}}{\text{systolischer Blutdruck in mmHg}}$$

Dieser Index beträgt beim Gesunden 0,5 (Pulsfrequenz 60, systolischer Blutdruck 120 mmHg). Bei einem Index größer als 1,0 besteht Schockgefahr. Bei einem Index von 1,5 ist bereits mit einem schweren Schock zu rechnen.

Sofortmaßnahmen Es kommt bei der Schockbekämpfung darauf an, schnell und gezielt lebensbedrohliche Gefahren abzuwenden. Deshalb muß zunächst die Atmung durch Freimachen der Atemwege und gegebenenfalls Beatmung gesichert werden. Um die Durchblutung der zentralen Organe auch bei vermindertem Blutvolumen zu gewährleisten, werden die Beine des Patienten hochgelagert (siehe Abb. 5.84: Lagerung bei Blutvolumenmangel).
Blutungen werden zur Vermeidung weiterer Blutvolumenverluste mit einem Druckverband versorgt. Der Arzt führt zum Flüssigkeitsersatz in der Regel eine Infusion durch. Der Patient ist vor Unterkühlung und Überwärmung zu schützen. Unnötige, vor allem schmerzhafte Bewegungen des Patienten sind zu vermeiden, da diese den Schock verstärken können. Der Patient ist zu beruhigen und ein rascher, jedoch nicht überstürzter Transport in ein Krankenhaus ist einzuleiten.

Assistenz bei lebensrettenden Sofortmaßnahmen des Arztes

Der Arzt kann neben den bereits beschriebenen lebensrettenden Sofortmaßnahmen weitergehende Behandlungsschritte einleiten, bei denen die Arzthelferin wichtige Assistenzaufgaben hat. Weiterführende Behandlungsmaßnahmen können dabei unter anderem in der Gabe von Medikamenten, der Elektrodiagnostik und -therapie sowie einer Intubation zur Beatmung bestehen.

Medikamentengabe Bei einem lebensbedrohlichen Notfall erfolgt eine medikamentöse Therapie in der Regel über einen venösen Zugang. Die Arzthelferin legt dazu folgende Hilfsmittel bereit:
Venenverweilkanülen, Staubinde, Tupfer, Desinfektionsmittel, Heftpflaster (siehe auch 5.3.2).
Die Gabe der Medikamente ist eine ärztliche Aufgabe. Die Arzthelferin hat dabei jeweils die vom Arzt angeordneten Medikamente herauszusuchen und gegebenenfalls für die Injektion in Spritzen aufzuziehen. Zusätzlich kann es erforderlich sein, Infusionslösungen bereitzustellen und mit entsprechendem Infusionsbesteck dem Arzt anzureichen. Die verabreichten Medikamente sind dabei genau zu protokollieren.

Elektrodiagnostik und -therapie Ein wichtiges Hilfsmittel in der Notfallmedizin zur weitergehenden Diagnostik ist das EKG-Gerät. So kann z. B. mit einem EKG festgestellt werden, ob ein Kreislaufstillstand durch einen absoluten Stillstand des Herzens oder durch eine unkoordinierte und dadurch ineffektive Flimmerbewegung der Kammermuskulatur verursacht wird.
Dieses Kammerflimmern kann medikamentös, mechanisch oder elektrisch durch eine Defibrillation behandelt werden. Bei der elektrischen Defibrillation werden die unkoordinierten Herzmuskelaktionen dabei durch einen kurzzeitigen, starken Gleichstromstoß im Brustbereich unterbrochen. Anschließend kann das Herz wieder rhythmisch schlagen, wodurch der Blutkreislauf wieder in Gang gebracht wird.
Das Gerät zum Defibrillieren heißt Defibrillator. Es hat zwei Elektrodenplatten, die zur Behandlung mit Elektrodenpaste bestrichen und ganzflächig mit mäßigem Druck an der Herzbasis und an der Herzspitze aufgesetzt werden. Während des Defibrillierens darf kein direkter Kontakt mit dem Patienten wegen der Gefahr einer Überleitung des elektrischen Stromstoßes bestehen.

Intubation Zur Sicherung der Atemwege und zur zuverlässigen Beatmung kann der Arzt eine endotracheale Intubation durchführen. Es wird dabei ein Schlauch (Tubus) über Mund oder Nase in die Luftröhre (Trachea) geschoben. Als Hilfsmittel wird bei der Intubation ein Laryngoskop zur Darstellung des Luftröhreneingangs verwendet.

Am vorderen Ende des Tubus befindet sich ein kleiner aufblasbarer Ballon, mit dem die Luftröhre im Tubusbereich abgedichtet wird. Der Patient kann daraufhin über den Tubus beatmet werden, ohne daß Luft seitlich am Tubus entweichen kann. Gleichzeitig wird mit diesem Ballon verhindert, daß Blut oder Erbrochenes aus der Mundhöhle in die Luftröhre gelangt.

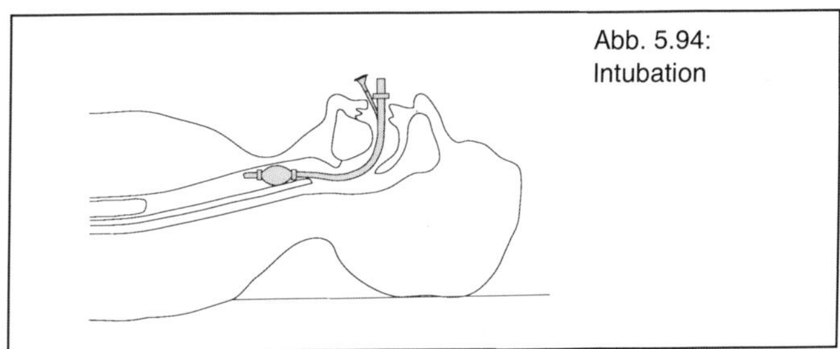

Abb. 5.94: Intubation

5.4.2 Erste Maßnahmen bei Notfällen in Abwesenheit des Arztes

Grundlagen

Tritt in der Arztpraxis ein Notfall in Abwesenheit des Arztes auf, so muß die Arzthelferin selbständig Maßnahmen zur Ersten Hilfe einleiten. Im weiteren Verlauf muß die Arzthelferin entscheiden, ob sie in Ruhe das Eintreffen des Chefs abwarten kann oder ob sie unverzüglich einen Notarzt rufen muß. Stets ist dabei zu bedenken, daß eine Arzthelferin einen Arzt nicht ersetzen kann. Eine Arzthelferin hat sich vielmehr auf die in ihrer Ausbildung erlernten Maßnahmen zur Ersten Hilfe zu beschränken. Im Zweifelsfall ist deshalb ein Notarzt zu rufen.

Bewußtseinsstörungen

Bewußtseinsstörungen werden eingeteilt in:

- **Benommenheit:** Geringgradige Bewußtseinsstörung mit verlangsamtem Denken und Handeln.
- **Somnolenz:** Der Patient ist krankhaft schläfrig, auf Befragen erfolgen verlangsamte, ungenaue Antworten.
- **Sopor:** Schlafähnlicher Zustand, aus dem der Patient nur durch starke Reize geweckt werden kann.
- **Koma:** Bewußtlosigkeit, durch äußere Reize nicht zu unterbrechende Bewußtseinsstörung.

Bewußtseinsstörungen können vielfältige Ursachen haben. So können sie z. B. bei Schädel-Hirn-Verletzungen, beim Schlaganfall (Apoplexie), bei Herzerkrankungen sowie bei Entgleisungen des Stoffwechsels vorkommen. Deutlich erhöhte Blutzuckerwerte können beim Diabetes mellitus zum diabetischen Koma, deutlich erniedrigte Blutzuckerwerte zum hypoglykämischen Koma, Nierenkrankheiten zum urämischen Koma und Leberkrankheiten bis zum Leberkoma führen.

Zur Sofortdiagnostik sind bei einer Bewußtseinsstörung zunächst Atmung und Kreislauf zu überprüfen. Sind Atmung und Kreislauf gesichert, so ist als nächstes ein Arzt zur weiteren Behandlung zu informieren. Besteht bei bekanntem Diabetes mellitus der Verdacht auf eine Stoffwechselentgleisung, so kann bereits vor Eintreffen des Arztes eine Blutzuckerbestimmung erfolgen.

Eine einfache Form der kurzzeitigen Bewußtseinsstörung ist der **orthostatische Kollaps.** Hierbei kommt es zu einer kurzzeitigen Blutverteilungsstörung, bei der das Blut in die unteren Körperregionen absackt und dadurch ein Sauerstoffmangel im Gehirn entsteht. Kurz vor dem Kollaps besteht häufig ein Schwindelgefühl. Der Patient wird plötzlich blaß, bevor er bewußtlos zu Boden stürzt. Während des Sturzes kann sich der Patient insbesondere im Gesichtsbereich verletzen.

Der Patient ist flach zu lagern, wobei die Beine hochgelegt werden sollen. Puls und Blutdruck sind zu überwachen. In der Regel erlangt der Patient schnell wieder das Bewußtsein. Die Ursache der Ohnmacht ist jedoch später vom Arzt abzuklären. Häufigste Ursachen sind zu niedriger Blutdruck, Aufregung oder Angst vor dem Arztbesuch.

Krampfanfall

In der Notfallmedizin ist vor allem der generalisierte Krampfanfall von Interesse, der bereits im Abschnitt Epilepsie (siehe 4.13.1) beschrieben worden ist.
Während des Anfalls hat man vor allem dafür zu sorgen, daß sich der Patient nicht verletzt. Insbesondere sind Zungenbißverletzungen durch einen Gummikeil zu verhindern. Bei Bewußtlosigkeit sind Atmung und Kreislauf zu sichern. Weitere Behandlungsmaßnahmen erfolgen durch einen Arzt.

Schlaganfall

Durch eine mit Sauerstoffmangel einhergehende Durchblutungsstörung in einem umschriebenen Hirnbereich kann es zu einem Schlaganfall (Apoplexie) kommen. Typische Symptome sind Bewußtseinsstörungen, Lähmungen (insbesondere Halbseitenlähmungen), Krampfanfälle, oft auch der Verlust der Sprache.
Im Vordergrund steht die Sicherung von Atmung und Kreislauf. Ist der Patient bewußtlos, so wird er in stabile Seitenlage gebracht. Ansonsten wird der Patient mit erhöhtem Oberkörper gelagert. Weitere Behandlungsmaßnahmen erfolgen durch einen Arzt.

Atemnot

Eine akute Atemnot kann durch eine Verlegung der Luftwege (z. B. durch einen Fremdkörper), durch Erkrankungen der Lunge (z. B. Asthma bronchiale, Lungenembolie), Herzkrankheiten (z. B. Herzinfarkt), verminderten Sauerstofftransport im Blut (z. B. bei Kohlenmonoxidvergiftung), Stoffwechselentgleisungen, Hirnschädigungen und psychische Ursachen entstehen.
Es kommt bei der Ersten Hilfe stets darauf an, zunächst Atmung und Kreislauf zu sichern. Der Oberkörper ist bei Atemnot ohne Bewußtseinsverlust hochzulagern. Zusätzlich kann Sauerstoff verabreicht werden.
Asthmapatienten haben häufig bronchienerweiternde Mittel bei sich, die bei einem akuten Asthmaanfall angewendet werden können. Durch gutes Zureden kann der Patient beruhigt werden. Weitere Maßnahmen haben durch einen Arzt zu erfolgen.

Akute Schmerzen

Akut auftretende Schmerzen können vielfältige Ursachen haben. So können plötzliche Schmerzen im Brustbereich insbesondere bei bekannten Herzkrankheiten auf einen Herzinfarkt oder bei bekannten Venenthrombosen auf eine Lungenembolie hinweisen. Besonders heftige Schmerzen bestehen bei Gallen- und Nierenkoliken, die insbesondere bei einem Gallen- oder Nierensteinleiden auftreten können.
Im Rahmen der Ersten Hilfe sind stets Atmung und Kreislauf zu sichern. Der Patient ist so zu lagern, daß er eine Linderung verspürt. Eine weitere Behandlung hat durch einen Arzt zu erfolgen.

Vergiftungen

Vergiftungen (Intoxikationen) können durch versehentliche oder vorsätzliche Aufnahme giftiger Substanzen über den Mund, durch Einatmen oder durch Hautkontakt auftreten. Häufige Symptome bei einer Schlafmittelvergiftung sind z. B. Bewußtseinsstörungen bis zum Koma, Erbrechen, verminderte Atmung, Schock, Hautveränderungen und erniedrigte Körpertemperatur.
Die Erste Hilfe besteht in der Sicherung von Atmung und Kreislauf. Eine weitere Behandlung hat durch einen Arzt zu erfolgen.
Zur Ermittlung des Giftes sind Arzneimittelpackungen sowie Flaschen und Gläser mit Giftresten aufzubewahren. Wurden Gifte über den Mund eingenommen, so kann Erbrechen zur Magenentleerung künstlich ausgelöst werden. Dies ist jedoch nicht bei einer Bewußtseinsstörung und bei ätzenden oder schaumbildenden Giften gestattet.

Weichteilwunden

Wunden können durch mechanische Gewalteinwirkungen, chemische Stoffe, Kälte, Hitze und auch Strahlen entstehen. Bei einer Verletzung der Haut oder Schleimhaut besteht dabei durch Eindringen von Krankheitserregern die Gefahr einer Infektion.
Zur Ersten Hilfe gehört die Stillung von Blutungen und die Abdeckung offener Wunden mit sterilem Verbandmaterial zum Schutz vor Infektionen. Jede offene Wunde ist keimfrei zu verbinden (siehe 5.3.4).
Besonders große Infektionsgefahr besteht bei ausgedehnten **Verbrennungswunden.** Mit der Wunde verklebte Kleidungsstücke werden dabei zunächst belassen und mit der Wunde keimfrei abgedeckt, um nicht noch weitere Hautanteile abzureißen.
Bei größeren Verbrennungen besteht durch Flüssigkeitsverluste über die Wunde zusätzlich die Gefahr eines Volumenmangelschocks.
Bei kleineren, örtlich begrenzten Verbrennungen oder Verbrühungen sollte man die Wunde sofort unter kaltes Wasser halten, bis der Schmerz nachläßt. Anschließend ist die Wunde keimfrei zu verbinden.
Verätzungen durch Laugen oder Säuren können besonders stark brennende, teilweise tiefreichende Wunden verursachen. Die Erste Hilfe besteht dabei grundsätzlich in sorgfältigem Ausspülen mit fließendem, klarem Wasser und dem anschließenden keimfreien Verband. Bei Verätzungen eines Auges wird das Auge gründlich mit fließendem, klarem Wasser von innen nach außen für längere Zeit gespült. Anschließend wird ein Augenarzt aufgesucht.

Knochenbrüche und Gelenkverletzungen

Auch bei Knochenbrüchen und Gelenkverletzungen gilt, daß offene Wunden keimfrei zu verbinden sind. Besteht durch größere Blutverluste die Gefahr eines Volumenmangelschocks, so ist eine entsprechende Schockbekämpfung einzuleiten.
Der Knochenbruch oder das betroffene Gelenk ist durch entsprechende Lagerung oder Schienung ruhigzustellen und der Patient damit transportfähig für den Weg in ein Krankenhaus zu machen. Die Bruchstelle ist dabei nicht unnötig zu bewegen. Die Reposition verschobener Knochenbrüche oder luxierter Gelenke ist Aufgabe eines Arztes.

5.5 Patientenbetreuung

5.5.1 Grundlagen

Rolle der Arzthelferin

Jeder Mensch hat in seiner sozialen Umwelt verschiedene Rollen. So hat die Arzthelferin unter anderem in ihrer Familie die Rolle der Tochter, Ehefrau oder Mutter, im Beruf die Rolle der Assistentin des Arztes und in der Freizeit z. B. die Rolle eines Mitglieds in einem Sportverein oder einer Jugendgruppe. An jede dieser Rollen werden bestimmte Erwartungen gestellt. So sind die Rollenerwartungen an den Beruf der Arzthelferin unter anderem:

Fachliches Können, Einsatzbereitschaft, Gewissenhaftigkeit, verantwortungsbewußtes Handeln, organisatorisches Geschick, Einordnung in das Praxisteam, Freundlichkeit, Hilfsbereitschaft und gepflegtes Aussehen.

Die Erwartungen von Arzt, Kollegen und Patienten können dabei durchaus unterschiedlich sein. Während der Arzt in der Regel mehr Wert auf fachliches Können, gewissenhafte Arbeit, Einordnung in das Team und Freundlichkeit gegenüber den Patienten legen wird, so kann den Kolleginnen gegenseitige Unterstützung und Hilfsbereitschaft sowie Geselligkeit besonders wichtig sein. Die Patienten wiederum erwarten in vielen Fällen neben dem fachlichen Können ein besonderes Interesse für ihre persönlichen Anliegen, Mitgefühl und eine individuelle Betreuung.

Aus diesen verschiedenen Rollenerwartungen können Konflikte entstehen, wenn ein Patient z. B. eine bevorzugte Behandlung erwartet. Die Arzthelferin wird dann in den meisten Fällen einen Ausgleich zwischen den verschiedenen Erwartungen anstreben. So kann sie nicht einen einzelnen Patienten bevorzugen, da sie sich sonst ungerecht gegenüber den anderen Patienten verhalten würde. Sie muß also versuchen, bei den Patienten Verständnis dafür zu gewinnen, daß sie keinen bevorzugen darf. Gleichzeitig müssen die Patienten spüren, daß sich die Arzthelferin darum bemüht, die Wartezeiten für alle möglichst kurz zu halten.
Kommt ein naher Angehöriger als Patient in die Arztpraxis, so kann es zu einem Konflikt zwischen der eigenen Rolle als Arzthelferin und als Familienmitglied kommen. Man spricht dann im Gegensatz zu dem oben genannten Beispiel eines Konfliktes innerhalb einer Rolle von einem Konflikt zwischen zwei verschiedenen Rollen.

Kommunikation

Unter Kommunikation versteht man den Austausch von Nachrichten. Diese Nachrichtenübermittlung kann sowohl mit Hilfe der Sprache mündlich oder schriftlich als auch allein durch Gestik oder Mimik erfolgen. Man unterscheidet dabei einen Sender, von dem die Nachricht ausgeht, und einen Empfänger, der die Nachricht entgegennimmt.
Nicht nur die Nachricht alleine, sondern auch die Art und Weise der Nachrichtenübermittlung führt zu einer Reaktion des Empfängers. Wird z. B. eine Bitte in einem unhöflichen Tonfall ausgesprochen, so kann dies zu einer ablehnenden Haltung des Empfängers führen, auch wenn die Bitte ansonsten mit Leichtigkeit zu erfüllen wäre. Der Volksmund sagt dazu auch, daß „der Ton die Musik macht".
Ruhe und Sachlichkeit fördern die Übermittlung von Informationen, wobei es Freundlichkeit dem Empfänger einfacher macht, eine Nachricht zu akzeptieren.
Bei der Kommunikation in der Arztpraxis ist dabei stets zu bedenken, daß sich der Patient je nach Schwere der Erkrankung in einer psychisch belastenden Situation befinden kann, die besonderes Einfühlungsvermögen erfordert.

5.5.2 Umgang mit Patienten

Umgangsformen

Von Schopenhauer (Philosoph, 1788 bis 1860) stammt der Satz: „Höflichkeit ist wie ein Luftkissen, es mag wohl nichts drin sein, aber es mildert die Stöße des Lebens." Man sollte deshalb genügend Selbstdisziplin aufbringen, um auch in einer angespannten Situation höflich zu bleiben. Ein Mißton kann mühsam aufgebautes Vertrauen schnell wieder zerstören. Freundlichkeit, Aufmerksamkeit und Taktgefühl werden gerade von kranken Menschen besonders dankbar aufgenommen. Man behandele den Patienten stets so, wie man selbst als Patient behandelt werden möchte.
Es ist besonders wichtig, auch zuhören zu können. Allein dadurch, daß man sich die Wünsche und Gedanken eines Patienten genau anhört, kann man vielen Mißverständnissen vorbeugen. Der Patient sollte dabei in seiner Person akzeptiert und nicht besserwisserisch belehrt werden.
Man versuche stets, die Gedanken des Patienten nachzuvollziehen und sich in seine Lage zu versetzen. Dazu gehört auch Diskretion und Taktgefühl. So sollte ein Patient nicht im Beisein anderer Patienten nach seinen Beschwerden befragt werden. Wer möchte schon gerne, daß Fremde erfahren, was einem fehlt.
Grundregeln Umgang mit Patienten:
- Grüßen Sie jeden Patienten freundlich und sprechen Sie ihn mit seinem Namen an!
- Bleiben Sie stets höflich. Benutzen Sie die Zauberworte „bitte" und „danke"! Versuchen Sie dabei stets, sich ein Lächeln zu bewahren!
- Zeigen Sie Einfühlungsvermögen und Rücksichtnahme! Haben Sie vor allem

mit Kindern und älteren Menschen Geduld!
- Sprechen Sie deutlich und verständlich! Fremdwörter mögen zwar schick sein, nützen jedoch wenig, wenn der Patient sie nicht versteht!
- Achten Sie auf ein gepflegtes äußeres Erscheinungsbild!
- Halten Sie Ordnung am Arbeitsplatz und seien Sie pünktlich!
- Bedenken Sie stets, daß Sie in der Rezeption den wichtigen ersten Eindruck des Patienten von der Praxis prägen!

Lösung von Konflikten

Die Arzthelferin ist leider oft der „Blitzableiter" für Patienten bei Beschwerden. Beschwert sich ein Patient aufbrausend und beleidigend, so ist es zur Konfliktlösung wichtig, zunächst eine sachliche Basis für ein Gespräch zu erhalten. Man soll deshalb den Konflikt nicht mit einer barschen Antwort steigern. Vielmehr versuche man, die Situation zu entkrampfen und den Patienten zu beruhigen. Dabei bemühe man sich, freundlich auf die Beschwerde des Patienten einzugehen. Ist der Einwand des Patienten berechtigt, so entschuldige man sich für den Vorfall.
In jedem Falle vermeide man Aggressionen, da sie weder der Sache noch der Praxis dienen. Konflikte sind letztlich nicht durch Aggressionen, sondern nur durch ein sachliches Gespräch zu lösen. Anschließend sei man nicht nachtragend. Letztlich zeigt sich menschliche Größe nicht darin, in Konflikten zu „siegen", sondern darin, Konflikte zu lösen — oder noch besser, durch vorbeugendes Handeln zu vermeiden.

Verhalten am Telefon

Telefonanrufe dürfen nicht als störend empfunden werden. Vielmehr ist freundlich und sachlich nach dem Anliegen zu fragen.
Terminabsprachen sind unverzüglich im Bestellbuch bzw. Praxiscomputer vorzumerken.

Wird ein Hausbesuch angefordert, so müssen folgende Informationen aufgeschrieben werden:

- Zeit des Anrufes und Name des Anrufers.
- Name und Alter des Patienten, Anschrift mit Angabe des Stockwerkes und Wegbeschreibung, Telefonnummer für einen Rückruf.
- Zustand des Patienten: Ist der Patient bettlägerig? Welche Beschwerden hat er? Bestehen Atemnot, starke Schmerzen oder Fieber?
- Wird ein Besuch sofort, im Laufe des Tages, zum nächsten Tag oder zu einem späteren Zeitpunkt angefordert?

In jedem Falle ist die Anforderung eines Hausbesuches sofort dem Arzt mitzuteilen. Im Zweifel ist das Gespräch direkt an den Arzt weiterzuleiten. In einem Notfall helfen insbesondere die fünf W-Fragen (Wer? Wo? Wann? Was? Wie?), um sich ein Bild von der Situation zu machen.
Vorsichtig muß man sein, wenn ein Anrufer am Telefon Auskünfte wünscht. Zur Wahrung der Schweigepflicht dürfen am Telefon keine Auskünfte über Patienten gegeben werden. Es darf am Telefon noch nicht einmal mitgeteilt werden, ob ein bestimmter Patient die Praxis aufgesucht hat. In Zweifelsfällen ist das Gespräch dabei an den Arzt weiterzuleiten.

Regeln zum sicheren Telefonieren:
- Lassen Sie das Telefon nicht unnötig lange klingeln!
- Melden Sie sich mit Praxisnamen und eigenem Namen!
- Sprechen Sie klar und deutlich, damit auch ältere und ausländische Patienten Sie verstehen können!
- Seien Sie stets freundlich und sachlich!
- Notieren Sie wichtige Einzelheiten sofort und lassen Sie Namen bei Unklarheiten buchstabieren!
- Fragen Sie nach, wenn Sie Einzelheiten nicht verstanden haben!
- Möchten Sie selbst ein Gespräch führen, so legen Sie sich die dazu notwendigen Unterlagen vorher bereit!

6 Arzneimittel, Heil- und Hilfsmittel

6.1 Arzneimittelbegriff

Arzneimittel sind Stoffe zur Erkennung, Verhütung, Linderung und Behandlung von Krankheiten und Beschwerden.

Als Arzneistoffe werden einzelne chemische Elemente und Verbindungen, Pflanzen und Pflanzenbestandteile (z. B. als Tee oder Aufguß) sowie tierische und menschliche Produkte (z. B. Hormone und Enzyme) verwendet. In der Hauptsache werden heutzutage Fertigarzneimittel eingesetzt.
Der griechische Begriff **Pharmakon** bedeutet sowohl Heilmittel (Arznei) als auch Gift. Diese doppelte Bedeutung weist darauf hin, daß jedes Arzneimittel zusätzlich zu den erwünschten heilenden Wirkungen auch schädliche Nebenwirkungen hat. Der Übergang vom Arzneimittel zum Gift ist dabei fließend. Schon der Arzt und Naturforscher Paracelsus (1493—1541) stellte fest, daß jedes Arzneimittel zum Gift werden kann, wenn es nur entsprechend hoch dosiert wird!

Pharmakologie	— Lehre von den Wechselwirkungen zwischen Arzneistoffen und dem Organismus
Toxikologie	— Lehre von den Giften und ihren schädlichen Wirkungen auf den Organismus

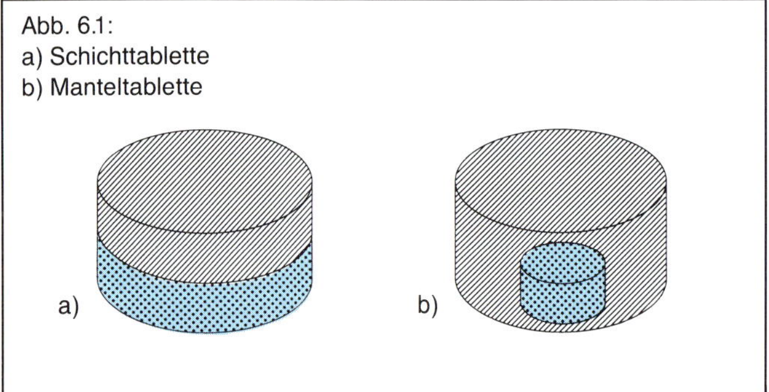

Abb. 6.1:
a) Schichttablette
b) Manteltablette

6.2 Arzneimittelformen

Ein Arzneimittelwirkstoff kann nur selten direkt verabreicht werden. In der Regel ist eine Verarbeitung mit Hilfsstoffen zu einer bestimmten Arzneimittelform erforderlich, um das Medikament anwenden zu können.

Feste Arzneimittelformen

Tee besteht aus getrockneten Pflanzenbestandteilen, die durch Übergießen mit kochendem Wasser einen Aufguß ergeben.
Pulver ist eine zerkleinerte, feste Arzneimittelform.
Pulver zum Einnehmen ist heute kaum noch in Gebrauch. Zur äußerlichen Anwendung werden Pulver in fester Form zum Auftragen auf Haut, Schleimhaut, Körperhöhlen oder zur Wundbehandlung als Puder benutzt.
Granulat (granulum lat. — Körnchen) ist ein Arzneimittel in Form von Körnchen, die häufig in Wasser gelöst eingenommen werden.
Kapseln sind pulverförmige, granulierte oder flüssige Arzneimittel in einer löslichen bzw. verdaulichen Hülle (zumeist aus Gelatine).
Kapseln schützen die Arzneimittel vor äußeren Einwirkungen. Außerdem kann die Hülle z. B. einen unangenehmen Geschmack überdecken.
Tabletten sind festgepreßtes Pulver zur genauen Einzeldosierung.
Zum Wirkstoff kommen meist noch Hilfsstoffe wie Füll-, Binde- und Gleitmittel. Durch einen Überzug z. B. mit Lack können Tabletten widerstandsfähig gegen Verdauungssäfte gemacht werden.
In Form von Schicht- oder Manteltabletten kann die Wirkstoffabgabe gesteuert werden. Eine Schicht kann dabei z. B. rasch zerfallen, um die Anfangsdosis abzugeben, während die zweite Schicht langsam zerfällt, um die Erhaltungsdosis abzugeben.
Eine Retard-Tablette (retardare lat. — verzögern) gibt den Wirkstoff langsam ab.

Dragées sind Tabletten mit einem Überzug (z. B. aus Zucker, Stärke oder Fett). Durch den glatten Überzug sind Dragées in der Regel leicht zu schlucken; unangenehmer Geschmack eines Arzneimittels kann durch die Umhüllung überdeckt werden.
Zäpfchen (Suppositorien) sind Arzneimittel zum Einführen in den Mastdarm (oder als Vaginalzäpfchen in die Scheide), die bei Körpertemperatur schmelzen und den Wirkstoff freigeben.
Zäpfchen entfalten eine lokale Wirkung, z. B. zur Behandlung von Hämorrhoiden oder einer Scheidenentzündung. Nach Resorption über die Schleimhaut wirken Zäpfchen auf den Gesamtorganismus.

Streichfähige Arzneimittelformen

Salben enthalten Wirkstoffe zumeist in einer Grundmasse aus Fett oder Paraffin.
Cremes enthalten Wirkstoffe in einer streichfähigen Emulsion, d. h. einer Mischung aus Fett und Wasser.
Pasten sind Salben mit einem hohen Anteil an festen Wirkstoffen.
Gele enthalten Wirkstoffe in einer wasserlöslichen Grundmasse. Sie trocknen auf der Haut und bilden einen Film.

Flüssige Arzneimittelformen

Lösungen (solutio lat. – Lösung) enthalten feste, flüssige oder gasförmige Wirkstoffe in einem geeigneten Lösungsmittel (z. B. Wasser oder Alkohol).
Tinkturen (tingere lat. – benetzen, eintauchen) sind alkoholische Lösungen von pflanzlichen oder tierischen Stoffen.
Suspensionen (suspendere lat. – schwebend halten) enthalten pulverförmige Stoffe, die in einer Flüssigkeit schweben.
Emulsionen (emulgere lat. – ausschöpfen) sind feinste Verteilungen von Flüssigkeiten in anderen, in denen sie nicht löslich sind (z. B. Fett in Wasser bei Milch).
Mixturen (mixtura lat. – Mischung) sind Lösungen mehrerer Wirkstoffe.
Als Schüttelmixtur (Lotion) bezeichnet man eine Suspension pulverförmiger Stoffe in Wasser oder verdünntem Alkohol.

Zur Dosierung von wäßrigen Lösungen:	
20 Tropfen entsprechen	ca. 1 ml
1 Teelöffel entspricht	ca. 5 ml
1 Kinderlöffel entspricht	ca. 10 ml
1 Eßlöffel entspricht	ca. 15–20 ml
1 Tasse entspricht	ca. 100 ml
1 Glas entspricht	ca. 200 ml

Gasförmige Arzneimittelformen

Gase haben weder eine feste Form noch ein konstantes Volumen. Gase verteilen sich ohne äußeren Einfluß gleichmäßig in einem Raum. In der Medizin werden sie z. B. als Narkosegase angewendet.
Aerosole enthalten feste oder flüssige Schwebstoffe in Luft.
Bei der Aerosol-Therapie werden künstlich vernebelte Medikamente z. B. zur Behandlung von Atemwegserkrankungen verwendet.

6.3 Arzneimittelapplikation

Unter Arzneimittelapplikation (applicare lat. – anlegen, anwenden) versteht man die Verabreichung und Anwendung von Pharmaka. Grundsätzlich unterscheidet man zwischen lokaler und systemischer Anwendung.

6.3.1 Lokale Applikation

Bei der lokalen Applikation eines Arzneimittels ist eine örtliche Wirkung an der äußeren Haut oder anderen zugänglichen Körperstellen wie Mundhöhle, Nase, Augen oder Mastdarm beabsichtigt. Durch örtliche Einspritzung (lokale Injektion) können dabei auch tiefer gelegene Regionen erreicht werden.
Der Gesamtorganismus soll bei der örtlichen Anwendung möglichst unbeeinflußt bleiben. Über die Blutgefäße – insbesondere der Schleimhäute – werden jedoch häufig auch lokal wirkende Arzneimittel aufgenommen (resorbiert), so daß die

Wirkung nicht streng örtlich begrenzt bleibt.
Zur lokalen Applikation können unter anderem Salben, Cremes, Pasten, Gele und Lösungen verwendet werden. Zur örtlichen Anwendung gehört dabei auch die Gabe von Augen-, Ohren- und Nasentropfen.

Gabe von Augentropfen Der Patient wird gebeten, nach oben zu blicken und den Kopf in den Nacken zu legen. Die Finger der linken Hand des Behandlers setzen daraufhin dicht an der Lidkante des Unterlides an und öffnen den Bindehautsack durch Herabziehen des Unterlides. Die rechte Hand mit der Tropfflasche wird dabei an der Stirn des Patienten abgestützt. Anschließend läßt man den Tropfen frei in den Bindehautsack fallen.

Gabe von Ohrentropfen Der Patient legt sich auf die Seite. Anschließend werden die Ohrentropfen in den Gehörgang eingeträufelt. Da der Tropfen einige Zeit braucht, um bis zum Trommelfell zu gelangen, muß der Patient etwas warten, bis er sich wieder aufrichten darf.

Gabe von Nasentropfen Der Patient legt den Kopf in den Nacken. Anschließend wird ein Tropfen in das Nasenloch gegeben.
Bei allen Einträufelungen darf die Pipettenspitze nicht mit dem Patienten in Berührung kommen, um die Tropfflasche nicht zu infizieren.

6.3.2 Systemische Applikation

Ist eine örtliche Arzneimittelbehandlung nicht möglich oder nicht sinnvoll, so wird das Arzneimittel in einer Form verabreicht, die eine Aufnahme und Verteilung mit dem Blut ermöglicht. Da das Arzneimittel somit im gesamten Organismus wirkt, spricht man auch von systemischer Applikation. Man unterscheidet dabei zwischen enteraler Anwendung, also über den Verdauungstrakt (enteron gr. — Darm), und parenteraler Anwendung unter Umgehung des Verdauungstraktes (para gr. — neben).

Enterale Arzneimittelanwendung

oral, per os — durch den Mund Das Arzneimittel wird geschluckt und gelangt so in den Magen-Darm-Trakt. Nach Passage des Magens wird das Medikament in der Regel über die Darmschleimhaut in den Blutkreislauf aufgenommen (resorbiert) und über die Pfortader zur Leber transportiert.
Hauptvorteil der oralen Arzneimittelverabreichung ist die einfache Anwendung. Nachteilig ist die Abhängigkeit vom Funktionszustand des Verdauungskanals. So besteht z. B. eine verminderte bis gar keine Arzneimittelaufnahme bei Durchfall! Weiterhin ist die häufige Abschwächung der Arzneimittel durch chemischen Umbau bereits in der Leber von Nachteil sowie die Belastung der Magenschleimhaut durch die eingenommenen Medikamente. Arzneimittel, die auf nüchternen Magen schlecht vertragen werden, sollen daher nach den Mahlzeiten eingenommen werden.

rektal — durch den Mastdarm Das Arzneimittel wird im allgemeinen als Zäpfchen nach dem Stuhlgang in den Mastdarm eingeführt. Über die Darmschleimhaut kann das Medikament dann in den Blutkreislauf gelangen.
Die rektale Verabreichung kann zur lokalen Anwendung (z. B. zur Behandlung von Hämorrhoiden) als auch zur systemischen Behandlung unter Schonung des Magens angewendet werden. Die Stoffaufnahme zur systemischen Therapie ist bei der rektalen Verabreichung jedoch häufig unsicher.

Parenterale Arzneimittelanwendung

Eine parenterale Arzneimittelanwendung ist erforderlich, wenn ein Medikament z. B. durch die Verdauungssäfte unwirksam wird. Zur Umgehung des Verdauungstraktes können Arzneimittel durch Injektion (Einspritzung), Inhalation (Einatmung) oder perkutan durch die intakte Haut z. B. als Medikamenten-Pflaster verabreicht werden.

Durch **Injektion** z. B. in eine Vene tritt die Wirkung der Arzneimittel sehr viel rascher ein als etwa bei oraler oder rektaler Gabe. Eine venöse Arzneimittelanwendung ist daher gerade in der Notfallmedizin wichtig. Eine Übersicht der wichtigsten Injektionsarten ist in Kapitel 5.3.2 wiedergegeben.
Bei der **Inhalation** werden gasförmige oder verdampfte Arzneimittel in die Lunge eingeatmet, wo sie über die Blutgefäße in den Organismus gelangen.
Die **perkutane Applikation** erfolgt z. B. mit Nitroglyzerin-Pflastern zur Vorbeugung einer Angina pectoris. Der Wirkstoff wird dabei über einen längeren Zeitraum durch die intakte Haut in das Blutsystem abgegeben.

6.4 Arzneimittelgruppen

Zur Information des Arztes wird vom Bundesverband der Pharmazeutischen Industrie jährlich ein Arzneimittelverzeichnis als sogenannte **Rote Liste** herausgegeben. Dieses Verzeichnis gibt einen Überblick über derzeit ca. 8500 Fertigarzneimittel mit ca. 11000 Darreichungsformen der Mitgliedsfirmen dieses Verbandes. Die Fertigarzneimittel sind dabei nach Arzneimittelgruppen alphabetisch geordnet.
Einen Eindruck der Vielfalt der Arzneimittelgruppen vermag die Übersicht auf der folgenden Seite zu geben, die nur eine Auswahl unabhängig von der Roten Liste enthält.

6.5 Arzneimittelnebenwirkungen

Wichtig bei Einnahme von Arzneimitteln ist die sorgfältige Beachtung der Dosierungs- und Anwendungsempfehlungen, der Gegenanzeigen (Kontraindikationen) und Anwendungsbeschränkungen (z. B. bei Nierenfunktionsstörungen), der Nebenwirkungen, der Wechselwirkungen mit anderen Mitteln (insbesondere mit Alkohol) sowie der Warnhinweise (vor allem bei alkoholhaltigen Medikamenten zur inneren Anwendung).

Beispiele für **Gegenanzeigen (Kontraindikationen)** von Arzneimitteln sind:

- Überempfindlichkeit (Allergie) gegen diese Arzneimittel
- schwerwiegende Vorerkrankungen des Patienten, die eine Einnahme des Arzneimittels risikoreich machen
- Gefahr einer Fruchtschädigung in der Schwangerschaft durch das Arzneimittel sowie einer Schädigung des Kindes während der Stillzeit.

Generell sollen Arzneimittel in der Schwangerschaft — insbesondere in den ersten drei Monaten — nur nach strenger Indikationsstellung eingesetzt werden!

Nebenwirkungen sind unerwünschte Begleiterscheinungen, die bei richtigem Gebrauch oder naheliegenden Anwendungsfehlern auftreten können. Es gibt kein wirksames Arzneimittel ohne Nebenwirkungen! Ziel der Arzneimittelforschung ist jedoch die Entwicklung möglichst nebenwirkungsarmer Arzneimittel.
Beispiele für Nebenwirkungen von Arzneimitteln sind:

- Blutbildungsstörungen und Störungen der Blutgerinnung, z. B. Anämien, Leukozytopenie, Thrombozytopenie, Koagulationsstörungen
- Überempfindlichkeitsreaktionen, z. B. Hautausschläge, Asthmaanfälle
- Magen-Darm-Störungen, z. B. Entzündungen, Geschwüre, Blutungen
- Leberfunktionsstörungen, Leberschäden
- Nierenfunktionsstörungen, Nierenschäden
- Herz-Kreislauf-Störungen, z. B. erniedrigter Blutdruck, Bluthochdruck, Herzrhythmusstörungen, Gefäßschäden
- Störungen des Nervensystems, z. B. Übererregbarkeit, Mißempfindungen, Müdigkeit, Schwindel
- Psychische Störungen, z. B. Depressionen, Halluzinationen, Abhängigkeit.

Wichtige Arzneimittelgruppen

Analeptika	–	Mittel mit zentral erregender Wirkung (z. B. Koffein)
Analgetika	–	Schmerzmittel
Antazida	–	Mittel zur Neutralisation der Magensäure
Antiallergika	–	Mittel zur Behandlung allergischer Reaktionen
Antiarrhythmika	–	Mittel gegen Herzrhythmusstörungen
Antibiotika	–	von Mikroorganismen gebildete, z. T. heute auch synthetisch hergestellte Mittel mit hemmender oder abtötender Wirkung auf andere Lebewesen (meist gegen Bakterien)
Antidiabetika	–	blutzuckersenkende Mittel zur Behandlung des Diabetes mellitus
Antiemetika	–	Mittel gegen Erbrechen und Übelkeit
Antiepileptika	–	Mittel gegen zerebrale Anfälle (Krampfleiden)
Antihypertonika	–	Mittel gegen Bluthochdruck
Antihypotonika	–	Mittel gegen zu niedrigen Blutdruck
Antikoagulantia	–	gerinnungshemmende Mittel
Antikonzeptiva	–	empfängnisverhütende Mittel
Antimykotika	–	Mittel gegen Pilzerkrankungen
Antiphlogistika	–	entzündungshemmende Mittel
Antipyretika	–	fiebersenkende Mittel
Antirheumatika	–	Mittel gegen rheumatische Beschwerden
Antitussiva	–	hustenstillende Mittel
Broncholytika	–	die Bronchien erweiternde Mittel
Chemotherapeutika	–	Sammelbezeichnung für Mittel gegen Krankheitserreger und Geschwulstzellen (dazu gehören unter anderem Antibiotika, Sulfonamide, Tuberkulosemittel, Zytostatika)
Dermatika	–	Mittel gegen Hautkrankheiten
Diuretika	–	Mittel zur Förderung der Harnausscheidung
Expektorantia	–	Mittel zum besseren Abhusten
Hämostyptika	–	blutstillende Mittel
Hypnotika	–	Schlafmittel
Immunsuppressiva	–	Mittel zur Unterdrückung von Immunreaktionen
Kardiaka	–	Herzmittel
Koronarmittel	–	Mittel zur Verbesserung der Herzdurchblutung an den Herzkranzgefäßen
Kortikoide	–	Hormone der Nebennierenrinde und synthetisch hergestellte Abkömmlinge
Laxantia	–	Abführmittel
Lokalanästhetika	–	Mittel zur örtlichen Betäubung
Narkosemittel	–	Mittel zur zentralen Ausschaltung des Bewußtseins und des Schmerzempfindens
Ophthalmika	–	Mittel zur Behandlung von Augenkrankheiten
Otologika	–	Mittel zur Behandlung von Ohrenkrankheiten
Psychopharmaka	–	Mittel, die auf die menschliche Psyche wirken
Rhinologika	–	Mittel zur Behandlung von Erkrankungen der Nase und der Nasennebenhöhlen (unter anderem Schnupfenmittel)
Roborantia	–	Aufbaumittel
Sedativa	–	Beruhigungsmittel
Sera	–	Arzneimittel mit spezifischen Antikörpern, die aus Blut, Organen, Organteilen oder Organsekreten gewonnen werden
Spasmolytika	–	krampflösende Mittel (lösen Krämpfe der glatten Muskulatur z. B. des Magen-Darm-Traktes, der Bronchien oder Gefäße)
Sulfonamide	–	schwefelhaltige Verbindungen (Abkömmlinge des Sulfanilamids) mit hemmender Wirkung auf Bakterien
Tuberkulostatika	–	Mittel mit hemmender Wirkung auf Tuberkelbakterien
Urologika	–	Mittel zur Behandlung von Urogenitalerkrankungen
Zytostatika	–	Mittel, die die Zellteilung hemmen und zur Behandlung bösartiger Geschwülste eingesetzt werden

6.6 Arzneimittelumgang

6.6.1 Arzneimittelzugang

Der Umgang mit Arzneimitteln wird durch das **Arzneimittelgesetz (AMG)** vom 24.08.1976 in der aktuellen Fassung vom 16.08.1986, das **Betäubungsmittelgesetz (BtMG)** vom 27.07.1981 und die **Betäubungsmittel-Verschreibungsverordnung (BtMVV)** vom 16.12.1981, beide zuletzt geändert am 23.07.1986, gesetzlich geregelt.
Der Zugang zu Arzneimitteln wird dabei festgelegt durch Einordnung in:

Freiverkäufliche Arzneimittel, z. B. natürliche Mineral-, Heil- und Meerwässer sowie deren Salze, auch in Tablettenform; Pflaster und Brandbinden; zum äußeren Gebrauch bestimmte Desinfektionsmittel sowie Mund- und Rachendesinfektionsmittel.
Apothekenpflichtige Arzneimittel, z. B. leichte Schmerzmittel, Abführmittel, Beruhigungsmittel.
Verschreibungspflichtige Arzneimittel; Arzneimittel, die die Gesundheit von Mensch oder Tier gefährden können, wenn sie ohne ärztliche, zahnärztliche oder tierärztliche Überwachung angewendet werden oder Stoffe nicht allgemein bekannter Wirkungen enthalten.
Verschreibungsfähige Betäubungsmittel, z. B. Kokain, Morphium, Opium.

6.6.2 Arzneimittelkennzeichnung

Werden Arzneimittel auf Vorrat hergestellt und in abgabefertigen Packungen in den Verkehr gebracht, so spricht man von **Fertigarzneimitteln** oder **Arzneispezialitäten.**
Das Arzneimittelgesetz schreibt folgende Kennzeichnungen auf der Packung von Fertigarzneimitteln vor:

- Name oder Firma und Anschrift des pharmazeutischen Unternehmers
- Bezeichnung des Arzneimittels
- Zulassungsnummer mit der Abkürzung „Zul.-Nr."
- Chargenbezeichnung (eine Charge ist die in einem Herstellungsgang erzeugte Arzneimittelmenge. Soweit das Arzneimittel nicht in Chargen in den Verkehr gebracht werden kann, ist das Herstellungsdatum anzugeben.)
- Darreichungsform (z. B.: Tabletten, Ampullen)
- Inhalt nach Gewicht, Rauminhalt oder Stückzahl (z. B.: g, mg, ml)
- Anwendungsweise (z. B.: oral, intravenös)
- wirksame Bestandteile nach Art und Menge
- Verfallsdatum mit dem Hinweis „verwendbar bis ..."
- bei Arzneimitteln, die nur auf ärztliche, zahnärztliche oder tierärztliche Verschreibung abgegeben werden dürfen, der Hinweis „Verschreibungspflichtig", bei sonstigen Arzneimitteln, die nur in Apotheken an Verbraucher abgegeben werden dürfen, der Hinweis „Apothekenpflichtig"
- bei Mustern der Hinweis „Unverkäufliches Muster".

Es sind ferner Warn- und Lagerhinweise anzugeben, soweit sie rechtlich angeordnet sind. Weitere Bestimmungen gelten unter anderem für Sera, homöopathische Arzneimittel, Arzneimittel zur Anwendung bei Tieren und für klinische Prüfungen.

6.6.3 Packungsbeilage

Fertigarzneimittel müssen Gebrauchsinformationen in vorgeschriebenen Packungsbeilagen enthalten.
Die Packungsbeilagen müssen folgende Angaben enthalten:

- Name oder Firma und Anschrift des pharmazeutischen Unternehmers
- Bezeichnung des Arzneimittels
- wirksame Bestandteile nach Art und Menge
- Anwendungsgebiete
- Gegenanzeigen
- Nebenwirkungen
- Wechselwirkungen mit anderen Mitteln

- Dosierungsanleitungen mit Einzel- und Tagesangaben und dem Hinweis „soweit nicht anders verordnet“
- Art der Anwendung und bei Arzneimitteln, die nur begrenzte Zeit angewendet werden sollen, Dauer der Anwendung
- Hinweis, daß das Arzneimittel nach Ablauf des Verfalldatums nicht mehr angewendet werden soll
- Hinweis, daß Arzneimittel unzugänglich für Kinder aufbewahrt werden sollen.

Ferner werden Warnhinweise und für die Verbraucher bestimmte Aufbewahrungshinweise angegeben.

6.6.4 Arzneimittelaufbewahrung

Arzneimittel werden in einem abschließbaren Arzneimittelschrank bzw. Arzneimittelkühlschrank aufbewahrt. Der Schlüssel darf für Unbefugte nicht zugänglich sein.
Der Arzneimittelschrank muß sauber und leicht zu reinigen, die Arzneimittel müssen übersichtlich geordnet sein.

Die Einordnung der Arzneimittel kann nach verschiedenen Gesichtspunkten erfolgen, z. B.
- nach dem Alphabet
- nach Arzneimittelgruppen
- nach Applikationsarten (oral, parenteral, äußerlich).

Arzneimittel, die der Betäubungsmittel-Verschreibungsverordnung (BtMVV) unterliegen, werden gesondert verschlossen aufbewahrt.

Im Kühlschrank werden leicht verderbliche Arzneimittel gelagert.
Dazu gehören:
- Sera und Impfstoffe (Auch beim Transport ist stets auf ausreichende Kühlung zu achten; man spricht von einer geschlossenen Kühlkette!)
- eiweißhaltige, kühl zu lagernde Substanzen wie Hormone (z. B. Insulin)
- Suppositorien mit niedrigem Schmelzpunkt.

Weiterhin sind lichtempfindliche Arzneimittel lichtgeschützt aufzubewahren. Feuergefährliche Stoffe sind nur verschlossen und entfernt von offenem Feuer oder Heizkörpern abzustellen.
Besonderes Augenmerk ist auf die Verfallsdaten zu richten. Der Arzneimittelschrank ist regelmäßig zu kontrollieren, um verfallene Arzneimittel auszusortieren und der Apotheke zur Vernichtung zurückzugeben. Beim Einordnen werden neue Präparate stets nach hinten gestellt, damit die älteren Packungen zuerst verbraucht werden.

Verfallene Arzneimittel sind Sondermüll! Sie gehören keinesfalls in den normalen Abfall oder in den Ausguß, da sie eine Gefahr für die Umwelt darstellen können!

6.7 Arzneimittelverschreibung

6.7.1 Ärztliches Rezept

Allgemeine Richtlinien

Das ärztliche Rezept (recipere lat. – annehmen) ist eine schriftliche Anweisung eines Arztes an einen Apotheker, ein bestimmtes Arzneimittel in einer bestimmten Menge für einen bestimmten Patienten abzugeben.
Juristisch stellt das Rezept – in Gesetzen und Verordnungen Verschreibung genannt – eine Urkunde dar. Es wird erst mit der Unterschrift des Arztes gültig. Das Rezept muß leserlich und dokumentenecht geschrieben werden. Eigenmächtige Änderungen stellen eine Urkundenfälschung dar.
Das ärztliche Rezept muß folgende Angaben enthalten:
- Name, Anschrift, Telefonnummer des Arztes, die Berufsbezeichnung Arzt und das Ausstellungsdatum
- Bezeichnung des Arzneimittels mit Form und Abgabemenge

– Name und Anschrift des Patienten, für den das Arzneimittel bestimmt ist
– eigenhändige Unterschrift des verschreibenden Arztes.

Zusätzlich kann auf dem Rezept eine Anweisung an den Patienten notiert werden, wie er das Arzneimittel anzuwenden hat. Eine derartige Anweisung wird als Signatur (S.) bezeichnet. Eine Signatur ist dann unverzichtbar, wenn ein vom Arzt selbst zusammengestelltes und vom Apotheker angefertigtes Medikament verordnet wird oder die Anwendung von der üblichen Verabreichung abweicht. Die Signatur wird vom Apotheker auf die Arzneimittelpackung übertragen.

Zur Vereinfachung der Arzneimittelverschreibung wurden für orale, feste Darreichungsformen drei unterschiedliche Normpackungen eingeführt:

N 1 für eine kurze Anwendung oder für die Testung der individuellen Verträglichkeit und Wirkung,
N 2 für die Behandlung einer akuten Erkrankung mittlerer Verlaufsdauer,
N 3 für die Dauertherapie.

Ein Rezept ist ohne gesonderte Befristung 6 Monate gültig, ein Betäubungsmittelrezept nur 7 Tage.

Kassenärztliches Rezept

Für Privatrezepte ist kein bestimmtes Format vorgeschrieben. Kassenärztliche Rezepte müssen dagegen auf einem dafür vorgesehenen Arzneiverordnungsblatt geschrieben werden. Für Betäubungsmittel gelten nur gesonderte Betäubungsmittelrezepte.

Kassenärztliche Rezepte enthalten folgende Angaben:

– Art und Ort der Krankenkasse
– Personalangaben des Versicherten (Name, Geburtsdatum, Arbeitgeber, Anschrift)
– Name und Geburtsdatum des Patienten (falls der Patient nicht selbst der Versicherte ist)
– Ausstellungsdatum des Rezeptes
– Bezeichnung des Arzneimittels mit Form und Abgabemenge
– Name, Anschrift, Telefonnummer des Arztes und die Berufsbezeichnung Arzt
– eigenhändige Unterschrift des verschreibenden Arztes.

Zusätzlich stehen auf dem kassenärztlichen Rezept noch verschiedene Vermerke, die anzukreuzen sind (z. B. Mitglied gebührenpflichtig oder -frei, Familienangehörige, Rentner).

Abkürzungen auf Rezepten (Auswahl)

āā, ana	ana partes aequales	zu gleichen Teilen
ad man. med.	ad manus medici	zu Händen des Arztes
ad us. prop.	ad usum proprium	zum eigenen Gebrauch
Aq. dest.	Aqua destillata	destilliertes Wasser
dil.	dilutus	verdünnt
fluid.	fluidus	flüssig
I. E.		Internationale Einheiten
liq.	liquidus	flüssig
Mixt.	Mixtura	Mischung
Nr.	Numerus	Anzahl
Ol.	Oleum	Öl
OP.		Originalpackung
Pil.	Pilulae	Pillen
pro infant.	pro infantibus	für Kinder
Pulv.	Pulvis	Pulver
RP.	recipe!	nimm!
S.	signa!	beschrifte!
sol.	solutus	gelöst
Sol.	Solutio	Lösung
Supp.	Suppositoria	Zäpfchen
Tabl.	Tabulettae	Tabletten
Tct.	Tinctura	Tinktur
Ungt.	Unguentum	Salbe

Sprechstundenbedarf

Zwischen der Kassenärztlichen Bundesvereinigung und dem Verband der Angestellten-Krankenkassen sowie dem Verband der Arbeiterkrankenkassen wurde festgelegt, daß verschiedene Arzneimittel und Materialien zumeist am Ende eines Kalendervierteljahres als Sprechstundenbedarf verordnet werden dürfen. Es dürfen dabei nur bestimmte, miteinander vereinbarte Mittel verschrieben werden. Der Umfang des Sprechstundenbedarfs muß in angemessenem Verhältnis zur Zahl der Behandlungsfälle der Kasse stehen.

Ein kassenärztliches Rezept enthält für Sprechstundenbedarf folgende Angaben:
- Art und Ort der Krankenkasse
- Bezeichnung „Sprechstundenbedarf"
- Angabe des Kalendervierteljahres
- Ausstellungsdatum des Rezeptes
- Bezeichnung des Arzneimittels mit Form und Abgabemenge
- Name, Anschrift, Telefonnummer des Arztes und die Berufsbezeichnung Arzt
- eigenhändige Unterschrift des verschreibenden Arztes.

In den Nebenvermerken ist der Kreis Nr. 9 für Sprechstundenbedarf anzukreuzen.

6.7.2 Betäubungsmittelrezept

Die Betäubungsmittel-Verschreibungsverordnung (BtMVV) legt fest, welche unter das Betäubungsmittelgesetz fallende Substanzen verschrieben werden dürfen. Eine Verschreibung von Betäubungsmitteln soll dabei nur erfolgen, wenn mit anderen Arzneimitteln keine ausreichende Wirkung zu erzielen ist.
Für Betäubungsmittelverordnungen sind dreiteilige amtliche Formblätter vorgeschrieben, die nur beim Bundesgesundheitsamt in Berlin (Bundesopiumstelle) zu erhalten sind (Abb. 6.2). Diese Formblätter entsprechen in ihrer Gestaltung den kassenärztlichen Rezepten. Zusätzlich enthalten sie jedoch noch eine Nummer des Bundesgesundheitsamtes (BGA-Nr.) sowie eine fortlaufende Rezeptnummer.

Die drei Teile des Betäubungsmittelrezeptes werden in Durchschrift ausgefüllt. Teil I und II werden in der Apotheke vorgelegt, Teil III muß der verschreibende Arzt 3 Jahre aufbewahren.
Ein Betäubungsmittelrezept enthält folgende Angaben:
- Art und Ort der Krankenkasse
- Personalangaben des Versicherten (Name, Geburtsdatum, Arbeitgeber, Anschrift)
- Name und Geburtsdatum des Patienten (falls der Patient nicht selbst der Versicherte ist)
- Ausstellungsdatum des Rezeptes
- Bezeichnung des Arzneimittels, Arzneimittelform, Betäubungsmittelgehalt nach Gewicht, Stückzahl
- Gebrauchsanweisung mit Einzel- und Tagesangabe (Signatur)
- Name, Anschrift, Telefonnummer des Arztes und die Berufsbezeichnung Arzt
- eigenhändige Unterschrift des verschreibenden Arztes.

Ausstellungsdatum, Bezeichnung des Betäubungsmittels mit Form- und Mengenangabe sowie Gebrauchsanweisung mit Einzel- und Tagesdosis sind vom verschreibenden Arzt beim Betäubungsmittelrezept eigenhändig zu schreiben. Zahlenangaben dürfen nur in arabischen Ziffern erfolgen. Die Stückzahlen für das Betäubungsmittel sind in Worten zu wiederholen. Das Betäubungsmittelrezept ist nur 7 Tage gültig.
Für Sprechstundenbedarf ist das Wort „Praxisbedarf" in der für Personalangaben des Versicherten vorgesehenen Zeile durch den Arzt einzusetzen. Bei Privatpatienten wird statt einer Kasse das Wort „Privat" eingetragen.

6.8 Heil- und Hilfsmittel

6.8.1 Heilmittel

Unter Heilmitteln werden nicht nur Gegenstände, sondern auch auf den Körper und die Psyche wirkende Behandlungsverfahren verstanden.

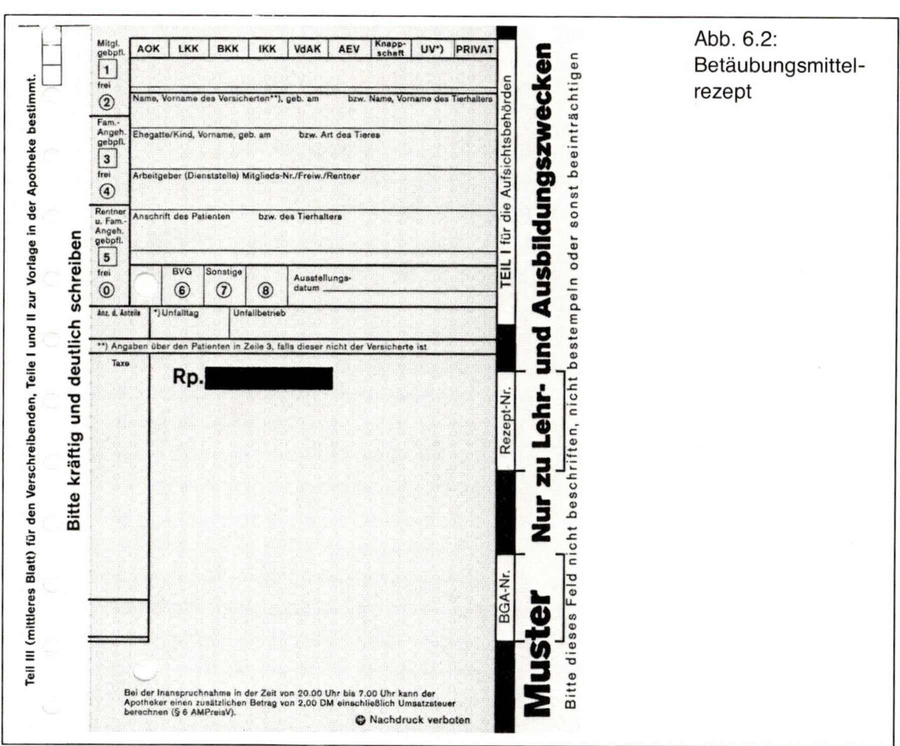

Teil III (mittleres Blatt) für den Verschreibenden, Teile I und II zur Vorlage in der Apotheke bestimmt.

Bitte kräftig und deutlich schreiben

Mitgl. gebpfl.	AOK	LKK	BKK	IKK	VdAK	AEV	Knapp-schaft	UV*)	PRIVAT

1 frei 2 — Name, Vorname des Versicherten**), geb. am — bzw. Name, Vorname des Tierhalters

Fam.-Angeh. gebpfl. 3 — Ehegatte/Kind, Vorname, geb. am — bzw. Art des Tieres

frei 4 — Arbeitgeber (Dienststelle) Mitglieds-Nr./Freiw./Rentner

Rentner u. Fam.-Angeh. gebpfl. 5 — Anschrift des Patienten — bzw. des Tierhalters

frei 0 — BVG 6 — Sonstige 7 — 8 — Ausstellungsdatum

Anz. d. Anteile — *) Unfalltag — Unfallbetrieb

**) Angaben über den Patienten in Zeile 3, falls dieser nicht der Versicherte ist

Taxe

Rp.

Bei der Inanspruchnahme in der Zeit von 20.00 Uhr bis 7.00 Uhr kann der Apotheker einen zusätzlichen Betrag von 2,00 DM einschließlich Umsatzsteuer berechnen (§ 6 AMPreisV).

Nachdruck verboten

TEIL I für die Aufsichtsbehörden

Rezept-Nr.

BGA-Nr.

Muster Nur zu Lehr- und Ausbildungszwecken

Bitte dieses Feld nicht beschriften, nicht bestempeln oder sonst beeinträchtigen

Abb. 6.2: Betäubungsmittelrezept

Man unterscheidet:

Gegenständliche Heilmittel: Sie dienen überwiegend zur äußerlichen Behandlung einer Krankheit (z. B. Verbandmaterialien).

Physikalische Heilmittel: Man versteht hierunter unter anderem medizinische Massagen, Bewegungstherapie, Krankengymnastik, Elektrotherapie, Bestrahlungen, Wärme- und Kältetherapie, Anwendungen von Wasser (Hydrotherapie) und medizinische Bäder.

Diätetische Heilmittel: Eine spezielle Ernährung ist erforderlich, wenn z. B. ein bestimmter Nahrungsstoff zu Erkrankungen führt. Eine phenylalaninarme Diät muß beispielsweise bei Phenylketonurie (siehe 2.1.5) eingehalten werden.

Sprachtherapie: Behandlung von Stimm-, Sprech- und Sprachstörungen durch Logopäden (siehe 1.2.6).

Beschäftigungstherapie: Besserung des körperlichen und geistigen Befindens des Patienten durch handwerkliche und geistige bzw. seelische Aktivierung.

6.8.2 Hilfsmittel

Hilfsmittel sollen eine körperliche Behinderung ausgleichen und den Erfolg einer Behandlung sichern.

Man unterscheidet:

- orthopädische Hilfsmittel, Körperersatzstücke
- Hilfsmittel zur Krankenpflege
- Hilfsmittel zur Einnahme von Arzneimitteln (z. B. Spritzenbestecke)
- Sehhilfen (z. B. Brillen)
- Hörhilfen.

Die Verordnung von Heil- und Hilfsmitteln erfolgt bei RVO-Kassen auf einem speziellen Heilmittelverordnungsformular, bei Ersatzkassen auf dem Arzneiverordnungsblatt (Rezept). Brillen und Hörhilfen werden auf gesonderten Vordrucken verordnet.

Medizinische Fachsprache

Die medizinischen Fachausdrücke stammen in der überwiegenden Mehrzahl aus der lateinischen oder griechischen Sprache. Die Begriffe sind dabei oft aus einem Wortstamm und sich häufig wiederholenden Vor- und Nachsilben zusammengesetzt. Zum Verständnis der medizinischen Fachsprache ist die Kenntnis der wichtigsten Vor- und Nachsilben unbedingt erforderlich!

Vorsilbe	Wortstamm	Nachsilbe
Ab- Ab-	**duktion** spreizung	
Im- Ein-	**plantation** pflanzung	
Poly- Mehrfach-	**trauma** verletzung	
	Histo Gewebe	**-logie** -lehre
	Koagulo Gerinnungs	**-pathie** -störung

Vorsilben in der medizinischen Fachsprache

Vorsilbe	Bedeutung	Beispiel	
a-, an-	un-, -los (Verneinung)	anaerob	— ohne Sauerstoff lebend (Verneinung von aerob)
		Analgesie	— Aufhebung des Schmerzempfindens, Schmerzlosigkeit (Verneinung von Algesie)
a-, ab-	ab, weg von (entfernt von)	Anomalie	— Abweichung vom Normalen
		Abduktion	— Abspreizen, Bewegung einer Extremität zur Seite
ad-	an, heran, hinzu	Adaptation	— Anpassung von Organen (z. B. des Auges
		Adduktion	— Anlegen, Bewegung einer Extremität zur Mitte
anti-	gegen	Antikonzeptivum	— empfängnisverhütendes Mittel
auto-	selbst, eigen	autonomes Wachstum eines Tumors	— selbständiges, eigenständiges Wachstum eines Tumors
con-, com-, ko-	zusammen	konnatal	— angeboren, zusammen mit der Geburt
contra-, kontra-	gegen	Kontraindikation (z.B. eines Medikaments)	— Gegenanzeige; Grund, ein Mittel oder Verfahren nicht anzuwenden
de-	ent-, von ... weg, herab	Dekompression	— Druckentlastung
		Desensibilisierung	— unempfindlich machen
dis-	zwischen, auseinander, hinweg	Dislokation	— Lageveränderung, Verschiebung der Bruchenden bei Knochenbrüchen
dys-	Fehl-, Miß-, krankhafte Störung	Dysfunktion	— Funktionsstörung
		Dysplasie	— Mißbildung
e-, ek-, ex-	aus, heraus, ent-	Ektomie	— Herausschneiden, Entfernen
		Exanthem	— Hautausschlag
extra-	außerhalb	Extrasystole	— außerhalb des normalen Rhythmus auftretender Herzschlag

Vorsilbe	Bedeutung	Beispiel	
en-, endo-	in, innerhalb	Enanthem	– Ausschlag im Bereich einer Schleimhaut
		Endokard	– Herzinnenhaut
epi-	auf, darauf	Epidermis	– Oberhaut
hetero-	verschieden	heterogen	– verschiedenartig
homo-	gleich	homogen	– gleichartig
hyper-	über, übermäßig	Hyperemesis gravidarum	– übermäßiges Schwangerschaftserbrechen
		Hypertonie	– Bluthochdruck
hypo-	unter, unterhalb	Hypoglykämie	– Unterzuckerung, Blutzuckerwerte unter 50 mg/dl
		Hypotonie	– zu niedriger Blutdruck
im-, in-	1. in, hinein	Implantation	– Einpflanzung
		Injektion	– Einspritzung
	2. Verneinung	inaktiv	– unwirksam
		inoperabel	– nicht operabel
infra-	unterhalb von	infraklavikular	– unterhalb des Schlüsselbeins
inter-	zwischen	interkostal	– zwischen den Rippen
intra-	innerhalb, in...hinein	intravenös	– in eine Vene
makro-	groß	Makrophagen	– große Freßzellen (z. B. Monozyten)
mikro-	klein	Mikrophagen	– kleine Freßzellen (Granulozyten)
My-, Myo-	Muskel	Myokard	– Muskelwand des Herzens
Os-, Osteo-	Knochen	Osteosynthese	– operative Vereinigung bei Knochenbrüchen
para-, par-	neben, bei, über...hinaus	paravenös	– neben einer Vene
peri-	um, herum	Perikard	– Herzbeutel
poly-	viel, zahlreich	Polytrauma	– Mehrfachverletzung
post-	nach	postoperativ	– nach einer Operation
prä-	vor	Präkanzerose	– Krebsvorstufe
		Prävention	– Vorbeugung
pro-	für, vor	pro die	– täglich, pro Tag
		Prognose	– Vorhersage
re-	zurück, wieder	Reanimation	– Wiederbelebung
		Rezidiv	– Rückfall, Wiederauftreten einer Krankheit
retro-	zurück, hinter	retrosternal	– hinter dem Brustbein
sub-	unter, unterhalb	subdural	– unter der harten Hirnhaut
		subkutan	– unter der Haut
super-	über, oberhalb	superfizial	– oberflächlich
supra-	oberhalb	supraklavikular	– oberhalb des Schlüsselbeins
syn-	zusammen	Synthese	– Zusammensetzung
trans-	hinüber, hindurch	Transplantation	– Übertragung von Zellen, Geweben oder Organen
ultra-	jenseits, mehr als	Ultraschall	– Schall oberhalb der menschlichen Hörgrenze
Zyt-, Zyto-	Zelle	Zytologie	– Zellehre

Nachsilben in der medizinischen Fachsprache

Nachsilbe	Bedeutung	Beispiel	
-algie, -algesie	Schmerz	Myalgie Neuralgie	– Muskelschmerz – Nervenschmerz
-ase	Bezeichnung von Enzymen	Lipase	– fettspaltendes Enzym
-blasten	bildende Zellen	Osteoblasten	– knochenbildende Zellen
-ektasie	Erweiterung	Venektasie	– Venenerweiterung
-ektomie	Herausschneiden, Entfernen	Appendektomie	– Entfernung des Wurmfortsatzes
-emesis	Erbrechen	Antiemetikum	– Mittel gegen Erbrechen und Übelkeit
-gen	ausgehend von, bewirken	pathogen	– krankheitserregend
-gramm	Geschriebenes	Elektrokardiogramm	– Aufzeichnung der elektrischen Vorgänge bei der Herztätigkeit
-graphie	Aufzeichnung	Elektrokardiographie	– Anfertigung eines Elektrokardiogramms
-itis	Entzündung (Mehrzahl: -itiden)	Nephritis	– Nierenentzündung
-klasten	abbauende Zellen	Osteoklasten	– knochenabbauende Zellen
-logie	Lehre	Histologie	– Gewebelehre
-lyse	Auflösung	Hämolyse	– Abbau der roten Blutkörperchen
-meter	Meßgerät	Thermometer	– Temperaturmeßgerät
-om	Geschwulst, Erguß	Karzinom Hämatom	– Krebs – Bluterguß
-ose, -osis	in der Regel chronische oder degenerative Erkrankungen	Arthrose	– degenerative Gelenkerkrankung, insbesondere bei chronischer Überbeanspruchung (Gelenkverschleiß)
-pathie	Erkrankung	Koagulopathie	– Gerinnungsstörung
-penie	Verminderung	Leukopenie	– Verminderung der Leukozyten
-phil	Neigung zu etwas	hydrophil	– wasseraufsaugend
-phob	Abneigung gegen etwas	hydrophob	– wasserabstoßend
-plasie	Bildung	Hyperplasie	– Mehrbildung
-plastik	operative Wiederherstellung oder Verbesserung	Rhinoplastik	– Nasenkorrektur oder Nasenwiederherstellung
-plegie	Lähmung	Hemiplegie	– Halbseitenlähmung
-poese	Bildung	Erythropoese	– Bildung der Erythrozyten
-rhoe	herabfließen	Diarrhoe	– Durchfall
-skopie	Betrachtung	Mikroskopie	– Betrachtung mit optischer Vergrößerung
-stenose	Verengung	Gefäßstenose	– Gefäßverengung
-tomie	Schnitt, Eröffnung	Laparotomie	– Bauchhöhleneröffnung
-urie	Harn	Nykturie	– vermehrtes nächtliches Wasserlassen
-zid	tötend, vernichtend	bakterizid	– bakterientötend
-zyten	Zellen	Osteozyten	– Knochenzellen

Stichwortverzeichnis

A

A. (Arteria) 96
A-Bild 254
A-Scan 254
ABC-Schema 300
Abdomen 49
Abdrückstellen 305
Abduktion 52, 53
Abfall 34
Abkühlzeit 46, 47
Ablatio retinae 222
Abort 230
ABO-System 92
Absonderung 138
Abstrich 277
Abszeß 175, 276
Abszeßinzision 276
Abtötungszeit 47
Abwehr, spezifische 91, 92, 93
Abwehr, unspezifische 91
Abwehrsystem, körpereigenes 91
Achillessehne 78, 85
Achse 52
Achselregion 50
Achtertour 282
ACTH 152
Adamsapfel 111
Adaptation 157, 158
Addison-Krankheit 219
Adduktion 52, 53
Adduktor 78, 83, 84
Adenoide 195
Adenokarzinom 177
Adenom 177
Adenosintriphosphat 54, 71, 107
Aderhaut 156
ADH 153
Adipositas 207
Adiuretin 152, 153
Adnexe 166
Adnexitis 225–227
Adrenalin 154
adrenocorticotropes Hormon 152
aerob 36
Aerosole 41, 295, 313
Aerosolinhalation 296
Ärztekammer 16
ärztliche Ausbildung 15
ärztliche Berufsorganisation 16
ärztliche Weiterbildung 16
Äthylenoxid 47
äußere Atmung 107
äußere Haut 59
After 131
Afterregion 51
Agglutination 92
Agranulozytose 185
AIDS 237, 238
AiP 16
Akkommodation 157, 158
Akne vulgaris 213
Akromegalie 218
Aktin 64, 65
Akutkrankenhäuser 13
Albumin 89
Aldosteron 154
Alkohol 121
Alkoholkonsum 203
Allergie 186
Allgemeinanästhesie 273
Allgemeinmediziner 13
Allgemeinuntersuchung 240
Altersdiabetes 205
Altersdisposition 172
Alveole 113
Amboß 159
ambulante Versorgung 13
Amenorrhoe 227
AMG 317
Amnesie 214
Amnion 169
Amnioskopie 169
Amniozentese 169
amöboide Bewegung 56
Amöbenruhr 40
Aminosäuren 116, 118
Aminosäuren, essentielle 116
Amplituden-Scan 254
Ampullen 34
Amtsärzte 15
Amylase 128, 130, 133
α-Amylase 125
Anämie 183, 184
Anämie, hyperchrome 184
Anämie, hypochrome 184
Anämie, normochrome 184
Anämie, perniziöse 119, 127, 184
Anämieformen 184
Anämieursachen 184
anaerob 36
Anästhesie 13, 217, 272, 273
Analeptika 316
Analgesie 273
Analgetika 316
Anamnese 171, 240
Anaphase 56
anaphylaktischer Schock 186
Anatomie 48
Anatomie, makroskopische 48
Anatomie, mikroskopische 48
Anatomie, systematische 48
Anatomie, topographische 48
Androgen 152, 154
Aneurysma 193
Anfallsleiden, zerebrales 215, 217
Anfangsdosis 312
Angina 195
Angina pectoris 187, 188
Angiographie 259
Angiom 194
Anheizzeit 46
Anion 294
Ankylose 181
Anode 293
Anspannungsphase 97
Antagonist 71
Antazida 316
anterior 49
Anteversion 52, 53
anti-A 92
Antiallergika 316
Antiarrhythmika 316
anti-B 92
Antibiotika 312
Antidiabetika 316
antidiuretisches Hormon 153
Antiemetika 316
Antiepileptika 215, 316
Antigen 91
Antigen-Antikörper-Komplex 91, 92
Antihypertonika 316
Antihypotonika 316
Antikoagulantia 316
Antikörper 30, 91
Antikonzeptiva 316
Antimykotika 316
Antiphlogistika 316
Antipyretika 316
Antirheumatika 316
Antisepsis 42
Antitussiva 316
Antroskopie 255
Antrum 126
Anurie 209
Anus 131
Aorta 95, 101, 102
Aortenklappe 96
apathogen 36, 230
APGAR-Schema 28, 29, 170
apoplektischer Insult 214, 217
Apoplexie 190, 214, 217, 308
Appendektomie 202
Appendix 106, 129
Appendizitis 129, 202
Applikation, enterale 314

Applikation, lokale 313
Applikation, parenterale 314
Applikation, perkutane 315
Applikation, systemische 314
Approbation 15, 16
Apothekenhelfer (in) 18
Apotheker 18
Apparategemeinschaft 22
Arachnoidea 143
Arbeit und Freizeit 25
Arbeitsbereich, Unfallverhütung 32
Arbeitslosenversicherung 13
arbeitsmedizinische Vorsorge 27
Arbeitstherapeut(in) 20
Arbeitsumsatz 121
Armbeuger 82
Armgeflecht 150
Armguß 297
Armmuskulatur 82
Arrhythmie 188
Arteria axillaris 305
Arteria brachialis 305
Arteria carotis 243, 305
Arteria facialis 305
Arteria femoralis 243, 305
Arteria poplitea 305
Arteria pulmonalis 96
Arteria radialis 243
Arteria subclavia 305
Arteria temporalis 305
Arterie 99
arterielle Verschlußkrankheit 192
arterielles Blut 101
Arterienerkrankungen 193
Arterienverkalkung 191
Arteriitis 193
Arteriole 99
Arteriolosklerose 206
Arteriosklerose 188, 190–193
Arteriosklerose, Risikofaktoren 191
Arthritis 181
Arthritis urica 207
Arthrose 181, 183
Arthrosis deformans 181, 183
Arthroskopie 255
Arzneimittel, apothekenpflichtige 317
Arzneimittel, freiverkäufliche 317
Arzneimittel, verschreibungspflichtige 317
Arzneimittelanwendung 313, 314
Arzneimittelapplikation 313, 314
Arzneimittelaufbewahrung 318
Arzneimittelbegriff 312
Arzneimittelentsorgung 318
Arzneimittelformen 312, 313
Arzneimittelgesetz 317
Arzneimittelgruppen 315, 316
Arzneimittelkennzeichnung 317
Arzneimittelnebenwirkungen 315
Arzneimittelumgang 317
Arzneimittelverschreibung 318
Arzneimittelzugang 317
Arzneispezialitäten 317
Arzneiverordnungsblatt 319
Arzt 15, 16
Arzt im Praktikum 16
Arzt, praktischer 16
Arztbezeichnungen 17
Arzthelfer(in) 18, 309
Arzthelfer – Ausbildungsverordnung 5
Arztpraxis 20
Ascorbinsäure 119
Asepsis 42
asiatische Grippe 236
Asphyxie 273
Aspirationsprobe 270
Asthmaanfall 308
Asthma bronchiale 186, 187, 198
Asthma cardiale 187
Astigmatismus 220
Aszites 203
Atemfrequenz 115
Atemmechanik 114
Atemnot 195, 308
Atemstillstand 298, 300
Atemtiefe 115
Atemweg 111
Atemzentrum 147
Atemzugvolumen 115
Atherom 212, 276
Atlas 77
Atmung 107, 114
Atmung, äußere 107
Atmung, innere 107
Atmungsorgane 107, 108
Atmungsorgane, Krankheiten 194
ATP 54, 71, 107
Atrioventrikularknoten 98
Atrium 95
Atrophie 177
Aufbau des Körpers 48
Auffrischungsimpfung 31
Aufhellung 258
Aufspaltung, enzymatische 122
Augapfel 155, 156
Auge 155
Augenhöhle 155
Augeninnendruck 245
Augenkammer, hintere 156, 157
Augenkammer, vordere 156, 157
Augenkrankheiten 220
Augenlinse 156
Augenmuskel 155, 156
Augenmuskelnerv 150
Augenregion 50
Augenspiegel 245
Augentropfen 314
Augenuntersuchung 245
Augenverletzungen, Erste Hilfe 222
Ausatmung 107, 115
Ausatmungsreserve 115
Ausbildung, ärztliche 15
Ausfluß 226
Ausgleichszeit 46
Auskultation 241
Außenrotation 52
Austreibungsperiode 170
Austreibungsphase 97, 98
Auswurf 195
Autoimmunkrankheit 186
Autoklav 45
autonomes Nervensystem 151
Autonomie 98
Autopsie 171
AV-Knoten 98
aVF 251
aVL 251
aVR 251
Axis 77
Axon 66
Azeton 205

B

B-Bild 254
B-Gedächtniszellen 93
B-Lymphozyten 92, 93
B-Scan 254
Bacillus-Calmette-Guérin 29
Backhaus-Klemme 267
Bademeister, medizinische 19
Bakterie 35, 36
bakterielle Infektionskrankheiten 231–234
Bakterienformen 37
Bakterienruhr 234
Bakteriophagen 39
Bakteriurie 209
Balanitis 226
Balken 145, 146
Ballaststoff 116, 117
Ballonkatheter 248
Bandscheibe 75, 76
Bandscheibenvorfall 76, 181
Bandwürmer 239

Basaliom 212
Basalmembran 59, 61
Basaltemperatur 170
Basedow-Krankheit 219
basophile Granulozyten 87, 88
Bauch 49
Bauchaorta 101, 134, 135
Bauchatmung 114
Bauchfell 133, 134
Bauchhöhle 134
Bauchmuskel, gerader 77, 78
Bauchmuskel, querer 77
Bauchmuskel, äußerer schräger 77, 78
Bauchmuskel, innerer schräger 77
Bauchpresse 77, 170
Bauchraum 133
Bauchregion, seitliche 50, 51
Bauchspeichel 130, 133
Bauchspeicheldrüse 123, 128, 131—133, 152
Bauchspeicheldrüsengang 128, 132
Bauchspeicheldrüsenkrankheiten 204, 220
Bauchtyphus 233
Bauchwand 77
Bauchwassersucht 203
Bauernwetzel 235
Baufett 62
Baustoffwechsel 57, 116
Bazillen 37
BCG 29
BCG-Impfung 29, 269
BE 206
Beatmung 302
Becherzellen 60
Becken, männliches 163
Becken, weibliches 165
Beckengürtel 67, 82
Beckenring 82
Beckenschaufel 82
Beckenschlagader 101
Befestigungsverband 280
Befruchtung 166—168
Begattungsorgane 163
Begattungsorgan, männliches 164
Begattungsorgan, weibliches 166
Behandlung 262
Behandlungsraum 22
Bekleidung 25
Belastungs-EKG 253
Belegabteilung 13
Belegzellen 127
benigne Tumoren 176
Benommenheit 307
Bergung 298
Beriberi 119
Bernard'scher Strom 295
Berufe des Gesundheitswesens 15
berufliche Wiedereingliederung 35
Berufsgenossenschaft für Gesundheitsdienst und Wohlfahrtspflege 27
Berufsorganisation, ärztliche 16
Berufsorganisation der Arzthelferinnen 18
Beschäftigungs- und Arbeitstherapeut(in) 20
Bestandsverzeichnis (medizinisch-technischer Geräte) 32
Bestrahlung 288
Bestrahlungsraum 22
Betäubungsmittel, verschreibungsfähige 317
Betäubungsmittelgesetz 317
Betäubungsmittelrezept 320, 321
Betäubungsmittelverordnung 320
Betäubungsmittel-Verschreibungsverordnung 317
Betriebsstoffwechsel 57
Beugung 53
Bewegung, amöboide 56
Bewegungsapparat, aktiver 67, 71
Bewegungsapparat, passiver 67
Bewegungsbäder 296
Bewegungsfelder 146, 147
Bewegungsmangel 23, 24
Bewegungsrichtungen 52
Bewußtsein 246
Bewußtseinsstörungen 307
Bezirksärztekammer 16
BGW 27
Bifurkation 108, 112
Bilirubin 132, 202
Bindegewebe 60-62
Bindegewebe, embryonales 61
Bindegewebe, lockeres 62
Bindegewebe, retikuläres 61
Bindegewebe, straffes 62
Bindegewebemassage 297
Bindehaut 155, 156
Bindenverband 280
Biochemie 48
Biopsie 171
Biopsiezange 266
Biotin 119
bitter 162
Bizeps 78
Bläschen 210
Blase 210
Blasenspritze 262
Blastozyste 168, 169
Bleischürze 260
Blinddarm 123, 129, 134
Blinddarmentzündung 129, 202
blinder Fleck 156, 157
Blut 86
Blut, arterielles 101
Blut, Aufgaben 86
Blut, okkultes 30
Blut, venöses 101
Blutadern 99, 100
Blutcalciumspiegel 153
Blutdruck 103
Blutdruckamplitude 103
Blutdruckmeßapparate 246
Blutdruckmessung 243
Blutdruckwerte 103, 243, 244
Blutentnahme 271, 272
Bluterkrankheit 171, 185
Blutfarbstoff 184
Blutfett 23, 24, 207
Blutfetterhöhung 207
Blutgefäße 99
Blutgruppen 92
Blutgruppenbestimmung 93
Blutgruppeneinteilung 93
Bluthochdruck 23, 24, 189
Blutkörperchen, rote 86, 87
Blutkörperchen, weiße 86—88
Blutkrankheiten 183
Blutkreislauf 101
Blutlipid 207
Blutpfropf 90
Blutplättchen 86, 89
Blutplasma 86, 89, 90
Blutserum 90
Blutstillung 90, 304
Bluttransfusion 94
Blutübertragung 94
Blutvergiftung 229
Blutzellen 86
Blutzirkulation 101
Bogengänge 159, 161
Bordetella pertussis 232
Botulismus 38, 234
Bowman'sche Kapsel 137
Brachialgie 218
Bradykardie 188
Braunüle 263
Bries 152, 154
Brightness-Scan 254
Bronchialbaum 112, 113
Bronchialkarzinom 197, 198
Bronchialsystem 113

Bronchien 112, 134
Bronchitis, akute 195
Bronchitis, chronische 196
Broncholytika 316
Bronchoskopie 255
Bronzehautkrankheit 219
Broteinheit 206
Bruch 79
Brücke 144, 145, 147
Brust 49
Brustaorta 101
Brustatmung 114
Brustbein 68
Brustbeinregion 50
Brustdrüse 167
Brustdrüsenentzündung 37, 228
Brustfell 113
Brustfellentzündung 197, 198
Brusthöhle 134
Brustkorb 77
Brustkrebs 228
Brustmuskel, großer 78, 80
Brustmuskel, kleiner 80
Brustregion 50, 51
Brustwandableitungen nach Wilson 252
Brustwarze 167
Brustwirbel 68
BtMG 317
Bulbus oculi 155
Bulla 210
Bundesärztekammer 16
Bundesanstalt für Arbeit 35
Bundesgesundheitsamt 14, 34
Bundesgesundheitsrat 14
Bundesministerium für Jugend, Familie, Frauen und Gesundheit 14
Bundesopiumstelle 320
Bundesvereinigung, Kassenärztliche 16
Bundeszentrale für gesundheitliche Aufklärung 14
Bursitis 182

C
Ca 120
cal 121
Calciferol 119, 120
Calcitonin 153
Calcium 120
Candidose 211
Carotin 119
Carpus 68, 80, 81
Catgut 268
Cellulae ethmoidales 110
Cerebrum 143
Cerumen 159
Ceruminalpfropf 224
Cervix 49
Chalazion 223
Charge 317
Charrière 248
Chemotherapeutika 316
Chirurgie 13, 274
chirurgische Händedesinfektion 43
chirurgischer Knoten 275
Chlamydien 38
Chlor 120
Cholangitis 204
Cholelithiasis 204
Cholera 41, 234
Cholesterin 117
Cholezystitis 204
Cholezystographie 259
Chondrom 177
Chondrosarkom 177
Chondrozyten 62
Chorioidea 156
Chromatin 55
Chromosomen 55, 56
Chylus 104
Chymotrypsin 128, 130, 133
Cicatrix 210
Cl 120
Claudicatio intermittens 190, 192, 193
Clavicula 68, 80
Clostridien 38
Clostridium tetani 233
Co 120
Cobalamin 119
Cochlea 160
Coenzym 118
Colitis 201
Colitis ulcerosa 201
Collum 49
Colon 122, 129
Commotio cerebri 214, 216
Compressio cerebri 214, 216
Computer-Tomographie 259
Concha nasalis inferior 72
Conjunctiva 156
Contusio cerebri 214, 216
Corium 139
Cornea 156
Corpus luteum 152, 166
Corti'sches Organ 160
Corynebacterium diphtheriae 37, 232
Costa 68
Cowper'sche Drüse 163, 164
Cranium 68
Creme 313
Crohn 201
Crusta 210
CT 259
Cu 120
Cupro 279
Cushing-Syndrom 219
Cutis 139

D
Dakryozystitis 221
Damm 165
Dampf, gesättigter 45
Dampf, gespannter 45
Dampfbäder 296
Dampfsterilisation 45
Darmbein 68, 82, 84
Darmbeinstachel, vorderer 82, 84, 270
Darmkrankheiten 201
Darmwand 127
Dauerkatheter 248
Dauerschallverfahren 253, 254
Deckepithel, oberflächenbildendes 58
Defektheilung 173
Defibrillation 292, 306
Defibrillator 306
Defloration 166
Deltamuskel 78, 80
Deltamuskelregion 50, 51
Dendrit 66
Dentin 125
Dentitio difficilis 199
Derma 139
Dermatika 316
Dermatologie 209
Dermatomyositis 183
Descensus uteri 227
Desinfektion 41
Desinfektion mit chemischen Mitteln 42
Desinfektion mit physikalischen Mitteln 42
Desinfektion von Ausscheidungen 44
Desinfektionsbad 44
Desinfektionsmittel 34, 43
Desinfektionsverfahren 34, 42
Desoxyribonukleinsäure 55, 118
Deutsche Gesellschaft für Hygiene und Mikrobiologie 34
dexter 49
Dezimeterwelle 289, 290
Diabetes insipidus 218

Diabetes mellitus 154, 204–206, 222
Diabetes mellitus, iuveniler 205
Diabetes mellitus, Typ I 205
Diabetes mellitus, Typ II 205
Diabetisches Koma 205, 307
diadynamische Stromtherapie 292, 295
Diätassistent(in) 20
Diagnose 171
Diagnostik, zytologische 30
diagnostisch-technische Berufe 19
Diaphyse 63
Diarrhoe 201
Diastole 97, 98
diastolischer Druck 103
Diathese, hämorrhagische 185
Dickdarm 122, 123, 129, 134
Dickdarm, absteigender 129
Dickdarm, aufsteigender 129, 134
Dickdarm, querliegender 129, 134
Dickdarmabschnitte 129
Diphtherie 31, 37, 41, 232, 234
Diplokokken 36, 37, 234
Disaccharide 117, 118
Dislokation 180
Disposition 171, 172, 231
distal 49
Distorsion 179
Diuretika 316
Divertikel 202
Divertikulose 202
DNS 55, 118
DNS-Viren 39
Doppelkokken 36, 37
Doppelzucker 117
Doppler-Effekt 254
Doppler-Verfahren 253, 254
Dornfortsatz 75, 76
dorsal 49, 52
Dorsum 49
Dosierung der Desinfektionsmittel 43
Dosimeter 261
Down-Syndrom 171
DPT 31
Dragées 313
Drainage 276
Drehanode 257
Drehbeschleunigung 161
Dreieckbein 81
Dreizipfelklappe 96
Druck, diastolischer 103
Druck, systolischer 103
Druckverband 285
Drüsen, endokrine 60
Drüsen, exokrine 60
Drüsenaufbau 60
Drüsenepithel 58, 60
DT 31
Ductus thoracicus 104, 105, 129
Dünndarm 123, 127, 129
Duftdrüse 140
Duftstoff 116, 162
Duodenoskopie 255
Duodenum 122, 128
Dura mater 143
Durchblutungsstörung 192
Durchfall 201
Dysmenorrhoe 228
Dyspnoe 187, 188, 195

E

Ebenen 52
Echinococcus 239
Echokardiographie 261
Eckzahn 124
Edelgas 107
EEG 146
Eibläschen 165
Eichel 163
Eierstock 152, 154, 163, 165
Eigelenk 70
Eigenanamnese 240
Eigengesetzlichkeit 98
Eileiter 165, 166
Eileiterschwangerschaft 228
Einatmung 107, 114
Einatmungsreserve 115
Einfachzucker 117, 118
Einmalskalpell 264
Einthoven 250, 251
Eisen 120
Eisenbestand 120
Eisenmangelanämie 184
Eisprung 166, 168
Eiter 87, 175
Eiterbläschen 210
Eiweiß 116, 118, 121
Eiweiß, körpereigenes 116, 132
Eiweiß, pflanzliches 116
Eiweiß, tierisches 116
Eiweißaufbau 55, 118
Ejakulation 164
EKG 99, 249–253
EKG-Ableitungen 250
EKG-Aufzeichnungen 252, 253
EKG-Elektroden 250
EKG-Gerät 252, 306
Eklampsie 229, 230
Ekzem 213
elastischer Knorpel 62
Elektroden 289, 293
Elektroenzephalogramm 146
Elektroenzephalographie 261
Elektrogymnastik 294
Elektrokardiogramm 99, 249–253
Elektrokardiographie 249
Elektrokoagulation 275, 292
Elektrolyte 120
elektromagnetische Wellen 287
Elektrophorese 89, 207
Elektrotherapie 292, 295
Elle 68, 80, 81
Ellenbogengelenk 80, 81
Ellenbogenregion 50, 51
Embolie 192, 193
Embryo 169
Embryologie 48
embryonales Bindegewebe 61
Embryopathie 174
Emesis 229
Empfängnisregelung 170
Empfängnisverhütung 170
Empyem 176
Emulgierung 132
Emulsion 313
Endharn 138
Endhirn 144–146
Endhirnhälfte 145
Endokard 95
Endokarditis 182, 188, 189
endokrine Drüsen 60
endokrines System 60, 152
Endolymphe 160
Endometriose 227
Endometritis 226, 227
Endometrium 165–167
endoplasmatisches Retikulum 54
Endoskop 255
Endoskopie 254, 255
Endothel 58, 99
endotracheale Intubation 306
Endwirt 40
Energieumsatz 120, 121
Enteritis 201
Enteritis regionalis 201
Enterobacter 38
Enterokolitis 201
Enteroskopie 255
Entlüftungszeit 46
Entspannungsphase 97, 98
Entwicklungsgeschichte 48
Entzündungen 174, 175
Entzündungsablauf 175
Entzündungssymptome 175

Enzephalitis 216
Enzym 57, 116, 118
enzymatische Aufspaltung 122
eosinophile Granulozyten 87, 88
EPH-Gestose 229, 230
Epicondylitis humeri 183
Epidermis 58, 139
Epididymes 163
Epididymitis 226
Epiduralanästhesie 273
Epiglottis 111, 112
Epikard 95
Epilepsie 215, 217
Epiphyse 63, 145, 152, 153
Epithel, einschichtiges 58
Epithel, kubisches 58
Epithel, mehrreihiges 58
Epithel, mehrschichtiges 58
Epithelformen 58
Epithelgewebe 58
Epithelkörperchen 152, 153
Erbanlage 55
Erbinformationen 55, 118
Erbkrankheiten 171
Erbsenbein 81
Erektion 164
Erfrierung 179
Erfrierungsgrade 179
Erhaltung der Gesundheit 23
Erhaltungsdosis 312
Erinnerungsfelder 146, 147
Erinnerungslücke 214
Eröffnungsperiode 170
Erosio 210
Erosion 210
Erreger, tierische 212
Erregungsbildung 98
Erregungsleitung 98, 142
Erste Hilfe 297
erworbenes Immundefekt-Syndrom 237, 238
Erysipel 37, 210, 234
Erythem 258, 292
Erythrozyten 86, 87
Escherichia coli 38
Esmarch'scher Handgriff 301
essentielle Aminosäuren 116
essentielle Fettsäuren 117
Eustachische Röhre 111, 160
euthyreot 219
Exanthem 234
Excoriatio 210
Exkoriation 210
exokrine Drüsen 60
Exophthalmus 219, 223
Expektorantia 316
Exspiration 107, 115
exspiratorisches Reservevolumen 115
Extension 53
externus 49
Extrasystole 188
Extrauteringravidität 228, 230
Extremitäten 49, 67
Extremitätenableitungen 250, 251
Extremitätenableitungen nach Einthoven 251
Extremitätenableitungen nach Goldberger 251
Exzision 276, 277
Exzitation 273

F

F (Fluor) 120
Facharzt 13, 16
Facies 49
Fadenentfernung 275, 276
Fadenwürmer 239
Fädelöhr 268
Fäden 268
Fäden, geflochtene 268
Fäden, monofile 268
Fäden, nicht resorbierbare 268
Fäden, resorbierbare 268
fäkal-oraler Infektionsweg 41
Fahrrad-Ergometer 253
fakultativ anaerob 36
Familienanamnese 240
Famulatur 15
Faradisation 294
faradischer Strom 294
Farbensehen 157
Farbstoff 116
Fasern, synthetische 279
Faserknorpel 62
Fasersubstanz 61
Fazialisparese 218
Fe 120
Federöhr 268
Fehlsichtigkeit 157
Fehl- und Mißbildungen 174
Feigwarzen 211
Felsenbein 160
Femur 68, 82, 83
Fenster, ovales 159, 160
Fenster, rundes 159, 160
Fersenbein 58
Fertigarzneimittel 317
Fetopathie 174
Fett 117, 118, 121
Fett, pflanzliches 117
Fett, tierisches 117
Fettgewebe 62
fettlösliche Vitamine 118, 119
Fettresorption 128
Fettsäuren, essentielle 117
Fettsäuren, gesättigte 117
Fettsäuren, ungesättigte 117
Fettsucht 207
Fetus 169
feuchte Kammer 279
Feuermal 212
Fiberendoskop 255, 256
Fibrin 91
Fibrinogen 90, 91
Fibrom 177, 212
Fibrosarkom 177
Fibrose, zystische 29
Fibula 68, 83
Fieber 175
Fieber, rheumatisches 182
Fiebermessung 242
Filzläuse 212
Finger 68, 80, 81
Fingerbeuger 78, 82
Fingerspitze 141
Fingerstrecker 78, 82
Fischbandwürmer 239
Fixateur externe 181
Flächendesinfektion 44
Fleck 210
Fleck, blinder 156, 157
Fleck, gelber 156, 157
Fleckfieber 38
Flexion 53
Flimmerbewegung 56
Flimmerepithel 112
Flimmerhaare 60
Flöhe 212
Fluor 120
Fluor vaginalis 226, 227
Folgeerkrankung 173
Follikel 165
Follikelhormon 166
Follikelphase 168
follikelstimulierendes Hormon 152
Follikulitis 210, 234
Folsäure 119
Fontaine 192
Fontanelle, große 72
Fontanelle, kleine 72
Foramen magnum 72, 147
Fornix 126
Fortpflanzung 163
Fragment 180

Fraktur, dislozierte 180
Fraktur, geschlossene 180
Fraktur, offene 180
Frakturbehandlung, konservative 180
Frakturbehandlung, operative 180
Fransentrichter 165
Franzbranntwein 291
Freizeit 25
Freizeitumsatz 121
Fremdanamnese 240
Frequenz 287
Freßzelle, kleine 87, 91
Freßzelle, große 89, 91
Frontalebene 52
Fruchtblase 169
Fruchtwasser 169
Fruchtwasserspiegelung 169
Fruchtzucker 117
Früherkennungsuntersuchungen 24, 28
Frühgeburt 230
Frühsommer-Meningoenzephalitis 212
Fruktose 117, 118
FSH 152
Füllungsphase 97, 98
Fundus 126
Funktionelle Systeme des Körpers 49
Furunkel 37, 176, 210, 276
Fuß 50, 51
Fußgewölbe 85
Fußknochen 84
Fußpilz 211
Fußskelett 85
Fußwurzel 68, 83
Fußwurzelknochen 85

G
Galaktose 117
Galle 128, 130, 131
Gallenblase 123, 128, 131
Gallenblasenempyem 204
Gallenblasenentzündung 204
Gallenblasenerkrankungen 204
Gallenblasengang 131
Gallenflüssigkeit 128
Gallensteinleiden 204
Gallenwegsentzündung 204
Gallenwegserkrankungen 204
Galvanisation 292, 293
Galvanisation, absteigende 293
Galvanisation, aufsteigende 293
Gammastrahlung 287
Gangrän 192
Gas 313
Gasaustausch 113, 114
Gasbrand 38, 234
Gassterilisation 45, 47
Gaster 122, 126
Gastrin 127
Gastritis, akute 200
Gastritis, chronische 200
Gastroduodenoskopie 255
Gastroenteritis 201
Gastroskopie 255
Gaumen, harter 122
Gaumen, weicher 122
Gaumenbein 72, 74
Gaumenbogen, hinterer 122, 123
Gaumenbogen, vorderer 122, 123
Gaumenmandel 109, 111, 122, 123
Gaumenmandelentzündung 195
Gaumensegel 110
Gebärmutter 165, 166
Gebärmutterhals 165
Gebärmutterhöhle 165
Gebärmutterkrebs 227
Gebärmutterschleimhaut 165
Gebietsarzt 13
Gebietsbezeichnungen 16, 17
Gebiß, bleibendes 124
Geburt 169
Geburtenregelung 170
Geburtshilfe 13
Geburtszange 266
Gedächtniszelle 92
Gefäßklemme 267
Gefäßkrankheiten 191–193
Gefäßtumor 194
Gegenanzeigen 315
Gehirn 143
Gehirnerschütterung 214, 216
Gehör 159
Gehörgang 159
Gehörgang, äußerer 159
Gehörgangsfurunkel 224
Gehörknöchelchen 159
Geisteskrankheiten 216
Gekröse 129, 133
Gel 313
gelber Fleck 156, 157
Gelbkörper 152, 166
Gelbkörperhormon 166
Gelbkörperphase 168
Gelbsucht 202, 204
Gelenkerkrankungen 181
Gelenkfläche 69
Gelenkformen 70
Gelenkkapsel 69
Gelenkkopf 69
Gelenkkopf des Oberschenkelknochens 83
Gelenkpfanne 69
Gelenkrheumatismus 183
Gelenkschmiere 67, 69
Gelenkspalt 69
Gelenkverletzungen 179, 309
Gemeinschaftspraxis 22
Gen 55
Genitalien 163
Gerätebuch 33
Gerinnungsfaktoren 90
Gerstenkorn 223
Geruchssinn 162
Gesäßmuskel, großer 78, 83
Gesäßmuskel, kleiner 83
Gesäßmuskel, mittlerer 83
Gesäßregion 51
gesättigte Fettsäuren 117
gesättigter Dampf 45
Gesamtenergieumsatz 121
Gesamtumsatz 121
Geschlechtschromosomen 56
Geschlechtsdisposition 172
Geschlechtsdrüse 163
Geschlechtshormone 154
Geschlechtshormone, Störungen 220
Geschlechtskrankheiten 224
Geschlechtsorgane 163
Geschlechtsorgane, äußere 165
Geschlechtsorgane, männliche 163, 164
Geschlechtsorgane, weibliche 163, 165, 166
Geschmacksempfindungen 162
Geschmacksknospen 162
Geschmackssinn 162
Geschmacksstoffe 116
Geschwür 210
Geschwulst 176
Gesetzliche Krankenversicherung 35
Gesetzliche Rentenversicherung 35
Gesetzliche Unfallversicherung 35
Gesicht 49
Gesichtsfeld 245
Gesichtsfeldausfall 222
Gesichtsschädel 72
Gesichtsschädelknochen 72
Gesichtssinn 155
gespannter Dampf 45
Gestagen 154
Gestosen 229, 230
Gesundheit 23, 171
Gesundheitsämter 14, 15

Gesundheitsdienst, öffentlicher 13, 14
Gesundheitserziehung 14
Gesundheitshilfe 14
Gesundheitsschutz 14
Gesundheitswesen 13
Gewebe 58
Gewebefaßzange 266
Gewebelehre 48, 58
Gewerbearzt 15
Gicht 207
Gichtanfall 207
Gießbeckenknorpel 111
Gigantismus 218
Gingiva 125
Gingivitis 199
Gipsentfernung 286
Gipsinstrumente 269
Gipsmesser 269
Gipssäge 269
Gipsschere 269
Gipstechnik 286
Gipstutor 286
Gipsverbände 285, 286
Glandulae parathyreoideae 153
Glandulae suprarenales 154
Glandula thyreoidea 153
Glaskörper 156, 157
Glasschalenelektroden 289
Glasspritze 262
glatte Muskulatur 64, 65
Glaukom 157, 221
Gleichgewichtsnerv 150, 159
Gleichgewichtsorgan 159, 161
Gleichgewichtssinn 159
Gleichstromtherapie 292, 293
Glied, männliches 163, 164
Gliedmaßen 49, 67
Gliedmaßen, obere 79, 80
Gliedmaßen, untere 82, 83
Glioblastom 177
Globuline 89, 90
Glomerulonephritis 208, 209
Glomerulus 137
Glossitis 199
Glukagon 132, 133, 154
Glukokortikoide 154
Glukose 117, 118
Gluten 202
Glykogen 71, 117, 118
Glyzerin 118
Go 225
Goldberger 250, 251
Golgi 55
Golgi-Apparat 54, 55
Gonaden 154
gonadotropes Hormon 154
Gonarthrose 183
Gonokokken 37
Gonorrhoe 37, 224, 225
Gram 37
Gram-Färbung 37
gramnegative Kokken 37
gramnegative Stäbchen 38
grampositive Kokken 37
grampositive Stäbchen 37
Grand mal 215
Granulat 312
Granulozyten, basophile 87, 88
Granulozyten, eosinophile 87, 88
Granulozyten, neutrophile 87, 88, 91
grauer Star 221
Gravidität 168
Grenzstrang 148
grippaler Infekt 194, 236
Grippe 236, 238
grüner Star 157, 221
Grützbeutel 212, 276
Grundimmunisierung 31
Grundplasma 54
Grundumsatz 120, 121, 153
Guedel-Tubus 301, 302
Gürtelrose 211, 239
Güsse 296
Gumma, Gummen 225
Gynäkologie 13, 277
gynäkologische Untersuchung 277

H

Haar 139, 140
Haaraufbau 140
Haarbalg 140
Haarbalgdrüse 140
Haarbalgmuskel 140
Haargefäße 99
Haarpapille 140
Haarschaft 140
Haarwurzel 140
Haarzwiebel 140
habituelle Luxation 179
Hämangiom 194, 212
Hämatokrit 86
Hämatom, epidurales 216
Hämatom, intrazerebrales 216
Hämatom, subdurales 216
Hämaturie 209
Hämoglobin 87
Hämolyse 184, 202
Hämophilie 172, 185
hämorrhagische Diathese 185
Hämorrhoiden 193
Hämostyptika 316
Händedesinfektion 33, 43
Hagelkorn 223
Haken, scharfer 267
Haken, stumpfer 267
Hakenbein 81
Hals 49
Halsgeflecht 150
Halsregion, seitliche 50
Halsregion, vordere 50
Halswirbel 68
Halte- und Bewegungsapparat 67
Hammer 159
Hand 81
Hand- und Fingerbeuger 78
Hand- und Fingerstrecker 78
Handfläche 50
Handgelenk 81
Handrücken 50, 51
Handskelett 81
Handwurzel 68, 80, 81
Handwurzelknochen 81
Harnbildung 136
Harnblase 135, 138, 163
Harnblasenentzündung 138, 209
Harngewinnung 136, 138
Harninkontinenz 209
Harnleiter 135, 163
Harnorgane 135
Harnröhre 135, 138, 163
Harnsäure 118, 132, 136, 207
Harnsäurespiegel 207
Harn-Samen-Röhre 138
Harnstoff 116, 132, 136
Harnvergiftung 208
Harnweg 138
harte Hirnhaut 143
harter Gaumen 122
harter Schanker 224
Hauptbronchus 108, 112
Hauptzellen 127
Hausbesuch 311
Haut, äußere 59, 139
Haut, Aufbau 139
Haut, Aufgaben 139
Haut, Sensibilitätsorgane 162
Hautanhangsgebilde 140
Hautausschlag 234
Hautdesinfektion 274
Hautdrüsen 140
Hautelektroden 293
Hautkrankheiten 209–213

Hautnaht 275
Hautpflege 24
Hautsäureschutz 24
Hautveränderungen 210
Haver'sches System 63
Hb 87
HCl 120, 127, 130
Hebamme 20
Hefe 39
Heilbäder 296
Heilmittel 312, 320, 321
Heilmittelverband 285
Heilpraktiker 20
Heißluftsterilisation 45, 46
Heißluftsterilisator 46
Heizkissen 288
Hektopascal 45
Helferinnenberufe 18
Hemisphäre 144
Henle'sche Schleife 137
Hepar 131
Hepatitis 202
Hepatitis, chronische 203
Hepatitis A 202, 203
Hepatitis B 33, 41, 202, 203
Hepatitis epidemica 203
Hernie 79, 182
Herpes genitalis 211
Herpes labialis 211
Herpes simplex 210, 211, 239
Herpes zoster 211, 239
Hertz 161
Herz 95
Herzaktion 97
Herzaufbau 95
Herzbeutel 134
Herzblock 188
Herzfehler, angeborene 189
Herzflattern 188
Herzflimmern 188, 306
Herzfunktion 97
Herzinfarkt 187, 188
Herzinsuffizienz 186, 188
Herzkammer 95, 96
Herzklappe 95
Herzklappenfehler 189
Herzklappeninsuffizienz 189
Herzklappenstenose 189
Herzkrankheiten 186
Herzkranzgefäße 95
Herzlage 95
Herz-Lungen-Wiederbelebung 303, 304
Herzmassage 303, 304
Herzmechanik 97
Herzmuskulatur 65
Herzperiode 97
Herzrhythmusstörungen 188
Herzspitzenstoß 95
Herztöne 98
Herzvorhof 95, 96
Herzwand 95
Heuschnupfen 194
Hilfsmittel 312, 320, 321
Himbeerzunge 233
Hinterhauptbein 72, 73, 74
Hinterhauptlappen 144, 146
Hinterhauptloch 147
Hinterhauptregion 51
Hinterhauptslage 170
Hinterhirn 144—147
Hinterlappen 153
Hirnabschnitte 147
Hirnanhangsdrüse 72, 145, 146, 152
Hirnaufbau 145
Hirnflüssigkeit 143
Hirngliederung 144
Hirnhaut 143
Hirnhautentzündung 37, 213
Hirnhöhlen 147
Hirninfarkt 217
Hirnmark 143, 146
Hirnnerven 150, 151
Hirnprellung 214, 216
Hirnquetschung 214, 216
Hirnrinde 143, 146
Hirn-Rückenmark-Flüssigkeit 147
Hirnschädelknochen 72
Hirntod 173
Hirntumoren 215
His-Bündel 98
Histologie 48
HIV 237, 238
HKT 86
Hochfrequenz-Wärmetherapie 289
Hoden 152, 154, 163, 164
Hodenhochstand 226
Hodenkanälchen 164
Hodensack 163, 164
Hörgrenze 160
Hörorgan 160
Hörsturz 224
Hör- und Gleichgewichtsnerv 150, 159
Hör- und Gleichgewichtssinn 159
Hörvorgang 160
Hörzentrum 146
Hohlvene 100
Hongkong-Grippe 236
Hordeolum 223
Horizontalebene 52
Hormon 152
Hormonbildung 132
Hormondrüsen 152
Hormonsystem 142, 152
Hormonsystem, Krankheiten 218
Hornhaut 155, 156
Hornschicht 139, 140
hPa 45
HTLV III 237
Hüftbein 82, 83
Hüftgelenk 82, 83
Hüft-Lenden-Muskel 77, 83, 84, 135
Humerus 68,80, 81
humorale, spezifische Abwehr 92
Husten 195
Hustenstoß 112, 195
hyaliner Knorpel 62
Hydrotherapie 296
Hydrozele 226
Hydrozephalus 174, 217
Hygiene 23, 41
Hygiene, persönliche 24
Hygieneplan 34
hygienische Händedesinfektion 43
Hymen 166
Hyperämie 175, 287, 291
Hyperästhesie 217
Hyperemesis gravidarum 229, 230
Hyperlipoproteinämie 207
Hypermenorrhoe 228
Hypermetropie 220
Hyperparathyreoidismus 219
Hyperplasie 177
Hyperthyreose 219
Hypertonie 189, 190
Hypertoniebehandlung 190
Hypertrophie 177
Hyperurikämie 207
Hypnotika 316
Hypoglykämie 206
Hypomenorrhoe 227
Hypoparathyreoidismus 219
Hypophysärer Riesenwuchs 218
Hypophysärer Zwergwuchs 218
Hypophyse 72, 145, 146, 152
Hypophyse, Krankheiten 218
Hypophysenadenom 218
Hypophysenvorderlappeninsuffizienz 218
Hypothalamus 152
Hypothyreose 29, 219
Hypotonie 190
Hypotonie, orthostatische 190
Hz 161

I

ICSH 152
Idealgewicht 206
Ikterus 202, 204
Ileum 122, 128, 129
Ileus 202
i. m. 269
Immunantwort 92
Immundefekt 186
Immunglobuline 92
Immunisierung 31, 33
Immunität 30, 231
Immunmangelkrankheit 186
Immunreaktion 91
Immunsuppressiva 316
Immunsystem 91
Impetigo contagiosa 210
Impfkalender 31
Impfung 30
Impulsecho 253
Inaktivitätsatrophie 177
Infarkt 187, 188
Infektion 40, 230
Infektionskrankheiten 230, 231
Infektionskrankheiten, bakterielle 231, 234
Infektionsquellen 40
Infektionswege 40, 41
Infertilität 225, 226
Infiltration 176
Infiltrationsanästhesie 272
Influenza 236, 238
Infrarotbestrahlung 288
Infrarotstrahlen 288
Inhalation 295, 315
Inhalationsnarkose 273
Inhalationstherapie 295
Injektionen 269, 315
Injektion, intrakutane 269
Injektion, intramuskuläre 270
Injektion, intravenöse 271
Injektion, subkutane 270
Injektionsarten 269, 270
Injektionskanüle 263
Injektionsnarkose 273
Inkubationszeit 203, 231
Innenohr 159, 160
Innenrotation 52
innere Atmung 107
Innere Medizin 13
Inspektion 240
Inspiration 107, 114
inspiratorisches Reservevolumen 115
Instrumente 262
Instrumente, fassende 265
Instrumente, haltende 267
Instrumente, schabende 265
Instrumente, schneidende 264
Instrumentenbehälter 269
Instrumentendesinfektion 44
Insulin 132, 133, 154
Insulinmangel 204
Insulinspritze 262
internus 49
Interzellularsubstanz 61
intraarteriell 269
intraartikulär 269
intracutan 269
intrakardial 269
intrakutan 269
intramuskulär 269
intratracheal 269
Intrauterinpessar 170
intravenös 269
intravenöse Injektion 271
intrinsic factor 127, 130
Intubation 306
Inzision 276, 277
Ion 294
Iontophorese 292, 294
IR-Strahlen 288
Iris 156
Ischämie 187
Ischialgie 218
Ischiasnerv 271
i. v. 269

J

J (Jod) 120, 153
J (Joule) 121
Jejunum 122, 128, 129
Jochbein 72, 73
Jod 120, 153
Joule 121
Jugendarbeitsschutzgesetz 28
Jungfernhäutchen 165, 166

K

K (Kalium) 120
Kältebäder 296
Kältetherapie 291
Kahnbein 81, 85
Kalium 120
Kalorie 121
Kaltsterilisation 47
Kalzium 120
Kammer, feuchte 279
Kammerflimmern 188, 306
Kanüle 262, 263
Kapillare 99
Kapsel 312
Kapuzenmuskel 78, 80
Karbolsäure 42
Karbunkel 176, 210, 276
Kardia 126
Kardiaka 316
Karies 198
Kariesprophylaxe 29
Karotin 119
Karzinom 176, 212
Kassenärztliche Bundesvereinigung 16
Kassenärztliche Vereinigung 16
Kataplasma 288
Katarakt 221
Katarrh 195
Katecholamin 154
Katheter 248
Katheterisierung 248, 249
Kathode 293
Kation 294
kaudal 49
Kaumuskulatur 74, 124
Kauorgan 124
kcal 121
Kehldeckel 108–112
Kehlkopf 109
Kehlkopfdiphtherie 232
Kehlkopfknorpel 111
Kehlkopfskelett 111
Kehlkopfspiegel 247
Kehlkopfspiegelung 246
Kehlkopfuntersuchung 246, 247
Keilbein 72, 73, 74, 85
Keilbeinhöhle 108, 109, 110
Keimblase 168
Keimdrüse 154, 163
Keimschicht 139, 140
Keratitis 221
Kern 76
Kernkörperchen 54
Kernmembran 54, 55
Kernspin-Tomographie 259
Ketonkörper 205
Kettenkokken 36, 37
Keuchhusten 31, 41, 232, 234
KHK 188
Kiefergelenk 72, 124
Kieferhöhle 72, 109, 110
Kieferschließmuskel 74
Kilojoule 121
Kilokalorie 121
Kindbettfieber 229, 230
Kinderfrüherkennungsuntersuchungen 28

Kinderheilkunde 13
Kinderkrankenschwester/-pfleger 19
Kinderlähmung 31, 236, 238
Kinderuntersuchungsheft 29
Kitzler 165, 166
kJ 121
Klammeranlegepinzette 266
Klammerpflaster 275, 279, 280
Klammerpinzette 265
Klangfarbe 112
Klappenschlußton 98
Klebsiella 38
Kleiderläuse 212
Kleiderschere 265
Kleinhirn 144, 145, 147
Klemme 267
Klitoris 166
Knickfuß 85
Knie 50, 51
Knie-Ellenbogen-Lage 247
Kniegelenk 83, 84
Kniescheibe 68, 83, 84, 149
Kniesehnenreflex 149
Knochenaufbau 63
Knochenbrüche 180, 309
Knochenerkrankungen 181
Knochengewebe 60, 62, 63
Knochenmarkentzündung 37
Knochenverbindung 67, 69
Knötchen 210
Knorpel, elastischer 62
Knorpel, hyaliner 62
Knorpelgewebe 60, 62, 63
Knorpelzelle 63
Knoten 210
Koagulation 179
Koagulopathie 185
Kobalt 120
Koch, Robert 196
Kocher-Klemme 267
Kochsalz 120
Körperabwehr 91, 92, 93
körpereigenes Abwehrsystem 91, 92, 93
körpereigenes Protein 116
Körperfühlfeld 146, 147
Körpergewicht 241
Körpergröße 241
Körperkreislauf 100, 101, 102
Körperregionen 49, 50, 51
Körperschlagader 101
Körpertemperatur 141, 242
Kohlendioxid 107, 114
Kohlenhydrate 116, 117, 118, 121
Kohlenhydratverdauung 125
Kohlenstoff 116, 117
Kolik 204
Kolitis 201
Kollagenosen 183, 186
Kollaps, orthostatischer 307
Kolliquation 179
Koloskopie 255
Kolostrum 167
Kolpitis 226, 227
Koma 307
Komedonen 213
Kommunikation 310
Kompakta 63
Kompressionsverband 283, 284
Kondensatorfeldmethode 289
Kondylome 211
Konflikte 311
Konfliktlösung 311
Konjunktivitis 221
Kontaktekzem 213
Kontaktekzem, allergisches 186
Kontraindikation 315
Kontrastmittel 258, 259
Kontrollbereich 260, 261
Kontusion 178, 179
Konzeptionsoptimum 170
Konzeptionsverhütung 170
Kopfbein 81
Kopfdampfbad 295
Kopfläuse 212
Kopfmuskulatur 74
Kopfwender 78, 80
Koplik'sche Flecken 234
Kornährenverband 282
Kornzange 266
Koronararterien 95, 101
Koronarmittel 316
koronare Herzkrankheit 188
Koronarsklerose 187, 188, 191
Korotkow-Geräusche 243
Korpus 126
Korpuskarzinom 227
Kortikoide 154, 316
Kortikalis 63
Kortisol 154
Kot 131
Koxarthrose 183
Krätze 212
Krätzmilbe 212
Krampfaderleiden 284
Krampfanfall 308
kranial 49
Krankengymnast(in) 19
Krankengymnastik 297
Krankenhäuser 13
Krankenhausträger 14
Krankenpflegedienst 15
Krankenpflegehelfer(in) 19
Krankenschwester/-pfleger 19
Krankenversicherung 13, 35
Krankenvorgeschichte 171
Krankheit 23, 171
Krankheitsablauf 231
Krankheitsfaktoren, äußere 172, 173
Krankheitsfaktoren, innere 171, 172
Krankheitslehre 171
Krankheitsursachen 171
Krankheitsverlauf 173
Krankheitszeichen 173
Kranzarterie 101
Kreatinin 136
Krebs 29
Krebserkrankungen, Anzeichen 29
Krebsfrüherkennungsuntersuchungen 29, 277
Kreislauf 95
Kreislaufdysregulation, orthostatische 190
Kreislaufstillstand 298, 300
Kreislaufzentrum 147
Kreistour 281
Krepitation 180
Kretinismus 153
Kreuzband 84
Kreuzbein 68, 77, 82, 83
Kreuzbeingeflecht 150
Kreuzbeinregion 51
Kreuzprobe 94
Kreuzwirbel 68
Kriegsopferversorgung und -fürsorge 35
Krummdarm 122, 128, 129
Krupp 195, 232
Kruste 210
Kryptorchismus 226
Kühlelemente 291
Kühlkette 318
Kürette 265
Kugelgelenk 70
Kultusministerkonferenz 5, 18
Kunststoffspritze 262
Kupfer 120
Kurative Medizin 35
Kurvatur, große 126
Kurvatur, kleine 126
Kurzsichtigkeit 220
Kurzwelle 289
Kurzwellentherapie 289, 290
KV 16
Kyphose 75, 181

L

Labor 22
Labyrinth 160
Längenmessung 244, 245
Längsdurchflutung 290
Läuse 212
Lagebezeichnungen 49
Lagerung 299, 300
Laktase 130
Lamellenknochen 63
Landesärztekammer 16
Landesimpfanstalten 14
Langenbeck-Haken 267
Langerhans'sche Inseln 132, 133, 152, 154
Lao-tse 5
Laparoskopie 255
Laryngitis 195
Laryngoskop 306
Laryngoskopie 246
Larynx 108, 111
lateral 49, 52
LAV 237, 238
Laxantia 316
Lebensweise 23
Leber 123, 129, 131
Leber, Aufgaben 132
Leberarterie 102, 103
Leberaufbau 131
Leberegel 239
Leberentzündung 202
Lebergang 131
Leberkrankheiten 202
Leberlappen 131
Leberpforte 131
Leberzirrhose 200, 203
Lederhaut 139, 140, 155, 156
Leerdarm 122, 128, 129
Leistenband 78, 82, 84
Leistenbruch 79
Leistenkanal 164
Leistenregion 50
Leistungsfähigkeit 25
Leitungsanästhesie 273
Leitungswasser-Iontophorese 294
Lendengeflecht 150
Lendenmuskel, viereckiger 77
Lendenregion 51
Lendenwirbel 68, 76
Lepra 38, 234
Lernen 5
Leukämie 183, 185
Leukopenie 183, 185
Leukozyten 86–88
Leukozytose 175, 177, 183, 185
Leukozyturie 209
Leydig'sche Zwischenzellen 164
LH 152
Lichtgeschwindigkeit 287
Lichtkästen 288
Lichttherapie 291
Lichtwellen 287
Lidspalte 155
Lid- und Tränenapparat 158
Lingua 125
Linksherzinsuffizienz 187
Linse 156
Linsentrübung 221
Lipase 128, 130, 133
Lipid 117
Lipom 177, 212
Lipoprotein 128, 207
Lipoproteinverteilung 207
Liposarkom 177
Liquor 142
Lister 41, 42
Lithotripsie 209
Lochien 229
lockeres Bindegewebe 62
Lösung 313
Logopäde(in) 20
Lokalanästhesie 272
Lokalanästhetika 316
Lordose 75, 181
Lotion 313
LTH 152
Luer-Konus 262
Luer-Lock-Ansatz 262
Lues 38, 224
Luft 107
Luftbestandteile 107
Luftembolie 272
Luftröhre 108, 112, 123
Luftwege 107, 108
Luftwege, obere 107, 108
Luftwege, untere 108, 111
Lumbago 181
Lunge 108, 112, 113
Lungenarterie 96, 101, 102
Lungenaufbau 113
Lungenbläschen 113
Lungenembolie 193, 198
Lungenemphysem 196, 198
Lungenentzündung 196
Lungenfell 113, 114, 134
Lungenflügel 108, 113
Lungenhilus 108, 113
Lungenkapazität 115
Lungenkrankheiten 195, 198
Lungenkrebs 197
Lungenkreislauf 101, 102
Lungenlappen 108, 113
Lungenspitze 113
Lungenvene 101, 102
Lungenwurzel 113
Lupus erythematodes 183
luteinisierendes Hormon 152
luteotropes Hormon 152
Luxation 79, 179
Luxation, habituelle 179
Lymphadenitis 105, 194
Lymphangiom 194
Lymphangitis 105, 194
lymphatisches Organ 104, 105
Lymphdrainage 297
Lymphe 104
Lymphgefäß 105
Lymphgefäßerkrankungen 194
Lymphkapillare 104, 105
Lymphknoten 104, 105, 106
Lymphknotenentzündung, venerische 224
Lymphknotengruppen 105
Lymphkreislauf 104, 105
Lymphogranuloma inguinale 224
Lymphom 185
Lymphopathia venerea 224
Lymphozyten 88
Lysosomen 54, 55
Lysozym 91
Lyssa 238

M

M. (Musculus) 82
Macula 210
Madenwurm 239
Magen 122, 123, 126
Magenabschnitt 126
Magenaufbau 126
Magenausgang 126
Magen-Darm-Passage 259
Mageneingang 126
Magengeschwür 200
Magengewölbe 126
Magenkarzinom 201
Magenkörper 126
Magenkrankheiten 200
Magenpförtner 126
Magenschleimhaut 126, 127
Magenschleimhautentzündung 200
Magenstraße 126
Magenverweildauer 127
Magnesium 120
Mahlzahn 124
Makroorganismus 230, 231

Makrophagen 89, 91
makroskopische Anatomie 48
Mal 212
Malaria 40, 239
Malaria-Übertragung 41
maligne Tumoren 176
Maltase 128, 130, 133
Maltose 117, 130
Malzzucker 117
Mamma, Mammae 167
Mammakarzinom 228
Mammographie 261
Mandel 106
Mandelentzündung 37
Mandibula 72
Mandrin 263
Mangan 120
Manteltablette 312
Mark, verlängertes 144, 145, 147
Markhöhle 63
Marknagelung 180
Masern 30, 31, 234
Maskenbeatmung 303
Massage 297
Massagebäder 296
Masseter 74, 78
Masseur(in) 19
Mastdarm 129, 131, 133
Mastitis 37, 228
Mastoiditis 223, 224
Mastopathie 228
Maulbeerkeim 168, 169
Maxilla 72
medial 49, 52
Mediastinum 113
Medikamentenpflaster 285
Medizinaluntersuchungsämter 14
medizinische Bademeister 19
medizinische Wiedereingliederung 35
Medizinisch-technische(r) Assistent(in) 19
Medizinisch-technische(r) Laboratoriumsassistent(in) 19
Medizinisch-technische(r) Radiologieassistent(in) 19
Mehrfachimpfung 31
Meiose 56
Melanin 140
Melanom, malignes 212
Melanozyten 212
Menarche 168
Meningen 143
Meningitis 37, 213, 216
Meningitis, bakterielle 213
Meningitis, nichtbakterielle 214
Meningokokken 37
Meniskus, Menisken 84
Menopause 168
Menorrhagie 228
Menses 167
Menstruation 167
Menstruationsphase 168
Menstruationszyklus 167, 168
Mesenterium 129, 133
Metacarpus 68, 80, 81
Metallskalpell 264
Metaphase 56
Metaphyse 63
Metaplasma 54, 55
Metastase 176
Metatarsus 68, 83
Meteorismus 201
Metrorrhagie 228
Mg 120
Middeldorpf-Haken 267
Mikrobiologie 35
Mikroorganismus, -men 35, 36, 230
Mikrophagen 87, 91
mikroskopische Anatomie 48
Mikrovilli 58
Mikrowelle 289
Mikrowellentherapie 290, 291
Milben 212
Milchbrustgang 104, 105
Milchgebiß 124
Milchzahn 124
Milchzucker 117
Milz 106
Milzbrand 234
Milzbrandbazillus 38
mimische Muskulatur 74, 78
Mineralokortikoide 154
Mineralstoffe 116, 120
Minusglas 220
Minuspol 293
Miosis 222
Mißbildung 174
Mitesser 213
Mitochondrium 54
Mitose 56
Mitralklappe 96
Mittelfellraum 113
Mittelfuß 68, 83, 85
Mittelfußknochen 85
Mittelhand 68, 80, 81
Mittelhandknochen 81
Mittelhirn 144—147
Mittellappen 113
Mittelohr 159
Mittelohrentzündung 223
Mittelstrahlurin 248
Mixtur 313
Mn 120
Mo 120
Molar 124
Molybdän 120
Mondbein 81
Mongolismus 171
Monode 290
Mononucleosis infectiosa 236, 238
Monosaccharide 117, 118
Monozyten 87—89, 91
Morbilli 234, 239
Morbus Addison 219
Morbus Basedow 219
Morbus Crohn 201
Morbus Koch 196
Morphologie 48
morphologischer Aufbau des Körpers 48
Morula 168, 169
Mosquito-Klemme 267
Motorik 246, 285
MS 217
MTA 19
Mukoviszidose 29
Muldenstrahler 291
Multiple Sklerose 217
Mumps 31, 199, 235
Mund 50, 122
Mund-zu-Mund-Beatmung 302
Mund-zu-Nase-Beatmung 302
Mundbodenmuskulatur 108
Mundhöhle 122, 123
Munduntersuchung 246
Musculus biceps brachii 82
Musculus brachialis 82
Musculus triceps brachii 82
Muskel 64
Muskelanspannungston 98
Muskelarbeit 71
Muskelatrophie 181
Muskelaufbau 64, 65
Muskelerkrankungen 181, 182
Muskelfasern 64
Muskelgewebe 58, 64
Muskelkontraktion 71
Muskelpumpe 100
Muskelspindel 149
Muskelzelle 64
Muskulatur, glatte 64, 65
Muskulatur, mimische 74, 78
Muskulatur, quergestreifte 64, 65
Muskulatur, unwillkürliche 64

Muskulatur, willkürliche 64
Mutation 171
Mutterkuchen 168
Muttermal 212
Muttermilch 167
Muttermund, äußerer 165
Muttermund, innerer 165
Mutterpaß 27
Mutterschaftsvorsorge 26
Myalgie 181
Mydriasis 222
Mykobakterien 38
Mykoplasmen 38
Mykosen 39, 211, 239
Myofibrille 55, 56, 64
Myogelose 181
Myokard 95
Myokarditis 188, 189
Myom 177, 182
Myometrium 165, 166
Myopie 220
Myosarkom 177, 182
Myosin 64, 65
Myositis 181
Myrtenblattsonde 269
Myxödem 219

N

N. (Nervus) 142
Na 120
Nabelbruch 79
Nabelregion 50
Nabelschnur 169
Nachgeburtsperiode 170
Nachgeburtswehe 170
Nachhirn 144, 145, 147
Nachtblindheit 119
Nacken 49, 51
NaCl 120
Nadeldose 268
Nadelhalter 268
Nadeln, atraumatische 268
Nadeln, runde 268
Nadeln, scharfe 268
Nährstoffe 116
Naevus 212
Naevus flammeus 212
Nagel 140, 141
Nagelbett 140, 141
Nagelplatte 140, 141
Nageltasche 140, 141
Nagelwurzel 140
Nahrungsmittel 116
Nahrungsmittelinfektion 41
Naht 275
Nahtmaterial 268
Narbe 210
Narkose 273
Narkosemittel 316
Narkosestadien 273
Nase 109, 162
Nasenbein 72–74, 109
Nasendiphtherie 232
Nasenflügel 109
Nasengang 110
Nasenhöhle 108, 109, 123
Nasenmuschel, mittlere 74, 109
Nasenmuschel, untere 72, 74, 109
Nasennebenhöhlen 72, 108, 110
Nasenrachenraum 109, 110
Nasenrücken 109
Nasenscheidewand 109
Nasenseptum 109
Nasenspekulum 246, 247
Nasenspitze 109
Nasensteg 109
Nasentropfen 314
Nasenuntersuchung 246
Nasenwurzel 109
Natrium 120
Natriumchlorid 120
Navikulargips 286
Nebenhoden 163, 164
Nebenhöhlenentzündung 194
Nebenniere 135, 152, 154
Nebennierenerkrankungen 219
Nebennierenmark 154
Nebennierenrinde 154
Nebenschilddrüse 152, 153
Nebenschilddrüse, Krankheiten 219
Nebenwirkungen 315
Nebenzellen 127
Nekrose 192
Nelaton-Katheter 248
Nephritis 209
Nephrolithiasis 208, 209
Nephron 138
Nerven, gemischte 142
Nerven, motorische 142
Nerven, sensible 142
Nervenaufbau 66
Nervenfasern 142
Nervengeflecht 150
Nervengewebe 58, 66
Nervensystem, autonomes 142, 151
Nervensystem, Krankheiten 213
Nervensystem, peripheres 142, 149
Nervensystem, Untersuchung 246
Nervensystem, unwillkürliches 142
Nervensystem, vegetatives 142, 146, 151
Nervensystem, willkürliches 142
Nervenzellen 66
Nervhäkchen 267
Nervi olfactorii 150
Nervus abducens 150
Nervus accessorius 150
Nervus facialis 150
Nervus hypoglossus 150
Nervus glossopharyngeus 150
Nervus oculomotorius 150
Nervus opticus 150
Nervus trigeminus 150
Nervus trochlearis 150
Nervus vagus 150, 151
Nervus vestibulocochlearis 150
Netz, großes 133, 134
Netzhaut 156, 157
Netzhautablösung 222
Netzhautveränderungen bei Bluthochdruck 222
Netzhautveränderungen bei Diabetes mellitus 222
Neugeborenen-Basisuntersuchung 29
Neugeborenen-Erstuntersuchung 28, 170
Neunerregel 178
Neuralgie 217
Neurinom 177, 218
Neurit 66
Neuritis 218
Neurodermitis atopica 213
Neurofibrillen 55
Neurogliazellen 66
neurologische Untersuchung 246
Neuron 66
Neurosen 216
Neurozyten 66
neutrophile Granulozyten 87, 88, 91
Nicotinsäureamid 119
Niederfrequenz-Reizstromtherapie 292, 294, 295
Niere 135, 136
Niere, Aufbau 136
Niere, Aufgabe 136
Niere, Feinbau 137
Nierenarterie 135, 136
Nierenbecken 136, 137, 138
Nierenbeckenentzündung 208
Nierenfunktion 136
Nierenhilus 136
Niereninsuffizienz 208, 209
Nierenkanälchen 137
Nierenkapsel 136, 137

Nierenkelche 136, 137
Nierenkörperchen 137
Nierenkolik 209
Nierenkrankheiten 208
Nierenmark 136, 137, 138
Nierenpapille 136, 137
Nierenpforte 136, 137
Nierenpyramide 136, 137
Nierenrinde 136, 137, 138
Nierenschale 269
Nierensteinkrankheit 208
Nierenvene 135, 136, 137
Nn. (Nervi) 150
Nodus 210
Non-A-Non-B-Hepatitis 202
Noradrenalin 154
Normalgewicht 206
Notfall 297, 298
Nucha 49
Nuklease 128, 130, 133
Nukleinsäure 118
Nukleinsäurestoffwechsel 207
Nukleolus 54, 55
Nukleus 53, 54, 76
Nykturie 209

O

Obduktion 171
Oberarm 50, 51
Oberarmgips 286
Oberarmknochen 68, 80, 81
Oberarmmuskel, dreiköpfiger 78, 82
Oberarmmuskel, zweiköpfiger 78, 82
Oberbauchregion 50
Oberflächenanästhesie 272
oberflächenbildendes Deckepithel 58
Oberflächensensibilität 162
Oberhaut 139, 140
Oberkiefer 72—74, 124
Oberlappen 113
Oberlid 155
Oberschenkel 50, 51
Oberschenkelgehgips 286
Oberschenkelhals 82
Oberschenkelknochen 68, 82, 83
Oberschenkelkopf 82
Oberschenkelmuskel, vierköpfiger 78, 84
Oberschenkelmuskel, zweiköpfiger 78, 84
Oberschenkelschaft 82
Oberst'sche Leitungsanästhesie 273
obligat anaerob 36
Obstipation 201
Ödem 187, 188
öffentlicher Gesundheitsdienst 13, 14
Ösophagitis 199
Ösophagoskopie 255
Ösophagus 122, 125
Ösophaguskarzinom 200
Ösophagusvarizen 200, 203
Östrogen 154, 166
Ohnmacht 307
Ohr 159
Ohr, äußeres 159
Ohrenkrankheiten 223
Ohrenschmalz 159
Ohrenspiegel 245
Ohrentropfen 314
Ohrenuntersuchung 245
Ohrknorpel 159
Ohrkürette 245
Ohrmuschel 159
Ohrschmalzpfropf 224
Ohrspeicheldrüse 123, 124, 125
Ohrspritze 246, 262
Ohrspülung 245, 246
Ohrtrichter 246
Ohrtrompete 109, 110, 159, 160
okkultes Blut 30
Oligurie 209
Omentum majus 133
Ophthalmika 316
Ophthalmoskop 245
Ophthalmoskopie 246
orbital 155
Orchitis 226
Orthopädie 14
Orthoptist(in) 20
Os coxae 83
Os ethmoidale 72
Os ilium 68
Os ischii 68
Os lacrimale 72
Os nasale 72
Os palatinum 72
Os pubis 68
Os sacrum 68, 77, 83
Os zygomaticum 72
Osteoblast 62
Osteoklast 63
Osteom 177, 181
Osteomalazie 181
Osteomyelitis 37, 181
Osteon 63
Osteoporose 181
Osteosarkom 177, 181
Osteosynthese 181
Osteozyt 63
Ostitis 181
Otitis media 223
Otologika 316
Otosklerose 224
Otoskop 245, 246
Otoskopie 246
ovales Fenster 159, 160
Ovarialtumor 227
Ovarium, Ovarien 154, 165
Ovulation 166, 168
Oxytozin 152, 153

P

P (Phosphor) 116, 120
P-Welle 250
Pa 45
Packungsbeilage 317
palmar 49
Palpation 240, 241
Panaritium 37, 176
Panarteriitis nodosa 183
Pankreas 132
Pankreatitis 204
Pantothensäure 119
Papageienkrankheit 38
Papel 210
Papillarmuskel 97
Papillen, blattförmige 162
Papillen, fadenförmige 162
Papillen, pilzförmige 162
Papillom 177
Paracelsus 312
Parästhesie 217
Paralyse 217, 225
Paraplasma 54, 55
Parasiten 36, 212
Parasympathikus 151
Parathormon 153
Paratyphus 38, 234
paravenös 272
Parazentese 223
Parese 217
Parkinson-Syndrom 215, 217
Parodontitis 199
Parodontose 199
Parotitis 199
Parotitis epidemica 235, 238
Pascal 45
Paste 313
Pasteur 41, 42
Patella 68, 83, 84
Patellarsehne 149
Patellarsehnenreflex 149
pathogen 36, 230
Pathogenität 230
Pathologie 171

Patientenbetreuung 309
Paukenhöhle 159, 160
Paukentreppe 159, 160
Pean-Klemme 267
Pectus 49
Penis 163
Pepsin 127, 130
Pepsinogen 127
Perikard 95
Perikarditis 188, 189
Perilymphe 160, 161
Periode 167
Periost 63
Peristaltik 126, 128
Peritoneum 133
Peritonitis 133
Perkussion 241
perkutane Infektion 41
perniziöse Anämie 119, 127
persönliche Hygiene 24
Pertussis 31, 232, 234
Pfeiffer'sches Drüsenfieber 236, 238
pflanzliches Eiweiß 116
pflanzliches Fett 117
Pflegeberufe 19
Pflugscharbein 72, 73
Pfortader 101, 102
Phäochromozytom 219
Phagozytose 57, 61, 87
Phalanges 83
Pharmakologie 312
Pharmakon 312
Pharmazeut 18
Pharmazeutisch-technische(r) Assistent(in) 19
Pharyngitis 195
Pharynx 108, 110, 122
Phenol 42
Phenylketonurie 29
Phimose 226
Phlebitis 193
Phlebothrombose 193
Phlegmone 175
Phonokardiographie 261
Phosphor 116, 120
Phyllochinon 119
physikalische Therapie 287
Physikum 15
Physiologie 48
Physiologie der Zelle 56
Physiotherapie 287
Pia mater 143
Pigmentschicht 156
Pigmentzellen 140
Pilze 35, 39
Pilzkrankheiten 211, 239
Pilzkultur 239
Pinzette, anatomische 265
Pinzette, chirurgische 265
pipettieren 34
plantar 49
Plasmazellen 92, 93
Plattenepithel, einschichtiges 58
Plattenepithel, mehrschichtiges 58
Plattenepithel, unverhorntes 58
Plattenepithel, verhorntes 58
Plattenepithelkarzinom 177
Plattfuß 85
Plazenta 169
Plazentainsuffizienz 229, 230
Plegie 217
Pleura 113, 197
Pleuraempyem 198
Pleuraerguß 198
Pleuraspalt 113
Pleuritis, feuchte 197
Pleuritis, trockene 197
Plexus 150
Plusglas 220
Pluspol 293
Pneumonie 196, 198, 234
Pneumothorax 198
Pocken 41, 239
Pockenvirus 36
Poliomyelitis 31, 217, 236
Poliovirus 36
Polkörperchen 55
Pollakisurie 209
Polyarthritis 181
Polyarthritis, akute 182
Polyarthritis, chronische 182
Polyglobulie 183, 184
Polymyositis 183
Polyneuritis 218
Polyneuropathie 218
Polyp 194, 202
Polysaccharide 117, 118
Polyurie 205, 209
Portio 165, 166
Portio vaginalis 166
posterior 49
PQ-Strecke 250
Präeklampsie 229, 230
Prämolar 124
Präparierschere 264, 265
Präservativ 170
Prävention 23
Präventivmedizin 23
praktischer Arzt 16
Praktisches Jahr 15
Praxisgemeinschaft 22
Praxisräume 20
Prellung 179
Presbyopie 220
Preßwehe 170
Primäraffekt 224
Primärharn 137
Primärherd 197
Primärkomplex 197, 225
Privatrezept 319
Prodromalstadium 231
profundus 49
Progesteron 154, 166
Prognose 171
Progressive Paralyse 225
Prolaktin 152
Proliferationsphase 168
Promotion 16
Pronation 52, 53, 80, 81
Prophase 56
Prophylaxe 23
Prostata 163, 164
Prostata-Adenom 225, 226
Prostatakarzinom 225, 226
Prostatakrebs 225, 226
Prostatitis 226
Protein 116
Proteus 38
Prothrombin 91
Protozoenerkrankungen 239
Protozoon, Protozoen 35, 39
Provitamin 118
proximal 49
Pseudokrupp 195
Pseudomonas 38
Psoriasis 213
psychiatrische Krankenhäuser 14
Psychohygiene 23
Psychopharmaka 316
Psychosen 216
psychosomatische Krankheiten 216
PTA 19
Ptyalin 125, 130
Puerperalfieber 230
Pulmo 108
Pulpa 125, 199
Pulpitis 199
Puls 103
Pulsfrequenz 103
Pulsmessung 242, 243
Pulsschlag 243
Pulswelle 103
Pulswerte 243
Pulver 312
Punktion 263

Punktionsnadel 263
Pupille 155
Purin 118
Purkinje-Faser 98
Pustel 210
Pyelonephritis, akute 208
Pyelonephritis, chronische 208
Pylorus 126
Pyridoxin 119

Q
Q-Fieber 38
QRS-Komplex 250
Quaddel 210
Quarzstaublunge 196
Quecksilberdampflampe 292
Quecksilberthermometer 242
Quercolon 129
Querdurchflutung 290
Querfortsatz 75, 76
quergestreifte Muskulatur 64, 65
querliegender Dickdarm 129
Querschnittslähmung 217
Quetschung 178, 179

R
Rabies 238
Rachen 108, 110, 122
Rachendiphtherie 232
Rachenhinterwand 123
Rachenmandel 109, 111
Rachenraum 109, 110, 123
Rachenuntersuchung 246
Rachitis 119, 181, 292
Rachitisprophylaxe 29
Radgelenk 70
radial 49
Radiowellen 287
Radius 68, 80, 81
Rahmenlehrplan 5, 18
Ranvier'scher Schnürring 66
Raspatorium, Raspatorien 265
Rauchen 23, 24
Rautek-Rettungsgriff 298, 299
Rautenhirn 144
Real-time-Verfahren 254
Rechtsherzinsuffizienz 187
Reduktionsteilung 56
Reflex 148, 247
Reflexbogen 149
Reflexhammer 247
Reflexzeit 149
Reflexzonenmassage 297
Regelblutung 167, 168
Regenbogenhaut 155, 156
Rehabilitation 35
Reizaufnahme 142
Reizstrom 295
Reizverarbeitung 142
Rekonvaleszenz 173
Rekord-Konus 262
Rekordspritze 262
rektale Untersuchung 247
Rektoskopie 255
Rektum 129, 131, 133
Ren 135
Rentenversicherung 13, 35
Reposition 180
RES 61
Reservevolumen, exspiratorisches 115
Reservevolumen, inspiratorisches 115
Residualvolumen 115
Resistenz 231
Resorption 58, 121, 122
Restluft 115
Retard-Tablette 312
retikuläres Bindegewebe 61
retikulo-endotheliales System 61
Retikulum, endoplasmatisches 54
Retikulumzellen 61
Retina 156
Retinol 119, 120
Retroversion 52, 53
Rettungssanitäter 20
Rezept, Abkürzungen 319
Rezept, ärztliches 318
Rezept, kassenärztliches 319
Rezidiv 173
Rhagade 210
Rhesusfaktor 94
rhesus-negativ 94
rhesus-positiv 94
Rheuma 182
rheumatisches Fieber 182
Rheumatismus 182
rheumatoide Arthritis 182
Rhinitis 194, 195
Rhinitis, allergische 186, 195
Rhinologika 316
Riboflavin 119
Ribonukleinsäure 55, 118
Ribosom 54, 55
Richtungsbezeichnungen 49
Rickettsien 38
Riechnerv 150
Riechorgan 110
Riechregion 109, 162
Riesenwuchs 218
Rigor 215
Rinderbandwürmer 239
Ringknorpel 109, 111
Rippe 68, 77
Rippenfell 113, 114, 134
Risikofaktoren 23
Riva-Rocci 243
RNS 55, 118
RNS-Viren 39
Roborantia 316
Röhrenknochen 63
Röntgen 256
Röntgenabteilung 13
Röntgenaufnahmen 257, 258
Röntgenbelehrung 261
Röntgenbildverstärker 260
Röntgendiagnostik 256, 257
Röntgendurchleuchtung 260
Röntgeneinrichtung 260
Röntgenfilm 258
Röntgenfilmentwicklung 259
Röntgenfilmfixierung 259
Röntgenkassette 258
Röntgennachweisheft 260
Röntgennegativ 258
Röntgenpaß 260
Röntgenpositiv 258
Röntgenprüfkörper 260
Röntgenraum 260
Röntgenröhre 258
Röntgenstrahlen 256, 257, 287
Röntgenuntersuchung 260
Röntgenverordnung 260
Röteln 30, 31, 235
Rötelnembryopathie 174
Rohrzucker 117
Rollenerwartungen 309
Rollenverhalten 309
Rollhügel, großer 82, 83
Rollhügel, kleiner 82, 83
Rotation 53
Rote Liste 315
RR 243
Rubeola 235, 239
Rübenzucker 117
Rücken 49
Rückenmark 147, 148
Rückenmarkflüssigkeit 147
Rückenmarkshaut, harte 147
Rückenmarkshaut, weiche 147
Rückenmarksnerv 148, 149
Rückenmarkschwindsucht 225
Rückenmuskel, breiter 78, 80
Rückenmuskulatur 79
Rückgewinnung 138
Rückresorption 131, 138
Ruhr 41

Rumpf 67, 75
Rumpfskelett 75
rundes Fenster 159, 160
Rundfeldstrahler 291

S

Saccharase 130
Saccharide 117, 118
Saccharose 117, 118
Sacculus 161
Sägemuskel 78, 80
Säuglingswaage 242
Säureschutz der Haut 24
Sagittalachse 52
Sagittalebene 52
Salbe 313
Salmonellen 38
Salmonellen-Enteritis 234
Salmonellen-Infektionen 233
Salmonellosen 38, 233
Salpingitis 227
Salzhaushalt 120
salzig 162
Salzsäure 120, 127, 130
Samen 164
Samenbläschen 163, 164
Samenkanälchen 164
Samenleiter 163, 164
Samenspeicher 164
Samenstrang 164
Samenzellen 164
Sammellinse 220
Sammelrohr 137
Sarkom 176
Sattelgelenk 70
sauer 162
Sauerstoff 107, 114
Saugwürmer 239
s. c. 269
Scapula 68, 80
Scarlatina 232
Schadstoffe, chemische 172
Schädel 67, 68, 72–74
Schädelbasis 72
Schädelbasisfraktur 216
Schädeldach 72
Schädelgrube 72
Schädel-Hirn-Trauma 214, 216
Schädel-Hirn-Verletzung 214, 216
Schädel-Hirn-Verletzung, geschlossene 214, 216
Schädel-Hirn-Verletzung, offene 214, 216
Schalleitung 160
Schambein 68, 82
Schambeinfuge 82, 83
Schamlippe, große 165, 166
Schamlippe, kleine 165, 166
Schamregion 50
scharfer Löffel 265
Scharlach 37, 232, 234
Scharniergelenk 70
Schaufensterkrankheit 192
Scheide 165, 166
Scheidenentzündung 226
Scheidenspekulum, Scheidenspekula 277, 278
Scheitelbein 72, 73, 74
Scheitellappen 144, 146
Scheitelregion 50, 51
Schenkelbruch 79
Schere 264
Schichtaufnahmetechnik 259
Schichttablette 312
Schielen 223
Schienbein 68, 83, 85
Schienbeinmuskel 78, 85
Schilddrüse 109, 152, 153
Schilddrüsenerkrankungen 219
Schilddrüsenfunktion, euthyreote 219
Schilddrüsenüberfunktion 219
Schilddrüsenunterfunktion 29, 219
Schildknorpel 108, 109, 111, 112
Schildkrötenverband 282
Schimmelpilze 39
Schizophrenie 216
Schläfenbein 72, 73, 74
Schläfenlappen 144, 146
Schläfenmuskel 74, 78
Schläfenregion 50, 51
Schlafkrankheit 40
Schlagader 99
Schlaganfall 214, 217, 308
Schlagvolumen 103
Schlangentour 281
Schlauchmull 282
Schlauchmullapplikator 282
Schlauchverbände 282
Schleimbeutel 71
Schleimhaut 59, 141
Schlemm'scher Kanal 156, 157
Schlitztuch 274
Schluckimpfung 237
Schluckimpfung, trivalente 237
Schlüsselbein 68, 80
Schlüsselbeinregion 50
Schmerzen 308
Schmerzempfindung 162
Schmerzsinn 155
Schmierinfektion 41, 42
Schnecke 160
Schneckengang 159, 160
Schneidermuskel 78, 84
Schneidezahn 124
Schnupfen 194
Schnupfen, allergischer 186, 194
Schock 191, 305
Schock, anaphylaktischer 186, 191, 305
Schock, kardiogener 305
Schock, septischer 191, 305
Schockbekämpfung 305
Schockindex 305
Schocksymptome 305
Schocktherapie 306
Schopenhauer 310
Schraubentour 281
Schüttelmixtur 313
Schulterblatt 68, 80
Schulterblattregion 51
Schultergelenk 79, 80
Schultergürtel 67, 79
Schuppe 210
Schuppenflechte 213
Schutzimpfungen 24, 30–32
Schutzimpfung, aktive 30
Schutzimpfung, passive 30, 32
Schutzkleidung 34, 260
Schwangerschaft 168, 169
Schwangerschaftserkrankungen 229
Schwangerschaftsgymnastik 297
Schwann'sche Zelle 66
Schweigepflicht 311
Schweinebandwürmer 239
Schweißdrüse 139, 140, 141
Schwellstrom 294, 295
Schwerhörigkeit 223
Schwerpunktbezeichnungen 16, 17
Schwerpunktkrankenhäuser 13
Schwindsucht 196
Scrotum 163, 164
Se 120
Sedativa 316
seelische Krankheiten 216
Segelklappe, linke 96, 97
Segelklappe, rechte 96, 97
segmentkernige Granulozyten 87, 88
Sehne 71
Sehnenerkrankungen 182
Sehnenscheide 71
Sehnenscheidenentzündung 183
Sehnerv 150, 156
Sehvorgang 157
Sehzentrum 146
Seide 268

Seitenlage, stabile 299
Seitenzahn 124
Sekrete 55, 60
Sekretion 57, 58, 121, 122
Sekretionsphase 168
Sektion 171
Sekundärharn 138
Selbsthilfegruppe 35
Selen 120
Semmelweis 41
Sensibilisierung 94
Sensibilität 246, 285
Sensibilitätsorgan 162
Sepsis 229
Septumdefekt 189
Sera 316
Serpentinentour 281
Serratia 38
Serum, Sera 316
Serum-Hepatitis 203
sexuelle Verhaltensabweichungen 216
Shigellen 38
SHT 214, 216
Sicherung, soziale 13
Siebbein 72, 73, 74
Siebbeinzellen 110
Siedepunkt 45
Sigmaschleife 129, 131
Signatur 319
Silberblattsonde 269
Silikose 196, 197, 198
Simultanimpfung 32
sinister 49
Sinnesorgane 155
Sinneszellen 142
Sinus frontalis 110
Sinus maxillaris 110
Sinus sphenoidalis 110
Sinusitis 194
Sinusitis frontalis 195
Sinusitis maxillaris 195
Sinusknoten 98
Sinuskopie 255
Sitzbein 68, 82
Skalpell 264
Skelett 67, 68
Skelettmuskulatur 64
Sklera 156
Sklerodermie 183
Skoliose 181
Skorbut 119
Sodbrennen 199
Sofortmaßnahmen, lebensrettende 297
somatotropes Hormon 152
Somnolenz 307
Sonde 268, 269
Sonderkrankenhäuser 13, 14
Sonnenlicht 292
Sonographie 253, 254
Soor 211
Sopor 307
Sozialanamnese 240
soziale Sicherung 13
soziale Wiedereingliederung 35
Sozialhilfe 35
Sozialhygiene 23
Sozialleistungsträger 35
Spasmolytika 316
Spasmus 196
Spatel 267
Speiche 68, 80, 81
Speichel 125
Speichelamylase 130
Speicheldrüse 124, 125
Speiseröhre 109, 123, 125
Speiseröhrenentzündung 199
Speiseröhrenkrebs 200
Speiseweg 108, 111
Spekulumuntersuchung 277
Spermium, Sperma 164
spezifische Abwehr 91
spezifische humorale Abwehr 92, 93
spezifische Immunreaktion 91
spezifische Körperabwehr 93
spezifische zelluläre Abwehr 92, 93
Spina iliaca 270
Spinalanästhesie 273
Spinalganglion 148
Spinalnerv 148, 149
Spinnwebenhaut 143, 147
Spiraltour 281
Spirochäten 36, 38, 234
Spirometer 115
Splitterpinzette 265
Spondylose 183
Spongiosa 63
Sporen 38
Sporenbildner, aerobe 36
Sporenbildner, anaerobe 38
Sprechstundenbedarf 320
Sprechzimmer 22
Spreizfuß 85
Spritzen 34, 262
Sprue, einheimische 202
Sprühdesinfektion 44
Sprungbein 84, 85
Sprunggelenk, oberes 84
Sprunggelenk, unteres 85
Spulenfeldelektrode 290
Spulenfeldmethode 290
Spulwurm 239
Spurenelemente 120
Squama 210
ST-Strecke 250
stabkernige Granulozyten 87, 88
Stabsichtigkeit 221
Stäbchen 157
Stäbchen, sporenbildende 234
Stärke 117, 118
Stahldraht, chirurgischer 268
Stammbronchus 112
Stangerbad 293
Staphylococcus aureus 37
Staphylokokken 36, 37, 234
Staphylokokkeninfektionen 210, 234
Star, grauer 221
Star, grüner 157, 221
stationäre Versorgung 13
Staubinde 271
Stechmücken 40
Steigbügel 159
Steinschnittlage 277
Steißbein 77
Stellknorpel 111
Sterilfiltration 45, 47
Sterilisation (Sache) 41, 44
Sterilisation (Personen) 170
Sterilisiergut 46
Sternum 68
Stethoskop 244
Steuerungssysteme 49
STH 152
Stickstoff 107, 116
Stimmband 109, 111, 112
Stimmbildung 108, 112
Stimmritze 111, 112
Stirnbein 72, 73, 74
Stirnhöhle 74, 108, 109, 110
Stirnlappen 144, 146
Stirnregion 50, 51
Stirnspiegel 246
Stoffabsonderung 121
Stoffaufnahme 121
Stoffwechselabbauprodukte 136
Stoffwechselkrankheiten 204
Stoffwechselstörungen 29
Stoffwechselsysteme 49
Stomatitis 199
Stoßwellen 209
Strabismus 223
straffes Bindegewebe 62
Strahlbehandlung 296
Strahlenbehandlung 260

Strahlenbelastung 260
Strahlendosis 261
Strahlenmeßgerät 261
Strahlenschaden 172
Strahlenschutzbestimmungen 260
Strahlensterilisation 45, 47
Strahlentherapie 260
Streckung 53
Streptokokken 36, 37, 234
Streptokokken-Angina 234
Streptokokken, hämolysierende 232
Streptokokkeninfektionen 210, 234
Streustrahlung 257
Strukturprotein 116
Struma 219
Stützgewebe 60, 61
subcutan 269
Subcutis 139
subkutan 269
subkutane Injektion 270
submukös 269
Substanz, graue 148
Substanz, weiße 148
süß 162
Sulfonamide 316
superficial 49
superior 49
Supination 52, 53, 80, 81
Suppositorium 313
Suspension 313
Symbiose 36
Sympathikus 148, 151
Symphyse 82, 83
Symptom 171, 173
Synapse 66, 149
Syndrom 171
Synergist 71
Synovia 67, 69
Syphilis 38, 174, 224, 234
systematische Anatomie 48
System zur Stütze und Bewegung 49
Systole 97
systolischer Druck 103
Szintigraphie 261

T

T-Gedächtnis-Zellen 92
T-Helfer-Zellen 92, 93
T-Killer-Zellen 92, 93
T-Lymphozyten 92, 93
T-Suppressor-Zellen 92, 93
T-Welle 250
Tabes dorsalis 225
Tablette 312
Tachykardie 188
Tagesschwankungen 25
Talgdrüse 139, 140, 141
Talus 85
Tarsus 68, 83
Taschenband 109, 112
Taschenklappe, linke 96, 97
Taschenklappe, rechte 96, 97
Tau, blutiger 213
Tawara-Schenkel 98
Tbc 29, 31, 38, 196, 198
Tee 312
Teilbäder 296
Telefon 311
telefonieren 311
Telophase 56
Temperaturempfindung 162
Temperaturmessung, axillar 242
Temperaturmessung, oral 242
Temperaturmessung, rektal 242
Temperatursinn 155
Tendovaginitis 182, 183
Tennisellenbogen 183
Terminabsprachen 311
Tertiärsyphilis 225
Testis, Testes 154, 163, 164
Testosteron 154
Testserum 93
Tetanus 31, 38, 233
Thalamus 145
therapeutisch-rehabilitative Berufe 19
Therapie 171
Therapie, kausale 194
Therapie, symptomatische 194
Thermodesinfektion und -reinigung 44
Thermographie 261
Thermometer 242
Thiamin 119
Thorakoskopie 255
Thorax 49, 77
Thrombin 91
Thrombopathie 185
Thrombopenie 183
Thrombophlebitis 193, 272
Thrombose 191, 192, 193
Thrombozyten 86, 89
Thrombozytose 183
Thrombus 192, 193
Thymus 92, 106, 154
thyreoidea-stimulierendes Hormon 152
Thyroxin (T4) 153
Tibia 68, 83
Tiemann-Katheter 248
Tierarzt 18
Tierarzthelfer(in) 18
tierisches Eiweiß 116
tierisches Fett 117
Tinea pedum 211
Tinktur 313
Tocopherol 119
Tod, biologischer 173
Tod, klinischer 173
Toleranzstadium 273
Tollwut 238
Tomographie 259
Ton 112
Tonhöhe 112, 161
Tonofibrille 55
Tonsille 61, 106
Tonsillitis 37, 195
Tonstärke 112
topographische Anatomie 48
Totalkapazität 115
Toxikologie 312
Toxin 30
Toxoid 30
Toxoplasmose 40, 174, 239
Trachea 108, 111, 112
Tracheitis 195
Tracheoskopie 255
Trachom 38
Träger der sozialen Sicherung 13
Tränenapparat 158
Tränenbein 72, 73
Tränendrüse 158
Tränenflüssigkeit 158
Tränenkanälchen 158
Tränen-Nasen-Gang 110, 158
Tränenwärzchen 155
Transmitter 66
Transversalachse 52
Transversalebene 52
Traubenkokken 36, 37
Traubenzucker 117
Trauma, Traumen 179
Tremor 216
Treponema pallidum 38
Trichinen 239
Trichomonaden 40, 239
Trigeminusneuralgie 218
Triglyzerid 117, 118
Trijodthyronin (T3) 153
Trikuspidalklappe 96
Tripper 37, 224, 225
trivalente Schluckimpfung 237
Trizeps 78
Trochanter 82
Tröpfcheninfektion 41
Trokar 263

Trommelfell 159
Trommelfellschnitt 223
Trypsin 128, 130, 133
Tse-Tse-Fliege 40
TSH 152
Tuba auditiva 109, 110, 160
Tubargravidität 228
Tube, Tuben 110, 165, 166
Tubenknorpel 109
Tuberkelbakterium 196
Tuberkulinspritze 262
Tuberkulose 29, 31, 38, 196, 198,
Tuberkulose-Schutzimpfung 31, 269
Tuberkulostatika 316
Tubus 301
Tuchklemme 267
Tumor, benigner 176
Tumor, maligner 176
Tupfertrommel 269
Typhus 38, 41
Typhus abdominalis 233

U
U-Welle 250
Überempfindlichkeitsreaktion 185
Überernährung 172
Übergangsepithel 59
Übergewicht 23, 24
Überwachungsbereich, betrieblicher 260
UHF 289
Ulcus 210
Ulcus cruris 193, 284
Ulcus duodeni 200
Ulcus molle 224, 225
Ulcus ventriculi 200
Ulkus 210
Ulkuskrankheit 200
Ulna 68, 80, 81
ulnar 49
Ultrahochfrequenz 289
Ultrahochfrequenztherapie 290, 291
Ultraschalldiagnostik 253
Ultraschallimpulse 253
Ultraschallkardiographie 261
Ultraschalluntersuchung 253
Ultraschallwellen 253
Ultraviolettbestrahlung 292
Ultraviolettstrahlen 292
Umfangmessung 244, 245
Umgangsformen 310
Umschlagtour 281
Umwelthygiene 23
Unfallverhütung im Arbeitsbereich 32
Unfallverhütungsvorschrift 27
Unfallversicherung 13
Unfallversicherung, gesetzliche 35
Unfruchtbarkeit 225, 226
ungesättigte Fettsäuren 117
Universitätsklinik 14
unspezifische Abwehr 91
Unterarm 50, 51
Unterarmgips 286
Unterhaut 139, 140
Unterkiefer 72, 73, 74
Unterkieferdrüse 123, 124, 125
Unterlappen 113
Unterschenkel 50, 51
Unterschenkelgehgips 286
Unterschenkelgeschwür 284
Untersuchung 240
Untersuchungsmaterial 40
Untersuchungsraum 22
Unterwassermassage 297
Unterwasser-Druckstrahlmassage 297
Unterzuckerung 206
Unterzungendrüse 123, 124, 125
unwillkürliche Muskulatur 64
Urämie 208, 209
Ureter 135, 138
Urethra 135, 138, 163
Urethritis 209, 226
Urethroskopie 255
Urographie 259
Urologie 13
Urologika 316
Urtica 210
Uterus 165, 166
Uteruskarzinom 227
Uteruskürette 265
Uterusmyom 226, 227
Utriculus 161
UV-A 292
UV-B 292
UV-C 293
UV-Strahlen 192, 293

V
V. (Vena) 100
Vagina 165, 166
Vaginitis 227
Vakuole 57
Varikose 193
Varikosis 284
Varikozele 226
Variola 239
Varizellen 211, 239
Varizen 193
Vasopathie 185
vegetatives Nervensystem 146, 151
Vektorkardiographie 261
Vene 99, 100
Venenerkrankungen 193
Venenklappe 100
Venenthrombose 193
Venenverweilkanüle 263
venerische Lymphknotenentzündung 224
Venerologie 224
venöses Blut 101
Venole 100
Venter 49
ventral 49, 52
Ventriculus 122, 126
Ventrikel 95, 147
Verätzung 179, 309
Verbandlehre 278
Verbandmull 278
Verbandschere 264, 265
Verbandstoffe 278
Verbandwatte 278
Verbrennung 45, 47
Verbrennungsgrade 178
Verbrennungswunde 178, 309
Verdauung 116, 127, 130
Verdauungsabschnitte 130
Verdauungsfunktion 132
Verdauungsorgane, Aufgaben 121
Verdauungsorgane, Gliederung 121
Verdauungsorgane, Übersicht 123
Verdauungsübersicht 130
Vereinigung, Kassenärztliche 16
Vergiftungen 308
Verhaltensabweichungen 216
verlängertes Mark 144, 145, 147
Verletzungen 179
Verrenkung 79, 179
Verruca, Verrucae 211
Verschattung 258
Verschlußkrankheit, arterielle 192
Versorgung, ambulante 13
Versorgung, stationäre 13
Verstärkerfolie 258
Verstauchung 179
Verstopfung 201
Verweilkatheter 248
Vesica urinaria 135, 138
Vesicula 210
Vieleckbein, großes 81
Vieleckbein, kleines 81
Vielfachzucker 117
Vierzellenbad 293
Virulenz 230, 231
Virus, Viren 35, 39

Virushepatitis 202, 238
Viruskrankheiten 234–239
Viskose 279
Vitalkapazität 115
Vitamin A 118, 119
Vitamin B_1 119
Vitamin B_2 119
Vitamin B_6 119
Vitamin B_{12} 119, 123, 184
Vitamin B_{12}-Mangel 200
Vitamin C 119
Vitamin D 118, 119, 292
Vitamin E 119
Vitamin F 119
Vitamin H 119
Vitamin K 36, 119, 131
Vitamine 118, 119
Vitamine, fettlösliche 118, 119
Vitamine, wasserlösliche 118, 119
Vliesstoffe 279
volar 49
Volkmann'scher Kanal 63
Vollbäder 296
Volumenmangelschock 305
Vomer 72
Vorbeugung 23
Vorderlappen 152
Vorharn 137
Vorhaut 164
Vorhautverengung 226
Vorhof 95
Vorhofsäckchen 159, 161
Vorhoftreppe 159, 160
Vormahlzahn 124
Vormilch 167
Vorsorge, arbeitsmedizinische 27
Vorsorgemedizin 23
Vorsorgeuntersuchungen 24, 26
Vorsorgeuntersuchungen nach dem Jugendarbeitsschutzgesetz 28
Vorsteherdrüse 135, 163, 164
Vulva 165, 166
Vulvitis 227

W

Wadenbein 68, 83
Wadenmuskel, dreiköpfiger 78, 85
Wärmebäder 296
Wärmeregulierung 141
Wärmetherapie 287, 288, 289
Wärmewellen 287
Wärmflasche 288
Wahrnehmungsfelder 146, 147
Wallpapille 162
Warteraum 21
Warzen 211
Wasser 116, 120
Wasser, Siedepunkt 45
Wasserelektroden 293
Wassergehalt des Körpers 120
Wasserhaushalt 120
Wasserkopf 174, 217
wasserlösliche Vitamine 118, 119
Wasserstoff 116, 117
Wasser- und Nahrungsmittelinfektionen 41
Wehentätigkeit 170
weicher Gaumen 122
weicher Schanker 224
Weichgummielektroden 289
Weichteilrheumatismus 183
Weichteilwunden 309
Weisheitszahn 124
Weiterbildung, ärztliche 16
Weitsichtigkeit 220
Wellen 287
Wellenlänge 287
Weltgesundheitsorganisation 15
Wendl-Tubus 301, 302
WHO 15
Wiederbelebung 300–304
Wiedereingliederung 35
Wiedererlangung der Gesundheit 35
willkürliche Muskulatur 64
Wilson 250, 252
Windpocken 41, 211, 239
Winkelmessung 244, 245
Wirbelbogen 75, 76
Wirbelkanal 75, 76
Wirbelkörper 75, 76
Wirbelsäule 75
Wirbelsäulenregion 51
Wirbelsäulenschäden 181
Wirbelstrom-Elektrode 290
Wischdesinfektion 44
Wochenbett 170
Wochenbettfieber 42, 229
Wochenfluß 229
Wochentölpel 235
Wöchnerin 170
Wundarten 177
Wundauflagen 279
Wunde 177, 309
Wundhaken 267
Wundheilung, primäre 178
Wundheilung, sekundäre 178
Wundklammern 265, 266
Wundrose 37, 210, 234
Wundspreizer 267
Wundspritze 262
Wundstarrkrampf 31, 38, 233
Wundverband 279
Wundverschluß 275
Wundversorgung 274
Wurmfortsatz 106, 123, 129
Wurmfortsatzentzündung 129, 202
Wurmkrankheiten 239
Wurzel, hintere 148
Wurzel, vordere 148

Z

Zähne 124
Zähne, bleibende 124
Zähne, Milchzähne 124
Zäpfchen 123, 313
Zahnarzt 18
Zahnarzthelfer(in) 18
Zahnaufbau 124, 125
Zahnbein 124, 125
Zahnbürste 24
Zahndurchbruch 124
Zahnerkrankungen 198
Zahnfäule 198, 199
Zahnfleisch 124, 125
Zahnfleischentzündung 199
Zahnhalteapparat 124, 125
Zahnhalteapparatentzündungen 199
Zahnhalteapparaterkrankungen 198
Zahnkaries 198, 199
Zahnkrone 124, 125
Zahnlockerung 199
Zahnmark 124, 125
Zahnpflege 24
Zahnputztechnik 25
Zahnradphänomen 216
Zahnreihe 123
Zahnschmelz 124, 125
Zahnschmerz 124
Zahnseide 25
Zahnwurzel 124, 125
Zahnzement 124, 125
Zangen 266
Zapfen 157
Zecken 212
Zehe 68, 83, 85
Zehengelenk 85
Zellaufbau 53
Zellbewegung 56
Zelle 53, 54
Zellehre 48, 53
Zelleib 53
Zelleistungen 53
Zellgröße 53
Zellkern 53, 54, 55
Zellmembran 54

Zellorganellen 54
Zellparasiten 39
Zellphysiologie 56
Zellschema (elektronenmikroskopisch) 54
Zellstoff 278
Zellstoffwechsel 54, 57
Zellstruktur 55
Zellteilung 56
zelluläre Abwehr 91, 93
Zellwolle 279
Zentralfurche 144, 146
Zentralisation des Kreislaufes 305
Zentralkörperchen 54
Zentralkrankenhäuser 13, 14
Zentralnervensystem 142, 143
Zentriole 54, 55
Zentrosom 55
zerebrales Anfallsleiden 215, 217
Zerebralsklerose 190, 191, 217
Zerrung 179
Zerstreuungslinse 220
Zervixkarzinom 227
Ziegenpeter 235
Zigarettenrauchen 197
Ziliarkörper 156
Zink 120
Zirbeldrüse 145, 152, 153
Zn 120
ZNS 142, 143
Zöliakie 202
Zoster 211, 239
Zotte 128
Zuckerkrankheit 24, 154, 204
Zunge 123, 125, 162
Zungenbein 108
Zungenpapille 162
Zungenspatel 267
Zusatzbezeichnungen 16, 17
Zwei-Eimer-Desinfektion 44
Zwerchfell 114, 123, 134
Zwergwuchs 153, 218
Zwirn 269
Zwischenhirn 144—147
Zwischenrippenräume 252
Zwischenwirbelscheibe 75, 76
Zwischenwirt 40
zwischenzellstimulierendes Hormon 152
Zwischenzellsubstanz 61
Zwölffingerdarm 122, 126
Zwölffingerdarmgeschwür 200, 201
Zyanose 187, 188
Zyklus, weiblicher 165, 167
Zylinderepithel 59
zystische Fibrose 29
Zystitis 209
Zystoskopie 255
Zytologie 48, 53, 171
zytologische Diagnostik 30
Zytoplasma 53, 54
Zytostatika 316

Bildquellennachweis

Krahe, Anja, Düsseldorf: Abb. 1.4, 2.3, 2.5, 2.6, 3.1 bis 3.9, 3.11, 3.14, 3.18, 3.20 bis 3.23, 3.28 bis 3.30, 3.38 bis 3.40, 3.42, 3.48, 3.50 bis 3.56, 3.58 bis 3.65, 3.69, 3.71 bis 3.73, 3.75 bis 3.82, 3.86, 3.88, 3.91 bis 3.96, 3.98, 3.99, 3.102, 3.103, 3.109 bis 3.111, 3.114 bis 3.116, 3.119, 3.124, 3.127, 3.129 bis 3.131, 3.133, 4.8, 5.1 bis 5.3, 5.7, 5.16, 5.31, 5.45, 5.48, 5.49, 5.52, 5.53, S. 276 Mitte, 5.60 bis 5.62, 5.73, 5.79 zum Teil nach Vorlagen des Verfassers sowie Colorierungen von Abbildungen in Kapitel 3.

Marowski, Neuss: Abb. 5.54, S. 277 oben links, 5.80 bis 5.94, 6.1

Mattern, Wolfgang, Bochum: Abb. S .251, 5.22, 5.27 und 5.28 nach Vorlagen des Verfassers, 5.72

Bauer, W.: Humanbiologie, 2. Aufl., Cornelsen-Velhagen & Klasing GmbH & Co. Verlag für Lehrmedien KG, Berlin 1986: Abb. 3.43
1. Aufl. 1987: Abb. 3.15, 3.16, 3.24, 3.26, 3.27, 3.68, 3.108, 3.112, 3.122, 3.125, 3.126, 3.134, 4.9

Benninghoff/Goertler: Lehrbuch der Anatomie des Menschen, Bd. I, 13. Aufl., Verlag Urban & Schwarzenberg, München/Wien/Baltimore 1980: Abb. 3.25

Boenninghaus: Hals-, Nasen-, Ohrenheilkunde, 7. Aufl., Springer Verlag, Heidelberg 1986: Abb. 5.12

Faller: Der Körper des Menschen, 10. Aufl. Georg Thieme Verlag, Stuttgart/New York 1982: Abb. 3.96, 3.132

Federspiel, Krista „Zahn um Zahn". © 1986 by Verlag Kiepenheuer & Witsch, Köln: Abb. 2.2

Hansen: Praktische ärztliche Untersuchungs- und Behandlungstechnik, 5. Aufl., Georg Thieme Verlag, Stuttgart/New York 1987: Abb. 5.46

Kahle/Leonhardt/Platzer: Taschenatlas der Anatomie, 5. Aufl., Georg Thieme Verlag, Stuttgart/New York 1986: Abb. 3.12, 3.13, 3.17, 3.31, 3.34, 3.44, 3.47, 3.57, 3.70, 3.83 bis 3.85, 3.87, 3.90, 3.104, 3.106, 3.109, 3.118, 3.120, 3.123, 3.135

Klaue: Checkliste ambulante Chirurgie, 2. Aufl., Georg Thieme Verlag, Stuttgart/New York 1985: Abb. 5.47

Linder/Hübler: Biologie des Menschen, 9. Aufl., J. B. Metzlersche Verlagsbuchhandlung, Stuttgart 1969: Abb. 3.21, 3.28 bis 3.30, 3.74, 3.89, 3.94, 3.105, 3.107, 3.128
12. Aufl. 1981: Abb. 3.33, 3.88, 3.95, 3.100 bis 3.102

Mörike/Betz/Mergenthaler: Biologie des Menschen, © Quelle & Meyer Verlag, Heidelberg/Wiesbaden: Abb. 3.97

Pschyrembel: Klinisches Wörterbuch, 255. Aufl., Walter de Gruyter & Co, Berlin/New York 1986: Abb. 5.55

Rick: Klinische Chemie und Mikroskopie, 5. Aufl., Springer Verlag, Heidelberg 1977: Abb. 3.49

Rohen: Funktionelle Anatomie des Menschen, 2. Aufl., F. K. Schattauer Verlagsgesellschaft mbH, Stuttgart/New York 1975: Abb. 3.35, 3.112
5. Aufl., 1987: Abb. 3.32, 3.37, 3.41

Schiebler: Lehrbuch der gesamten Anatomie des Menschen, 1. Aufl., Springer Verlag, Heidelberg 1977: Abb. 3.10, 3.19, 3.67

Sökeland: Urologie, 10. Aufl., Georg Thieme Verlag, Stuttgart/New York 1987: Abb. 5.17c, 5.18, 5.19

Aesculap AG, Tuttlingen: Abb. 5.5, 5.6, 5.8 bis 5.11, 5.13, 5.15, 5.29, 5.30, 5.32 bis 5.44, 5.56

BioProMed, Kornwestheim: Abb. 5.74

Bundeszentrale für gesundheitliche Aufklärung, Köln: Abb. 4.12

Carle GmbH & Co KG, Bad Mergentheim: Abb. 5.64

Erbe Elektromedizin GmbH, Tübingen: Abb. 5.65, 5.67 links, 5.68, 5.69 rechts

Paul Hartmann AG, Heidenheim/Brenz: Abb. 5.58, S. 281, S. 282 links, 5.59

Lieder, Ludwigsburg: Abb. 3.36

Lohmann GmbH & Co KG, Neuwied: Abb. 5.57, S. 281, S. 282 rechts, S. 283

Melagapparate GmbH & Co KG, Berlin: Abb. 2.8, 2.9

Paul Ritzau Pari-Werk GmbH, Starnberg: Abb. 5.77, 5.78

Willy Rüsch AG, Waiblingen: Abb. 5.17a, 5.17b

Siemens AG, Erlangen: Abb. 5.20, 5.23, 5.26, 5.67 rechts, 5.69 links, 5.70

Karl Storz GmbH & CO KG, Tuttlingen: Abb. 5.14, 5.24, 5.25